全国县级医院系列实用手册

重症医学科
医生手册

主　编　周　晋

副主编　赵鸣雁　孙仁华

人民卫生出版社

图书在版编目（CIP）数据

重症医学科医生手册/周晋主编.—北京：人民卫生出版社，2016

（全国县级医院系列实用手册）

ISBN 978-7-117-23051-3

Ⅰ.①重… Ⅱ.①周… Ⅲ.①险症-诊疗-手册

Ⅳ.①R459.7-62

中国版本图书馆 CIP 数据核字（2016）第 211439 号

人卫社官网	**www.pmph.com**	出版物查询，在线购书	
人卫医学网	**www.ipmph.com**	医学考试辅导，医学数据库服务，医学教育资源，大众健康资讯	

全国县级医院系列实用手册

重症医学科医生手册

主　　编：周　晋
出版发行：人民卫生出版社（中继线 010-59780011）
地　　址：北京市朝阳区潘家园南里 19 号
邮　　编：100021
E - mail：pmph @ pmph.com
购书热线：010-59787592　010-59787584　010-65264830
印　　刷：北京盛通印刷股份有限公司
经　　销：新华书店
开　　本：850×1168　1/32　印张：21.5
字　　数：545 千字
版　　次：2016 年 11 月第 1 版　2016 年 11 月第 1 版第 1 次印刷
标准书号：ISBN 978-7-117-23051-3/R·23052
定　　价：98.00 元

打击盗版举报电话：010-59787491　E - mail：WQ @ pmph.com
（凡属印装质量问题请与本社市场营销中心联系退换）

编　者（按姓氏笔画排序）

刘忠民（吉林大学第一医院）

孙仁华（浙江省人民医院）

孙同文（郑州大学第一附属医院）

张永利（大连医科大学附属第一医院）

陈汇喜（黑龙江省宾县人民医院）

周　晋（哈尔滨医科大学附属第一医院）

周丽华（内蒙古医科大学附属医院）

赵鸣雁（哈尔滨医科大学附属第一医院）

费东生（哈尔滨医科大学附属第一医院）

徐拥庆（山东省千佛山医院）

董晨明（兰州大学第二附属医院）

《全国县级医院系列实用手册》
编委会

出版说明

县级医院是我国医疗服务承上启下的重要一环，是实现我国医疗服务总体目标的主要承载体。目前，我国县级医院服务覆盖全国人口9亿多，占全国居民总数70%以上，但其承担的医疗服务与其功能定位仍不匹配。据《2014中国卫生和计划生育统计提要》数据显示，截至2013年，我国有县级医院1.16万个，占医院总数的47%；诊疗人次9.24亿人次，占医院总诊疗人次的34%；入院人数0.65亿人，占医院总入院人数的46%。

为贯彻习近平总书记"推动医疗卫生工作重心下移、医疗卫生资源下沉，推动城乡基本公共服务均等化，为群众提供安全有效方便价廉的公共卫生和基本医疗服务"的指示，落实国务院办公厅《关于全面推开县级公立医院综合改革的实施意见》和《关于推进分级诊疗制度建设的指导意见》等文件精神，推动全国县级医院改革发展与全国分级诊疗制度顺利实施，通过抓住县级医院这一关键环节，实现"郡县治，天下安"的目标，在国家卫生和计划生育委员会的领导下，在中国医师协会、中华医学会、中国医院协会的支持下，人民卫生出版社组织编写了本套《全国县级医院系列实用手册》。

本套图书编写有如下特点：

1. 编写工作是在对全国31个省市自治区100多家县级医院的充分调研基础上开展的，充分反映了全国县级医院医务工作者迫切需求。

2. 图书品种是严格按照县级医院专业构成和业务能力发展要求设置的，涉及临床、护理、医院管理等27个专业。

3. 为了保证图书内容的学术水平，全部主编均来自全国知名大型综合三甲医院；为了增加图书的实用性，还选择部分县级优秀医生代表参与编写工作。

4. 为了保证本套图书内容的权威性和指导性，大部分参考文献来源于国家制定的指南、规范、路径和国家级教材。

5. 整套图书囊括了县级医院常见病、多发病、疑难病的诊治规范、检查技术、医院管理、健康促进等县级医院工作人员必备的知识和技术。

6. 本套图书内容在保持先进性的同时，更侧重于知识点的成熟性和稳定性。

7. 本套图书写作上字斟句酌，字词凝练。内容表达尽量条理化、纲要化、图表化。

8. 本书装帧精良，为方便阅读，参照国际标准制作成易于携带的口袋用书。

本套图书共 27 种，除适合于县级医院临床工作者阅读之外，还兼顾综合性医院年轻的住院医师和临床研究生使用。本套图书将根据临床发展需要，每 3 ~ 5 年修订一次。整套图书出版后，将积极进行数字化配套产品的出版。希望本套图书的出版为提升我国县级医院综合能力、着力解决我国"看病难、看病贵"等问题，做出应有贡献。

希望广大读者在使用过程中发现不足，并反馈给我们，以便我们逐步完善本套图书的内容，提高质量。

人民卫生出版社
《全国县级医院系列实用手册》编委会
2016 年 1 月 18 日

前　言

　　重症医学（critical care medicine，CCM）是研究危及生命的疾病状态的发生、发展规律及其诊治方法的临床医学学科。重症医学科（intensive care unit，ICU）是重症医学的临床基地，针对因各种原因导致一个或多个器官与系统功能障碍危及生命或具有潜在高危因素的患者，及时提供系统的、高质量的医学监护和救治技术，是医院集中监护和救治重症患者的专业科室。重症医学科作为一门跨学科的新兴学科，应用先进的诊断、监护和治疗设备与技术，对病情进行连续、动态地定性和定量观察，并通过有效的干预措施，为重症患者提供规范的、高质量的生命支持，改善生存质量。重症患者的生命支持技术水平，直接反映医院的综合救治能力，体现医院整体医疗实力，是现代化医院的重要标志。

　　《全国县级医院系列实用手册——重症医学科医生手册》根据二甲医院住院医生临床工作实际需求出发，从县级医院重症医学的学科建设和质量控制、重症患者的监测与评估、水电解质及酸碱平衡失调、重症患者的营养评估与治疗、重症患者的镇痛与镇静治疗、机械通气、连续性血液净化治疗、休克、多器官功能障碍综合征等19个方面，涉及呼吸、循环、神经、内分泌、血液、消化、泌尿等与重症医学紧密联系的多个系统，全面阐述重症医学的临床实际问题，以优化重症监测和治疗的理念，指导重症患者的救治工作。从而推动县级医院分级诊疗工作，提高基层医院重症患者的诊疗水平，更好地为广大人民群众提供安全有效、方便价廉的医疗服务。

　　本手册由国内多家大型三甲医院及县级医院经验丰富的临床一线医生共同携手，在立题、审稿、修稿、定稿过程中，始终立足于临床工作的实际需求，以五年制本科教材、临床指南为参考，以保证内容的先进性、科学性和实用性。尽管经过反复审阅校正，手册中可能还存在一些不足之处，恳请大家指正。

周　晋

2016 年 5 月

目　录

第一章

重症医学概论

第一节　重症医学概述

重症医学（critical care medicine，CCM）经过半个多世纪的发展及实践，目前已经成为现代医学的重要组成部分。重症监护病房（intensive care unit，ICU）在危重症患者的救治以及像重症急性呼吸综合征（SARS）暴发、汶川地震、伊春空难、天津港爆炸等公共卫生突发事件、灾难等现场医疗救援中发挥着极为重要的作用。此外，近年来 CCM 的理论研究也取得了显著的成绩，例如全身性感染（sepsis）的免疫学与分子生物学基础和临床早期干预研究；急性呼吸窘迫综合征的病因学、呼吸力学和机械通气研究；急性肾损伤的发病机制研究和病理生理学、肾衰竭的替代治疗研究等。这些研究结果运用于临床后，极大地推动了 CCM 临床的发展，使一些危重症的病死率不断下降，ICU 的床位数及医护人员数量明显增加。相关统计学资料表明，发达国家 ICU 总床位数逐年增加，医院的普通床位数却大幅减少。在中国，改革开放 30 多年来，随着经济水平的不断提高，CCM 也得到了快速及持续的发展。在得到迅速发展的同时，也出现了许多的问题及挑战，重症医学从业者需要重新审时度势，寻求新的机遇。

1

一、重症医学的历史发展

(一)外科 ICU 的产生

第二次世界大战结束后,大量高新技术不断出现并应用于临床,极大地推动了医学的发展和进步,像吸入麻醉的广泛应用、手术适应证的扩大、器官移植手术的开展等。为了降低手术后患者的病死率,麻醉科医师在手术室建立了麻醉后恢复室,在此基础上逐渐演变成了外科 ICU。1955 年世界上第一个外科 ICU,由霍普金斯大学医学院的神经外科医师 Walter Dandy 建立起来。

(二)呼吸 ICU 及正压通气的产生

19 世纪 50 年代,美国及北欧脊髓灰质炎大规模流行,导致患者呼吸肌麻痹从而发生呼吸衰竭,病死率高达 80%。1952 年丹麦哥本哈根传染病院的麻醉科医师 Ibsen 对一例患有脊髓灰质炎导致呼吸肌麻痹的 12 岁女孩,做了气管切开手术并插入带气囊的插管,给予麻醉镇静和充分吸引气道分泌物后,施行手动正压通气并成功挽救了患儿的生命。此后,该院的麻醉科护士、内科医师及医学生组成"呼吸治疗小组",专门针对呼吸衰竭患者施行手动正压通气支持,这些小组最多可同时治疗 70 例患者。很快这种治疗呼吸衰竭的方法在全国范围内开展起来,最终使脊髓灰质炎呼吸衰竭患者的病死率下降了 30%。此举开创了正压通气治疗呼吸衰竭的先河,是最早的呼吸 ICU 模式。1955 年麻省总医院应用世界上第一台正压定容呼吸机——Jefferson 呼吸机,在美国新英格兰地区脊髓灰质炎流行时,挽救了大量患者的生命。

(三)综合 ICU 的产生

1958 年,美国霍普金斯大学医学院建立了第一个多学科的综合 ICU。其后英国剑桥大学医学院和加拿大多伦多总医院也先后成立了类似的呼吸治疗病房(respiratory unit),从此出现了专职的 ICU 医师、护士和胸部理疗师。虽然这些早期的 ICU 规模较小,床位数通常只有五六张，但在 CCM 的临床、教学及科研等方面起着重要的作用。其主要研究内容是心律失常、呼吸衰竭的治疗、抗生素的使用、透析和营养支持技术等。在 ICU 和呼吸治疗病房成立后，机械通气患者的病死率显著减低。

（四）对重症医学认识的变迁

20 世纪 50 年代急救医学建立了心肺复苏术（cardiopulmonary resucitation，CPR），包括循环复苏和呼吸复苏，20 世纪 60 年代提出了脑复苏。20 世纪 70 年代发达国家对重症医学的关注达到了空前的高度，包括对危重疾病的病理生理过程、治疗措施和预后进行的研究，并设立了培训课程、专业期刊和重症监护的资质认证等。尽管 ICU 培训的某些阶段适用于所有专业，但是 ICU 本身是一个独立的专业，不能被看作麻醉科、内科、外科或其他任何学科的"一部分"。无论是从学科内涵看，还是从医院医疗任务的分工看，都应将 CCM 作为一门独立的学科，将 ICU 作为一个独立的临床科室，这对医院的危重患者的救治和 CCM 的学科建设起着至关重要的作用。

二、ICU 的分级、类型和规模

（一）ICU 的分级

阐明地方或地区医院的作用对于服务合理化和资源优化是必要的。每个 ICU 都应在其区域范围内发挥应有的作用，并在医院中尽职尽责。一般来说，小型医院需要提供基本监护的 ICU。根据组织结构、服务水平、功能和任务将 ICU 分为不同级别，按照国际标准分为 3 级。

1. Ⅰ级成人 ICU　Ⅰ级成人 ICU 仅能提供初级的加强医疗，不能开展全面的 CCM 工作，通常没有专职的 ICU 医师。这种 ICU 需要所在的医院建立相应的转诊制度，及时将患者转往二级或三级 ICU。

2. Ⅱ级成人 ICU　Ⅱ级成人 ICU 位于较大型的综合医院里。它提供高标准的综合重症监护，能够对医院内除心脏外科、神经外科等特殊学科外大部分专科的危重

1

症患者提供加强医疗服务，配备专职 ICU 医师，有相应的医疗设备，教学任务可有可无。

3. Ⅲ级成人 ICU　Ⅲ级成人 ICU 通常设置在大型三级医院里，可提供全天候、全方位的监护治疗。能全天候提供复杂的检查、影响和各学科专家支持。能够对医院内所有专科的危重症患者提供加强医疗服务，配备专职的 ICU 医师和护士，配置可长时间提供多种器官生命支持的医疗设备，能提供呼吸、循环、肾脏、肝脏等多器官的支持、营养支持、呼吸治疗、物理治疗、临床药学等，通常有教学任务。

（二）ICU 的类型和规模

在每一类别的 ICU 中，ICU 不可能为所有亚专科提供重症监护，有可能需要更偏重于某一特定专业领域的 ICU（如神经外科、心脏外科、烧伤科等）。一些医院可能会将重症监护病床设立在多个学科内，由单一学科的专家独立管理，如急诊 ICU、内科 ICU、外科 ICU、呼吸 ICU、神经 ICU 和烧伤 ICU 等。尽管这种做法在某些医院能发挥一定作用，但是发达国家的经验是更倾向于发展综合性多学科 ICU。因此，在国外除了透析病房、心内科监护病房（coronary care unit，CCU）和新生儿 ICU以外，危重患者通常被收入医院的综合 ICU 接受重症监护专业人员的治疗。

多学科综合 ICU 与独立的单学科 ICU 相比，在经济效益和运行参数上有着良好的表现，避免了人力和医疗设备的浪费。无论属于内科还是外科范畴，出现相同病理生理学过程的危重症患者，他们都需要用相同的方法对重要器官进行支持。未经重症监护培训的医生缺乏处理多器官功能衰竭这种复杂问题的经验和专业知识。

一家医院里 ICU 的床位数一般占总体床位数的 2%～8%，具体数量取决于医院的规模和 ICU 的作用和类型。多学科 ICU 比单学科 ICU 需要的床位数更多。床位少于 4 张的 ICU 被认为不具有成本效益，由于规模太小而无法为医疗和护理人员的技能保持提供足够充分的临床经

1

验。同时也有意见认为，一旦每个医疗组负责的危重症患者数量超过 12 人，效率就会变差，所以如果 ICU 的床位较多，则需要设置相应数量的医疗组，使每个医疗组所负责的床位数少于 12 张，从而优化工作效率。

第二节　县级医院重症医学科的设置和运行模式

一、县级医院重症医学科的设置

重症医学（CCM）是研究危及生命的疾病状态的发生、发展规律及其诊治方法的临床医学学科。ICU 是重症医学学科的临床基地，它对因各种原因导致一个或多个器官与系统功能障碍危及生命或具有潜在高危因素的患者，及时提供系统的、高质量的医学监护和救治技术，是医院集中监护和救治重症患者的专业科室。ICU 应用先进的诊断、监护和治疗设备与技术，对病情进行连续、动态的定性和定量观察，并通过有效的干预措施，为重症患者提供规范的、高质量的生命支持，改善生存质量。重症患者的生命支持技术水平，直接反映医院的综合救治能力，体现医院整体医疗实力，是现代化医院的重要标志。县级医院重症医学的学科建设和 ICU 的组织与管理，也应该符合国家有关标准。

重症医学科属于临床独立学科，应直属医院职能部门直接领导。ICU 是重症医学学科的临床基地。ICU 必须配备足够数量、受过专门训练、掌握重症医学基础知识和基本操作技术、具备独立工作能力的专职医护人员。ICU 必须配置必要的监护和治疗设备，接收医院各科的重症患者。

ICU 的病床数量根据医院等级和实际收治患者的需要，一般以该 ICU 服务病床数或医院病床总数的 2%～8% 为宜，可根据实际需要适当增加。从医疗运作角度考虑，每个 ICU 管理单元以 8～12 张床位为宜；床位使用

1

率以65%～75%为宜，这样既能使ICU资源得到充分利用，又能使ICU设施有充分的维护和保养时间，并能在患者高峰时仍保持一定的收治能力。超过75%的平均使用率意味着可供接纳急症病例的备用床位过少，不符合ICU的功能要求；超过80%则表明ICU的床位数不能满足医院的临床需要，应该扩大规模。国内目前存在着ICU床位使用率偏高的问题，需要加以注意。另外，为适应病情相对稳定，但仍需一定程度监护治疗病例的需要，减少医疗花费和侵入性医疗方法的应用，可考虑在ICU外附设监护和治疗强度较弱并优先采用无创性医疗手段的中间型ICU。

（一）ICU的基本要求

1. ICU的人员配备

（1）ICU专科医师的固定编制人数与床位数之比为（0.8～1）：1以上。ICU日常工作中可有部分轮科、进修医师。ICU医师组成应包括高级、中级和初级医师，每个管理单元必须至少配备一名具有高级职称的医师全面负责医疗工作。

（2）ICU专科护士的固定编制人数与床位数之比为（2.5～3）：1以上。

（3）ICU可以根据需要配备适当数量的医疗辅助人员，有条件的医院可配备相关的技术与维修人员。

2. ICU医护人员专业要求

（1）ICU医师应经过严格的专业理论和技术培训，以胜任对重症患者进行各项监测与治疗的要求。

（2）ICU医师应经过规范化的相关学科轮转培训。

（3）ICU医师必须具备重症医学相关理论知识。掌握重要脏器和系统的相关生理、病理及病理生理学知识、ICU相关的临床药理学知识和伦理学概念。

（4）ICU医师应掌握重症患者重要器官、系统功能监测和支持的理论与技能。

（5）ICU医师除一般临床监护和治疗技术外，应具备独立完成以下监测与支持技术的能力（详见第22页）。

（6）ICU 医师每年至少参加 1 次省级或省级以上重症医学相关继续医学教育培训项目的学习，不断加强知识更新。

（7）ICU 护士必须经过严格的专业培训，熟练掌握重症护理基本理论和技能，经过专科考核合格后，才能独立上岗。

3. ICU 的医疗管理

（1）ICU 必须建立健全各项规章制度，制定各类人员的工作职责，规范诊疗常规。

除执行政府和医院临床医疗的各种制度外，应该制订以下符合 ICU 相关工作特征的制度，以保证 ICU 的工作质量：医疗质量控制制度；临床诊疗及医疗护理操作常规；患者转入、转出 ICU 制度；抗生素使用制度；血液与血液制品使用制度；抢救设备操作、管理制度；特殊药品管理制度；院内感染控制制度；不良医疗事件防范与报告制度；疑难重症患者会诊制度；医患沟通制度；突发事件的应急预案、人员紧急召集制度。

（2）ICU 的患者由 ICU 医生负责管理。患者的相关专科情况，ICU 医生应该与专科医生共同协商处理。

4. ICU 病房建设标准

（1）ICU 应该有特殊的地理位置：设置于方便患者转运、检查和治疗的区域并考虑以下因素：接近主要服务对象病区、手术室、影像学科、化验室和血库等，在横向无法实现"接近"时，应该考虑楼上楼下的纵向"接近"。ICU 的建筑和空间布局应遵循三个原则：人体工程学、技术科技性以及防控院内感染。ICU 是一个集中当代医学先进的诊断、监护和治疗设备救治危重患者的科室，仪器设备多且复杂，应给医务人员提供便利的观察条件和在必要时尽快接触患者的途径，在设计时应充分考虑兼顾患者的舒适性和医护人员操作的便捷性，同时需要注意的是应保留适当的拓展空间以便将来放置所需的新的仪器及设备。ICU 收治的大量危重症患者，由于存在不同程度的免疫力下降或受损容易发生严重感染；一旦出现患者之间交叉感染，将耗费大量的人力、物力，增加患者的病死率。因此，为了在 ICU 内防控院内感染，从硬件上杜绝一切可能的交叉感染，将成为 ICU 建设的重点，这样 ICU 才能真正做到"治病不致病"。

（2）ICU 开放式病床：每床的占地面积为 15 ~ 18m²；每个 ICU 最少配备一个单间病房，面积为 18 ~ 25m²。每个 ICU 中的正压和负压隔离病房的设立，可以根据患者专科来源和卫生行政部门的要求决定，通常配备负压隔离病房 1 ~ 2 间。鼓励在人力资源充足的条件下，多设计单间或分隔式病房。

（3）ICU 的基本辅助用房：包括医师办公室、主任办公室、工作人员休息室、中央工作站、治疗室、配药室、仪器室、更衣室、清洁室、污废物处理室、值班室、盥洗室等。有条件的 ICU 可配置其他辅助用房，包括示教室、家属接待室、实验室、营养准备室等。辅助用房面积与病房面积之比应达到 1.5:1 以上。

（4）ICU 的整体布局：应该使放置病床的医疗区域、医疗辅助用房区域、污物处理区域和医务人员生活辅助用房区域等有相对的独立性，以减少彼此之间的互相干扰，并有利于感染的控制。ICU 内医护人员工作量大，活动频繁，组织好人流、物流是降低病原体浓度的最有效的方法，所以根据清洁与污染类型对 ICU 的人流和物流进行分类是非常有必要的。将各种功能空间按照其相应的洁净度等级分区布置，结合医疗程序，有机地组织在一起，以降低 ICU 的感染率。

（5）ICU 应具备良好的通风、采光条件：有条件者最好装配气流方向从上到下的空气净化系统，能独立控制室内的温度和湿度。医疗区域内的温度应维持在 (24 ± 1.5)℃。每个单间的空气调节系统应该独立控制。安装足够的洗手设施和手部消毒装置，单间每床 1 套，开放式病床至少每 2 床 1 套。洗手设施的开关可以选择感应式或机械脚踏式，从稳定性和抗干扰性能来讲，机

1

械脚踏式开关更加稳定。ICU 内开放气道的患者多，故需特别注意对空气环境的调节。目前大多数 ICU 选择安装新风装置来解决空气环境问题，该装置可以将经过调节温度、湿度的过滤空气以合适的气压分布和气体流向送入病室，空气的更换效率为 10～15 次/小时。可以保证室内空气处于恒温，恒湿，低病原微生物及低粉尘的状态。可将温度维持在 16～27℃可调，通常 22～24℃，相对湿度维持在 25%～95%可调，一般宜在 55%～75%，可将细菌、真菌、病毒滤除，可以达到室内粉尘颗粒 <100 000 个/m³，从而有效地降低医院内感染的发生率和提高开放气道患者的治疗效果。对于有特殊要求的病室空气环境的洁净程度要求更高，如器官移植 ICU 通常应达到百级，呼吸 ICU 应达到万级。洁净度的设置并不是越高越好，应该考虑到工程造价及运行费用等因素结合实际需求合理设置。有条件的 ICU，还可以通过对送风口、回风口与排风口位置的合理设计和对不同区域的送风量、排风量的控制，在不同净化级别的房间之间产生气压差，从而达到从空气环境中防止气溶胶污染的目的；形成的压力梯度差，可以使空气从较高压力区域流向较低压力区域，从洁净的区域流向半污染的区域最后流向污染区，形成有组织的气流流动。此外还可以设置 1～2 间负压房，通过单独房间内的空气压力下调使其成为整个 ICU 内压力最低处，防止负压房内严重感染的患者将其体内的病原体传播给其他人。

（6）ICU 要有合理的包括人员流动和物流在内的医疗流向：最好通过不同的进出通道实现，以最大限度减少各种干扰和交叉感染。

（7）ICU 病房建筑装饰：必须遵循不产尘、不积尘、耐腐蚀、防潮防霉、防静电、容易清洁和符合防火要求的总原则。

（8）ICU 的设计要求：应该满足提供医护人员便利的观察条件和在必要时尽快接触患者的通道。

（9）除了患者的呼叫信号、监护仪器的报警声外，

1

电话铃声、打印机等仪器发出的声音等均属于 ICU 的噪声。在不影响正常工作的情况下，这些声音应尽可能减少到最小的水平。根据国际噪声协会的建议，ICU 白天的噪声最好不要超过 45 分贝，傍晚 40 分贝，夜晚 20 分贝。地面覆盖物、墙壁和天花板应该尽量采用高吸音的建筑材料。

（10）ICU 应建立完善的通讯系统、网络与临床信息管理系统、广播系统。

5. ICU 必配设备

（1）每床配备完善的功能设备带或功能架，提供电、氧气、压缩空气和负压吸引等功能支持。每张监护病床装配电源插座 12 个以上，氧气接口 2 个以上，压缩空气接口 2 个和负压吸引接口 2 个以上。医疗用电和生活照明用电线路分开。每个 ICU 床位的电源应该是独立的反馈电路供应。ICU 最好有备用的不间断电力系统（UPS）和漏电保护装置；最好每个电路插座都在主面板上有独立的电路短路器。

（2）应配备适合 ICU 使用的病床，配备防压疮床垫。

（3）每床配备床旁监护系统，进行心电、血压、脉搏血氧饱和度、有创压力监测等基本生命体征监护。为便于安全转运者，每个 ICU 单元至少配备便携式监护仪 1 台。

（4）三级医院的 ICU 应该每床配备 1 台呼吸机，二级医院的 ICU 可根据实际需要配备适当数量的呼吸机。每床配备简易呼吸器（复苏呼吸气囊）。为便于安全转运患者，每个 ICU 单元至少应有便携式呼吸机 1 台。

（5）输液泵和微量注射泵每床均应配备，其中微量注射泵每床 2 套以上。另配备一定数量的肠内营养输注泵。

（6）其他设备：心电图机、血气分析仪、除颤仪、血液净化仪、连续性血流动力学与氧代谢监测设备、心肺复苏抢救装备车（车上备有喉镜、气管导管、各种接头、急救药品以及其他抢救用具等）、体外起搏器、纤

1

维支气管镜、电子升降温设备等。

（7）医院或 ICU 必须有足够的设备，随时为 ICU 提供床旁 B 超、X 线机、生化和细菌学等检查。

6. ICU 选配设备　除上述必配设备外，有条件者，视需要可选配以下设备。

（1）简易生化仪和乳酸分析仪。

（2）闭路电视探视系统，每床一个成像探头。

（3）脑电双频指数监护仪（BIS）。

（4）输液加温设备。

（5）胃黏膜二氧化碳张力与 pH 测定仪。

（6）呼气末二氧化碳、代谢等监测设备。

（7）体外膜肺（ECMO）。

（8）床边脑电图和颅内压监测设备。

（9）主动脉内球囊反搏（IABP）和左心辅助循环装置。

（10）防止下肢深静脉血栓发生的反搏处理仪器。

（11）胸部振荡排痰装置。

（二）ICU 的管理手段

科学的管理对于提高 ICU 的工作效率有非常大的作用，表现在以下几方面：

1. 制定合理的工作程序和责任制度　合理的工作计划和程序有助于使 ICU 进入程序化的工作状态。ICU 必须建立和健全各类规章和制度，制定工作人员的职责及诊疗的规范。在坚决执行政府和所在医疗机构的各种制度外，还应该制定以下符合 ICU 相关工作特征的制度，从而保证 ICU 的工作质量。

（1）医疗质量控制制度。

（2）临床诊疗及医疗护理操作常规。

（3）医护人员白班、夜班，以及交接班工作内容和程序。

（4）三级医师查房制度：主治医师负责 ICU 的医疗工作，每天查房 1～2 次。主任医师/副主任医师每周查房 2 次，负责解决复杂医疗问题。

（5）患者转入、转出 ICU 制度，尤其是新收治患者的处理程序。因为新收治的患者各种工作量大，同时医师对患者的病情尚未深入了解，工作中容易出现忙乱现象，会影响救治的成功率或错失最佳救治机会。合理且程序化地安排患者入 ICU 前的准备和入 ICU 后的医疗及护理工作，对于准确判断和迅速稳定病情有重要意义。

（6）抗生素分级管理制度：不同级别的医师可使用的抗生素级别不同。

（7）血液与血制品使用制度。

（8）抢救设备操作、管理制度。

（9）特殊药品管理制度。

（10）医院内感染的监测制度及消毒隔离制度：必须对患者的分泌物，各种侵入性操作途径以及 ICU 内环境进行定期的病原学监测。必要时对多重耐药菌感染的患者采取相应的隔离措施。

（11）不良医疗事件防范与报告制度。

（12）疑难重症患者会诊制度：患者出现复杂的医疗问题时，需要及时请相关专科专家会诊以保证治疗的及时及有效性。

（13）医患沟通制度：及时与患者家属沟通，说明入 ICU 时患者病情的严重程度、诊断、救治原则及治疗期间可能发生的病情变化等。在患者发生重大病情变化时，需及时告知家属患者所处状态并交代救治措施及预后。患者转出 ICU 或于 ICU 出院时需向家属交代患者离开 ICU 后的注意事项和可能发生的风险。

（14）突发事件的应急预案和人员紧急召集制度：科室制作通讯录留取 ICU 工作人员手机号码及家庭固定电话号码。当遇突发事件时紧急召集相关医护人员，受召集人员需立即以最快速度赶往事发地，并分工合作完成所需医疗救助行动。

（15）仪器设备的管理制度：ICU 的仪器设备需要有专人监管，保证 ICU 内的大量仪器处于良好的运行和备用状态。出现故障的仪器设备需尽快修理，在修理完成前需在醒目位置标注该仪器设备处于故障状态，以免被人误用从而对患者产生潜在的危害。

（16）ICU医护人员业务学习制度：ICU医师每年至少参加1次省级或省级以上危重医学相关的继续医学教育培训项目的学习，不断地加强知识的更新。ICU护士必须经过严格的专业训练，熟练掌握重症护理的基本理论和技能，经过严格的专科考核后方能上岗，上岗后仍需定期考察护士的能力，必要时需重新考核方能上岗。

（17）科研工作制度：各ICU应有长期的研究计划和课题，并由专人负责和具体实施，以保证研究的连续性和可靠性。

（18）教学工作制度：ICU应制定长期的共同学习、培训计划和定期考核制度，以保证知识的更新和能力的不断提高，从而适应ICU的医疗需要。

2. 建立ICU的质控指标　质控指标的建立有利于管理的目标化。常用的指标有患病率、病死率、住ICU时间、再入ICU率、再次气管插管率、院内感染率、介入操作并发症发生率、费用效益比、药占比、平均住院日、出ICU后的生活质量、远期生存率等。

3. 制定严格的管理制度并利用现代化的手段进行管理　针对上述质控指标，首先应建立严格的操作规程；其次建立严格的登记制度，由管理者定期核查；还需要利用现代化的管理手段如疾病评分系统和计算机辅助软件完成相关数据的提取。

（1）疾病评分系统（scoring system）在ICU中的应用：为了对疾病的严重程度和患者的预后进行评估因而建立疾病评分系统，有利于对治疗效果进行对比和学术交流进而不断调高监护治疗的水平。随着医疗制度的改革的不断深入进行，如应用评分系统对有限的医疗资源进行合理的分配和利用，也已经成为一个重症医学专家认真思考和研究的课题。

疾病评分系统大致可分为非疾病特异性（disease nonspecific）和疾病特异性（disease specific）评分系统，

1

前者如急性生理和慢性健康评分（APACHE 评分）、治疗干预评分（TISS 评分）等，后者如 Murry 的肺损伤评分、意识状态评分（Glasgow 评分）、急性心肌梗死严重程度分级（Killip 分级）等。

（2）计算机在 ICU 工作中的应用：在 ICU 内将呼吸机、血流动力学监测、血气分析、化验结果和临床观察信息连接、输入计算机及相应的数据处理软件，可以完成大量的数据采集、计算分析、资料保存、临床报表并帮助作出临床决策等工作。应用信息和互联网技术可改善 ICU 的医疗质量和患者的安全，电子病历、电子医嘱和计算机指导的医疗干预是防止医疗差错的重要手段。

二、县级医院重症医学科的运行模式

对于县级医院依照所在医院的具体情况可将 ICU 分为开放式、半开放式或封闭式。

（一）开放式 ICU

在开放式 ICU，ICU 以护理人员为主，她们根据专科医师的要求进行工作。ICU 医师多为专科医师兼任，无全职 ICU 医师。患者的一切治疗由原科室的医师负责，重大的医疗决定、医嘱和医疗技术操作均由原专科的医师负责实施。该模式的优点在于原专科医师对于患者的一般情况及病情较为了解，处理较为熟练。但也存在一些明显的不足，包括以下几点。

1. 原专科医师难以达到危重症医学的专业要求，对于重症医学的监测及治疗手段（包括营养支持、呼吸机支持、血流动力学、肾脏替代治疗、体外膜氧合肺等）缺乏深入的了解，将会导致 ICU 的高技术设备难以有效发挥相应的作用。

2. 专科医师往往承担着其他的医疗任务，如外科医生需要回原科室为患者手术、内科医生需要在原病房查房并调整原病房患者的治疗方案。因此原专科医师不可能专心看护转入 ICU 的危重患者，甚至 24 小时随叫随到都难以做到，必然将会影响危重患者救治的连续性及成功率。

3. 如果原专科医师将大量的精力放在 ICU 危重患者的救治上，则必然影响其原专业水平的提高，还可能影响该医师对于原科室其他患者的救治效果。目前，欧美和我国港澳地区只有少数的私立医院采用开放式 ICU 的管理模式，国内也只有少数医院采取这种模式。

（二）半开放式 ICU

在半开放式 ICU，ICU 医师和原专科医师共同参与对患者诊疗过程。根据主体不同半开放式 ICU 还可以分为以下模式。

1. ICU 医师为主体的管理模式　ICU 医师在医嘱、医疗操作和管理上占主导地位，涉及专科操作时由原专科医师决定是否及如何完成所需专科医疗操作。如急性重症胰腺炎患者的治疗即为该种模式：当重症急性胰腺炎患者由外科转入 ICU 后，在 ICU 医师主导下予患者提供相应器官功能支持，维持患者生命体征及内环境稳定，提供营养支持等。并请相关辅助科室帮助，完成相应的医疗操作，如胸、腹腔穿刺留置引流管，放置空肠内营养管等。当患者需要时外科干预时，ICU 医师需及时向外科医师提出建议，然后由外科医师评估患者是否能够耐受手术，并制订相应手术计划。

2. 专科医师为主体的管理模式　专科医师在医嘱、医疗操作和管理上占主导地位，ICU 医师负责提供重症医学监测，并按照专科医师要求维持患者相关指标。如器官移植后的患者管理即为该种模式：在专科医师完成器官移植手术后将患者送至 ICU，ICU 医师依照专科医师要求将患者生化及凝血指标维持在相应范围，并按照专科医师的建议应用相应抗排斥药物。ICU 医师需随时与专科医师沟通患者病情的变化，专科医师则要求 24 小时随时能够对患者的病情变化作出相应的治疗决策。

半开放式 ICU 模式的优点：可以发挥原专科医师的专业优势，同时又可以发挥 ICU 医师在危重病患者监测及治疗方面的特长，两者相长，从而发挥各自的优势使

1

危重症患者得到最佳的救治。

半开放式 ICU 模式的缺点是：原专科医师与 ICU 医师在合作过程中往往会遇到难以协调的学术矛盾，如果不能良好地处理矛盾，可能会对危重症患者的救治产生不良的影响，并影响 ICU 的职能。

半开放式 ICU 管理模式，特别是以 ICU 医师为主体的半开放模式，在欧美及我国的港澳地区较为常用。在我国已建立 ICU 的医院中，部分采取这种半开放的模式。

3. 封闭式 ICU 在封闭式 ICU，患者的诊疗过程完全由 ICU 医师负责。专科问题由 ICU 医师邀请专科医师查房或会诊解决。该模式的优点：ICU 医师的医疗责任明确，ICU 能够充分发挥其治疗及监测的优势。该模式的缺点：如果 ICU 医师的专业能力不足，或者不能够积极与专科医师协调，及时处理相关专科问题，则会对危重症患者的救治产生不利的影响。

封闭式 ICU 的医疗管理模式是目前被国内外 ICU 最常采用的一种模式。很多证据提示，在封闭式 ICU 治疗的患者预后好于在开放式 ICU 的治疗者。配备专职医师的 ICU，每日进行 ICU 查房和合理的医患及护患比例都可以降低 ICU 病死率及交叉感染的发生率，减少住 ICU 的时间和医疗花费。

第三节 重症医学科的收治范围

一、重症医学科收治范围的总体原则

1. 急性、可逆、已经危及生命的器官功能不全，经过 ICU 的严密监护和加强治疗短期内可能康复的患者。

2. 存在各种高危因素，具有潜在生命危险，经过 ICU 严密的监护和随时有效治疗可能减少死亡风险的患者。

3. 在慢性器官功能不全基础上，出现急性加重且危

1

及生命，经过 ICU 的严密监护和治疗可能恢复到原来状态的患者。

4. 慢性消耗性疾病的终末状态、不可逆性疾病和不能从 ICU 的监护治疗中获得益处的患者，一般不是 ICU 的收治范围。

二、重症医学科收治范围内具体的疾病状态

（一）各种原因导致的循环衰竭

包括低血容量性休克、分布性休克、心源性休克及梗阻性休克等。出现以下表现时：

1. 意识状态改变，烦躁、淡漠、嗜睡、昏迷等。

2. 皮肤湿冷，肢端发绀。

3. 尿量减少，$<1ml/(kg \cdot h)$ 或 $<400ml/24h$。

4. 收缩压 $<80mmHg$ 或较前下降超过 $30mmHg$ 以上。

5. 代谢性酸中毒及弥散性血管内凝血（DIC）早中期。

（二）呼吸衰竭

1. 各种原因导致的呼吸困难、呼吸急促、气道梗阻、明显的发绀、血氧饱和度显著下降等。

2. 血气分析：$PaO_2 < 60mmHg$，伴或不伴 $PaCO_2 > 50mmHg$，经常规吸氧不能改善缺氧，需行呼吸机辅助呼吸的患者。

（三）各种神经科重症患者

1. 癫痫持续状态患者　需尽快控制癫痫发作，在普通病房给予镇静药物难以有效控制癫痫发作，需要增加镇静药物剂量但发生呼吸抑制风险高的患者。

2. 有呼吸及循环中枢受累及风险的脑卒中患者　患者脑出血或脑缺血后，病变可能直接累及呼吸和（或）循环中枢，或者继发的脑水肿有可能会导致患者呼吸和（或）循环中枢受累，可能导致患者猝死。故此类患者建议于 ICU 监护及治疗，必要时提供循环及呼吸支持。

3. 导致呼吸肌肉力量减弱的神经科疾病患者　由于各种神经科疾病（如吉兰巴雷综合征、重症肌无力、运

1

动神经元病等）导致的呼吸肌肉力量减弱，会导致呼吸幅度减小继而潮气量降低，发生低氧血症和（或）高碳酸血症者。

（四）严重创伤、多发伤、复合伤

1. 有呼吸、心搏骤停患者。

2. 有窒息史，呼吸异常，需开放气道或呼吸机辅助呼吸者。

3. 严重创伤合并创伤性休克的患者。

4. 创伤后出现多器官功能障碍者。

（五）呼吸、心搏骤停，心肺复苏术后

在各科室发生的呼吸、心搏骤停经心肺复苏恢复自主循环者，需转入 ICU 行高级生命支持。

（六）重症感染患者

1. 严重的呼吸道及肺部感染伴有明显的呼吸功能障碍，需要加强呼吸道管理及呼吸机辅助呼吸的患者。

2. 严重的腹腔及肠道感染者。

3. 严重的颅内感染者。

4. 严重的血液系统感染者。

（七）单个和（或）多个器官功能不全

1. 急性心力衰竭　急性左心衰竭伴有肺水肿、严重低氧血症者，经常规吸氧不能改善低氧血症，需行机械通气者。

2. 急性呼吸功能障碍　任何原因导致的呼吸功能障碍，需行机械通气者。

3. 急性肝功能障碍　各种原因导致的肝功能异常，出现以下表现。

（1）转氨酶、胆红素急剧升高或酶-胆分离者。

（2）发生肝性脑病的患者。

（3）凝血因子明显减少、有明显出血倾向的患者。

4. 急性肾损伤　各种原因导致的急性肾功能障碍，具有以下表现。

（1）24 小时尿量 <400ml 或 <1ml/（kg·h）者。

（2）血肌酐、尿素氮急剧升高者。

1

（3）严重的离子紊乱及代谢性酸中毒者。

（4）凝血功能障碍：各种原因导致的急性 DIC，有明显出血倾向，需严密监测 DIC 相关检验并输注相关血制品纠正 DIC 者。

（八）严重的内环境紊乱

1. 高钾血症　血钾＞6.0mmol/L，有心电图变化，如心律失常、T 波高尖、RS 波增宽，心室颤动甚至心搏骤停者。

2. 低钾血症　低钾血症伴有四肢肌肉和（或）呼吸肌肉无力，伴有心电图改变，如 T 波增宽、出现 u 波、QT 间期延长、各种心律失常者。

3. 严重的高钠或低钠血症　高钠或低钠血症，伴有烦躁、谵妄或淡漠、嗜睡、昏迷等。

4. 严重酸碱失衡　双重或三重性酸碱失衡，或需要呼吸机辅助呼吸。

（九）围术期心功能不全或有严重心律失常、急性肺功能障碍、难以纠正的酸碱失衡和（或）离子紊乱

（十）各种重大手术术后、麻醉手术意外

1. 术中内环境严重紊乱。

2. 术中大出血、发生急性心力衰竭、心搏骤停等意外者。

3. 术后麻醉未醒。

4. 麻醉后呼吸功能不全、拔管困难；循环功能不稳定，需要血管活性药物维持血压者。

（十一）各种器官移植术后患者

（十二）非传染性败血症

第四节　重症医学科医生的基本要求

一、重症医学科的人员配置

先进的医疗设备只有在高素质的医护人员的掌握下

1

才能充分地发挥应有的功能，从而提高重症患者的救治成功率。相反地，如果人员素质不够过硬，则可能造成设备闲置、医疗资源浪费乃至对患者造成附加损害。目前，有些医院的 ICU 中存在着设备先进，但人员素质不高和（或）人员数量不足，造成"人员和设备不匹配"的状况，需要力改进。因此，充足的人员配备和良好的人员素质对于 ICU 能够顺利运行显得非常重要。

（一）ICU 医生的基本要求

对于一个拥有 6～8 张床位的 ICU，按照需要应设主任医师/副主任医师 1 名，主治医师 1 名，高年住院医师4～5 名。从保证 ICU 业务稳步发展的角度出发，主任医师/副主任医师和主治医师需要相对固定，住院医师可以为其他科室到 ICU 轮转，但轮转周期不宜短于半年。

ICU 的医师全面负责 ICU 的业务工作，要求 ICU 医师必须系统地学习重症医学相关的理论知识，接受严格的危重症监护医学训练，并通过大量的临床实践取得实际经验。深入掌握生理学、病理生理学和具有一定的医学工程学知识对于 ICU 医生也是非常重要的。

此外 ICU 医生还需要有良好的沟通和团队协作能力。

（1）良好的医患沟通能力：当患者转入 ICU 时、住ICU 期间发生重大病情变化时、需要特殊操作和侵入性治疗手段时、转出 ICU 时，都需要有医患沟通。尤其是对于和医院有潜在纠纷风险的患者，需要医师有良好的沟通能力。

（2）良好的医护沟通能力：对于 ICU 的患者，医护之间关注的侧重点可能并不完全一致。医生更注重于治疗，而护士可能更注重于护理。例如在 ICU 患者的监护过程中，医生更加关注血压、血氧饱和度、心率等指标变化；而护士则对患者的体温变化，痰液的量、颜色和性状，尿颜色和量，粪便颜色和性状等观察更为仔细。只有在医护有着良好沟通的情况下才能够使得对患者的监护更加全面，更早地发现病情变化，更快地做出相应

1

的治疗调整。例如，患者出现发热、痰量增加且变得浓稠时，护士能及时提醒医生，医生便有可能更早地意识到患者肺部感染可能有所加重，可以尽快地按照患者的病情作出相应的治疗调整。

（3）良好的科室间沟通能力：患者住 ICU 期间，可能需要 ICU 医师与原科室医生密切沟通，随时按照患者的病情作出相应的治疗调整；有些患者可能需要专科医师会诊并采取相应治疗手段；患者转出 ICU 后需要将患者治疗过程中需要关注的事项告知患者所转入科室的医师等。以上这些情况都需要 ICU 医生有着良好沟通和协作能力。

（二）ICU 医生专业能力的要求

目前，许多国家都制定了 ICU 专科医师的培训制度，对于培养单位的硬件设备和人员配置、培训计划的具体内容、培训方法、培养目标和考核制度都有比较明确的规定。各国之间尽管有些差别，但大都趋向于建立一个多学科的、统一的培训方案。经过全国重症医学专家多年的努力，尤其在 SARS 和汶川地震时重症医学表现出了无可替代的重要性，我国危重症医学已成为一门独立的二级学科，并且从 2009 年开始卫生计生委增设危重症医学主治医师考试，这也标志着危重症医学在我国已成为一门独立的学科，体现了国家对危重症医学专业的重视。目前，我国危重症医学会提出对 ICU 医师的专业要求如下：

1. 应经过严格的专业理论和技术培训，以胜任对重症患者进行各种监测和治疗的要求。

2. 应经过规范化的相关学科轮转培训。

3. 必须具备重症医学相关理论知识。掌握重要脏器和系统的相关生理、病理生理学知识、ICU 相关的临床药理学知识和伦理学概念。

4. 应掌握重症患者重要器官、系统功能监测和支持的理论与技能：镇静与镇痛；水电解质紊乱与酸碱失衡；肠内与肠外营养支持；复苏；休克；中枢神经系统功能

1

障碍；心功能不全、心律失常、急性冠脉综合征；呼吸衰竭；急性肾功能不全；严重肝功能障碍；胃肠功能障碍与消化道大出血；急性凝血功能障碍；严重的内分泌与代谢方面的紊乱；严重脓毒症；多器官功能障碍综合征；免疫功能紊乱等。

5. ICU 医师除一般临床监护和治疗技术外，应具备独立完成以下监测与支持技术的能力：疾病危重程度评估方法；心肺复苏术；人工气道建立与管理；机械通气技术；纤维支气管镜技术；深静脉及动脉置管技术；血流动力学监测技术；胸腔穿刺术、心包穿刺术及胸腔闭式引流术；电复律与心脏电除颤术；床旁临时心脏起搏技术；连续血液净化技术等。

二、专职 ICU 医师及其培训

专职 ICU 医师是经过严格的多学科训练，精通危重患者救治并善于组织管理工作的临床医师。以美国内科 ICU 医师为例，他们必须完成内科、外科、儿科、麻醉科的轮转，然后再接受 2 ~ 3 年的 CCM 专业训练，然后需要通过严格的资格考试方能获取 CCM 专业证书。在大多数国家和地区，接受过规范训练的 ICU 医师数量严重不足，无法满足临床工作的需要。2007 年，美国 ICU 人力资源的短缺已达到了临界值，这种现象在未来相当长的一段时间都可能无法解决。

（一）ICU 医师的工作任务

ICU 每天（包括周末）全天都必须有专职 ICU 医师值班，当有患者发生病情变化时，需要尽快（通常要求在 5 分钟之内）组织并实施抢救。专职 ICU 的主治医师每天都要带领医疗团队的全体成员查房，并对患者作出相应的治疗调整。查房内容包括患者的生理和心理状态、体格检查、治疗计划等。每个细节都需要详细列出治疗计划，并严格执行。由于治疗小组可能是由多个不同专业的医师构成，每位成员在查房过程中都可以发挥自己的专业优势，集思广益，最大限度地降低医疗差错的发

1

生并提高危重患者的救治成功率，为患者提供全方位的服务。

此外，专职 ICU 医师还需要经常向患者家属介绍患者的病情进展及治疗方案，回答患者家属提出的问题，帮助患者家属在多个可选的治疗方案中选择最优的治疗方案等。同时，为保证治疗的连续性，当患者转出 ICU 后，专职 ICU 医师还要同接收科室的医师保持良好的信息沟通，交代在后续治疗过程中的注意事项。

(二) ICU 医师的职责

1. 决定患者的转入、转出和床位的配置。当普通病房的医师认为患者需要转入 ICU 时，需经过 ICU 医师会诊明确是否属于转入 ICU 的适应证，如果确实需要转入 ICU 治疗，ICU 的会诊医师需要预先为患者安排好床位，并准备好相应的设备（如呼吸机等）。当患者病情稳定后，ICU 医师需要评价患者的状态是否可转回普通病房，如果适合转入普通病房，ICU 医师需要联系拟转入的病房医师，行会诊后将患者转入普通病房。对于特殊患者（如免疫抑制患者、器官移植患者、血液系统恶性肿瘤患者、传染病患者等），ICU 医师需在患者转入 ICU 前合理配置好床位（如单间、正压房、负压房等），以避免交叉感染的发生。

2. 协调团队中不同学科的配合，与其他学科沟通合作，制定科室的临床诊疗常规，提高相关指南的依从性。从而保证医疗安全，提高工作效率，确保 ICU 的医疗质量不断提高。美国危重症医学会（SCCM）指南委员会 1992 年提出 ICU 医生的责任：面对危重患者，ICU 医生最重要的责任是承担多学科治疗团队的领导者和协调员，此时 ICU 医生起决定性的治疗作用，无论危重患者位于医院任何地方，都不能限制 ICU 医生介入的权利。医院应当制定相应的政策，确保让 ICU 医生提供安全、有效、及时和持续的 CCM 服务。为了便于 ICU 的管理，医院必须授权给 ICU 医生，保证提供全部资源和团队的人事管理。因此 SCCM 推荐：无论哪种类型的 ICU，ICU 专职医

1

师应当与其他专科医师合作，有权对危及生命的情况进行干预。

（三）ICU 医师的教育及培训

现在 CCM 还不是医学院校的必修课，美国 90% 的医学院校，其中有 45% 设有毕业前正规的 CCM 课程，80% 设有 ICU 的轮转计划。在欧美国家 CCM 多为三级学科，这也意味着 ICU 专职医师的培训首先需要完成二级学科的培训（内科学、外科学、儿科学、麻醉科学），获取相关专科资质后才可以进行 ICU 的专科培训。在1986 年美国医学会批准各专业委员会（内科学会、外科学会、儿科学会、麻醉科学会）可以各自决定 CCM 的培训标准，颁发资格证书。医学生毕业后想成为 ICU 专职医师，必须先接受 3~5 年专科住院医师的轮转培训，取得专科医师资格后再接受 1~3 年的 CCM 培训。例如，一名毕业生至少需要 3 年的时间完成呼吸病学专科医师的培训计划，然后至少 1 年 CCM 培训，完成培训后可获得呼吸科和 CCM 两个资格证书，但是至少需要 4 年时间。所以培养一名 ICU 的专科医师需要很长时间，这是导致 CCM 医师短缺的一个重要原因。

对于医学生，在基础课程阶段，可以在病理、药理、生理和病理生理学的课程中加入 CCM 的内容；在临床实习阶段可以为他们组织 CCM 的专题讲座，让他们参加ICU 的床旁病例讨论，参与部分简单的操作。CCM 的教学应注重基于问题的讨论式教学和是非结构的临床测验，采用标准病例和模拟患者进行教学，这些方法都有利于学生了解和认识 CCM，这也是医学教育中锥形模式的要求。在学习过程中，学生不仅掌握了心肺复苏的技术，还具备了 CCM 的概念，对 CCM 产生兴趣，以便在较早时间选择今后的专业方向，也对今后做住院医师处理危重症患者有极大的帮助。

对于住院医师，许多临床学科（如内科、外科、儿科、麻醉科，甚至妇产科和神经科等）要求住院医师轮转 ICU，并掌握 CCM 基本知识。有 3~4 年工作经历的

1

住院医师往往会对危重症患者的处理非常感兴趣，特别是每日的床旁讨论、技术操作，危重症患者病情的瞬息变化和各种生理数据的分析解释，会给他们带来其他专科所没有的主动学习的乐趣。

由于我国还没有关于重症医学规范的培训体系和认证制度，绝大多数的 ICU 医师来自各个临床科室或应届毕业生，专职的 ICU 医师队伍整体素质和水平还有待于提高。2008 年教育部批准 CCM 为二级学科，如澳大利亚等国家医生在完成为期 4 年的专科培训后即可获得 CCM 专业证书，而不需要其他学科的认可。考虑我国目前尚缺少 CCM 专业的本科教育，可适当减少 ICU 住院医师培训的时间、采用电子教学和模拟教学等先进的教学方法以及部分学科独立培养 ICU 医师来改变 ICU 人力资源的结构等一系列措施来缩短培训的时间，解决专职 ICU 医师短缺的现状。

（周　晋）

第二章

重症患者的监测与评估

第一节 评分系统

重症患者评分系统可以给临床提供量化、客观、公平公正的指标，用以评价疾病严重程度，比较不同重症医学单位之间的治疗效果，评价临床研究中不同组别的患者病情危重程度，评价新药及新治疗措施的有效性，或者用来进行医疗安全质量控制、资源合理配置。

一、评分系统模型的建立与评价

1. 建立方法 临床经验总结，选择临床参数，并给以分值；或收集各种可能影响预后和病情的因素，进行 Logistic 回归分析，筛选出于病情和预后密切相关的指标。

2. 评价指标 可采用 AUROCC 评价，大于 0.8，或进行 CAL 拟合优度检验来检测。

二、ICU 常用评分系统

常用的评分系统：非特异性病情严重程度评分，如 APACHEⅡ、TISS；多脏器功能障碍病情评分，如 MODS、SOFA、LODS；特定器官功能障碍评分，如 Ranson、Ramsay、SAS、CPIS 等，下面分别予以介绍。

（一）急性生理与慢性健康评分（acute physiology and chronic health evaluation，APACHE）

1981 年是由 Knaus 建立第一代评分，1985 年提出 APACHE Ⅱ，至 2005 年推出第四代。APACHE Ⅱ 因为简便可靠、设计合理、预测准确、免费，目前临床应用最为普遍。作为重症患者病情分类和评判预后的预测系统，分值越高，表示病情越重，预后越差，病死率越高。

APACHE Ⅱ 由 A、B、C 项共三部分组成。A 项：急性生理学评分，共 12 项；B 项：即年龄评分；C 项：即慢性健康评分。

1. 急性生理学评分　前 11 项由临床最常用的生命体征、血常规、生化分析和血气分析指标构成，各项指标依据其偏离正常值的程度分别计为 1~4 分，正常为 0 分。在评价肺氧合功能时如吸氧浓度（FiO_2）<0.5，用动脉氧分压（PaO_2）作为评分指标；如 $FiO_2 \geqslant 0.5$，则用肺泡-动脉氧压差［（A-a）DO_2］作为评分指标。对血液酸碱度的测定仍首选动脉血 pH 值，如无血气分析则记录静脉血 HCO_3^-。如为急性肾衰竭，则血肌酐（Cr）项的记分加倍。第 12 项为 Glasgow 昏迷评分（GCS），主要反映中枢神经系统功能，其评分越高，表示病情越轻，正常为 15 分。以 15 减去 GCS 实际得分后再计入急性健康评分。

2. 年龄评分　从 44 岁以下到 75 岁以上共分为 5 个阶段，分别评为 0~6 分。

3. 慢性健康评分　有下列器官或系统功能严重障碍或衰竭的慢性疾病，如行急诊手术或未手术治疗者加 5 分，择期手术治疗者加 2 分。心血管系统：休息或轻微活动时出现心绞痛或心功能不全的表现，如心悸、气急、水肿、肝大、肺部啰音等，或符合美国纽约心脏病协会（NYHA）制定的心功能Ⅳ级标准。呼吸系统：慢性限制性、阻塞性或血管性肺部疾病所致患者活动严重受限，不能上楼梯或做家务，或有慢性缺氧，高碳酸血症、继发性红细胞增多症，严重肺动脉高压（>5.33kPa），或需呼吸机支持。肝脏：活检证实肝硬化，伴门静脉高压，以往有门脉高压致上消化道出血、肝功能衰竭、肝性脑病或肝昏迷史。肾脏：接受长期透析治疗。免疫功能障碍：接受免疫抑制剂、化学治疗、放射治疗、长期类固醇激素治疗，或近期使用大剂量类固醇激素，或患有白血病、淋巴瘤或获得性免疫缺陷综合征（AIDS，艾滋病）等抗感染能力低下者。

Knaus 等认为，患有上述慢性疾病和器官功能障碍时，急诊手术较择期手术死亡率高，且未手术者的死亡率也高，这可能与未手术者因病情重而不能承受手术治疗有关，因此未手术和急诊手术同样计分。

以上 A、B、C 三项之和即为 APACHE Ⅱ 评分（表2-1-1）。

（二）治疗干预评价系统（therapeutic interention scoring system，TISS）

1974 年由 Cullen 建立，目的是为了对危重症患者进行分类，量化医疗护理的劳动强度，以便合理安排工作量。

使用注意事项：每日同一时间由一名观察者收集资料；确认是否为前 24 小时内完成的治疗措施；总分应与病情一致，如与 APACHE 等没有一致，应检讨是否治疗措施适当；不得重复记分；对同一目的进行的多项干预，记录最高分。（表 2-1-3）

（三）多器官功能障碍评分（multiple organ dysfunction score，MODS）

1995 年由 Marshall 首先提出，于 2001 年 Richard 改良。

优点：参数少，评分简单，对病死率和预后预测准确。

缺点：只反映 6 个常见器官功能的一个指标，不能全面反映其功能状态；对其他影响预后的因素没有考虑。（表 2-1-4）

按 Marshall 提出一种多器官功能障碍的评分标准，以6 个脏器系统的客观生化指标衡量，每个系统得分有 0～4五个级别。0 分：功能基本正常，ICU 死亡率 <5%；4分：功能显著损害，ICU 死亡率 ≥50%。MODS = 各系统

表 2-1-1　APACHE Ⅱ 评分

变量	4	3	2	1	0	1	2	3	4	得分
体温（℃）	≥41.0	39.0~40.9		38.5~38.9	36.0~38.4	34.0~35.9	32.0~33.9	30.0~31.9	≤29.9	
平均动脉压（mmHg）	≥160	130~159	110~129		70~109		50~69		≤49	
心率（次/分）	≥180	140~179	110~139		70~109		55~69	40~54	≤39	
呼吸频率（次/分）	≥50	35~49		25~34	12~24	10~11	6~9		≤5	
PaO₂/FiO₂ <50%					>70	61~70	55~60		<55	
(A-a) DO₂ FiO₂≥50%	≥500	350~499	200~349		<200					

2

续表

变量	得分								
	4	3	2	1	0	1	2	3	4
动脉 pH 值	≥7.7	7.60~7.69		7.5~7.59	7.33~7.49		7.25~7.32	7.15~7.24	<7.15
血浆 HCO₃⁻（mmol/L）	≥52	41.0~51.9		32~40.9	21.3~31.9		18~21.9	15~17.9	<15
血浆钠（mmol/L）	≥180	160~179	155~159	150~154	130~149		120~129	111~119	≤110
血浆钾（mmol/L）	≥7	6.0~6.9		5.5~5.9	3.5~5.4	3.0~3.4	2.5~2.9		<2.5
肌酐 mg/L（急性肾衰竭加倍）	≥3.5	2.0~3.4	1.5~1.9		0.6~1.4		<0.6		
血细胞比容（%）	≥60		50~59.9	46~49.9	30~45.9		20~29.9		<20

续表

变量	4	3	2	1	0	1	2	3	4	得分
白细胞 (10^9/L)	≥40		20~39.9	15~19.9	3~14.9		1~2.9		<1	
Glasgow 昏迷评分（表2-1-2）			E:	V:		M:		GCS =（　）		15 - GCS =

A. 总急性生理评分（APS）＝12 项评分总和
总急性生理评分（APS）＝12 项评分总和

B. 年龄评分

年龄（岁）	评分值
< 44	0
45 ~ 54	2
55 ~ 64	3
65 ~ 74	5
≥75	6

C. 慢性健康评分；
器官功能严重不足或免疫力低下患者的评分；
a. 不能手术或急诊手术者 5 分
b. 择期手术者 2 分

APACHE II 评分 =
A + B + C 的和
A: APS 评分
B: 年龄评分
C: 慢性健康状况评分

2

31

2

表 2-1-2　Glasgow 昏迷评分（GCS）

睁眼（E）		语言（V）		运动（M）	
自主睁眼	4	语言正常	5	遵嘱动作	6
语言刺激睁眼	3	语言混乱	4	疼痛定位	5
疼痛刺激睁眼	2	用词不恰当	3	疼痛刺激屈曲	4
不睁眼	1	声音无法理解	2	疼痛（异常）屈曲	3
		无语言	1	疼痛伸展	2
				疼痛无反应	1

　　APACHE Ⅱ 的临床应用：动态危重疾病评分来评价医疗措施的效果；医疗质量和医疗费用控制评价；评估病情，有利于制订治疗方案；用评分选择手术时机；科研或学术交流，控制与对照组间的病情可比性；预测预后，公式为 Ln（1/R − R）= −3.517 +（APACHE Ⅱ 得分 × 0.146）+ 病种风险系数 + 0.603（仅用于急诊手术者）

最高分的总和，最高分 = 24 分。该评分与 ICU 患者死亡率呈正相关，MODS 越高，ICU 患者死亡率越高。得分 0 分无死亡发生；得分 9～12 分，死亡率 <25%；得分 13～16 分，死亡率 50% 左右；得分 17～20 分，死亡率 75% 左右；得分 >20 分，死亡率 100%。每 24 小时评价一次每日得分，其变化量反映器官功能障碍进展情况。

　　（四）全身性感染相关性器官功能衰竭评分（sepsis related organ failure assessment，SOFA）

　　1994 年由欧洲重症医学会提出此评分系统。强调早期、动态监测，包括 6 个器官，每项 0～4 分，每日记录最差值。目前研究显示最高评分和评分差值对评价病情更有意义。此评分方法后来也被称之为序贯器官功能衰竭评分（sequential organ failure assessment，SOFA）。（表 2-1-5）

2

表 2-1-3　TISS 评分

评分	标准		
4 分	(1) 心搏骤停或电除颤后（48 小时内）		(10) 人工低温
	(2) 控制呼吸，用或不用呼气末正压通气（PEEP）		(11) 加压输血
	(3) 控制呼吸，间断或持续用肌松药		(12) 抗休克裤（MAST）
	(4) 食管静脉出血，三腔管压迫止血		(13) 输血小板
	(5) 持续动脉内输液		(14) 主动脉球囊反搏（IABP）
	(6) 放置肺动脉飘浮导管	(7) 心房和（或）	(15) 急诊手术（24 小时内）
	心室起搏		(16) 急性消化道出血灌洗
	(8) 病情不稳定者行血液透析		(17) 急诊内镜或纤维支气管镜检
	(9) 腹膜透析		(18) 应用血管活性药物（>1 种）
3 分	(1) 静脉营养（包括心肝营养液）		(6) 经中心静脉输高浓度钾
	(2) 备用起搏器		(7) 经鼻或口气管内插管
	(3) 胸腔引流		(8) 无人工气道者行气管内吸引
	(4) 间歇强制通气（IMV）或辅助通气		(9) 代谢平衡复杂，频繁调整出入量
	(5) 应用持续正压通气（CPAP）治疗		(10) 频繁或急查动脉血气分析、出凝血指标

33

续表

评分	标准
3分	(11) 频繁成分输血（>5U/24h） (12) 非常规静脉单次注药 (13) 静滴一种心血管活性药物 (14) 持续静滴抗心律失常药物 (15) 电转复治疗心律失常 (16) 应用降温毯 (17) 动脉置管测压 (18) 48小时内快速地洋地黄化 (19) 测定心排出量 (20) 快速利尿治疗体液超负荷或脑水肿 (21) 积极纠正代谢性碱中毒 (22) 积极纠正代谢性酸中毒 (23) 紧急行胸腔、腹膜后或心包穿刺 (24) 积极静脉抗凝治疗（最初48小时） (25) 因容量超负荷行静脉放血 (26) 静脉应用2种以上抗生素 (27) 药物治疗惊厥或代谢性脑病（发病48小时内） (28) 复杂性骨牵引
2分	(1) 监测中心静脉压（CVP） (2) 同时开放2条静脉输液 (3) 病情稳定者行血液透析 (4) 48h内的气管切开 (5) 气管内插管或气管切开者接T形管或面罩自主呼吸 (6) 鼻饲 (7) 因液体丢失过多行补液治疗

续表

评分	标准	
2分	(8) 静脉化疗	(10) 频繁更换敷料
	(9) 每小时记录神经生命体征	(11) 静脉滴注垂体后叶素
1分	(1) 监测心电图（ECG）	(11) 压疮
	(2) 每小时记录生命体征	(12) 留置导尿管
	(3) 开放1条静脉输液	(13) 吸氧治疗（鼻管或面罩）
	(4) 慢性抗凝治疗	(14) 静脉应用抗生素（<2种）
	(5) 常规记录24小时出入量	(15) 胸部物理治疗
	(6) 急查血常规	(16) 伤口、瘘管或肠瘘需加强冲洗、包扎或清创
	(7) 按计划间歇静脉用药	(17) 胃肠减压
	(8) 常规更换敷料	(18) 外周静脉营养或脂肪乳剂输入
	(9) 常规胃牵引	
	(10) 气管切开护理	

TISS评分分为Ⅰ级（0~9分），Ⅱ级（10~19分），Ⅲ级（20~29分）和Ⅳ级（30分以上），分值越高需要护理人员越多。

表 2-1-4　MODS 评分

器官衰竭	变量	0 分	1 分	2 分	3 分	4 分
呼吸系统	PaO_2/FIO_2，mmHg	≥301	226~300	151~225	76~150	<76
血液系统	血小板，10^9/L	≥150	<150	<100	<50	<20
肝脏	胆红素，μmol/L	≤20	21~60	61~120	121~240	>240
PAHR（压力调整心率）	HR×（CVP/MAP）	≤10.0	10.1~15.0	15.1~20.0	20.1~30.0	>30
中枢神经系统	Glasgow 昏迷评分	15	13~14	10~12	7~9	≤6
肾脏	肌酐，μmol/L	<100	101~200	201~350	351~500	>500

注：PAHR：pressure adjusted heart rate，PAHR，PAHR＝心率×右房压（或中心静脉压）/平均动脉压

2

（五）器官功能障碍逻辑性评价系统（Logistic organ dysfunction system，LODS）

1996 年由 Le Gall 创建，其中每个变量都经过 Logistic 回归筛选，权重经过 Logistic 回归方程计算，包括 6 个器官，每项 0 ~ 5 分，最高 22 分，每日记录单个器官中的最差分值，其总分数与病情严重程度密切相关。（表 2-1-6）

三、特定器官功能障碍评分

是指对特定器官功能进行评价，如肺损伤 ARDS 评分、肺部感染评分（CPIS）、心力衰竭评分、重症胰腺炎评分、DIC 评分、肾衰竭评分、镇静评分等。

1. Ranson 评分　20 世纪 70 年代初，Ranson 在研究了 100 例急性胰腺炎患者入院 48 小时的情况后，提出了 Ranson 评分系统。其评分系统被认为是急性胰腺炎严重程度估计指标的里程碑，用来判断急性胰腺炎的严重程度。

该评分系统包括入院时的 5 项临床指标和 48 小时的 6 项指标各项 1 分，合计 11 分，评分在 3 分以上时即为重症胰腺炎。3 分以下病死率 0.9%，3 ~ 4 分为 16%，5 ~ 6 分为 40%，6 分以上为 100%。（表 2-1-7）

2. Ramsay 评分　是临床上使用最为广泛的镇静评分系统，分为 6 级，分别反映 3 个层次的清醒状态和 3 个层次的睡眠状态（表 2-1-8）。Ramsay 评分被认为是可靠的镇静评分标准，但缺乏特征性的指标来区分不同的镇静水平。

3. Riker 镇静、躁动评分（sedation-agitation scale，SAS）　根据患者 7 项不同的行为对其意识和躁动程度进行评分。（表 2-1-9）

4. CPIS 评分　临床肺部感染评分是一项综合了临床、影像学和微生物学标准等来评估感染严重程度，预测患者使用抗生素时应该是调整或者停止的评分系统，目的是减少不必要的抗生素暴露。这些指标共 7 项，包括体温、白细胞计数、气管分泌物、氧合情况、X 线胸

2

表 2-1-5 SOFA 评分

器官衰竭	变量	0 分	1 分	2 分	3 分	4 分
呼吸系统	PaO₂/FIO₂, mmHg	≥400	<400	<300	<200 on MV	<100 on MV
血液系统	血小板, 10⁹/L	≥150	<150	<100	<50	<20
肝脏	胆红素, mg/dL	<1.2	1.2~1.9	2.0~5.9	6.0~11.9	>12.0
心血管系统	平均动脉压, mmHg	≥70	<70			
	多巴胺, μg/(kg·min)			≤5	>5	>15
	多巴酚丁胺, μg/(kg·min)			是		
	肾上腺素, μg/(kg·min)				≤0.1	>0.1
	去甲肾上腺素, μg/(kg·min)				≤0.1	>0.1

续表

器官衰竭	变量	0分	1分	2分	3分	4分
中枢神经系统	Glasgow coma score	15	13~14	10~12	6~9	<6
肾脏	肌酐，mg/dl	<1.2	1.2~1.9	2.0~3.4	3.5~4.9	≥5.0
	尿量，mL/d	≥500			<500	<200

注：每日评估时应采取每日最差值；分数越高，预后越差

表 2-1-6 LODS 评分

器官衰竭	变量	0分	1分	3分	5分
呼吸系统	PaO_2/FIO_2，mmHg 机械通气或持续气道正压通气（MV 或 CPAP）	无 MV 或 CPAP	≥150	<150	
血液系统	血小板，$10^9/L$	≥50	<50		

2

续表

器官衰竭系统	变量	0分	1分	3分	5分
血液系统	白细胞, 10⁹/L	2.5~49.9	1~2.4	<1	
肝脏	胆红素, mg/dl	<34.2	≥34.2 ≥50		
	PT超过标准值(s)或百分比	≤3s(≥25%)	>3s(<25%)		
心血管系统	收缩压, mmHg	90~239	70~89 240~269	40~69 ≥270	<40
	心率, 次/分	30~139	≥140		<30
中枢神经系统	Glasgow昏迷评分	14~15	9~13	6~8	<6
肾脏	肌酐, μmol/L	<106	106~140	≥141	
	血清尿素或尿素氮, mmol/L	<6	6.0~6.9	7.0~19.9	≥20
	尿量, L/d	0.75~9.99		0.5~0.7 ≥10	<0.5

片、肺部浸润影的进展情况和气管吸取物培养。最高评分为 12 分，当≤6 分时可以停用抗生素。其他一些临床指南也提供了一些优化降阶梯治疗方案，并可缩短抗生素疗程。可以考虑采用计算机辅助抗生素处理系统，以有效帮助临床医师选择抗生素，降低治疗费用，减少药物不良反应。（表 2-1-10）

表 2-1-7　Ranson 评分

入院时	入院 48 小时
● 年龄 >55 岁 ● 白细胞 >16 × 10⁹/L ● 血糖 >11. 2mmol/L ● 乳酸脱氢酶 >350IU/L ● 天冬氨酸转氨酶 >250IU/L	● 血细胞比容 >10% ● 血尿素氮上升 >1. 785mmol/L ● 血钙 <2mmol/L ● 氧分压 <60mmHg ● 碱缺失 >4mol/L ● 体液潴留 >6L

表 2-1-8　Ramsay 评分

状态	临床症状	分值
清醒	焦虑或易激惹，或不安，或两者都有	1
清醒	能合作，定位感好，平静	2
清醒	只对指令应答	3
睡眠	对眉间轻叩或大的听觉刺激反应轻快	4
睡眠	对眉间轻叩或大的听觉刺激反应迟缓	5
睡眠	对眉间轻叩或大的听觉刺激无反应	6

表 2-1-9　SAS 评分

分值	描述	定义
7	危险躁动	拉拽气管内插管，试图拔除各种导管，翻越床栏，攻击医护人员，在床上辗转挣扎

续表

分值	描述	定义
6	非常躁动	需要保护性束缚并反复语言提示劝阻，咬气管插管
5	躁动	焦虑或身体躁动，经言语提示劝阻可安静
4	安静合作	安静，容易唤醒，服从指令
3	镇静	嗜睡，语言刺激或轻轻摇动可唤醒并能服从简单指令，但又迅即入睡
2	非常镇静	对躯体刺激有反应，不能交流及服从指令，有自主运动
1	不能唤醒	对恶性刺激无或仅有轻微反应，不能交流及服从指令

注：恶性刺激：指吸痰或用力按压眼眶、胸骨或甲床5秒钟

表2-1-10 CPIS评分

项目	0分	1分	2分
体温（12小时平均值，℃）	36~38	38~39	>39 或 <36
白细胞计数（$\times 10^9$/L）	4~11	11~17	<4 或 >17
分泌物（24小时吸出物性状数量）	无痰或少许	中~大量，非脓性	中~大量，脓性
气体交换指数（PaO_2/FIO_2，kPa）	>33		<33
X线胸片浸润影	无	斑片状	融合片状

注：气管吸取物培养或痰培养：无致病菌生长0分，有致病菌生长1分，两次培养到同一种细菌或者革兰染色与培养一致2分。<3分一般不考虑感染；>6分确诊肺部感染。CPIS评分降低，提示病情缓解

第二节　常规监测技术

重症患者监测已从过去器官功能间断检查转变为全身各器官系统综合快速床边监测。各项生理指标监测是ICU重要功能之一，通过对高危患者持续监测，有助于实现滴定式治疗并获得良好预后。

一、循环系统

（一）心电监护

五导联心电监护电极片放置位置：右上（RA）：胸骨右缘锁骨中线第一肋间；右下（RL）：右锁骨中线剑突水平处；中间（C）：胸骨左缘第四肋间；在上（LA）：胸骨左缘锁骨中线第一肋间；左下（LL）：左锁骨中线剑突水平处。常监测Ⅱ导联。

1. 适应证　心电监护能够持续监测心电图、呼吸、血压、脉搏及血流动力学等项目，所有危重患者都是心电监护适应证。

2. 监测要点

（1）持续监测心率和心律。

（2）是否有P波，P波是否规则出现，形态、高度和宽度有无异常。

（3）观察QRS波形是否异常，有无漏波。

（4）观察ST段有无抬高或者降低，如有异常发现及时行床边心电图检查以明确有无心肌缺血或者心肌梗死发生。

（5）观察T波是否异常注意有无异常波形出现。

（6）需要设置报警的范围，出现报警时需及时明确病因并处理。

（二）常见异常心电图

心律失常有许多分类方法，鉴于ICU重症患者疾病的特殊性，所有患者进行床旁心电监测和无创或有创血流动力学监测，因此，对于ICU病房患者的心律失常以对血流动力学有无影响进行分类利于临床救治（表2-2-1）。

2

表 2-2-1 ICU 常见心律失常的分类

对血流动力学有明显影响	对血流动力学有潜在影响	对血流动力学无明显影响
阵发性室性心动过速	窦性心动过速	窦性心动过缓
持续性室性心动过速	阵发性房性心动过速	一度房室传导阻滞
双向性室性心动过速	持续性房性心动过速	二度 I 型房室传导阻滞
尖端扭转型室性心动过速	紊乱性房性心动过速	单源性房性期前收缩
心室扑动	阵发性室上性心动过速	单源性室性期前收缩
心室颤动	心房扑动	非发作性交界性心动过速
二度 II 型房室传导阻滞	心房颤动	非阵发性室性心动过速
三度房室传导阻滞	多源性室性期前收缩	
	成对室性期前收缩	
	联律型室性期前收缩	
	R-on-T 型室性期前收缩	

1. 对血流动力学有明显影响急性心律失常类型的心电图特点

（1）期前收缩型室性心动过速

1）≥3 个室性期前收缩连续出现（QRS 波宽大畸形，ST-T 与主波方向相反）。

2）频率 >100～250 次/分。

3）可见心室夺获与室性融合波。

（2）双向性室性心动过速

（3）扭转室性心动过速

1）QRS 波以基线为轴，波型尖端间断性向相反方向扭转。

2）多由室性期前收缩诱发，联律间期较长。

3）室性频率在 150～250 次/分，RR 间期不等。

4）可引发心室颤动。

5）发作呈自限性，非发作期多伴 QT 间期延长。

6）临床反复发作晕厥。

（4）心室扑动

1）P 波及 QRS 波完全消失。

2）连续出现波幅较大、较规则的波型。

3）频率大约为 250 次/分。

4）短时间不能消除，易发生室颤。

（5）心室颤动

1）P-QRS-T 波消失。

2）出现波幅、形态、间距极不均匀的波型。

3）频率 250～500 次/分。

4）如不能及时消除，短时间内心电活动消失。

（6）不易鉴别宽 QRS 波群心动过速

1）是指 QRS 波时限 >0.12 秒，频率超过正常范围的心动过速。

2）80% 以上为室性心动过速，特别 QRS 波时限 >0.14 秒者。

3）20% 为室性心动过速合并室内传导异常，少数情况下为预激伴房颤。

2

（7）严重的缓慢型心律失常

1）二度Ⅱ型房室传导阻滞。

2）高度房室传导阻滞。

3）三度房室传导阻滞。

2. 对血流动力学有潜在影响急性心律失常类型的心电特点

（1）窦性心动过速

1）P波规律发生，频率 >100 次/分。

2）Ⅰ、Ⅱ、aVF 导联 P 波直立，aVR 导联 P 波倒置。

3）PR 间期 0.12～0.20 秒。

4）PP 间期 <0.12 秒。

5）频率 >150 次/分以上时，P 波可与其前 T 波相重叠。

（2）房性心动过速

1）多由房性期前收缩诱发，P' 波与窦性 P 波形态不同。

2）频率多在 130～180 次/分，较为规则，P'R 间期 ≥0.12 秒。

3）伴有不程度的房室传导阻滞，以 2:1 传导最为常见。

4）QRS 波形态大多呈室上性；伴有室内差异性传导时 QRS 波可增宽、畸形。

（3）紊乱性房性心动过速

1）同一导联可见三种以上不同形态的 P 波。

2）PP 间期、PR 间期、RR 间期完全不等。

3）QRS 波形态大多在正常，频率多在 100～150 次/分。

4）P 波偶有不能下传至心室或出现束支传导阻滞波型。

（4）阵发性室上性心动过速

1）QRS 波 3 个或 3 个以上连续发生，但形态、时限正常。

2）频率多在 150～250 次/分，节律规则。

3）P 波不易辨认，可见 P'波，大多重叠于 QRS 波内或其终末部位。

（5）心房扑动

1）P 波消失，代之以连续出现规律的 F 波，同一导联形态一致，以 Ⅱ、Ⅲ、aVF 或 V₁ 导联最清晰。

2）F 波频率多在 250～350 次/分。

3）F 波与 QRS 波比例可固定，也可不固定，以偶数多见；传导比例 >（4～6）:1，提示伴有房室传导阻滞。

4）RR 间期可规则，也可不规则。

（6）心房颤动

1）P 波消失，代之以形态、波幅、间隔绝对不规则的 f 波。

2）f 波连续发生，频率多在 350～600 次/分。

3）f 波以 Ⅱ、Ⅲ、aVF 和 V₁ 导联最清晰。

4）V₁ 导联 f 波 >1mV 为粗颤型；f 波 <1mV 为细颤型。

5）QRS 波多与窦性相同，频率 >100 次/分称为快速型心房颤动；频率 <100 次/分为缓慢型心房颤动。

6）RR 间期绝对不规则。

（7）多源性室性期前收缩

1）提前出现的 QRS 波形态不一，联律间期不一。

2）符合室性期前收缩的基本特征。

3）易引起室性心动过速或心室颤动。

（8）成对性室性期前收缩

1）提前出现的 QRS 波成对连续发生。

2）符合室性期前收缩特征。

3）可诱发室性心动过速或心室颤动。

（9）联律型室性期前收缩

1）心电图基本符合窦性心律。

2）提前发生的 QRS 波符合室性期前收缩的特征。

3）提前发生的 QRS 波易发生在长的心动周期之后。

4）提前发生的 QRS 波有规律地发生，可呈现为二、

三、四联律。

（10）R-on-T 型室性期前收缩

1）提前发生的 QRS 波落在前一个 T 波尖峰的前 30 毫秒处。

2）符合室性期前收缩的 QRS 波特征。

3）易引起心室颤动。

3. 对血流动力学无明显影响的急性心律失常类型的心电特点

（1）窦性心动过缓

1）具有正常窦性心律的心电图特点（同窦性心动过速中的 2、3、4 项）。

2）频率在 60 次/分以下，但一般不低于 40 次/分。

3）常可伴有窦性心律不齐。

（2）一度房室传导阻滞

1）主要表现为 PR 间期延长≥0.21 秒。

2）P 波后伴随有 QRS 波。

3）与原心电比较，心率相同情况下，PR 间期较原来延长。

4）心率过快或 PR 间期过度延长，P 波与前面 T 波重叠时，易发生误诊。

（3）单源性房性期前收缩

1）在正常的主导节律中突然出现提早的 P 波，形态与窦性 P 波略有不同。

2）PR 间期＞0.12 秒。

3）QRS 波呈室上型，P 波落入前一个心动周期的 T 波中，其后的 QRS 波可发生缺失，称为房性期前收缩未下传。

4）代偿间歇常不完全。

（4）房室交界性期前收缩

1）在正常的主导节律中突然出现提前的室上型 QRS 波。

2）在提前的 QRS 波前后可见 P′波，P′波也可埋于 QRS 不易辨别或引起 QRS 波变形。

2

3）代偿间歇多较完全（期前收缩前后的两个窦性PP间歇等于正常窦性PP间期的两倍）。

（5）单源性室性期前收缩

1）在正常的主导节律中突然出现提早的QRS波。

2）提早的QRS波形态宽大畸形，时间>0.12秒。

3）提早的QRS波其前无P波。

4）T波方向与提早的QRS波相反。

5）代偿间歇完全。

（三）血流动力学监测

血流动力学监测是危重病学医师实施临床工作的一项重要内容。血流动力学监测是反映心脏、血管、容量、组织的氧供氧耗等方面功能的指标，为临床监测与治疗提供数字化的依据。

一般可将血流动力学监测分为无创伤性和有创伤性两大类：无创伤性血流动力学监测是指应用对机体没有机械损害的方法而获得的各种心血管功能的参数，使用安全方便，患者易于接受；创伤性血流动力学监测是指经体表插入各种导管或探头到心腔或血管腔内，而直接测定心血管功能参数的监测方法，该方法能够获得较为全面的血流动力学参数，有利于深入和全面地了解病情，尤其适用于危重患者的诊治，其缺点为有一定伤害性，操作不当会引起并发症。临床上，应根据患者的病情与治疗的需要考虑具体实施的监测方法。在选用监测方法时应充分权衡利弊，掌握好适应证。

值得强调的是，任何一种监测方法所得到的数值都是相对的，因为各种血流动力学指标经常受到许多因素的影响。如，听诊法测血压时，听诊器放置的部位、袖带的宽度、放气的速度等都可影响血压数值；中心静脉压测定时，呼吸方式、呼吸机的通气模式、血管活性药物的使用等对中心静脉压数值可产生影响。因此，单一指标的单一数值有时并不能正确反应血流动力学状态，必须重视血流动力学的综合评估。在实施综合评估时，应注意以下三点：①分析数值的连续性变化；②结合症

2

状、体征综合判断；③多项指标数值综合评估某一种功能状态。

1. 无创血压监测

（1）适应证：无创血压是常规监测项目，原则上对所有患者都应该监测，根据病情调整监测频率。

（2）并发症：①尺神经损伤；②肱二头肌肌间隙综合征；③输液受阻、指脉氧饱合度监测中断；④静脉血栓形成。

（3）临床意义

1）收缩压：代表心肌收缩力和心排血量，主要作用是克服脏器临界关闭压，以维持脏器血流供应。

2）舒张压：主要与冠状动脉血流有关

3）脉压：脉压 = 收缩压 – 舒张压，正常值 30 ~ 40mmHg，代表每搏量和血容量。

4）平均动脉压：心动周期平均血压。

2. 无创心排量监测　心阻抗血流图（impedance cardiography，ICG）采用胸腔阻抗法（thoraic electrical bioimpedance，TEB）为基本原理，为血流动力学的监测和心肌功能评价提供了一种安全简便、准确可靠、成本低廉的实时、连续监测血流动力学参数的有效途径和手段。

（1）适应证

1）急、危重症患者的血流动力学状态监测评价。

2）围术期高危患者的血流动力学监护。

3）患者心脏功能评价和动态监测。

4）为双腔起搏器患者选择最佳的治疗方案。

（2）注意事项

1）当广泛的肺水肿、胸腔积液、血胸、胸壁水肿等晶体液浸渗情况严重，使基础阻抗增大时，与心排量相关的SV、CO、CI等参数的监测值只可用于动态观察，其绝对值缺乏可靠性。

2）二尖瓣关闭不全、扩张型心肌病患者以及心房颤动、房性或室性期前收缩、传导阻滞、心动过速、心

2

动过缓等心律失常患者亦不适于用心阻抗血流图监测肺毛细血管楔压（PCWP）和总外周阻力（TPR）。

3）活动、焦虑不安以及连续激烈咳嗽等会影响监测参数的准确性和稳定性，故被监测者需保持平静。

3. 有创动脉血压监测　近年来，由于重症医学、急救医学及心血管外科发展的需要，有创血压已是重危患者的血流动力学监测的主要手段之一。将动脉导管插入桡动脉、足背内直接测定血压，为动脉血压直接测定方法。低血压状态或心搏量明显下降伴血管收缩时，袖带测定方法误差明显增大，有创动脉导管直接监测可获得可靠结果。

（1）适应证

1）各种原因的休克。

2）需用血管活性药进行调控的患者。

3）血压不易控制的高血压患者。

4）需低温或控制性降压时。

5）危重患者、复杂大手术的术中和术后监护。

6）需反复取动脉血样的患者。

7）心肌梗死和心力衰竭（心衰）抢救时。

8）呼吸、心脏骤停后复苏的患者。

9）无法用无创血压测量的患者。

（2）禁忌证：相对禁忌证。

1）该动脉为唯一血液供应来源，不宜长时间置管。

2）进行桡动脉穿刺时 Allen 试验阳性。

3）局部感染。

4）出血倾向或溶栓治疗期间。

（3）临床意义

1）提供准确、可靠和连续的动脉血压数据。

2）正常动脉压波形可分为收缩相和舒张相。主动脉瓣开放和快速射血入主动脉时分收缩相，动脉压波迅速上升至顶峰，即为收缩压。血流从主动脉到周围动脉，压力波下降，主动脉瓣关闭，直至下一次收缩开始，波形下降至基线为舒张相，最低点即为舒张压。动脉压波

2

下降支出现的切迹称重搏切迹。身体各部位的动脉压波形有所不同，脉搏冲波传向外周时发生明显变化，越是远端的动脉，压力脉冲到达越迟，上升支越陡，收缩压越高，舒张压越低，但重搏切迹不明显。

3）压力上升速率（dp/dt）。通过动脉压波测量和计算 dp/dt，是一个心肌收缩性的粗略指标，方法简单易行，可连续测量。心功能正常的患者 dp/dt 为 1200mmHg/s 左右。

（4）异常动脉压波形

1）圆钝波：波幅中等度降低，上升和下降支缓慢，顶峰圆钝，重搏切迹不明显，见于心肌收缩功能低下或容量不足。

2）不规则波：波幅大小不等，期前收缩波的压力低平，见于心律失常患者。

3）高尖波：波幅高耸，上升支陡，重搏切迹不明显，舒张压低，脉压宽，见于高血压及主动脉瓣关闭不全。主动脉瓣狭窄者，下降支缓慢及坡度较大，舒张压偏高。

4）低平波：上升、下降支缓慢，波幅低平，表示严重低血压，见于休克和低心排血量综合征。

（5）并发症

1）血栓形成与动脉栓塞：血栓形成率发生为 20%～50%，分析其原因有：①置管时间较长；②导管过粗或质量差；③穿刺技术不熟练或血肿形成；④严重休克和低心排血量综合征。

2）动脉空气栓塞：换能器和连接管道中必须充满肝素盐水，排净空气。

3）渗血、出血和血肿。

4）局部或全身感染。

4. 中心静脉压监测 中心静脉压（CVP）是指腔静脉与右房交界处的压力。它反映右心前负荷，是评价重症患者血流动力学重要指标之一，中心静脉压监测在临床上广泛应用，以评估血容量、前负荷及右心功能。

（1）适应证

1）严重创伤、各种休克及急性循环功能衰竭等危重患者。

2）各类大、中手术尤其心血管、脑和腹部大手术。

3）需要快速大量补液、输血患者。

（2）禁忌证

1）肝素过敏。

2）穿刺局部感染。

3）严重出血性疾病、溶栓或应用大剂量肝素、口服华法林时。

4）心脏及大血管内附壁血栓。

5）上腔静脉综合征。

（3）临床意义

1）正常值：CVP 的正常值为 $5 \sim 10cmH_2O$，个体差异较大，$<5cmH_2O$ 表示血容量不足，$>15cmH_2O$ 提示输液过多或心功能不全。

2）影响 CVP 的因素：①病理因素：CVP 升高见于右心房及左或右心室衰竭、心房颤动、肺梗死、支气管痉挛、输血补液过量、纵隔压迫、张力性气胸及血胸、慢性肺部疾患、心脏压塞、缩窄性心包炎、腹内压增高的各种疾病及先天性和后天性心脏病等；CVP 降低的原因有失血和脱水引起的低血容量，以及周围血管扩张，如分布性休克等。②神经体液因素：交感神经兴奋，儿茶酚胺、抗利尿激素、肾素和醛固酮等分泌增加，血管张力增加，使 CVP 升高。相反，某些扩血管活性物质，使血管张力减少，血容量相对不足，CVP 降低。③药物因素：快速输液、应用去甲肾上腺素等血管收缩药，CVP 明显升高；用扩血管药或心动能不全患者用洋地黄等强心药后，CVP 下降。④其他因素：有缺氧和肺血管收缩、气管插管和气管切开、患者挣扎和骚动、控制呼吸时胸膜腔内压增加、腹腔手术和压迫等均使 CVP 升高，麻醉过深或椎管内麻醉时血管扩张，CPV 降低。

3）CVP 波形分析：

2

正常波形：有 3 个正向波 a、v、c 和两外负向波 x、y，a 波由心房收缩产生；x 波反映右心房舒张时容量减少；c 波是三尖瓣关闭时瓣叶轻度向右房突出引起右房压轻微增加所产生；v 波是右心充盈同时伴随右心室收缩，三尖瓣关闭时心房膨胀的回力引起；y 波表示三尖瓣开放，右心房排空。右心房收缩压（a 波）与舒张压（v 波）几乎相同，常在 $2 \sim 3cmH_2O$ 以内，正常右心房平均压为 $1.5 \sim 4.5cmH_2O$。

异常波形：①压力升高和 a 波抬高和扩大：见于右心室衰竭、三尖瓣狭窄和反流，心脏压塞、缩窄性心包炎、肺动脉高压及慢性左心衰竭，容量负荷过多。②v 波抬高和扩大：见于三尖瓣反流，心脏压塞时舒张期充盈压升高，a 波与 v 波均抬高，右房压力波形明显，x 波突出，而 y 波缩短或消失。但缩窄性心包炎的 x 波和 y 波均明显。③呼吸时 CVP 波形：自主呼吸在吸气时，压力波幅降低，呼气时增高，机械通气时随呼吸变化而显著。

5. 脉波指示剂连续心排血量监测　脉波指示剂连续心排血量（pulse indicator continous cardiac output, PiC-CO）是一种新的微创心排血量监测技术，是脉波轮廓连续心排血量与经肺温度稀释心排血量联合监测技术，不但可以连续监测心排血量和动脉压，还可以测量胸腔内血容量和血管外肺水。因其具有微创伤、低危险、简便、精确、连续、床边化等优点，近年来受到重症医学工作者重视。

（1）适应证：适合于需要血流动力学监测、任何原因引起的血管外肺水增加或存在可能引起血管外肺水增加危险因素的患者。临床上常用于各种原因的休克、急性呼吸窘迫综合征（ARDS）、心衰、水中毒、严重感染、重症胰腺炎、严重烧伤以及大手术围术期患者血管外肺水及循环功能的监测。

（2）禁忌证

1）肝素过敏。

2）穿刺部位感染。

3）严重出血疾病。

4）溶栓和应用大剂量肝素抗凝。

（3）临床意义

1）判断休克类型、了解心脏泵功能。

2）直接反映肺水肿的严重程度。

3）鉴别肺水肿类型，协助 ARDS 诊断。

4）更好指导容量状态的评价和管理。

5）反映危重患者预后。

6. 肺动脉漂浮导管监测　肺动脉漂浮导管或 Swan-Ganz 导管监测是有创血流动力学监测的金标准，根据肺动脉漂浮导管所测指标，可以对心脏的前负荷、后负荷、心肌的收缩舒张功能做出客观的评价，结合血气分析还可进行全身氧代谢的监测。

（1）适应证：任何原因引起的血流动力学不稳定及氧合功能改变，或存在可能引起这些改变的危险因素的情况，为了明确诊断和指导治疗都有指征应用 Swan-Ganz 导管（表 2-2-2）。

表 2-2-2　血流动力学监测的临床应用

诊断应用	指导治疗
肺水肿的鉴别诊断	液体出入量的管理
休克的鉴别诊断	肺水肿时的液体平衡调节
肺动脉高压	降低充血性心衰患者的前负荷
心脏压塞	维持少尿型肾衰竭患者液体平衡
急性二尖瓣关闭不全	休克治疗
右室梗死	血容量的调整和液体复苏
	调节正性肌力药和血管扩张药的剂量
	增加组织的氧输送
	机械通气时调节容量和正性肌力药

（2）禁忌证：随着临床对血流动力学监测需求的变化和人们技术水平的提高，应用 Swan-Ganz 导管的禁忌证也在不断改变。Swan-Ganz 导管的绝对禁忌证是在导管经过的通道上有严重的解剖畸形，导管无法通过或导管的本身即可使原发疾病加重。如右心室流出道梗阻、肺动脉瓣或三尖瓣狭窄、肺动脉严重畸形、法洛四联症等。

有下列情况时应慎用 Swan-Ganz 导管：

1）肝素过敏。

2）细菌性心内膜炎或动脉内膜炎，活动性风湿病。

3）完全性左束支传导阻滞。

4）严重心律失常，尤其是室性心律失常。

5）严重的肺动脉高压。

6）各种原因所致的严重缺氧。

7）近期置起搏导管者，施行肺动脉漂浮导管插管或拔管时不慎，可将起搏导线脱落。

8）严重出血倾向或凝血障碍，如溶栓和应用大剂量肝素抗凝。

9）心脏及大血管内有附壁血栓。

10）疑有室壁瘤且不具备手术条件者。

（3）肺动脉导管波形分析

1）正常右房、右室、肺动脉和肺小动脉楔压波形见图 2-2-1。当肺动脉漂浮导管进入肺小动脉而气囊未充气时，是代表肺动脉的压力和波形。PAWP 的正常波形和 CVP 波相似。可分 a、c 和 v 波，与心动周期的时相一致。左心房收缩产生 a 波，二尖瓣关闭产生 c 波，左心房充盈和左心室收缩使二尖瓣向心房膨出时产生 v 波。心电图 P 波后为 a 波，T 波后为 v 波。PAWP 的异常波形可见于心律失常，心衰、心肌缺血、二尖瓣狭窄和关闭不全以及心脏压塞等。因此，通过波形分析，也可反映疾病的病理变化和心功能情况。

2）急性二尖瓣关闭不全时，心脏收缩时血流反流进入左心房，PAWP 曲线 v 波明显增大，酷似肺动脉波形，会出现肺动脉导管充气气囊遗忘放气，可导致肺动

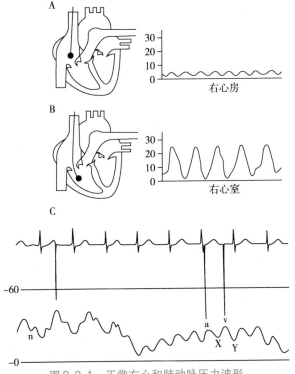

图 2-2-1 正常右心和肺动脉压力波形

脉梗死可能，或将导管继续插入以致损伤肺小动脉，应仔细观察压力波形以及与心电图的关系。肺动脉收缩波在心电图的 QRS 和 T 波之间，二尖瓣关闭不全患者，测 PAWP 时，大的 v 波位置出现在 QRS 波之后。除二尖瓣关闭不全患者，二尖瓣阻塞、充血性心衰、室间隔缺损患者，即使没有明显二尖瓣反流，PAWP 波形仍可出现大 v 波，右房和肺动脉血氧饱和度差超过 10% 以上，有助于鉴别急性室间隔缺损和急性二尖瓣关闭不全。

3）右心衰竭时，右室舒张末压增高，在插肺动脉导管时，右室波形易于混淆为肺动脉波形，波形上有无切迹有助于鉴别导管是否进入肺动脉（图 2-2-2）。

4）低容量性休克时，右室舒张末压和肺动脉压明

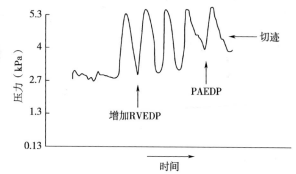

图 2-2-2　右心衰竭患者的压力波形，右室舒张末压（RVEDP）增高

　　在此情况下，右室压力波形能被误认为肺动脉压力波形，导管的插入深度及波形中切迹的存在与否可鉴别。AEDP：肺动脉舒张末压

显降低，很难确定导管插入具体位置，在右室舒张末压和肺动脉压差非常小的情况下，可以快速输注液体，补充机体失液量，同时有利于鉴别导管的位置。此外监测导管中存在气泡也可引起类似情况，因此插管前需仔细检查，避免人为因素引起误差。

　　5）在慢性阻塞性肺部疾病（COPD），如支气管痉挛、危重哮喘持续状态，呼气相胸膜腔内压明显增加，压力传送到导管，导致肺动脉波形难以解释，仔细分析治疗前后的动脉波形变化，有助于肺动脉波形辨别。

　　6）存在严重心律失常患者，肺动脉压波形不规则，很难准确判定 PAWP 的正确位置，a、v 波，x、y 波波幅小，且难以分辨。

　　（4）肺动脉漂浮导管参数的测量：通过 Swan-Ganz 导管可获得的血流动力学参数主要包括三大方面：压力参数（包括右房压、PAWP、肺动脉压）、流量参数（主要为心排血量）和氧代谢方面的参数（混合静脉血标本）。以这些参数为基础，结合临床常规检查，通过计算可以获得更多的相关参数。常用的血流动力学参数及参考正常范围见表 2-2-3。

表 2-2-3 常用血流动力学参数

参数	略语	单位	计算方法	正常参考值
平均动脉压	MAP	mmHg	直接测量	82~102
中心静脉压	CVP	mmHg	直接测量	6~12
肺动脉嵌顿压	PAWP	mmHg	直接测量	6~12
平均肺动脉压	MPAP	mmHg	直接测量	11~16
心率	HR	次/分	直接测量	60~100
血红蛋白含量	Hb	g/dl	直接测量	12~16
心排血量	CO	L/min	直接测量	5~6
每搏量	SV	ml	CO/HR	60~90
心脏指数	CI	L/(min·m²)	CO/BSA	2.8~3.6

2

续表

参数	略语	单位	计算方法	正常参考值
每搏量指数	SVI	mL/m^2	SV/BSA	$30 \sim 50$
体循环阻力指数	SVRI	$dyn \cdot s/(cm^5 \cdot m^2)$	$79.92 \ (MAP - CVP) \ /CI$	$1760 \sim 2600$
肺循环阻力指数	PVRI	$dyn \cdot s/(cm^5 \cdot m^2)$	$79.92 \ (MPAP - PAWP) \ /CI$	$45 \sim 225$
右心室做功指数	PVSWI	$g/(m \cdot m^2)$	$SVI \ (MPAP - CVP) \cdot 0.0143$	$4 \sim 8$
左心室做功指数	LVSWI	$g/(m \cdot m^2)$	$SVI \ (MAP - PAWP) \cdot 0.0143$	$44 \sim 68$
氧输送指数	DO_2I	$mL/(min \cdot m^2)$	$CI \ (CaO_2 - CvO_2) \cdot 10$	$520 \sim 720$
氧耗量指数	VO_2I	$mL/(min \cdot m^2)$	$CI \ CaO_2 \cdot 10$	$100 \sim 180$
氧摄取率	$O_2 ext$	%	$(CaO_2 - CvO_2) \ /CaO_2$	$22 \sim 30$

（5）肺动脉漂浮导管的临床应用

1）各参数之间关系

PAWP 的生理意义：PAWP 系指心导管插入肺动脉的小分支，导管顶端和肺微血管静脉腔之间形成自由通道时所测得的压力。PAWP 应符合 3 项标准：在嵌楔部位所取得的血液标本，必须是完全氧饱和血；嵌楔后的肺动脉位相图形应变为与左心房曲线相似；平均 PAWP 应小于肺动脉平均压及肺动脉舒张压。如果患者伴有肺内分流或使用 PEEP 时。则所采得的血液标本的饱和度不一定是 100%，故目前仅用后两项标准。

PAWP 的正常值为 0.67 ~ 2.0kPa（6 ~ 12mmHg）。因肺微血管、左心房及左心室成一共同腔室，因而 PAWP 亦可代表左室舒张末压（LVEDP）。但在收缩前期因二尖瓣开始关闭，故 PAWP 与 LVEDP 可不相等。在左心房收缩力增强或左心室顺应性降低的情况下，LVEDP 可超过左心室平均舒张压及 PAWP，而高达 2.7kPa。在慢性充血性心衰，左心室平均舒张压显著增高时，其与 PAWP 亦密切相关；但在急性心肌梗死患者，由于心室顺应性降低，左心室容量虽仅轻度增大，而 LVEDP 与 PAWP 的差别可能很明显。然而，平均 PAWP 一般能相当正确地反映整个循环系统的情况，当其增高达 2.7kPa 以上时，已有左心功能异常；若高达 4.0kPa 或以上时，则出现肺水肿。当平均 PAWP 在 1.6 ~ 2.4kPa 时，左心室肌的伸展最适度。在心排血量正常时，若 PAWP 在正常范围的 1.1 ~ 1.6kPa，提示心室功能良好；在低心排血量或在有循环障碍征象时，若 PAWP≤1.1kPa，则提示有相对性血容量不足，需增加左心室的充盈量，以保证足够的循环做功。

PAWP 与中心静脉压：当患者无三尖瓣病变时，中心静脉压是反映右心室舒张末压力的可靠指标，可以对血管内容量和右室功能进行评价。当进行容量负荷试验时，也常以中心静脉压作为肺充血危险性的指标；虽然正常人左右心室充盈压密切相关，可以通过中心静脉压

2

来估测 LVEDP，但在很多病理状态下，它并不反映 PAWP。当两侧心腔状态一致（即正常心脏或慢性心衰）时，中心静脉压则大致能反映 PAWP；但左右心室功能不一致时，上述关系的意义就不复存在。因此，当右心室功能受损时，中心静脉压较 PAWP 为高，CVP 不能准确反映心室充盈压的变化，如肺栓塞或慢性阻塞性肺部疾病。相反，在左室功能不全，如急性心肌梗死时，则 PAWP 将比中心静脉为高。此时，中心静脉压在正常情况下，却可发生肺水肿。

PAWP 和肺毛细血管压：当肺动脉漂浮导管尖端进入肺动脉某一分支，给肺动脉漂浮导管气囊充气后，阻塞肺动脉分支血流，此时 PAC 所测出的血压是前向性肺毛细血管压（PCP），即 PAWP 而非肺动脉压，当气道压力和肺动静脉压力正常时，由于肺毛细血管和肺静脉之间无瓣膜，因此 PAWP 能代表 PCP 和肺静脉压，也可直接反映 LAP 和 LVEDP。

其结果不仅可反映左心室前负荷的改变，还反映肺内静水压的变化，以诊断肺水肿。在生理状态下，PCP 和 PAWP 差异微小，PAWP 小于 PCP $0.27 \sim 0.4kPa$（$2 \sim 3mmHg$），当肺血管阻力（PVR）增加时，PAWP 明显小于 PCP。但在某些病理状态下，PAWP 和 PCP 并不相关，例如颅脑损伤后继发的神经源性肺水肿，高原性肺水肿、ARDS、肺动脉栓塞性肺水肿，心脏手术前后等，PCP 明显增高时，PAWP 仍在正常范围，因此该类患者用 PAWP 鉴别压力性或通透性肺水肿不准确。

PAWP、LAP、LVEDP 之间关系：左心室舒张末容量（LVEDV）能精确反映左心室的前负荷，是评估左心室功能的有效指标，但临床上难以测量。在左心室顺应性正常情况下，LVEDV 和 LVEDP 相关性良好，两者呈非线性曲线，即左心室顺应性曲线。通常测量 LVEDP 即可估价左心室前负荷。LVEDP 的正常值为 $0.53 \sim 1.6kPa$（$4 \sim 12mmHg$），平均为 $1.06kPa$（$8mmHg$）。当左心室顺应性异常时，则测量 LVEDP 就不能正常反映 LVEDV。

2

当二尖瓣两侧，即左心房和左心室无明显压差时，左房压（LAP）与 LVEDP 一致。当导管进入肺小动脉，给导管气囊充气后，来自肺动脉的血流中断，导管顶端开口前方所测压力，即为 PAWP。若气道压力和肺动静脉正常时，由于肺毛细血管和肺静脉之间无瓣膜，因此，PAWP 即能代表肺静脉压（PVP），即肺静水压，也可直接反映 LAP。PAWP 在较大的充盈压范围内 5～25mmHg 与 LVEDP（LAP）相关。但二尖瓣狭窄；气道压力和肺血管阻力增高；左房黏液瘤及心动过速时，PAWP > LVEDP。左室壁僵硬；LVEDP > 25mmHg；二尖瓣提前闭合（主动脉关闭不全）及右束支传导阻滞时，PAWP < LVEDP。

2）在危重病的应用

低血容量的观察：低血容量状态时，心脏指数、右房压、肺动脉压和 PAWP 均趋下降；经快速补液后，使静脉返回右心的容量增多，则左心的排血量也随之增多；反之，减慢输液速度，则静脉返回右心容量减少，左心排血量也随之减少。在这种情况下，右房压与 PAWP 呈一致性变化。但在心肌收缩力或左室壁顺应减弱者，其左右心室压力、排血功能以及心室的压力与容量相关的正常关系等即出现改变。此时，LVEDP、LAP 及 PAWP 均升高，而右房压可仍在正常范围内，故右心房不能反映左心情况。因此，应通过心脏指数和 PAWP 的动态监测来指导纠治循环容量的改变。当补充容量后，PAWP 回升至正常范围，心脏指数亦随之明显增高，则说明心脏功能正常，而其心排血量的减低系由于有效血容量降低所致。若 PAWP 虽增高至 2.0～2.4kPa，而心指数仍无明显增加或反而更减低时，则提示由于心脏本身的改变和（或）后负荷增高所致。此时，若 PAWP 再增高，则将加重心衰甚或引起肺水肿，故应暂停或减慢输液。

肺充血：PAWP 和肺毛细血管静水压基本一致，在左心衰竭或偶因输液过量所致者，其 PAWP 均超过 2.4 kPa。一般情况下，平均 PAWP 增高的程度与肺充血的严重程度呈正相关（表2-2-4）。实验证明在血浆蛋白浓度正常时，若左房压或PAWP增高至超过4.0kPa时即发生肺水肿。当血浆蛋白浓度稀释至正常1/2时，即使PAWP为1.5kPa，亦可发生肺水肿。当心功能减退，左室舒张末压增高时，PAWP亦相应增高，一旦超过血浆胶体渗透压，由于血管内渗出的血浆量增多，从而引起肺水肿。后者虽受淋巴流量的增多及间质胶体渗透压的改变所对抗或得到不同程度的抵消，但因伴有血浆胶体渗透压降低，即使左室充盈压仅轻度增高或不增高，亦可发生肺水肿。

表2-2-4　平均 PAWP 与心源性肺充血的关系

平均 PAWP （kPa）（mmHg）	心源性肺充血程度
<4.0 （<30）	无
2.4～2.7 （18～20）	轻度
2.8～3.4 （21～26）	中度
3.5～4.0 （18～20）	重度
>4.0 （>30）	明显肺水肿

心衰：心衰主要为肺充血与周围循环灌注不足所引起综合征。平均PAWP明显增高即引起肺充血，心脏指数降低即导致周围循环灌注不足。由于心衰时肺充血与周围循环灌注不足表现的严重度不一，且两者可以分别单独出现或同时存在。Forrester（1977）将心衰患者血流动力学改变分为4种亚型：①Ⅰ型者，如适量给予补液而使平均PAWP不增高或仅轻微增高时，则心指数可回增至正常范围。说明其心功能正常，原心指数的降低系有效循环容量减低所致。②Ⅱ型者，系心衰较早期的表现也是临床上较常见的类型。可在密切观察下给予补液，如补液后平均PAWP明显增高，而心排血量增高不明显，则表示其心功能已处于 Frank-Starling 定律的代偿期。处理的原则为给予利尿剂或扩张小静脉为主的血管扩张剂，以减轻前负荷。③Ⅲ型者，发生主要与容量不

足有关。应先给予补液。因此类患者左室功能曲线的最佳值通常在左室舒张末压 2.7~3.2kPa (20~24mmHg)，故应在血流动力学监测下进行补液。④Ⅳ型者，其心衰程度很严重，已进入心源性休克的阶段，治疗应选用血管扩张剂。对血压明显下降者应先用升压药，适当提高动脉压，以增加冠脉的灌注压。但本型对药物反应较差，死亡率高，若对药物治疗效应差，应采用主动脉内囊反搏术治疗。若心泵衰竭于病情改善后而对反搏术有依赖者，则应及时作冠状动脉造影及左室造影，考虑作冠状动脉旁路术或冠状动脉腔内球囊扩张术。

急性心肌梗死：协助估计损害区范围。如梗死区范围大于心室肌总面积的 15% 时，左室舒张末压即可增高；大于 23% 时则可出现心衰；大于 40% 时则出现心源性休克。因此可根据血流动力学改变的程度，以估计梗死区的范围，便于对心功能有定量的了解及有利于指导合适的治疗。

鉴别休克的病因：一般认为在休克患者中，如 PAWP < 2.4kPa (18mmHg) 者应提高左室充盈压，即在 10 分钟内给予输入生理盐水 100~200ml 后，如 PAWP 不增高，常表明血容量不足，应重复给予输注；如 PAWP 已高达 2.4kPa 而心排血量仍未见改善者，多系心源性休克。

协助发现早期肺水肿：临床上肺水肿的诊断，主要根据两肺底湿啰音及 X 线胸片的改变。然而当 PAWP 已增高达到可引起肺水肿的水平时，患者的两肺仍可无啰音出现，且患者年龄大常伴有慢性气管炎。后者在不伴肺水肿时肺部亦可有啰音，故 PAWP 对早期肺水肿的判断远较临床表现，如 X 线胸部检查更为灵敏和准确

右室梗死：较少见。通常右室梗死患者右房平均压明显增高，在 2.1~3.7kPa (16~28mmHg)，而 PAWP 仅示轻度增高。

对新出现的心前区收缩期杂音的判别：漂浮导管的

2

检查有助于乳头肌断裂和室间隔穿孔的鉴别，在乳头肌断裂所致的二尖瓣反流，其 PAWP 增高明显，且 v 波高大，肺动脉血氧饱和度减低；在室间隔破裂所致的心室水平由左向右分流，其右室及肺动脉的血氧饱和度较右房者明显增高，且破裂后若引起右心功能不全时，其右房压及右室舒张末压亦显著增高。

3）肺动脉栓塞：正常时，肺动脉舒张末压仅较平均 PAWP 者略高，但若相差达 >6mmHg 时，则表示肺小动脉与肺微血管间存在着明显的阻力。此时如能排除由慢性肺心病、肺纤维化或其他原因引起者，则应可考虑肺动脉栓塞。

4）肺动脉漂浮导管的局限性及展望：肺动脉导管检查除有一定的并发症外，一个主要局限性是假设心腔压力测量值（PAWP）是心室容量状态较好的近似值，即临床上常应用压力指标来反映容量负荷，用左室舒张末压来反映心脏前负荷。这时应注意心室顺应性的影响，心室顺应性的变化可影响压力-容积的关系。另外心室相互依赖性也影响对血流动力学结果的正确理解。

（四）组织灌注监测

重症患者组织灌注状态与预后密切相关，器官灌注的重要性毋庸置疑，但是隐匿性低灌注很难从常规血压、心率、尿量中发现。由于其可以了解器官组织水平的灌注状态，胃黏膜内 pH 值、血清乳酸成为判断复苏终点的可靠指标。

1. 血清乳酸　血清乳酸测定是一种判断器官灌注直接而简便的方法，正常值在 0.5 ~ 1.5mmol/L，升高提示无氧代谢增加，血乳酸浓度升高 >4mmol/L 并持续 48 小时以上，预示死亡率达 80% 以上。因此乳酸可作为评价疾病严重程度和预后的指标之一。但是仅以血乳酸浓度尚不能充分反映组织的氧合情况，如在肝功能不全的患者，血乳酸明显升高。动态检测血乳酸浓度变化或计算乳酸清除率对于疾病预后的评价更有价值。乳酸清除率＝（初始乳酸值－复测血乳酸值）/初始乳酸值×100%，能更好反映组织灌注。

2. 混合静脉血氧饱和度（$ScvO_2$） $ScvO_2$ 是早期液体复苏重要的监测指标之一，反映组织器官摄取氧的状态。在严重脓毒症和脓毒性休克早期，全身组织灌注就已经发生改变，即使血压、心率、尿量和 CVP 处于正常范围，此时可能已经出现了 $ScvO_2$ 的降低，提示 $ScvO_2$ 能较早地反映病情变化。一般情况下 $ScvO_2$ 的范围在 60%～80%，在严重脓毒症和脓毒性休克患者，$ScvO_2 <$ 70% 提示病死率显著增加。临床上，SvO_2 降低常见的原因包括心排血量的减少、血红蛋白氧结合力降低、贫血和组织氧耗的增加。患者存在组织氧摄取障碍线粒体疾病、心内左向右分流时 $ScvO_2$ 增高。

3. 胃黏膜内 pH（pHi） 胃肠道是发生血液灌流减少最早最明显且恢复最迟的脏器，同时胃肠道黏膜的逆向微循环特点使胃肠黏膜在缺血缺氧时更易受损。胃肠黏膜血流的减少引起局部组织氧供的下降，导致胃肠黏膜局部以无氧代谢为主，形成局部高碳酸血症，且胃肠黏膜局部碳酸血症的程度与胃肠道血流的减少相关。因此，pHi 能够敏感反映胃肠黏膜缺氧情况。常规监测中的 PaO_2/FiO_2 在反映组织水平上氧代谢的平衡时常明显迟于 pHi 的改变，pHi 较其他临床指标更早提示患者病情的变化，使之可作为评定全身性氧代谢平衡指标的替代方法。

测定部位与方法：pHi 最常用的测量部位是胃，其次是乙状结肠，也有采用回肠和空肠的。何部位最佳尚无定论。基于测胃 pHi 的方法易受诸多因素的影响，且患者不舒服感明显，故有被乙状结肠或更好方法取代之可能。正常的 pHi 值的下限是 7.32，比血 pH 值低大约 0.06。如果 pHi 值 < 7.32，提示有内脏缺血；如 pHi 值 < 7.25，或者黏膜与动脉的 PCO_2 差值 > 18mmHg 预示着多器官功能衰竭和死亡。

二、呼吸系统

（一）血氧饱和度监测

血氧是反映组织供氧量和耗氧量的重要指标，经皮血氧饱和度是利用光学法监测的，正常值95%~98%。

1. 适应证

（1）代谢性或呼吸性疾病的性质、严重程度及预后评价。

（2）对有无低氧血、脱机症、缺氧程度及氧疗效果评价。

（3）进行机械通气前的重要监测指标，为插管、通气指标调整、撤机及拔管提供依据。

2. 临床意义　反映血红蛋白结合氧的能力，主要取决于PO_2、SaO_2与PaO_2关系称为氧离曲线，不成直线关系，氧解离曲线呈 S 形；从氧解离曲线上可以看到在$PaO_2 > 80mmHg$时其改变对SaO_2的影响不大，所以PaO_2比SaO_2更为敏感。SaO_2受血红蛋白质和量的影响，<90%表示呼吸衰竭，<80%表示严重缺氧，贫血时SO_2正常不表示不缺氧

3. 影响因素

（1）外部因素：监测传感器部分脱落产生黑色效应，监测值降低；房间亮度过高、监测部位过度移动影响准确性。

（2）部位过度移动影响准确性。

（3）局部循环血流：休克、局部低温、低血压或使用缩血管药物影响准确性。

（4）局部皮肤因素：黑色素沉着、皮肤黄染、染甲影响监测准确性。

（5）血液因素：异常血红蛋白血症、血液中存在甲基蓝等有色物质、悬浮脂肪悬液、严重贫血影响测量结果。

（二）通气功能监测

包括潮气量、分钟通气量和死腔通气监测。

1. 潮气量　包括吸入潮气量和呼出潮气量，现代新

型呼吸机监测的均是呼出气潮气量，虽理论上两者应相等，但实际上它可大于或小于吸入气潮气量。潮气量包括有效潮气量和无效潮气量，只有有效潮气量进行气体交换。

2. 分钟通气量　为呼吸频率和潮气量的乘积，成人每分钟通气量可设定为 $6 \sim 10L/min$，并根据动脉血二氧化碳分压（$PaCO_2$）进行调节。

3. 生理无效腔与潮气量的比例（VD/VT）　生理无效腔是指潮气量中没有参加肺泡内气体交换的那部分气体，包括解剖死腔和生理死腔之和。健康人自主呼吸时，VD/VT 约为 0.3，主要是解剖死腔。某些患者，增加主要是肺泡死腔（气体分布不均匀和肺泡无灌注），其比值可达 0.7 以上，成为二氧化碳潴留的重要原因。VD/VT 的计算公式为：$VD/VT = PaCO_2 - PECO_2/PaCO_2$，$PECO_2$ 为呼出气二氧化碳分压

（三）内源性呼气末正压（PEEPi）监测

PEEPi 是指患者的气道压在呼气末不能回复零位或比设定的 PEEP 水平高出的部分。临床上实际监测到的呼气末正压实际为设定 PEEP 和内源性 PEEP 之和。发现 PEEP 升高时，应注意降低气道阻力、调整合适的吸/呼比例，以改善患者的通气，降低患者通气需要，应用支气管扩张剂。也可加入适当的外源性 PEEP，以抵消 PEEPi（外加 2/3PEEPi）。

（四）气道压力监测

包括气道阻力、胸肺顺应性、最大吸气压。

1. 峰压（peak pressure）　即气道峰压，是整个呼吸周期中气道的最高压力，在吸气末测得。正常值 $9 \sim 16cmH_2O$。机械通气过程中应努力保持峰压 $<40cmH_2O$，若高于此值，气压伤的发生率即显著增加

2. 平台压　即吸气平台压，是吸气后屏气时的压力，如屏气时间足够长（占呼吸周期的 10% 或以上）。平台压可反映吸气时肺泡压，正常值 $5 \sim 13cmH_2O$。机械通气期间应努力保持平台压 $<35cmH_2O$，若高于此值，

2

气压伤的发生率即显著增加。近年认为：监测平台压比气道峰压更能反映气压伤的危险性，因为气道峰压主要作用于气道，而平台压才真正反映肺泡内的最大压力。过高的平台压和过长的吸气时间也增加肺内血液循环的负荷。

3. 平均气道压　在被动情况下，平均肺泡压和它的唯一可测定的类似指标：平均气道压（Paw），与驱动通气和保持肺扩张的力关系密切，当消耗于吸气和呼气的压力相同时，整个通气周期的平均气道压在每一处，包括肺泡，应该是相同的。此平均压是扩张肺泡和胸壁的平均压力，因此与肺泡的大小和复张以及和平均胸膜腔内压相关联。平均肺泡压也是用于驱动呼气流的平均压。肺水肿和肺损伤情况下，平均气道（平均肺泡）压直接与动脉血氧合相关。对静脉血回流（因此对心排血量和周围水肿），以及对每分通气量有反向压力的作用。

4. 胸肺顺应性　顺应性是指单位压力改变所引起的容量改变。机械通气时需监测静态顺应性（Cst）和动态顺应性（Cdyn）。静态顺应性包括了肺和胸廓的顺应性，对同一患者的动态监测可较好地反映病情的进展。动态顺应性包括了肺的顺应性和气道阻力两方面的因素，在评价患者肺顺应性改变时不如静态顺应性准确。如在支气管痉挛时，动态顺应性可明显降低，而静态顺应性仍保持不变。

5. 压力-容积曲线　以功能残气量为基点，不同潮气量为纵坐标，相应的压力变化为横坐标，则可描绘出压力-容积曲线。与正常值比较，静态和动态压力-容积曲线同时右移，考虑肺实质、胸腔和胸壁的病变；静态压力-容积曲线不变，而动态压力-容积曲线右移，考虑为气道病变。一旦确立压力-容积曲线，则应确定低拐点（LIP）和高拐点（UIP）。前者反映陷闭气道扩张的最低压力，有助于选择 PEEP，后者则反映胸肺的最大弹性扩张程度，指导通气参数和潮气量的选择，一旦超过 UIP将显著增加肺损伤的机会。PEEP 的选择宜在上下拐点之间，最佳 PEEP 的水平应在低拐点的上方一点。

6. 最大吸气压（Pimax）　是指在功能残气位，用单向活瓣阻塞吸气口，并迅速进行最大努力吸气，用压力表直接或传感器间接测定的压力，其正常值位 $-50 \sim -100cmH_2O$。Pimax $< -20cmH_2O$，一般需要机械通气，而机械通气的患者，Pimax $> -25cmH_2O$ 脱机容易成功。

第三节　围术期监测技术

围术期是由术前、术中及术后三个相互联系的阶段构成。入住 ICU 的危重患者病情已达到高危阶段，各种原因均可以导致患者先后出现循环、呼吸、代谢等系统功能严重损害，因而构成病情复杂多变的特点，其中部分危重患者手术治疗原发病是挽救生命的唯一方法。而危重患者高危状态判定、围术期监测与治疗对于患者预后有着举足轻重的作用。

一、术前患者高危标准

1. 术前有严重的心肺疾病，如急性心肌梗死、COPD。

2. 手术时间超过 6 小时。

3. 多于二个器官或多于两个系统的创伤；两个体腔的开放创伤；多发性长骨和骨盆骨折。

4. 快速失血超过 1000ml。

5. 存在一个以上重要脏器生理功能损害的 70 岁以上的老年患者。

6. 低血容量休克患者。

7. 感染性休克患者。

8. 严重脓毒症患者。

9. 白蛋白 $<30g/L$ 的严重营养不良患者。

10. 需机械通气支持的呼吸衰竭患者。

11. 重症急性胰腺炎、内脏穿孔、消化道出血、肠梗阻、肠坏死患者。

2

12. 急性肾衰竭患者。

13. 急性肝功能衰竭患者。

14. 昏迷患者。

二、术后患者高危标准

1. 出现病情重大变化，如发生急性心肌梗死、肺栓塞、术后大出血、肠瘘。

2. 生命体征不稳定，应用血管活性药物如低血压、心律失常。

3. 任何一个生命器官出现功能衰竭。

4. 术中失血 4000ml 左右，输血或输红细胞在 1600ml 以上。

5. 发生水、电解质与酸碱失衡、尿崩每日输液量在 5000ml 以上。

6. 严重感染、内脏穿孔、肠坏死、胰腺炎、吸入性肺炎、血液培养阳性持续高热患者。

三、围术期危重症监护治疗

(一) 一般监测

1. 临床观察　需观察患者神志、自主呼吸频率（反映病情变化的一个敏感指标）、胸廓运起伏、心率、血压、口唇和甲床发绀、球结膜水肿以及双肺呼吸音是否对称。

2. 重病患者尚需每日监测血、尿常规，血生化和电解质，前降钙素原（PCT），C 反应蛋白；监测便潜血和胃内容物潜血，对了解机体内环境的变化有重要意义。尤其是尿量，可较好反映肾脏的灌注情况，间接反映心排血量的变化。

3. 床旁胸部 X 线检查和心电图检查　胸部 X 线可了解肺内有无不张、气压伤和肺内感染，对了解肺内病情的变化，调整呼吸机参数有重要意义。心电图检查可发现心律失常和 ST-T 改变，可避免漏诊心肌梗死。

2

（二）人工气道的监测

需监测气管插管的深度和稳定性，一般情况下，气管插管深度应距门齿 22～24cm，太深易插入一侧气管导致肺不张，太浅容易使气囊嵌在声门，压迫声带，导致声音嘶哑，而且可使气体外溢，引起气道低压报警。

气管插管通常情况下都是用宽胶布固定，但对易出汗或流涎的患者，应加用绷带将气管插管固定在头后面，以免头部活动时将插管脱出。

气囊压力过高可导致气管黏膜缺血、坏死；气囊压力过低可导致漏气和患者不适感，应定时监测。

（三）呼吸功能的监护治疗

1. 呼吸功能监测的主要指标

（1）氧合指数（PaO_2/FiO_2）：是监测肺换气功能的主要指标。

（2）PaO_2：是反映机体氧合功能的重要指标，当肺通气、肺血流量、吸氧浓度、心排血量等低下时，PaO_2便低于正常（正常 80～100mmHg）。

（3）SpO_2：是监测氧合功能的重要指标，它与 PaO_2 有良好的相关性，在 PaO_2 低于 90mmHg 时，SpO_2 可以灵敏地反映 PaO_2 的变化。

（4）$PaCO_2$：是反映肺通气功能的重要指标，每分通气量降低 50% 或增加 50%，$PaCO_2$ 增加 2 倍或降低 2 倍。

（5）$P_{ET}CO_2$：可反映肺泡内 CO_2 分压（$PaCO_2$），当通气/血流（V/Q）比例正常时，P_ACO_2 接近于 $PaCO_2$，因此可用 $P_{ET}CO_2$ 替代 $PaCO_2$ 了解肺通气功能情况。

2. 围术期呼吸功能支持治疗 低氧血症及高碳酸血症是呼吸功能不全的主要表现。一旦 PaO_2 低于 60mmHg 或 SpO_2 低于 90%，即应立即进行氧治疗，从加大吸入气体氧浓度开始，直至气管插管机械通气，目的是使 PaO_2 达 80mmHg 以上或使 SpO_2 达 95% 以上。

$PaCO_2$ 或 $P_{ET}CO_2$ 降低，是过度通气的表现，应给呼吸抑制剂治疗，减少通气，如为机械通气患者，应减少通气量。$PaCO_2$ 或 $P_{ET}CO_2$ 升高是通气不足表现，它可与 SpO_2 低下同时发生。当吸入气体氧浓度 >60% 时，在 $PaCO_2$ 升高时，SpO_2 可不低下。从而可调整加大通气量，使体内蓄积的 CO_2 排出。如为自主呼吸，应使用呼吸兴奋剂治疗。

3. 气道通畅 气道通畅是保证呼吸功能正常的前提。舌后坠、咽部及气管内分泌物增多，是呼吸道阻塞的常见原因。因此应定时吸出口腔及咽部分泌物或呕吐物，遇有舌后坠置入口咽通气道或鼻咽通气道。当患者不能自行维持气道通畅且呼吸抑制时，应行喉罩、气管内插管或气管切开术。对保留气管内插管的术后患者，如果吸空气时 SpO_2 不能达到 95% ~ 96% 水平，应保留气管内插管，便于随时进行呼吸支持治疗。

（四）循环功能监护治疗

1. 循环功能监测的主要指标

（1）CVP：是右室前负荷与右心功能状态的指标，当右心功能正常时，随着 CVP 升高回心血量减少，使 CVP 降低回心血量增加；此外，右心功能不良时，CVP 升高，回心血量减少。

（2）动脉压：在血容量及小动脉状态正常时，动脉压是左心功能的可靠反映。组织灌注与动脉压成正相关。对组织灌注来讲，血压的作用仅相当于血管内径改变对组织灌流影响的 1/16。由于血压高低与小动脉舒缩状态直接相关，当小动脉强烈收缩时，血压可很高，但组织灌流却很差；相反，当小动脉扩张时，血压可较低，但组织灌流却很好。

（3）心排血量（CO）：是循环的根本，它受静脉回流多少、心包压高低、心率快慢、小动脉舒缩状态及心肌收缩力大小影响。在这几个影响因素中，静脉回流与心肌收缩力是根本。支持或改善循环功能，首先是应确保足够循环容量。对补充血容量来讲，代血浆羟乙基淀粉、聚明胶肽注射液优于乳酸钠林格注射液。心肌收缩力的大小与心肌营养状态直接相关,因此,改善和增进冠状动脉灌流是增强心肌收缩力的主要措施。

(4) PAWP:是左室前负荷与左心功能状态的指标,它是左房压高低的反映,是左室充盈的压力。PCWP 升高,表示左室功能不良,除非是由于冠状动脉灌流障碍引起,强心药治疗会收到良好治疗作用。

(5) 混合静脉血氧饱和度(S_vO_2):是外周组织氧摄取情况的指标,可用以评估心排血量、SaO_2、Hb 和机体氧耗的变化。

2. **围术期循环功能支持治疗**　外科危重患者围术期循环功能不全的常见原因是低血容量,其次是心脏功能受损及血管舒缩功能异常。CVP、动脉压、PAWP 及 CO 监测,有助于评估输血、输液速度及输血输液量是否超负荷,高的 CVP、PAWP 常表示左右心室功能不全,是需严格控制输血、输液速度及输液量的指标。良好的动脉压、CVP、PCWP 及 CO,预示血容量及心功能正常。

脓毒血症及脓毒性休克患者,由于内毒素及 MDF 的作用,血压及 CO 低,而 CVP 及 PCWP 却很高。对此在充分扩容治疗的基础上,使用药理剂量的皮质激素可有一定治疗作用。

（五）电解质与酸碱平衡监护治疗

1. **常用监测指标**

(1) 血浆〔Na^+〕:血浆〔Na^+〕每升高 3mmol/L(以 145mmol/L 为准),表示脱水 1L,它是高渗性脱水的定性与定量指标,也是评价高渗性脱水治疗效果的指标。当遇难以控制的高钠血症,需监测渗透压。

(2) 血浆〔K^+〕:大量利尿剂、脱水药应用、大量呕吐、腹泻禁食水患者,常可发生严重低钾血症,临床医师经常忽视失钾这一常见的生理现象。经临床研究证实,一般每快速利尿 1L,细胞外液失钾 20mmol 左右,即应及时补钾 1.5g。而且由于血钾过低可致严重心律失常。

(3) 血浆〔HCO_3^-〕:整个围术期都会因大量输血、

2

输液使血浆〔HCO_3^-〕稀释，致稀释性酸中毒。另外，因任何输液溶剂的 pH 都 $\leqslant 7$（仅 $NaHCO_3^-$ 液例外），这也是导致细胞外液酸中毒的又一重要原因。另外，由于呼吸抑制、肾脏排泄功能障碍（少尿、无尿），以及肾小管再生成 HCO_3^- 作用受阻，使体内缓冲碱大量消耗且不能再生成。因此监测血浆〔HCO_3^-〕并及时调整其浓度在正常范围，是确保内环境稳定的重要措施。

（4）$PaCO_2$：是酸碱平衡反映呼吸因素核心指标。$PaCO_2$ 也是评估缓冲碱复原情况的指标，高的 $PaCO_2$ 不仅预示存在呼吸性酸中毒，也表示缓冲碱复原受阻。因此，为从根本上解决酸碱失衡，首先应将 $PaCO_2$ 调整到正常范围。

（5）血浆 pH：是血浆中〔H^+〕状况的指标，可提示细胞内液 H^+ 排出的内环境状况。保持细胞外液中〔H^+〕正常，有利于细胞内液中 H^+ 的弥散，可确保细胞内液的中性环境，以利于细胞内的各种生物活动正常进行。

（6）血乳酸 Lac：是细胞内有氧代谢是否正常的客观指标，是判断休克微循环障碍的指标。循环功能突然异常，而血乳酸盐不升高，不应视为休克，可能是循环虚脱。改善组织灌注应伴随升高的血乳酸盐降低，否则预后不佳。乳酸盐大量生成如是单纯无氧酵解的结果，此过程可生成更多的〔H^+〕，因此乳酸增高常与〔H^+〕升高并存。

2. 围术期电解质与酸碱失衡监护治疗　维持细胞外液容量、成分及各成分含量，以及渗透浓度正常，是细胞生存所需的内环境。维持细胞外液 Na^+ 正常及维持细胞内液 K^+ 正常，是确保细胞外液容量及细胞内液容量正常的前提。保持细胞外液中 H^+ 低于中性液，是使细胞内液中的 H^+ 向细胞外液弥散的条件，以利于 H^+ 经呼吸及肾脏排出。

机体的 3 个体液间隔中血管内液最活跃，它是使体液保持动态平衡的动力，间质液起着桥梁与贮库作用，细胞内液是机体物质代谢进行的场所，是体液的核心。目前的实验室条件还难以对细胞内液进行直接监测，因此只能借助于维持细胞外液正常、提供足够的供能物质，寄希望于获得理想的细胞内液状态。在围术期电解质失衡中，高钠血症及低钾血症较常见；在体液容量失衡中，低血容量较常见；在酸碱失衡中，代谢性酸中毒较常见。

一旦出现血压低、脉率增速、CVP低下、排尿量少或无尿，应迅速输入代血浆及平衡盐溶液恢复循环容量，直至上述症状消失。高钠血症是高渗性脱水表现，应根据血浆钠浓度升高幅度计算需液量，并应及时用复方电解质葡萄糖注射液治疗。严重低钾血症常由大量利尿引起，应根据血钾低下程度、呼吸抑制与心律失常情况中心静脉补钾，为确保患者安全，在冲击量补钾过程应行定时血浆K^+监测，边补边监测。

一旦发生代谢性酸中毒，应根据血pH值及血浆［HCO_3^-］给适当剂量的$NaHCO_3$液治疗，同时增加通气功能。由于代谢性酸中毒的常见原因是组织低灌注，因此，维持良好的循环状态是预防和治疗代谢性酸中毒的主要措施。

（六）肾功能监护治疗

肾脏是机体调节水、电解质及酸碱平衡的重要器官，也是一些终末代谢产物排泄的场所，对维持机体内环境稳定起着重要作用。

1. 肾功能监测的主要指标

（1）尿量：是评估体内循环状况的主要指标。正常尿量是指$1ml/(kg \cdot h)$；少于此量的50%为尿少，即成人每小时尿量少于30ml，儿童每小时尿量少于20ml；多尿是指成人尿量超过$1.5 \sim 2ml/min$，或$>2.5L/d$。

（2）尿比重：是评估肾小管功能状况的指标，正常情况下尿比重应>1.010。

（3）颗粒管型：是评估肾小管有否器质性病变的指标。

2

（4）血尿素氮（Bun）：是评估肾小球滤过功能的指标，当肾小球滤过功能下降到正常的 50% 以下时，Bun水平才升高，因此 Bun 不是反映肾小球滤过功能的敏感性指标。

（5）血肌酐（Cr）：是评估肾小球滤过功能的指标，当肾小球滤过功能下降到正常的 30% 时，Cr 才明显升高，因此 Cr 也不是反映肾小球滤过功能的敏感性指标。

（6）胱抑素 C（Cyc-C）：是迄今基本满足理想内源性肾小球滤过率标志物要求的内源性物质，是新近发展起来的评估肾功能的一种敏感性好、特异性高的指标。

2. 围术期肾功能监护治疗　急性肾功能不全的主要表现少尿或无尿，导致酸中毒及高钾血症。积极治疗原发病及控制发病环节是治疗急性肾功能不全的基础。在少尿期应严格控制水、钠入量，努力纠正水、电解质、酸碱平衡失调，必要时应行连续性肾脏替代治疗（CRRT）治疗。在多尿期要努力防治低血钾、低血钠、低血钙、低血镁及脱水。

（七）肝功能监护治疗

肝脏是供能物质代谢、有毒物质解毒、主要凝血因子及蛋白质合成的重要场所。肝脏功能不全可直接影响凝血功能、肾脏功能、中枢神经系统功能和物质代谢。

1. 肝功能监测的主要指标

（1）血清胆红素：评估肝脏排泄功能。

（2）血清清蛋白：评估肝脏合成功能。

（3）凝血酶原时间：评估肝脏合成凝血因子功能。

（4）丙氨酸转氨酶（SGPT）：评估肝细胞有否损伤。

（5）血清前白蛋白：评估反映肝脏合成和分泌蛋白质的功能。

肝功能监测的指标虽很多，但多数指标的特异性和敏感性不强。同时由于肝脏拥有巨大的储备能力，在肝功能试验异常之前很可能已存在一定程度的肝功能损伤。某些非肝脏疾病右心衰、低氧血症亦可引起肝脏异常反应。因此对所采用的肝功能监测指标及其所获结果，应根据患者病情进行具体分析，以便能正确评估肝功能状况。

2. 围术期肝功能监护治疗　围术期肝功能不全的常见原因是长时间低血压、低灌注、低氧血症等对肝细胞的损伤，以及一些有毒物质对肝细胞的直接损伤。因此，积极治疗原发疾病，保证通气和充分供氧、改善和加强内脏循环灌流，并根据患者情况使用药理剂量的皮质激素对肝细胞进行保护，是防治肝功能不全的主要措施。

（八）出凝血功能监护治疗

出凝血功能正常是使手术安全实施及术后患者康复的重要保证。

1. 出凝血功能的监测指标

（1）出血时间及毛细血管脆性试验：是反映血管因素的指标。

（2）血小板计数、血小板黏附试验、血小板聚集试验及血块退缩试验：是反映血小板功能的指标。

（3）凝血时间、凝血活酶试验、凝血酶原时间：是监测凝血功能的指标。

（4）纤溶酶原测定、纤维蛋白降解产物测定、优球蛋白溶解时间：是反映纤维蛋白溶解系统状况的指标。

（5）凝血酶凝固时间、抗凝血酶Ⅲ：是监测血中抗凝物质的指标。

2. 围术期出、凝血功能监护治疗　血小板减少及纤维蛋白原缺乏是围术期出、凝血功能障碍的常见原因。如为血小板减少引起的出血，应输浓集血小板或新鲜血浆治疗，酚磺乙胺因能增强血小板的聚集和黏附，亦可酌情应用。如为纤维蛋白溶酶活性增强使纤维蛋白原大量分解造成的出血，应采用纤维蛋白溶酶活性抑制剂如氨甲苯酸、氨甲环酸等治疗，必要时还应输入适量的纤维蛋白原，以补充已分解的纤维蛋白原。如为血管性因素致成的出血，可采用卡巴克络（安络血）及酚磺乙胺治疗。对因使用肝素不当致成的出血，应采用鱼精蛋白拮抗。对口服华法林所致出血，应采用维生素 K_1、K_3 拮抗治疗。

（赵鸣雁）

第三章

水、电解质和酸碱平衡失调

第一节 常见的水、电解质紊乱

一、体液、渗透压及酸碱平衡的调节

维持人体内正常的体液容量、电解质浓度及渗透压是机体进行正常代谢和保持各器官功能正常进行的保证。体液和电解质的含量、分布由人体神经-内分泌系统控制、调节并维持平衡。但是很多原因，例如严重感染、创伤、手术、外科疾病等均可能破坏这种平衡，一旦超过了机体的代偿能力，将会导致体内水、电解质紊乱和酸碱平衡失调。重症患者在原发疾病基础上，常常同时伴有水、电解质紊乱和酸碱平衡失调，而且其中大部分为多重水、电解质紊乱和酸碱平衡失调。如果治疗中处理这些问题不当，也会成为影响重症患者预后的一个重要因素。

体液的主要成分是水和电解质，体液分为细胞内液和细胞外液两部分，含量与性别、年龄、体重及脂肪含量有关。由于水在肌肉组织中所占比重较大（75%~80%），而在脂肪组织占比重较小（10%~30%），因此，成年男性的体液容量大约占体重的60%，而成年女性的体液容量则大约占体重的50%，两者均有±15%的

变化幅度。由于儿童的脂肪含量和比例较成人少，所以体液含量所占体重比例较成人高，新生儿体液含量可占体重的80%左右。随着年龄增长，脂肪比例逐渐与成人接近，14岁以后体液含量所占比重与成年人相似。

细胞内液绝大部分存在于骨骼肌，成年男性的细胞内液约占体重的40%，由于女性肌肉不如男性发达，因此成年女性的细胞内液约占体重的35%。而成年男性和成年女性的细胞外液所占体重的比重相似，均占体重的20%。

细胞外液又可分为血浆和组织间液两部分。血浆约占体重的5%，组织间液约占体重的15%。绝大部分的组织间液在维持机体水和电解质平衡方面发挥重要作用，能迅速与血管内的液体成分或与细胞内液进行交换并达到平衡，因此又可以称其为功能性细胞外液。剩余小部分的组织间液，例如脑脊液、关节液、心包液、消化液等，虽然在维持体液平衡方面的作用很小，仅具有缓慢交换和达到平衡的能力，但是又具有各自的功能，因此又可以称为无功能性细胞外液。无功能性细胞外液约占组织间液的10%，占体重的1%～2%。虽然无功能性细胞外液含量不多，但是有些无功能性细胞外液的变化所导致机体水、电解质紊乱和酸碱平衡失调却很严重。最常见的就是胃肠道消化液大量丢失所造成的水、电解质紊乱和酸碱平衡失调。细胞外液的电解质中，最主要的阳离子是 Na^+，主要的阴离子是 Cl^-、HCO_3^- 和蛋白质。而细胞内液中，主要的阳离子是 K^+ 和 Mg^{2+}，主要阴离子是 HPO_4^{2-} 和蛋白质。水能自由通过细胞膜，在细胞内外间移动，维持细胞内、外液的渗透压平衡。细胞外液和细胞内液渗透压相等，正常的血浆渗透压为290～310mmol/L，临床可用以下公式进行计算：血浆渗透压（mmol/L）=2×（Na^+ + K^+）+ 血糖浓度（mmol/L）+ 血尿素氮（mmol/L）。通常计算值与测量值之间的误差＜10%。维持渗透压的稳定对保持细胞内、外液平衡具有非常重要的意义。

体液容量和渗透压的稳定由神经-内分泌系统进行调节：通过下丘脑-神经垂体-抗利尿激素系统来恢复和保持正常的血浆渗透压；通过肾素-血管紧张素-醛固酮系统恢复和保持血容量。上述两个神经-内分泌系统共同作用于肾，调节水和电解质的吸收与排泄，从而维持体液容量和渗透压平衡，保持机体内环境稳定。与渗透压相比，血容量对机体的影响更为重要，因此当血容量锐减同时伴有血浆渗透压降低时，低血容量对抗利尿激素的促进分泌作用远远超过渗透压降低对抗利尿激素分泌的抑制作用，机体会优先恢复和保持血容量，保证重要组织、器官的血液灌注，从而保证生命安全。

当机体丢失水分时，细胞内液和细胞外液按照在机体内所占的容积比重成比例减少，细胞内液和细胞外液渗透压增高，刺激下丘脑-垂体-抗利尿激素系统，产生口渴感觉，机体主动增加饮水，补充细胞内液和细胞外液，恢复渗透压。同时抗利尿激素分泌增加，使远曲小管和集合管上皮细胞增加对水分重吸收，减少水分经肾脏排泄，使渗透压降至正常。反之，机体内水分增多时，细胞内液和细胞外液渗透压降低，减少抗利尿激素分泌，使远曲小管和集合管上皮细胞对水分重吸收减少，增加水分经肾脏排泄，使渗透压增高至正常。只要血浆渗透压较正常有 ±2% 的变化，抗利尿激素的分泌就有相应变化，最终保持机体渗透压平衡。参与体液平衡调节的还有肾小球旁细胞分泌的肾素和肾上腺皮质分泌的醛固酮来恢复和保持血容量。当血容量减少时，肾素分泌增加，刺激肾上腺皮质醛固酮分泌增加。醛固酮可促进远曲小管对 Na^+ 的再吸收。随着 Na^+ 的再吸收增加，远曲小管对水的再吸收也增加，这样可以使细胞内液和细胞外液恢复和保持至正常。

人体需要保持酸碱适宜的体液环境，即保持 pH 在一定范围内（动脉血 pH 为 7.35 ~ 7.45）。为使血中 pH 在 7.35 ~ 7.45 范围内变动，人体通过体液缓冲系统、肺和肾完成对酸碱平衡的调节。血液缓冲系统以 HCO_3^-／

3

H_2CO_3 最为重要。正常状况下，HCO_3^- 平均值为 24mmol/L，H_2CO_3 平均值为 1.2mmol/L，两者比值（HCO_3^-/H_2CO_3）为 20:1。只要 HCO_3^-/H_2CO_3 保持 20:1 的比值，无论 HCO_3^- 和 H_2CO_3 的绝对值高低，血 pH 就能保持在 7.35 ~ 7.45 的范围内变动。肺对酸碱平衡的调节是通过呼吸运动完成的，主要是通过经肺排出 CO_2，降低血中 $PaCO_2$ 来调节血中的 H_2CO_3。如果呼吸功能障碍，不但本身会可引起酸碱平衡失调，还会影响其对酸碱平衡失调的代偿和调节能力。肾对酸碱平衡调节发挥最重要的作用，机制包括：Na^+-H^+ 交换，排 H^+；HCO_3^- 重吸收；产生 NH_3 并与 H^+ 结合成 NH_4^+ 排出；尿的酸化，排 H^+。通过排出固定酸和碱性物质重吸收来恢复和维持 HCO_3^- 浓度，使 pH 在正常范围内变动。如果肾功能异常，不但本身会引起酸碱平衡失调，还会影响其对酸碱平衡的重要调节作用。血液缓冲系统调节迅速但不持久；肺的调节作用最快，30 分钟就能达到高峰，但仅对 H_2CO_3 有效；肾的调节效率高、作用持久，但是起效较慢，12 ~ 24 小时才开始发挥作用。

二、水和钠的代谢紊乱

在细胞外液中，水和钠的关系非常密切，水、钠代谢紊乱常是同时发生的，单纯性水或钠增多或减少极为少见。正常的血清钠范围在 135 ~ 145mmol/L。在水和钠的失调程度上会有所不同，既可以水和钠成比例丧失，也可以缺水少于缺钠或多于缺钠，因此引起的病理生理变化以及临床表现也就会不同。临床上多分为缺水、水过多、低钠血症和高钠血症等数种。

（一）缺水

失水是指体液丢失所造成的体液容量不足。根据水和钠丢失的比例和性质，临床上常将失水分为高渗性缺水、等渗性缺水和低渗性缺水三种。

1. 等渗性缺水　又称急性缺水或混合性缺水。水和钠成比例地丢失，血清钠仍保持在 135 ~ 145mmol/L 的正常范围，细胞外液的渗透压也保持在正常范围，这种失水在外科患者最易发生。等渗性缺水可造成细胞外液（包括循环血量）的迅速减少，但细胞内液一般不发生变化。机体对等渗性缺水的代偿机制是通过肾素-血管紧张素-醛固酮系统恢复和保持血容量。当血容量减少时，肾脏入球小动脉壁的压力感受器受到压力下降的刺激，肾素分泌增加，刺激肾上腺皮质醛固酮分泌增加。醛固酮可促进远曲小管对 Na^+ 的再吸收。随着 Na^+ 的再吸收增加，对水的再吸收也增加，从而代偿性地使细胞外液恢复和保持至正常。等渗性缺水的主要原因是体液的急性丢失，包括经消化道丢失（如呕吐、腹泻、胃肠道引流等）和皮肤丢失（如大面积烧伤、剥脱性皮炎等）两个方面，其丢失的体液成分与细胞外液基本相同。

临床表现：乏力，少尿，眼窝凹陷，皮肤干燥、松弛等，舌干燥但不口渴。若在短期内体液丢失量达到丢失细胞外液的 25%，即体重的 5%，患者则会出现脉搏增速、肢端湿冷、血压不稳定或下降等低血容量休克的症状。如果体液继续丢失，达到细胞外液的 30%～35%，即体重的 6%～7% 时则有更严重的休克表现。

治疗：迅速祛除病因是纠正等渗性缺水的关键，若能迅速祛除病因，将很容易纠正。对等渗性缺水的治疗，主要是补充丢失的细胞外液，补液中含钠液体约占 1/2，补充等渗溶液为主，可静脉输注平衡盐溶液，尽快恢复血容量。平衡盐溶液的电解质成分和血浆相似，是比较理想的治疗等渗性缺水的液体，如果单用等渗氯化钠溶液，大量输注后容易引起高氯性酸中毒。目前常用的平衡盐溶液有碳酸氢钠联合等渗氯化钠溶液（1.25% 碳酸氢钠溶液和等渗氯化钠溶液之比为 1:2），还有乳酸钠溶液联合复方氯化钠溶液（1.86% 乳酸钠溶液和复方氯化钠溶液之比为 1:2）。对已经出现脉搏细速、血压下降等休克症状的患者，提示细胞外液的丢失量已达到体重的

5%，需从静脉快速输注平衡盐溶液补充细胞外液。补液量（ml）=5%×体重（kg）×1000。（按体重60kg计算，约为3000ml）。除了补充丢失的细胞外液之外，还应补充每日生理需要量的水2000ml和氯化钠4.5g。而对休克表现不明显的患者，可补充上述补液量的1/2～2/3，再补充每日生理需要量的水和氯化钠。

2. 高渗性缺水 又称原发性缺水。虽然水和钠同时丢失，但因缺水多于缺钠，血清钠>145mmol/L，细胞外液的渗透压>310mmol/L。严重的高渗性缺水时，可使细胞内液移向细胞外补充细胞外液，结果导致细胞内、外液都有减少。机体对高渗性缺水的代偿机制是当血容量减少和细胞外液高渗时，抗利尿激素、醛固酮分泌增加，可促进远曲小管对Na^+的再吸收和肾小管对水的再吸收，从而补充血容量。另外，细胞外液的高渗状态刺激口渴中枢，患者感到口渴而主动饮水增加，以补充细胞外液以降低细胞外液渗透压。高渗性缺水的主要原因包括水摄入不足和水丢失过多。水摄入不足主要见于水供给不足（如昏迷、吞咽困难等）和导致口渴中枢损伤的疾病（如脑外伤、脑卒中等）。水丢失过多包括经肾脏丢失和肾脏外丢失，肾脏丢失的常见原因有中枢性尿崩症、糖尿病酮症酸中毒、非酮症性高渗性昏迷和应用溶质性利尿药等。肾外丢失的常见原因有中暑、哮喘持续状态、气管切开以及惊厥等。

高渗性缺水分为轻、中、重三度。轻度缺水，即缺水量占体重的2%～3%，仅表现为口渴，一般不造成细胞外液容量不足和渗透压升高。中度缺水，即缺水量占体重的4%～6%，口渴感严重、唇舌干燥、皮肤弹性下降，脉搏细速、血压下降；由于细胞内液也丢失，常出现乏力、头晕、烦躁。重度缺水，即缺水量超过体重的6%时，除了休克症状外，由于脑细胞严重脱水，神经系统异常症状额外突出，出现躁狂、谵妄、幻觉、晕厥和昏迷等。

治疗：迅速祛除病因是纠正高渗性缺水的关键，同

样具有治疗的重要性。高渗性缺水补液中含钠液体约占
1/3，补水为主，补钠为辅。经口、鼻饲者可直接补充水
分，无法口服的患者，可静脉输注 5% 葡萄糖溶液或
0.45% 的低渗氯化钠溶液，补充已丢失的细胞外液。所
需补充的液体量可先根据临床表现，估计失液量占体重
的百分比。然后按照每丢失体重的 1% 补液 400 ~ 500ml
计算，再补充日需要量的水。依据血钠浓度的计算也适
用于高渗性缺水的失液量：补水量(ml) = [血钠测得值
(mmol/L) – 血钠正常值(mmol/L)] × 体重(kg) × 4。计算
所得的补水量，一般可分 2 天补充，再补充日需要量的
水 2000ml。

3. 低渗性缺水　又称慢性缺水或继发性缺水。虽然
水和钠同时丢失，但缺钠多于缺水，所以血清钠 <
135mmol/L，细胞外液呈低渗状态，渗透压 <290mmol/L。
低渗性缺水早期即发生有效循环血容量不足和尿量减少，
但无口渴，细胞外液的低渗状态可使水向细胞外液移向细
胞内，结果导致细胞外液明显减少，细胞内液减少不明
显，严重者甚至出现细胞水中毒。机体代偿机制表现为细
胞外液的低渗状态会刺激下丘脑-垂体-抗利尿激素系统减
少抗利尿激素的分泌，减少水在肾小管的再吸收，尿量增
多，提高细胞外液的渗透压。但这样会进一步减少细胞外
液，此时，肾素-血管紧张素-醛固酮系统兴奋，减少排
钠，增加 Cl^- 和水的再吸收，以避免血容量的再减少。机
体将不再顾及渗透压的维持，抗利尿激素分泌反而增多，
使水再吸收增加。如上述代偿机制仍无法恢复血容量时，
将出现低血容量性休克。主要病因有：经胃肠道消化液持
续性丢失，例如长期胃肠减压、反复呕吐等；大创面的慢
性渗液；长期应用排钠利尿剂如依他尼酸（利尿酸）等
时，未注意补给适量的钠盐；等渗性缺水治疗时补充水分
过多等。

临床上依据血清钠浓度将低渗性缺水分为轻、重、
中三度。轻度缺水者血清钠在 130 ~ 135mmol/L，患者感
觉疲乏、头晕、手足麻木，尿 Na^+ 减少。中度缺水者血

3

清钠在 120～130mmol/L 之间，患者除有上述症状外，尚有恶心、呕吐、脉搏细速、血压下降、脉压变小、浅静脉塌陷等休克症状。尿量少，尿中几乎不含 Na^+ 和 Cl^-。重度缺水者血清钠 <120mmol/L，患者昏迷、肌痉挛性抽痛、肌腱反射减弱或消失。

治疗：治疗应积极祛除病因。补液总量应包括已经丢失的液体量及每日生理需要量两部分。已丢失的体液量可以依据血钠浓度或血细胞比容计算，依据血细胞比容的计算适用于估计低渗性缺水的缺水量。针对低渗性缺水时细胞外液缺钠多于缺水的低血容量的情况，应静脉输注含钠溶液或高渗氯化钠溶液，补液中含钠液体约占 2/3，以补充高渗溶液为主。以纠正细胞外液的低渗状态、补充血容量。静脉输液的原则是：输注速度应先快后慢，总输入量应分次完成。每 8～12 小时根据临床表现及血清 Na^+、Cl^- 浓度、中心静脉压等，随时调整补液计划。低渗性缺水的补钠量可按下列公式计算：补钠量（mmol）=［血钠的正常值（mmol/L）－血钠测得值（mmol/L）］×体重（kg）×0.6（女性为 0.5）。以 17mmol Na^+ 相当于 1g 钠盐计算，分 2 天补给。每日补充计算量的 1/2，另加每日生理需要量氯化钠 4.5g。其余的 1/2 钠，在第二天补给。必须强调，上述计算公式仅作为补钠安全剂量的估计值，绝对依靠公式决定补钠量可能是不准确的，所以应采取分次纠正并监测血清钠浓度的方法，边补边查，调整计划。补钠时需要控制输注速度，使血清钠在第一个 24 小时内每小时上升 1mmol/L，或上升至 120mmol/L，然后需要减慢补钠速度，使血清钠每小时上升 0.5mmol/L，避免上升速度过快导致神经系统脱髓鞘病变。重度低渗性缺水时，已出现休克，应先补足血容量，以改善微循环的灌注。晶体液（平衡盐溶液、等渗氯化钠溶液）和胶体溶液（羟乙基淀粉、明胶）都可应用。需要指出的是上述胶体溶液中均含有 Na^+，应用时应计算在补钠量中。

缺水量常用的计算公式见表 3-1-1。

表 3-1-1　缺水量常用的计算公式

丢失量 = 正常体液总量 − 现有体液总量
丢失量 = (实测血清钠 − 正常血清钠) × 现体重 ×0.6 ÷ 正常血清钠
丢失量 = 现体重 × K × (实测血清钠 − 正常血清钠) (K：男性 =4，女性 =3)
补液量（ml）=（所测血细胞比容 − 正常血细胞比容）÷ 正常血细胞比容 × 体重（kg）×200

注：正常血细胞比容：男性 0.48，女性 0.422

上述不同类型的缺水应尽可能口服或鼻饲补液，不足部分或中重度缺水者经静脉补充。补液速度宜先快后慢。已经出现休克症状者开始 4~8 小时内补充液体总量的 1/3~1/2，其余 1/2~2/3 在 16~20 小时补完。具体的补液速度还要根据患者的年龄、心、肺、肾功能和病情而定。在补液过程中应记录 24 小时出入量并密切监测中心静脉压、血压、脉搏、血清电解质和酸碱度。

（二）水中毒

又称稀释性低钠血症，临床并不多见，是指水的摄入总量明显超过了排出总量，以致水分在体内过度蓄积，引起血容量增多和血浆渗透压下降。水中毒是稀释性低钠血症的病理表现，所以血清钠 <135mmol/L，血浆渗透压 <290mmol/L。与低渗性缺水不同的是：水中毒是水分在体内过度蓄积，引起血容量增多和血浆渗透压下降；而低渗性缺水是机体缺钠多于缺水，导致低血容量伴有血清钠和血浆渗透压下降。由于细胞外液明显增多，血清钠和血浆渗透压降低，水由细胞外液进入细胞内，使细胞内、外液均增多，且细胞内、外液渗透压均降低。血容量过多减少醛固酮分泌，可抑制远曲小管对 Na^+ 的再吸收和肾小管对水的再吸收，减少细胞外液，但是同时增加了 Na^+ 的经肾排出，血清钠会进一步降低。常见的病因包括抗利尿激素代偿性分泌增多（如右心衰竭、

低蛋白血症等);肾脏功能衰竭(如:急性肾衰竭少尿期);抗利尿激素用量过多(如中枢性尿崩症治疗不当)等。临床表现分为急性水中毒和慢性水中毒。急性水中毒以精神-神经系统表现为主,多为细胞外液明显增多引起颅内压增高所致,如头痛、呕吐、定向力障碍、躁动、谵妄、癫痫样发作、嗜睡以致昏迷。慢性水中毒表现多被原发病所掩盖,轻度水过多仅有体重增加,当血清钠将至 125mmol/L 时,有疲倦、表情淡漠、食欲减退和肢体水肿等;当血清钠降至 115～120mmol/L 时,会出现嗜睡、精神错乱、谵妄等神经精神症状;当血清钠降至 110mmol/L 时,可发生抽搐或昏迷,甚至中枢神经系统脱髓鞘病变或死亡。结合临床表现、血清钠、血浆渗透压等实验室检查及水过多的病因和程度可明确诊断。

治疗:水中毒的治疗首先是积极治疗原发病,一经诊断,应立即停止水分摄入,同时记录 24 小时出入量。轻症者限制进水量,使入水量少于尿量。适当应用呋塞米等袢利尿剂即可以纠正。急性水中毒治疗重点是保护脑功能,除停止水分摄入外,还需用利尿剂以促进水分的排出。一般应用渗透性利尿剂,如 20% 甘露醇 250ml 静脉内快速滴注(20 分钟内滴完);也可以静脉注射呋塞米等袢利尿剂,减轻脑水肿和增加水排出。对于肾衰竭和危及生命的病例可采取连续性肾脏替代治疗进行超滤治疗。

(三)低钠血症

低钠血症是指血清钠 < 135mmol/L,结合容量状态和渗透压分为低容量性低张低钠血症、高容量性低张低钠血症、等容量性低张低钠血症、等张性低钠血症和高张性低钠血症。低容量性低张低钠血症即低渗性缺水;高容量性低张低钠血症即水中毒,前文已述。

1. 等容量性低张低钠血症　血清钠 < 135mmol/L,血浆渗透压 < 290mmol/L,但是血容量正常。常见于抗利尿激素异常分泌综合征、甲状腺功能减退、肾上腺功能减退、精神性多饮及药物(例如卡马西平、催产素、

阿片类药物、非甾体类抗炎药等）。虽然没有低血容量
和高渗透压等因素刺激，抗利尿激素仍然分泌增加引起
水潴留。有症状时可用 3% 氯化钠溶液联合袢利尿剂；
无症状时液体限制在 1000ml/d；同时积极治疗引起抗利
尿激素异常分泌的原发病。

3

2. 等张性低钠血症　又称为假性低钠血症，是血浆
中蛋白和血脂等成分浓度增加时取替了部分血浆容积，
引起测量误差，无需特殊治疗。

3. 高张性低钠血症　是由于高渗性物质（例如应用
甘露醇、高血糖时）导致水由细胞内液转移至细胞外
液，引起稀释性低钠血症，治疗目标是清除高渗性物质，
恢复细胞内液和细胞外液。

低钠血症治疗原则见表 3-1-2。

表 3-1-2　低钠血症治疗原则

	容量不足	容量正常	容量过多
举例	腹泻	抗利尿激素异常分泌综合征	心力衰竭
无症状	输入 0.9% 氯化钠溶液	限水 ≤ 1000ml/d	限水 ≤ 1500ml/d
有症状	输入 0.9% 氯化钠溶液	输入 3% 氯化钠溶液 + 袢利尿剂禁止输入 0.9% 氯化钠溶液	袢利尿剂 + 血液净化禁止输入 3% 氯化钠溶液

（四）高钠血症

高钠血症是指血清钠 > 145mmol/L，任何容量状态
下均呈渗透压增高，血浆渗透压 > 310mmol/L。按容量
状态分为低容量性高钠血症、等容量性高钠血症、高容
量高钠血症。低容量性高钠血症即高渗性缺水。等容量

3

性高钠血症多是由经肾脏外丢失大量水分（如气道、皮肤丢失大量不显性失水）或经过肾脏丢失水分（如尿崩症）。中枢性和肾性尿崩症是引起等容量性高钠血症最常见原因，治疗原则是治疗原发病，补充自由水，饮水或输注5%葡萄糖溶液可引起多余的钠经肾脏排泄。高容量高钠血症多是由高渗性钠（如高渗性氯化钠溶液或5%碳酸氢钠）摄入过多所致。5%葡萄糖溶液可降低渗透压，但会进一步增加血容量，因此可应用袢利尿剂排出多余的钠。高钠血症治疗原则见表3-1-3。

表3-1-3　高钠血症治疗原则

	容量不足（95%）	容量正常或容量过高（5%）
举例	渗透性利尿剂、尿崩症	输入高渗氯化钠溶液/肾衰竭
治疗	输入0.45%氯化钠溶液	饮水+5%葡萄糖溶液+袢利尿剂

（五）钾代谢紊乱

正常血清钾浓度为3.5~5.5mmol/L。钾的生理功能包括参与细胞的正常代谢；维持细胞内液的渗透压和酸碱平衡，维持神经肌肉组织的兴奋性、心肌正常功能等。

1. 低钾血症　低钾血症指血清钾<3.5mmol/L，血清钾浓度每降低0.1mmol/L，代表机体内缺少20~35mmol钾。低钾血症的常见原因有摄入不足；经肾脏丢失（应用呋塞米、甘露醇等利尿剂、急性肾衰竭的多尿期以及盐皮质激素过多等，使钾从肾排出过多）；胃肠道丢失（呕吐、持续胃肠减压、腹泻等）；钾向细胞内转移，见于大量输注葡萄糖和胰岛素或代谢性、呼吸性碱中毒。

低钾血症的临床表现取决于低钾血症发生的速度和程度。迅速发生的重型低钾血症症状严重，甚至致命。最早的临床表现是肌肉无力，当血清K^+<3.0mmol/L时，可出现四肢肌肉软弱无力；K^+<2.5mmol/L时可出

3

现四肢软瘫、腱反射减退或消失，严重时可累及呼吸肌，一旦呼吸肌受累，可引起呼吸困难或窒息。在消化系统还可出现恶心、呕吐、腹胀、肠蠕动消失等肠麻痹表现。中枢神经系统可以表现为倦怠、淡漠、嗜睡等。心脏受累主要表现为传导阻滞和节律异常。低钾血症时一般表现为心肌兴奋性增强，典型的心电图改变为早期出现 T 波低平或倒置，随后出现 ST 段降低、QT 间期延长和 U 波。低钾血症也可能以室速或室颤为首发表现，最后心脏停搏于收缩状态。低钾血症发生得越快、越严重，出现恶性心律失常的可能性越大。低钾血症的临床表现也可以不明显，尤其是细胞外液明显减少时，这时主要是低血容量的临床表现。但当低血容量被纠正之后，由于钾浓度被进一步稀释，此时才会出现低钾血症之症状。此外，低钾血症可致代谢性碱中毒，尿却呈酸性（反常性酸性尿）。

治疗：一般采用口服治疗，外科的低钾血症常无法口服钾剂，需经静脉补充。多采取分次补钾、边补边查、调整计划的方法。氯化钾口服易出现胃肠道反应，多用枸橼酸钾（1g 枸橼酸钾含钾 4.5mmol）。在不能口服或缺钾严重的情况采用经静脉补钾。常用浓度不超过 5% 葡萄糖液 1000ml 中加入 10% 氯化钾 30ml（每 1g 氯化钾含钾 13.4mmol），每 1g 氯化钾输注速度要求为匀速输注 40 分钟以上，不可静脉推注。补钾量视病情而定，通常成人补充氯化钾 3～6g/d。

临床工作中需要注意查肾功能，尿量在 40ml/h 以上时方考虑补钾；补钾治疗前要注意纠正低镁血症；静脉滴注的氯化钾浓度过高可刺激静脉引起疼痛，甚至引起静脉痉挛，形成血栓，这时可考虑经中心静脉补钾；补钾速度过快可导致心搏骤停，补钾速度不超过 1.5g/h 为宜；K^+ 进入细胞内的速度很慢，约 15 小时才达到细胞内、外平衡，所以纠正低钾时需及时检测，边补边查，随时调整计划，避免补充不足或发生高钾血症；低钾血症同时有低钙血症时，纠正低钾后，应注意补钙，因为低血钙症状往往被低钾血症所掩盖，低血钾纠正后，可出现低血钙性手足搐搦。

2. 高钾血症　血清钾测定 >5.5mmol/L 时，称为高钾血症。高钾血症的主要原因包括：钾摄入过多，如口服或静脉输入氯化钾以及大量输入库存血等；肾脏排钾障碍，如急性肾衰竭少尿期、应用保钾利尿剂、血管紧张素转化酶抑制剂（ACEI）类药物等；钾由细胞内转移进入细胞外液，如酸中毒、大量溶血、挤压综合征、横纹肌溶解、烧伤、肿瘤溶解、癫痫持续状态等使钾由细胞内进入细胞外液。

高钾血症的临床表现取决于血钾升高的速度、程度等，主要是钾对骨骼肌和心肌的毒性作用。高钾血症早期常出现四肢及口周感觉麻木，极度疲乏、肌肉酸疼、肌无力、腹胀等。同时，抑制心肌收缩，出现心动过缓、传导阻滞，严重时可出现心室颤动、心搏骤停。特征性心电图改变：早期 T 波高而尖、QT 期间延长，随后出现 QRS 波增宽，PR 间期缩短。

治疗：一经诊断应立即停止钾的摄入；迅速降低血清钾：立即静脉注射钙剂（10% 葡萄糖酸钙 10～20ml，可重复使用）稳定心肌细胞；对同时存在酸中毒者可静脉注射 5% 碳酸氢钠溶液 60～100ml，之后可再静脉输注碳酸氢钠 100～200ml；或用 25%～50% 葡萄糖 100～200ml 加胰岛素（每 5g 糖加 1U 胰岛素）作静脉注射，将钾转入细胞内；也可以应用袢利尿剂增加肾分泌钾，呋塞米 20～40mg 静脉注射；阳离子交换树脂，如聚苯乙烯磺酸钠口服加速钾经肠道排泄；经上述治疗后，血清钾仍不下降或肾衰竭无尿的患者时可以采用肾脏替代治疗。

（六）钙代谢紊乱

钙是许多细胞代谢、功能的关键信号元素，99% 的钙以磷酸钙和碳酸钙的形式储存于骨骼中，胃肠道和肾脏在钙的代谢中发挥着重要作用。在细胞外液中，钙以离子（约 50%）、蛋白结合（约 40%）和阴离子螯合

（约10%）三种形式存在，细胞外液中的钙仅占总钙量的0.1%，血清钙浓度为2.25~2.75mmol/L，其中45%为离子钙，细胞内液中钙的浓度约为细胞外液的1‰，只有离子形式的钙具有生理活性，在维持神经肌肉兴奋、传导和稳定性发挥重要的作用。钙离子浓度受pH的影响，酸中毒时钙离子浓度升高，碱中毒时钙离子浓度降低；甲状旁腺素和$1.25-(OH)_2$-维生素D可以使钙离子浓度升高，降钙素可以使钙离子浓度降低。

1. 低钙血症　低钙血症指血清钙 < 2.0mmol/L 或离子钙 < 0.96mmol/L，离子钙降低会增强神经肌肉兴奋性。可见于维生素D缺乏、甲状旁腺功能减退、慢性肾衰竭、急性重症胰腺炎、输入大量枸橼酸库存血、横纹肌溶解、溶瘤综合征、应用袢利尿剂等。临床可出现口周及指尖麻木针刺感、手足搐搦、肌肉痛、昏睡、谵妄、癫痫发作等。

治疗：首选积极治疗原发病。为缓解症状，可以补充钙剂，静脉注射葡萄糖酸钙1~2g或氯化钙1g，8~12小时后可重复注射。纠正代谢性酸中毒后可降低血浆游离钙，加重低钙症状，应及时补充钙剂；同时需要纠正低镁血症，出现手足搐搦时，补充钙剂后如仍不能控制，可用硫酸镁1~2g加入5%葡萄糖溶液内作静脉滴注。

2. 高钙血症　高钙血症指血清钙 > 2.60mmol/L，多见于甲状旁腺功能亢进症（如甲状旁腺增生或腺瘤）、骨转移性癌、副肿瘤综合征、肉芽肿性疾病、肾上腺皮质功能不全、嗜铬细胞瘤及某些药物（如雌激素、噻嗪类利尿剂）等。早期临床可表现为食欲差、恶心、呕吐、倦怠乏力等，严重时可出现躯干和四肢痛。若长时间高血钙可产生血管钙化、肾钙化、肾结石甚至肾衰竭等。甲状旁腺功能亢进的病例可出现病理性骨折。血清钙超过 5.0mmol/L 时，会危及生命，心跳停搏于收缩期。

治疗主要是去除病因。甲状旁腺功能亢进的病例需要外科手术治疗。其他治疗手段包括：增加尿钙排泄

3

（如 0.9% 氯化钠静脉输入扩容，在第 1 个 24 小时至少需要 3000～4000ml，在补足容量后静脉注射呋塞米）或应用血液净化技术及时以降低血钙；降钙素 100U 肌内注射，每 6～12 小时一次，起效快但作用时间短；二磷酸盐 90mg 静脉注射，每 24 小时 1 次（注意磷酸盐静脉用量为 1.5g，于 6～8 小时内滴完，每天只能使用 1 次。肾功能不全者，磷酸盐每日用量不宜超过 1.0g）；肾上腺皮质类固醇（如泼尼松 80mg/d，或氢化可的松 300～400mg/d），减少消化道吸收，阻止肉芽肿疾病形成 $1.25 (OH)_2$-维生素 D。

（七）磷代谢紊乱

磷在体内主要以离子形式存在，体内的磷约 85% 存在于骨骼中，细胞外液中含磷仅 2g。正常血清磷浓度为 0.96～1.62mmol/L。磷的排泄受甲状旁腺素、维生素 D、糖皮质激素、生长激素的影响。

1. 低磷血症　低磷血症是指血磷 < 0.96mmol/L，常见原因包括：摄入不足和肠道吸收减少，以长期肠外营养未补充磷制剂为常见；甲状旁腺功能亢进症；严重感染；大量葡萄糖及胰岛素输入或碱中毒使磷转移到细胞内；磷大量经肾脏丢失（如：低钾血症、低镁血症）等。尿磷 < 100mg/日提示磷经胃肠道丢失；尿磷 > 100mg/d 提示磷经肾脏丢失；血清钙升高提示甲状旁腺功能亢进症；甲状旁腺素升高提示原发性或继发性甲状旁腺功能亢进。低磷血症的临床表现无特异性，主要是神经肌肉症状。神经系统，如头晕、代谢性脑病、重症者可有抽搐、精神错乱、昏迷等。骨骼肌，如肌无力、肌病等，甚至可因呼吸肌无力而出现呼吸衰竭。血液系统，如白细胞功能异常。

治疗：对低磷血症的治疗以口服补磷最为安全，每日补充磷 1g/d 或磷酸盐 2.0～2.5g/d，分次口服。不能口服时，以 450mg/100kcal（1kcal = 4.18kJ）的比例加入全胃肠外营养中滴注输入，切忌静脉直接推入。补磷时注意补钙，以防血钙下降，但磷剂与钙剂不能同时配伍，以免产生沉淀。长期补磷，要注意转移性钙化，定期监测血磷和血钙。

2. 高磷血症 高磷血症是指血清磷 $> 1.62mmol/L$。多见于肾衰竭、甲状旁腺功能低下、甲状腺功能亢进、转移性骨癌、横纹肌溶解、服用维生素 D 过多等。高磷血症的临床表现主要是低钙血症的一系列症状，如口周及指尖麻木针刺感、手足搐搦、谵妄、抽搐等，还可因异位钙化而出现肾功能受损。由于高磷血症常继发于低钙血症，治疗上以治疗原发病为主，同时治疗低钙血症。还可给氢氧化钙凝胶，每次 $4 \sim 6g$，于饭后和睡前口服，以减少磷酸盐吸收。在肾衰竭的病例，可考虑肾脏替代治疗。在高磷血症时须谨慎应用碳酸氢钠等碱性药物，因碱中毒有增加惊厥的风险，必须使用时应与钙剂同时补充。

（八）镁代谢紊乱

机体内约 50% 的镁存在于骨骼内，细胞外液中仅有 1%，其余几乎都在细胞内。约有 15% 的镁以蛋白结合的形式存在。镁在神经活动的控制、神经肌肉兴奋性的传导、平滑肌和骨骼肌收缩及心脏兴奋性等方面均具有重要作用。正常血清镁浓度为 $0.70 \sim 1.10mmol/L$。

1. 镁缺乏 镁缺乏常伴有低钾血症和低钙血症。常见原因包括：摄入不足和肠道吸收减少，以酗酒、长期胃肠减压、长期补充不含镁的肠内营养或肠外营养最为常见；大量经肾脏丢失（如应用利尿剂）；糖尿病酮症酸中毒；高钙血症；原发性醛固酮增多症；应用某些药物（如应用环孢素、氨基糖苷类药物）等。临床表现主要为神经肌肉系统和心血管系统的表现，而且与低钙血症很相似，有肌震颤、肌肉痛、手足搐搦、昏睡、谵妄、癫痫发作等。也可以出现室性期前收缩、室上性心动过速或心室颤动等，其他心电图变化与低钾血症相似。低钾血症和低钙血症纠正后症状仍不缓解，就应疑有镁缺乏。血清镁浓度与机体镁缺乏不一定平行，血清镁浓度正常不能除外镁缺乏，镁负荷试验具有诊断价值：在静脉输注 0.25mmol/kg 氯化镁或硫酸镁后，如果注入量的 90% 很快从尿中排出证明机体内镁含量正常；如果注入量的 40%～80% 被保留在体内，尿镁很少证明机体镁缺乏。

治疗：轻度镁缺乏可经胃肠道补充，增加镁的摄入量后，多可纠正。症状明显或不能进食者需要经静脉途径补充。补充前，先测血清钙和肌酐。如有肾功能不全时，应反复查血清镁、以免补充过多而发生血清镁过高。治疗上，可按 0.25mmol/（kg·d）的剂量静脉补充氯化镁或硫酸镁（1ml 25% 硫酸镁含镁 1mmol），重症者可按 1mmol/（kg·d）补充硫酸镁。由于血清镁与细胞内镁平衡缓慢，故镁缺乏宜在 5～7 天内逐步矫正，在症状缓解后仍应每天补充 25% 硫酸镁 5～10ml，持续 1～3 周。应当注意镁缺乏、低钙血症和低钾血症三者的关系密切，严重镁缺乏时可产生低钙血症和低钾血症，若单纯补钾难以奏效时，必须考虑存在有镁缺乏的可能，要同时补镁。

2. 镁过多　镁过多在肾功能正常的患者非常少见，除非给予大量镁剂，如应用硫酸镁治疗子痫的过程中。体内镁过多主要发生在肾功能不全时。烧伤早期、严重低血容量和严重酸中毒等也可引起血清镁过多。当血清镁含量 >3mmol/L 时可出现中毒症状，临床表现有嗜睡、倦怠乏力、肌力减退、腱反射减弱/消失和血压降低，严重时，可出现昏迷和呼吸抑制等。血清镁浓度明显增高时会对心肌产生抑制作用，可发生心动过缓、房室和心室内传导阻滞，心电图改变与高钾血症相似，可出现 PR 间期延长、QRS 波增宽和 T 波增高。血清镁 >6mmol/L 时，甚至出现心搏骤停。

治疗：应静脉注射葡萄糖酸钙（或氯化钙）1～2g，拮抗镁对心肌的毒性作用，同时积极纠正酸中毒和低血容量。严重病例和肾衰竭时，可行肾脏替代治疗，以改善症状。

第二节　酸碱平衡失调的诊断与治疗

在物质代谢过程中，机体不断摄入及产生酸性和碱性物质，为使血中 pH 在 7.35~7.45 范围内变动，人体通过体液缓冲系统、肺和肾完成对酸碱平衡的调节。但如果酸碱物质超过机体代偿能力，或是调节功能发生障碍，则形成不同形式的酸碱平衡失调。单纯性的酸碱平衡失调可分为代谢性酸中毒、代谢性碱中毒、呼吸性酸中毒和呼吸性碱中毒。同时存在两种或两种以上的上述酸碱平衡失调，即为混合型酸碱平衡失调。当出现任何一种酸碱平衡失调时，机体都会进行代偿以尽量使体液的 pH 恢复至正常范围。pH、HCO_3^- 及 $PaCO_2$ 是反映机体酸碱平衡的三大要素。其中，HCO_3^- 反映代谢性因素，HCO_3^- 的原发性减少引起代谢性酸中毒，而 HCO_3^- 的原发性增加引起代谢性碱中毒。$PaCO_2$ 反映呼吸性因素，$PaCO_2$ 原发性增加或引起呼吸性酸中毒，而 $PaCO_2$ 的原发性减少引起呼吸性碱中毒。

一、酸碱平衡失调的诊断流程

（一）原发的酸碱平衡失调类型（表 3-2-1）

表 3-2-1　原发的酸碱平衡失调类型

酸碱平衡失调类型	pH	$PaCO_2$（mmHg）	HCO_3^-（mmol/L）
代谢性酸中毒	<7.40		<22
代谢性碱中毒	>7.40		>22
呼吸性酸中毒	<7.40	>45	
呼吸性碱中毒	>7.40	<45	

(二) 判断流程

1. 第一步判断是否存在酸中毒或碱中毒？

pH < 7.35，失代偿性酸中毒；pH > 7.45，失代偿性碱中毒；明确酸中毒或碱中毒。但是，pH 值在正常范围 (7.35 ~ 7.45)，也可能存在酸中毒或碱中毒。pH 值在 7.35 ~ 7.40 时，考虑原发性异常为酸中毒；pH 值在 7.40 ~ 7.45 时，考虑原发性异常为碱中毒。

2. 第二步判断是否存在呼吸或代谢紊乱？分清原发性异常和代偿反应。

要分清原发性异常和继发性异常，就要明确 pH 值改变的方向与 $PaCO_2$ 改变方向的关系如何？pH 值改变的方向与 HCO_3^- 改变方向的关系如何？在原发性呼吸障碍时，pH 值和 $PaCO_2$ 改变方向相反；在原发性代谢障碍时，pH 值和 HCO_3^- 改变方向相同。(表 3-2-2)

表 3-2-2　原发性异常和继发性异常改变方向的关系

酸碱平衡失调类型	pH 变化方向	原发性异常	代偿反应
呼吸性酸中毒	pH ↓	$PaCO_2$ ↑	HCO_3^- ↑
代谢性酸中毒	pH ↓	HCO_3^- ↓	$PaCO_2$ ↓
呼吸性碱中毒	pH ↑	$PaCO_2$ ↓	HCO_3^- ↓
代谢性碱中毒	pH ↑	HCO_3^- ↑	$PaCO_2$ ↑

HCO_3^- 和 PCO_2 任何一个变量原发性变化均可引起另一个变量的同向代偿性变化，即原发性 HCO_3^- 升高，必有 PCO_2 代偿性升高；原发性 HCO_3^- 下降，必有 PCO_2 代偿性下降

3. 第三步明确针对原发异常，代偿反应是否产生适当的代偿？

用预计代偿公式计算出 HCO_3^- 或 $PaCO_2$ 的代偿范围，判断属于单纯性还是混合性酸碱平衡失调。(表 3-2-3)

表 3-2-3 酸碱平衡失调的代偿预计值计算公式

酸碱失调类型	原发异常	代偿反应	预计代偿公式	代偿极限
呼吸性酸中毒	$PaCO_2$ ↑	HCO_3^- ↑	急性 $\Delta HCO_3^- = 0.1\Delta PaCO_2 \pm 1.5$	30mmol/L
			慢性 $\Delta HCO_3^- = 0.35\Delta PaCO_2 \pm 5.58$	45mmol/L
呼吸性碱中毒	$PaCO_2$ ↓	HCO_3^- ↓	急性 $\Delta HCO_3^- = 0.2\Delta PaCO_2 \pm 2.5$	18mmol/L
			慢性 $\Delta HCO_3^- = 0.49\Delta PaCO_2 \pm 1.72$	12 ~ 15mmol/L
代谢性酸中毒	HCO_3^- ↓	$PaCO_2$ ↓	$\Delta PaCO_2 = 1.5HCO_3^- + 8 \pm 2$	10mmHg
代谢性碱中毒	HCO_3^- ↑	$PaCO_2$ ↑	$\Delta PaCO_2 = 0.9HCO_3^- \pm 5$	55mmHg

3

3

如果观察到的代偿程度与预期代偿反应不符，存在一种以上类型的酸碱平衡失调。HCO_3^- 和 PCO_2 呈相反变化，必有混合性酸碱平衡失调存在。PCO_2 和 HCO_3^- 明显异常同时伴 pH 正常，应考虑有混合性酸碱平衡失调存在。

4. 第四步如果存在代谢性酸中毒计算阴离子间隙。

阴离子间隙是未测得阳离子和未测得阴离子之差。用可测得阳离子和可测得阴离子之差反映阴离子间隙。

$$AG = [Na^+] - ([Cl^-] + [HCO_3^-])$$

阴离子间隙的正常范围：$8 \sim 16mmol/L$。如果阴离子间隙 $> 16mmol/L$，证明存在阴离子间隙增高型酸中毒。

5. 第五步计算潜在 HCO_3^-。

评价潜在 HCO_3^- 与预计代偿公式计算所得的预计 HCO_3^- 的代偿范围进行比较，如果潜在 HCO_3^- 大于预计 HCO_3^- 的代偿范围的上限，则可能并存代谢性碱中毒；如果潜在 HCO_3^- 小于预计 HCO_3^- 的代偿范围的下限，则可能并存阴离子间隙正常的代谢性酸中毒。

$$潜在 HCO_3^- = 实测 HCO_3^- + \Delta AG$$

$\Delta AG = 实测 AG-16$。阴离子间隙升高与 $[HCO_3^-]$ 降低的关系。如果 $\Delta AG < \Delta HCO_3^-$，则并存阴离子间隙正常的代谢性酸中毒；如果 $\Delta AG > \Delta HCO_3^-$，则可能并存代谢性碱中毒。

二、代谢性酸中毒

代谢性酸中毒是最常见的一种酸碱平衡紊乱，以 pH 值降低（<7.35）和原发性 HCO_3^- 降低（$<22mmol/L$）为特征，由酸性物质的产生或蓄积过多，或 HCO_3^- 丢失过多所致。分为阴离子间隙正常的代谢性酸中毒和阴离子间隙增高的代谢性酸中毒。阴离子间隙正常的代谢性酸中毒可由肾性原因和非肾性原因引起。非肾性原因常见于：腹泻、肠瘘、肠梗阻、胆瘘和胰瘘等所致的大量

HCO_3^- 由消化道中丢失；经肠道尿道改路手术（如输尿管乙状结肠或回肠管吻合术）；应用氯化物引起高氯性酸中毒等。肾性原因常见于：肾小管酸中毒、肾衰竭早期。阴离子间隙增高的代谢性酸中毒即存在无法测量的阴离子增多所致的酸中毒，常见于：乳酸酸中毒（见于组织氧输送不足时，如休克、缺氧等）、糖尿病酮症酸中毒、饥饿或酒精性酮症酸中毒、药物或毒物中毒（如甲醛、乙二醇、三聚乙醛、异烟肼、水杨酸等中毒）；肾衰竭终末期清除无机酸的能力下降；横纹肌溶解等。出现代谢性酸中毒后机体则很快会出现呼吸代偿反应：H^+ 浓度的增高刺激呼吸中枢，使呼吸加深加快，加速 CO_2 的呼出，使 HCO_3^-/H_2CO_3 的比值重新接近 $20:1$ 而保持血 pH 值在正常范围。

临床表现因病因不同而表现不同，轻症病例常被原发病所掩盖。最明显的表现是呼吸深快，酮症酸中毒时呼气中带有酮味；重症病例可有疲乏、眩晕、嗜睡、烦躁、不同程度的意识障碍，甚至昏迷。常伴有严重的低血容量、心肌收缩力和周围血管对儿茶酚胺的敏感性降低，引起心律不齐、心率增快、血压下降，急性肾功能不全和休克；血清 Cl^-、K^+ 可升高。尿液检查一般呈酸性反应。

对于阴离子间隙正常的代谢性酸中毒的治疗：首先是积极治疗引起代谢性酸中毒的原发病；纠正水、电解质紊乱。阴离子间隙正常的代谢性酸中毒的治疗原则是补充碳酸氢钠。腹泻、肠瘘等因大量 HCO_3^- 由消化道中丢失所致的阴离子间隙正常的代谢性酸中毒除了补充碳酸氢钠外，血容量的补充也尤为重要。肾衰竭所致的阴离子间隙正常的代谢性酸中毒如果补充碳酸氢钠也难以缓解，也可以考虑肾脏替代治疗。可用下列计算公式估算补碱量：

补充5%碳酸氢钠(ml) = (24 − HCO_3^- 测得值) × 体重(kg) × 2/3

先补给计算量的 1/2，再结合临床症状及动脉血气分析结果，决定另外 1/2 是否需要继续补充，并调整补碱量。在纠正酸中毒后，容易引起低钾血症、低钙血症，要注意纠正。

对于阴离子间隙增高的代谢性酸中毒的治疗：主要是积极针对原发病的治疗，其余还包括补充血容量、恢复组织灌注和氧供给、纠正水和电解质紊乱等。单纯补充碳酸氢钠也可能无效，反而会加重细胞内酸中毒。但是在严重的阴离子间隙增高的代谢性酸中毒时，适量输注碳酸氢钠以维持 pH 值 > 7.20，保证心肌收缩力和周围血管对儿茶酚胺的敏感性，保持血流动力学稳定。对于乳酸酸中毒来说，治疗原发病、补充血容量、恢复组织灌注和氧供给最为重要；对于糖尿病酮症酸中毒来说，积极控制血糖、补充血容量最为重要；对于饥饿性酮症酸中毒来说，进食、纠正水、电解质紊乱最为重要；而对于酒精性酮症酸中毒来说，补充血容量、补充 B 族维生素、磷制剂尤为重要；甲醛、异烟肼、水杨酸等中毒引起的代谢性酸中毒行血液灌流等清除机体内药物最为重要。

三、代谢性碱中毒

体内 H^+ 丢失或 HCO_3^- 增多可引起代谢性碱中毒，以 pH 值增高（> 7.45）和 HCO_3^- 升高（> 27mmol/L）为特征。常见于：H^+ 经消化道丢失，持续呕吐、持续胃肠减压等所致 H^+ 丢失过多；碱性物质摄入过多；大量输注库存血，抗凝剂枸橼酸盐入血后可转化成 HCO_3^-，致碱中毒；应用利尿剂后，抑制近曲小管对 Cl^- 的再吸收，HCO_3^- 回吸收增多，发生低氯性碱中毒；低钾血症时，H^+ 和 K^+ 细胞内外交换增多，引起细胞内的酸中毒和细胞外的碱中毒；醛固酮增多症等。出现代谢性碱中毒后机体则很快会出现呼吸代偿反应：H^+ 浓度的降低抑制呼吸中枢，使呼吸变得浅慢，CO_2 的呼出减少，$PaCO_2$ 升高，使 HCO_3^-/H_2CO_3 的比值重新接近 20:1 而保持血

pH 值在正常范围。肾的代偿是肾小管上皮细胞中的碳酸酐酶和谷氨酰胺酶活性降低，使 H^+ 排泌减少，HCO_3^- 的再吸收减少，经尿排出增多。

代谢性碱中毒一般无明显症状，临床上可以表现为呼吸浅慢、嗜睡、精神错乱、躁动、谵妄等精神神经异常。严重时可因氧离曲线左移及脑组织代谢障碍而导致昏迷；部分病例还可因血清钙离子降低导致神经肌肉兴奋性增加，因而出现手足搐搦、腱反射亢进等表现。可同时伴有血 K^+、Cl^- 可减少。

对于代谢性碱中毒，积极治疗原发病、祛除病因是治疗的关键。H^+ 经消化道丢失、应用利尿剂引起的代谢性碱中毒及低氯性碱中毒可以用过输注等渗氯化钠溶液纠正代谢性碱中毒。碱性物质摄入过多、严重低钾血症、醛固酮增多症等原因引起的代谢性碱中毒输注等渗氯化钠溶液无效，醛固酮增多和低血钾是碱中毒的主要维持因素。除了治疗原发病外，可给予一定量的精氨酸、氯化铵等酸性药物。

$$补酸量(mmol) = (HCO_3^- 测得值 - 24) \times 体重(kg) \times 0.2$$

四、呼吸性酸中毒

呼吸性酸中毒是以 pH 值降低（< 7.35）及原发的 PCO_2 增高（> 45mmHg）为特征的高碳酸血症，主要是由于肺泡通气不足所致。最常见于慢性阻塞性肺疾病、支气管哮喘、肺不张、胸腔积液等呼吸系统疾病；其他见于上呼吸道梗阻，如喉痉挛、颈部肿块压迫气管等以及麻醉过深、过度镇静等医源性因素。机体对呼吸性酸中毒的代偿能力有限。通过血液的缓冲系统 HCO_3^- 增多，但这种代偿性作用较弱；还通过肾代偿，肾小管上皮细胞中的碳酸酐酶和谷氨酰胺酶活性增高，HCO_3^- 的再吸收增加。但这种代偿过程很慢，至少 24 小时以上。

主要临床表现为呼吸困难、胸闷，可以喘憋、发绀等；若 $PaCO_2$ 进一步升高会出现躁动、嗜睡、谵妄、昏迷等意识变化；若 CO_2 过量蓄积导致严重的呼吸性酸中毒还可以引起血压下降，甚至出现心室颤动。急性或失代偿的病例血 pH 值下降，PCO_2 增高，HCO_3^- 正常或稍升高；而慢性或代偿的病例，pH 值下降不明显，PCO_2 增高，HCO_3^- 升高。

治疗上首先应积极治疗引起呼吸性酸中毒的原发病，改善肺泡通气。对于慢性阻塞性肺疾病、支气管哮喘等呼气流速受限的疾病，解除支气管痉挛、祛痰、抗感染、机械通气等措施有助于降低 PCO_2，纠正呼吸性酸中毒。肺不张、胸腔积液等肺容积减少的疾病，关键在于原发病的治疗，也可行胸腔穿刺排液缓解症状。上呼吸道梗阻的病例，保持气道通畅是关键，需要建立人工气道，如气管插管、气管切开等。一般不需要补充碱性药物，除非 pH < 7.20，在保证充分的肺泡通气的条件下可补充碳酸氢钠溶液。

五、呼吸性碱中毒

呼吸性碱中毒是以原发的 PCO_2 降低（< 35mmHg）和 pH 值增高（> 7.45）为特征的低碳酸血症。引起过度通气的原因多见于癔症发作、甲状腺功能亢进、发热、创伤、低氧血症、疼痛、忧虑、中枢神经系统疾病等。临床表现可出现呼吸急促，可因氧离曲线左移及脑组织代谢障碍而导致头痛、头晕及躁动、谵妄等神经精神症状，常伴有心率增快；由于血清离子钙降低导致神经肌肉兴奋性增加，出现四肢麻木及针刺感，严重的病例甚至出现肌震颤、手足搐搦等。动脉血气分析：pH 值升高，PCO_2 降低，HCO_3^- 可下降或正常。

治疗上首先应积极治疗原发病，其次应降低肺泡通气量，如保证气道通畅的前提下谨慎使用镇静剂。也可以增加呼吸道死腔通气使用呼吸面罩，减少 CO_2 呼出。有四肢麻木、手足搐搦的病例可适量补充钙剂。

六、混合性酸碱平衡失调

重症病例多有多器官受累，常易发生两种或两种以上的酸碱平衡失调。传统认为混合性酸碱平衡失调有四型，包括呼吸性酸中毒并代谢性酸中毒、呼吸性酸中毒并代谢性碱中毒、呼吸性碱中毒并代谢性酸中毒、呼吸性碱中毒并代谢性碱中毒。引入阴离子间隙的概念后，又有新的混合性酸碱平衡失调类型，包括：混合性代谢性酸中毒（阴离子间隙增高的代谢性酸中毒 + 高氯性酸中毒）、代谢性酸中毒并代谢性碱中毒（代谢性酸中毒并阴离子间隙增高的代谢性酸中毒和代谢性碱中毒并高氯性酸中毒）。还有三重酸碱失衡，包括：呼吸性酸中毒型三重酸碱平衡失调、呼吸性碱中毒型三重酸碱平衡失调。

1. 呼吸性酸中毒并代谢性酸中毒，常见于三种情况。

（1）pH < 7.40，PCO_2 > 45mmHg 同时 HCO_3^- < 22mmol/L，即 PCO_2 和 HCO_3^- 呈反向变化，一定是呼吸性酸中毒并代谢性酸中毒。

（2）pH < 7.40，PCO_2 > 45mmHg 同时 HCO_3^- > 27mmol/L，但是 HCO_3^- < 24 + 0.35ΔPaCO$_2$ - 5.58，即为呼吸性酸中毒合并相对代谢性酸中毒。

（3）pH < 7.40，HCO_3^- 下降伴有 PCO_2 下降，同时 PCO_2 > 1.5HCO_3^- + 8 + 2，即为代谢性酸中毒合并相对呼吸性酸中毒。

治疗：积极治疗原发病，改善通气加速 CO_2 的排出、改善循环、纠正缺氧、维持 pH 恢复在正常范围。pH < 7.2 时应补充碱性药物。

2. 呼吸性酸中毒并代谢性碱中毒，常见于三种情况。

（1）pH < 7.40，急性呼吸性酸中毒时，HCO_3^- > 30mmol/L，一定是急性呼吸性酸中毒并代谢性碱中毒。

（2）pH < 7.40，慢性呼吸性酸中毒时，PCO_2 > 45mmHg，同时 HCO_3^- > 24 + 0.35ΔPaCO$_2$ + 5.58 或 HCO_3^- > 45mmol/L，即为慢性呼吸性酸中毒并代谢性碱中毒。

（3）pH > 7.40，代谢性碱中毒时，HCO_3^- 原发性升高伴有 PCO_2 代偿性升高，同时 $PaCO_2 > 40 + 0.9HCO_3^- + 5$ 或 $PaCO_2 > 55mmHg$，即为代谢性碱中毒并相对呼吸性酸中毒。

治疗：积极治疗原发病，改善通气。但是纠正呼吸性酸中毒不宜过快，代谢性碱中毒多为医源性的，合理使用利尿剂。

3. 呼吸性碱中毒并代谢性碱中毒，常见于三种情况。

（1）pH > 7.40，$PCO_2 < 35mmHg$ 同时 $HCO_3^- > 27mmol/L$，即 $PaCO_2$ 和 HCO_3^- 呈反向变化，一定是呼吸性碱中毒并代谢性碱中毒。

（2）pH > 7.40，PCO_2 下降伴有 HCO_3^- 下降或正常，急性呼吸性碱中毒时 $HCO_3^- > 24 + 0.2\Delta PaCO_2 + 2.5$；慢性呼吸性碱中毒时 $HCO_3^- > 24 + 0.49\Delta PaCO_2 + 1.72$。即为呼吸性碱中毒并相对代谢性碱中毒。

（3）pH > 7.40，代谢性碱中毒时，HCO_3^- 原发性升高伴有 PCO_2 代偿性升高，同时 $PCO_2 < 40 + 0.9HCO_3^- - 5$，即为代谢性碱中毒并相对呼吸性碱中毒。

代谢性碱中毒并呼吸性碱中毒临床较少见，机械通气治疗时可见到，输入过多碱性药时也可发生。严重碱中毒会使氧离曲线左移，加重组织缺氧。治疗应减少通气、补钾、补氯、补钙。pH > 7.45 时，可适当补充酸性药物。

4. 呼吸性碱中毒并代谢性酸中毒，常见于两种情况。

（1）pH > 7.40，以呼吸性碱中毒为主，$PCO_2 < 35mmHg$，HCO_3^- 下降，急性呼吸性碱中毒同时 $HCO_3^- < 24 + 0.2\Delta PaCO_2 - 2.5$；慢性呼吸性碱中毒同时 $HCO_3^- < 24 + 0.49\Delta PaCO_2 - 1.72$。

（2）pH 正常或下降，以代谢性酸中毒为主，HCO_3^- 下降伴有 PCO_2 下降，同时 $PCO_2 < 1.5HCO_3^- + 8 - 2$。

呼吸性碱中毒并代谢性酸中毒，多见于多器官功能衰竭有代谢性酸中毒的患者。治疗时要治疗原发病。通过病因分析，明确其中哪种紊乱为主导，直接影响 pH 改变，应首先解决，只有当 pH < 7.3 或 pH > 7.5 时，才适当补碱或补酸。

3

5. 三重酸碱平衡失调，即一种呼吸性酸碱平衡失调 + 二种代谢性酸碱平衡失调。

举例：pH：7.31，$PaCO_2$：71mmHg，HCO_3^-：37mmol/L，Na^+：141mmol/L，Cl^-：81mmol/L。

方法：pH 为 7.31 < 7.35，提示失代偿酸中毒，原发性异常为酸中毒；$PaCO_2$ 为 71mmHg > 45mmHg 且 HCO_3^- 为 37mmol/L > 27mmol/L，考虑原发性异常为呼吸性酸中毒，$PaCO_2$ 为原发性变化，HCO_3^- 为继发性变化。如果病史为慢性过程，选择慢性呼吸性酸中毒预计代偿公式：$\Delta HCO_3^- = 0.35\Delta PaCO_2 + 5.58$。计算，$\Delta HCO_3^- = 0.35 \times (71 - 40) \pm 5.58 = 10.85 \pm 5.58$，预计 $HCO_3^- = 24 + 10.85 \pm 5.58 = 34.85 \pm 5.58 = 29.27 \sim 40.43$，AG = 141 − (81 + 37) = 23 > 16mmol/L，提示阴离子间隙增高的代谢性酸中毒，潜在 $HCO_3^- = 37 + (23 - 16) = 44 > 40.43$mmol/L，提示代谢性碱中毒。结果：呼吸性酸中毒 + 阴离子间隙增高的代谢性酸中毒 + 代谢性碱中毒。

七、混合性酸碱平衡失调的处理原则

在积极治疗原发病的同时，纠正水、电解质及酸碱失调。如果存在多种失调，应分轻重缓急，依次予以调整纠正。优先处理：

1. 积极治疗原发疾病，恢复患者的血容量，保证组织灌注良好。

2. 积极纠正缺氧状态，改善通气状态。

3. 纠正严重的酸中毒或碱中毒；保持 pH 在相对正常的范围内，不宜补充过多的碱性液或酸性液，pH < 7.20 时，可以考虑补充碱性液。

（费东生）

109

第四章

多器官功能障碍综合征

第一节 概 述

多器官功能障碍综合征（multipleorgan dysfunction syndrome，MODS）是指当机体受到严重感染、创伤、烧伤、休克、大手术等严重打击24小时后，同时或序贯出现两个或两个以上器官功能障碍或者衰竭的临床综合征。慢性病终末期，虽也涉及多器官损伤，但不属本范畴。但若原有慢性器官功能障碍处于代偿状态，因感染、创伤、手术等因素而恶化，发生两个或两个以上器官功能障碍者，可诊断为MODS。

【病因及分类】

MODS的病因包括感染性疾病和非感染性疾病两类，其中感染性疾病导致的MODS约占40%。感染性疾病包括重症肺炎、腹腔感染、血源性感染等，非感染性疾病包括创伤、烧伤、休克、重症急性胰腺炎等。

根据MODS发生的主要原因及全身炎症反应综合征（systemic inflammatory response syndrome，SIRS）在器官功能障碍中的地位，可将MODS分为原发性和继发性两类。原发性MODS是指某种明确的损伤直接引起器官功能障碍，器官功能障碍在损伤早期出现。继发性MODS并非损伤的直接后果，与SIRS引起的远隔器官损伤密切相关。在继发性 MODS 中，SIRS 是器官损伤的基础，全身性感染和器官功能损伤是 SIRS 的后继过程。对于原发性 MODS 患者，原发性损伤也可刺激机体炎症反应，进一步的加重脏器功能损伤，MODS 从原发性转变为继发性。

【发病机制】

MODS 的发病机制非常复杂，是微循环障碍、细胞代谢异常、免疫障碍及炎性介质综合作用结果，至今尚未完全阐明。目前公认的学说包括"炎性反应学说"、"缺血/再灌注学说"、"肠道动力学说"、"氧自由基学说"、"双向预激学说"、"二次打击学说"等。就其本质而言，MODS 是 SIRS/代偿性抗炎反应综合征（compensatory anti-inflammatory response syndrome，CARS）免疫失衡所致的严重后果。

SIRS 和 CARS 失衡导致 MODS 的发展过程可分为 3 个阶段：①局限性炎症反应阶段：局部损伤或感染导致炎症介质［如肿瘤坏死因子（tumor necrosis factor，TNF）、白细胞介素等］在组织局部释放，诱导炎症细胞向局部聚集，促进病原微生物清除和组织修复，对机体发挥保护性作用。②有限全身炎症反应阶段：少量炎症介质进入循环诱导 SIRS，诱导巨噬细胞和血小板向局部聚集。同时，由于内源性抗炎介质释放增加导致 CARS，使 SIRS 与 CARS 处于平衡状态，炎症反应仍属生理性，目的在于增强局部防御作用。③SIRS 和 CARS 失衡阶段：表现为两个极端，一个大量炎症介质释放入循环，刺激炎症介质瀑布样释放，而内源性抗炎介质又不足以抵消其作用，导致 SIRS；另一个极端是内源性抗炎介质释放过多而导致 CARS。CARS 作为 SIRS 的对立面，两者常常是不平衡的。如保持平衡，则内环境稳定得以维持，不会引起器官功能损伤。SIRS 和 CARS 失衡的后果是炎症反应失控，使其由保护性作用转变为自身破坏性作用，不但损伤局部组织，同时打击远隔器官，导致MODS。

【病理生理学变化】

MODS 发生发展过程中出现的多脏器损害的临床表现具有不同的特征，病理生理也各有特点，但各器官之间又有着密切的关联与相互作用。Russell 等研究发现，在感染导致的 MODS 患者中，最常出现损伤的器官为肺，但与 30 天病死率关系较小，其他非肺器官功能衰竭，包括心血管系统、神经系统、凝血系统及肾脏等，发生损害的比例较肺少，但与病死率更相关。由于研究的部分患者在发生 MODS 后放弃治疗后才死亡，因此器官功能衰竭与病死率的关系需进一步探讨。常见的器官功能损害的病理生理改变包括：

（一）肾功能障碍

肾灌注不足导致缺血缺氧、炎症介质直接导致肾组织细胞损伤是 MODS 时肾功能障碍的主要原因。在烧伤、创伤、休克等情况下，儿茶酚胺分泌增多，肾素-血管紧张素系统激活均可引起肾血管收缩。此外，通过肾血流的重新分布，可能使肾皮质血流最先被累及而减少，导致肾功能损害。在基础存在肾脏疾病、糖尿病、高龄等因素的患者中更易出现肾脏功能障碍。

（二）肺功能障碍

①肺泡毛细血管通透性增高，主要因肺组织释放趋化因子和血液循环中炎症介质作用，导致中性粒细胞在肺组织中浸润和内皮损伤；②肺组织缺血以及肺泡 II 型上皮细胞代谢障碍，肺泡表面活性物质减少或功能下降，肺水肿加重，肺泡塌陷或不张；③内皮细胞损伤影响肺血管调节功能，使肺血管阻力增高，甚至右心功能障碍；④肺微循环障碍，通气血流比例失调，造成低氧血症。

心功能障碍 MODS 患者常出现心脏收缩和（或）舒张功能障碍，可能与冠状动脉血流减少、炎症因子或毒素对心肌细胞的损害等因素有关。在临床可能表现出心肌缺血性改变、心肌损害的检测（如肌钙蛋白）亦可能有阳性结果。在心脏功能障碍的患者中，如心脏收缩舒张功能持续不能缓解，则常提示预后不佳。

胃肠功能障碍胃肠道是最易受缺血缺氧影响的器官之一，亦是 MODS 中常见的受累器官，且肠道屏障功能破坏及细菌移位在 MODS 发生发展中发挥重要作用。肠道是机体最大的细菌和毒素库，肠道有可能是 MODS 患者菌血症的来源。另外 MODS 患者菌血症的细菌往往与肠道菌群一致。肠黏膜内大量散在分布的淋巴细胞、肠系膜中广泛分布的淋巴结以及肝脏内大量的库普弗细胞，肠道实际上既是消化器官，也是一个免疫器官。在感染、创伤或休克时，即使没有细菌的移位，肠道内毒素的移位也将激活肠道及其相关的免疫炎症细胞，导致大量炎症介质的释放，参与 MODS 的发病。

其他如肝脏、神经系统、凝血系统、代谢等系统功能障碍也是 MODS 的重要组成部分，MODS 患者的病情往往是复杂的，各系统间既有各自的特点，又相互影响，在考虑 MODS 患者病理生理学改变时，必须有整体观念，控制炎症反应对机体造成的级联放大的器官功能损害，及时纠正各器官病理生理紊乱，并采取综合性支持治疗措施，进而改善患者预后。

【脏器之间交互作用】

1. 心肾交互重症患者中，心脏功能与肾脏功能相互关联、相互影响。2008 年 Ronco 等提出了心肾综合征（cardiorenal syndrome，CRS）的临床分型，共分为 5 型。其中，Ⅰ型 CRS（急性 CRS）：急性心功能恶化导致的急性肾功能异常，这一类型常见。有研究显示急性肾功能不全易发生在急性心功能恶化的早期（48 小时内）。急性心功能恶化包括急性失代偿性慢性心力衰竭、肺水肿、高血压性心力衰竭、独立的右心衰竭及心源性休克。Ⅱ型 CRS（慢性 CRS）：指慢性心功能不全导致肾脏损伤或肾功能不全。一项来自急性透析倡议组织（Acute Dialysis Quality Initiative，ADQI）的研究显示，心力衰竭的反复发作次数与肾功能损害有关，故消除和治疗潜在的导致心血管损伤和慢性心力衰竭（chronicheartfailure，

CHF）进展的病因或疾病对避免或减轻肾损伤或许有益。Ⅲ型 CRS（急性肾心综合征）：为急性肾损伤（acute kidney injury，AKI）导致急性心功能损伤或不全，不如Ⅰ型 CRS 常见。一项在印度的调查发现其发病率为 29%，且肺水肿和心律失常是急性肾功能恶化最常见的心脏并发症。而引起 AKI 的常见因素有肾中毒、严重肾缺血、大面积烧伤、重症感染、长期严重低血压、血管内溶血、肌肉挤压伤、重度肾小球肾炎、重度间质性肾病、急性肾小管坏死、急性泌尿道阻塞。Ⅳ型 CRS（慢性肾心综合征）：慢性肾功能不全（chronic kidney disease，CKD）导致慢性心功能不全。事实上，CKD 患者心血管事件发生率高。研究显示肾功能不全患者因心血管事件死亡的人数是普通人群的 10～20 倍，大多数 CKD 研究证实冠心病、心力衰竭和猝死的发生与 CKD 密切相关，且 CKD 患者的心肌活检显示胶原纤维及细胞外基质蛋白沉积，毛细血管/肌细胞比率降低。Ⅴ型 CRS（继发性心肾功能综合征）：一些慢性系统性疾病，包括脓毒症、淀粉样变、系统性红斑狼疮、严重糖尿病等可同时导致心肾功能异常。当心功能不全和肾功能不全同时出现时，病死率大为增加。这一类 CRS 相关的临床研究较少，其按进展进程可分超急性、急性、亚急性以及慢性。

从上述心肾综合征五种类型来看，Ⅰ、Ⅲ、Ⅴ型均属于多器官功能障碍范畴，心脏病与肾脏病之间关系密切、互为因果，临床治疗手段有限，预后不良。

2. 肾肺交互 AKI 可通过多种途径导致肺损伤，AKI 时肺毛细血管通透性增加、毛细血管内红细胞淤积，间质水肿，出现局灶性肺泡出血和炎症细胞浸润，肺泡上皮细胞水钠转运体表达下调，使肺泡液体清除率明显下降，最终导致肺部炎症、肺水肿甚至肺损伤。AKI 可导致肺损伤，但其损伤的病理生理过程目前仍不明确。分子水平的研究显示 AKI 后肺损伤与尿毒症毒素、中性粒细胞浸润、炎症因子、氧化应激和细胞凋亡有关。多种机制相互联系，共同发挥作用。

3. 肝肾交互 肝肾之间有着密切的相互关系，肾脏疾病可继发肝损害；肝脏病亦可累及肾脏。两者之间的相互作用临床主要包括两方面：一为原发肾损伤继发肝脏功能损害；另一方面为原发性肝病继发肾损伤。部分基础肾脏疾病（如肾肿瘤、肾病综合征）可能继发肝功能损害。重症 AKI 患者，由于体内代谢毒性物质滞留及微循环障碍缺血，引起肝细胞变性坏死，可发生肝小叶中心性坏死。在存在严重肝功能不全的重症患者中，常出现肾功能损伤，即肝肾综合征（hepatorenal syndrome，HRS）。HRS 在肾内表现为肾血管显著收缩导致肾小球滤过率降低，在肾外则表现为因动脉舒张占主导地位导致的体循环血管阻力和动脉压下降。其发病机制尚不完全明确。

【临床表现】

MODS 患者临床表现各异，在很大程度上取决于器官受累的范围及损伤是一次打击还是多次打击。MODS 病程可经历四个阶段，包括休克、复苏、高分解代谢和器官功能障碍。每个阶段都有其典型的临床特征（表 4-1-1）。

【诊断】

完整的 MODS 诊断依据包括：诱发因素、SIRS 和多器官功能障碍。诱发因素通过详细的体检和病史收集不难获得，而如何早期、准确地判断是否存在 SIRS 和器官功能障碍，是 MODS 诊断的关键。

SIRS 诊断标准：1991 年美国胸科医师学会（ACCP）、重症病医学会（SCCM）联合会议提出 SIRS 概念，指各种微生物或非感染性侵袭因素引起机体全身性炎症反应，临床表现为下列 2 项或 2 项以上征象（表 4-1-2）。该标准相对宽松，敏感性高，但特异性较差。

MODS 诊断标准：1997 年提出修正的 Fry-MODS 标准，囊括了所有可能累及的器官或系统（表 4-1-3）。

4

表 4-1-1　多脏器功能障碍综合征的临床分期和特征

	第 1 阶段	第 2 阶段	第 3 阶段	第 4 阶段
一般情况	正常或轻度烦躁	急性病容，烦躁	一般情况差	濒死感
循环系统	容量需要增加	高动力状态，容量依赖	休克，心排血量下降，水肿	血管活性药物维持血压，水肿
呼吸系统	轻度呼碱	呼吸急促，呼碱、低氧血症	严重低氧血症，ARDS	高碳酸血症、气压伤
肾脏系统	少尿，利尿剂反应不佳	肌酐清除率下降、轻度氮质血症	氮质血症，有血液净化指征	少尿，血液净化时循环不稳定
胃肠道系统	胃肠胀气	不能耐受食物	肠梗阻，应激性溃疡	腹泻、缺血性肠炎

续表

	第 1 阶段	第 2 阶段	第 3 阶段	第 4 阶段
肝脏系统	正常或轻度胆汁淤积	高胆红素血症、凝血功能异常	临床黄疸	转氨酶升高、严重黄疸
代谢系统	高血糖	高分解代谢	高血糖、代谢明显异常	乳酸酸中毒、骨骼肌萎缩
中枢神经系统	意识模糊	嗜睡	昏迷	昏迷
血液系统	正常或轻度异常	血小板降低，白细胞增多或减少	凝血功能异常	不能纠正的凝血功能异常

4

表 4-1-2 SIRS 诊断标准

项目	标准
体温	>38℃ 或 <36℃
心率	>90 次/分
呼吸	呼吸频率 >20 次/分 或 动脉血二氧化碳分压（$PaCO_2$） <32mmHg
白细胞	外周血白细胞 >12 × 10^9/L 或 <4 × 10^9/L 或幼稚杆状核白细胞 >10%

表 4-1-3 MODS 诊断标准

系统或器官	诊断标准
循环系统	收缩压 <90mmHg 持续 1 小时以上或需血管活性药物维持血压
呼吸系统	急性起病，动脉血氧分压（PaO_2）/吸入氧浓度（FiO_2）≤200mmHg，胸片显示双肺浸润影，肺动脉楔压 <18mmHg 或无左房压增高的证据
肾脏	肌酐 >177.3μmol/L 伴有少尿或多尿，或需要血液净化治疗
肝脏	胆红素 >34.2μmol/L，并伴有谷氨酸氨基转氨酶升高 >正常 2 倍或出现肝昏迷
胃肠	上消化道出血，24 小时出血量超过 400ml，或胃肠道蠕动消失不能耐受食物，或出现消化道穿孔或坏死
血液系统	血小板 <50 × 10^9/L 或降低 25%，或出现弥散性血管内凝血。

续表

系统或器官	诊断标准
代谢系统	不能为机体提供所需能量，糖耐量降低，需要使用胰岛素；或出现骨骼肌萎缩无力等表现
中枢神经系统	Glasgow 昏迷评分<7 分

4

【防治】

1. 加强器官功能监测　监测的目的是早期发现和治疗患者器官功能紊乱及指导 MODS 的治疗。MODS 患者应常规监测患者血流动力学、呼吸功能及体温。监测胃肠黏膜 pH 可及时发现胃肠道功能状态和组织氧利用的变化。监测脑、肝、肾、凝血及免疫功能变化。血常规、血生化、动脉血气分析及凝血功能的监测也是很重要的。积极进行病原学检查。

2. 治疗原发病　控制原发病是防治 MODS 的关键。治疗中应避免和消除诱发 MODS 的病因，避免机体遭受再次打击。对于多发伤患者，应积极清创，并预防感染发生。对于存在严重感染患者，必须积极引流感染病灶，合理、有效的应用抗生素。对于休克患者，积极予以液体复苏，避免休克引起的进一步脏器功能损害。

3. 改善氧代谢　氧代谢障碍是 MODS 的特征之一，纠正组织缺氧是治疗 MODS 重要的治疗目标。主要内容包括增加氧输送（如氧疗、机械通气、一氧化氮吸入）、降低氧消耗（如解热、镇静镇痛、机械通气等）、改善组织脏器血流灌注。

4. 代谢营养支持 MODS 患者处于高分解状态　代谢营养支持可提供适当营养底物，防止细胞代谢紊乱，参与调控免疫功能，支持器官组织结构和功能。代谢支持既可防止因底物供应受限影响器官的代谢和功能，又避免因底物供给过多而增加脏器负担。通常非蛋白热量

25～30kcal/(kg·d)，其中 40%～50% 的热量由脂肪提供；氮供应量为 0.25～0.35kcal/(kg·d)；热氮比为100kcal:1g；同时补充必要维生素和微量元素。

5. 免疫调理治疗炎症反应失控是导致 MODS 的本质原因，理论上抑制患者 SIRS 可阻断炎症反应进展。我国多中心研究提示，胸腺肽对脓毒性休克患者所致 MODS 具有良好获益。

6. 器官功能支持 MODS 的治疗策略仍然以支持治疗为主，主要是纠正器官功能障碍已经造成的生理紊乱，防止器官功能进一步损害，通过延长治疗时间窗、消除致病因素，促进脏器功能逐渐恢复。包括循环支持、呼吸支持、肝脏支持、肾脏支持、胃肠道支持、脑功能保护等。

（1）循环支持：对于休克患者，加强血流动力学监测，鉴别休克类型。对于感染性休克患者，予以积极液体复苏、抗生素治疗，循环仍难以改善下予以去甲肾上腺升压对症治疗；对于心源性休克患者，当常规药物治疗无效时，可予以心脏机械辅助装置，如主动脉球囊反搏（IABP）、体外膜氧合（ECMO）等。

（2）呼吸支持：MODS 首发器官常常是肺，患者往往需要机械通气以改善肺的氧合、纠正呼吸性酸中毒并治疗呼吸衰竭，如 ARDS。目前指南推荐俯卧位通气和高 PEEP 在 ARDS 治疗中的应用。对于高频振荡通气、液体管理、类固醇激素以及表面活性物质的应用对 ARDS 患者预后的影响仍处于争议之中。

（3）血液净化治疗：连续性肾脏替代治疗（continuousrenalreplacementtherapy，CRRT）治疗可持续滤过和吸附各种中大分子的炎症介质。不仅从循环中及组织中清除致病物质，削弱血液循环中促炎和抗炎介质峰值浓度，控制炎症反应和免疫抑制状态的失衡程度，改善机体免疫功能及内皮细胞功能，重建机体免疫内稳态，提供稳定的血流动力学及电解质、液体平衡，而且通过纠正高代谢状态、酸中毒和肠壁水肿，改善脏器的血流灌注和功能，形成良性循环，对延缓 MODS 的进程有极重要的作用。

（4）人工肝治疗：肝脏肩负着机体代谢、解毒、激素灭活、凝血物质产生等多方面的功能，严重感染、重度胃肠功能紊乱、急性中毒、严重多发创伤（重度肝损伤）等均可造成肝功能不全或衰竭。人工肝是采用血液灌流、血浆置换、血液透析滤过、分子免疫吸附等多种方法组成的清除胆红素、内毒素，维持糖、脂肪、蛋白质等代谢平衡，稳定人体内环境的复杂治疗系统。目前，人工肝只能代替肝脏部分功能，更多被称为人工肝支持系统。

（5）脑细胞保护：神经系统的直接或间接损伤、其他脏器功能的异常或衰竭均可影响脑功能，其细胞内钙离子浓度过高，兴奋性氨基酸及蛋白酶大量释放，自由基、再灌注损伤等"继发性损伤瀑布"的形成，使脑细胞不仅出现坏死，同时也发生了凋亡。除亚低温保护、高压氧等方法外，各类药物疗效在临床多未被肯定。脑保护的中心目标是保证脑的氧供、减少氧耗、防治脑水肿及阻断继发性损害。

（6）应激性溃疡的预防及治疗：保护胃肠道使用质子泵抑制剂或 H_2 受体阻滞剂防治应激性溃疡，但不宜使胃内过度碱化，胃液 pH 值控制在 4~5 为宜。MODS 时胃肠功能障碍的治疗原则主要是：纠正隐匿性休克、改善胃肠缺血、恢复肠道内微生态平衡、恢复胃肠动力。提倡早期肠道营养支持，也可保护胃肠黏膜屏障，减轻炎症反应，防止肠源性脓毒症的发生。

（7）纠正凝血功能障碍：MODS 患者易合并凝血功能障碍，尤其易发生于严重全身感染患者。高凝状态时应用肝素治疗，有明显纤溶亢进表现时可予以抗纤溶药（如氨甲环酸、氨甲苯酸等），有血栓形成时予以溶栓治疗（如尿激酶、链激酶或重组组织型纤溶酶原激活剂）。

7. 中药治疗根据辨证施治，运用"清热解毒""活血化淤"和"扶正养阴"法可获得一定疗效。

【预后】

MODS 患病率为 30% ~ 100%。通常序贯发生的脏器功能障碍的 MODS 患者比同时发生的患者预后好。两个脏器功能障碍持续 24 小时以上的患者病死率为 60%，三个器官功能障碍者病死率为 100%。随着受累数目增加，病死率明显增加。

第二节　急性呼吸窘迫综合征

急性肺损伤（acute lung injury，ALI）/急性呼吸窘迫综合征（acute respiratory distress syndrome，ARDS）是指在严重感染、休克、创伤等非心源性疾病过程中发生的一种急性弥漫性肺部炎症，可引起肺部血管通透性增加，肺重量增加，参与通气的肺组织减少。其临床特点为严重的低氧血症，双肺透光度降低，肺内分流和生理死腔增加，肺顺应性降低。其病理学特点为急性期的弥漫性肺泡损伤（包括水肿、炎症、透明膜形成及出血）。

【病因和发病机制】

根据肺损伤的机制，可将 ARDS 的病因分为直接性损伤和间接性损伤（表 4-2-1）。

表 4-2-1　ARDS 病因

直接性损伤	间接性损伤
肺炎（细菌、病毒、真菌等）	非肺部感染引起的脓毒症
误吸（胃内容物、化学物质、溺水）	严重的非胸部创伤
肺挫伤	烧伤
肺血管病变（羊水栓塞、血栓栓塞）	重症急性胰腺炎
非心源性休克	
药物	
大量输血、输液	

这些致病因素均可引起一个失控的炎症反应，中性粒细胞的聚集、活化，以及肺泡巨噬细胞、微血管内皮细胞、肺泡上皮细胞等的激活及应激状态，由此产生大量炎症因子、细胞因子、黏附分子、活性氧、花生四烯酸等，以及补体系统的激活、凝血机制的紊乱。

这些紊乱的炎症反应造成血管内皮细胞、肺泡上皮细胞损伤，内皮-上皮细胞屏障的破坏，富含蛋白液体及大量中性粒细胞渗入到肺泡腔内，肺表面活性物质减少，微循环痉挛及小血栓形成，小气道及肺泡塌陷，通气/血流比例失调，肺顺应性降低。

【病理特点】

在病理学上，ARDS 分为三个连续的时期，分别为水肿和出血期、机化和修复期、纤维化期。

1. 水肿和出血期通常为发病后的 1~7 天，此时两肺体积增大、重量增加。由于毛细血管内皮细胞及肺泡上皮细胞遭受炎症的破坏，显微镜下可见内皮细胞出现肿胀，细胞间隙增宽，基底膜裂解，而肺泡上皮细胞也出现肿胀，空泡化，甚至脱离基底膜。毛细血管、肺泡间隔及肺泡内可见较多的中性粒细胞浸润，血管内可见微血栓形成。此期可见透明膜形成，多存在于肺小气道腔内表面，尤以扩张的肺泡最显著，在镜下呈伊红色致密片状结构，其成分主要为免疫球蛋白、纤维蛋白等。

2. 机化和修复期在病程的 3~10 天，主要表现为Ⅱ型肺泡上皮细胞大量增生，覆盖脱落的基底膜，肺水肿减轻，肺泡膜因Ⅱ型肺泡上皮细胞增生、间质多行核白细胞和成纤维细胞浸润而增厚，毛细血管数目减少。

3. 纤维化期通常在发病 10 天以后，肺内间质成分比例增加，细胞数量减少，胶原纤维迅速增加，ARDS进入纤维化期。透明膜中成纤维细胞浸润，逐渐转化为纤维组织，导致弥漫性不规则纤维化，肺血管发生管壁增厚，动脉变形扭曲，肺毛细血管扩张，肺容积明显缩小。

【病理生理特点】

1. 肺间质和肺泡水肿

由于毛细血管内皮细胞、肺泡上皮细胞的破坏，水分可以从毛细血管自由地进入肺间质，往往同时伴有中性粒细胞及蛋白的浸润。肺间质的扩张性较好，可以容纳较多水肿液，当血管外肺水超过肺血容量的 20% 时，才出现肺泡水肿。在疾病早期，影像学上可表现为进展迅速的两肺弥漫性透光度降低及浸润影。

2. 肺容积明显减少

ARDS 时，肺泡表面活性物质减少，肺泡表面张力增加，易引起肺泡塌陷。早期肺间质及肺泡水肿，炎症介质及中性粒细胞浸润，小气道痉挛狭窄；晚期肺纤维化及肺结构破坏，以上均可造成肺泡塌陷、功能丧失。临床表现为肺活量、肺总量、潮气量及功能残气量明显减低。

3. 肺顺应性明显降低

肺泡水肿、出血、塌陷，及肺纤维化均会引起肺顺应性降低，在呼吸力学方面表现为肺压力-容积曲线（P-V曲线）向右下方移位，即获得同样的潮气量需要较高的气道压。ARDS 患者的 P-V 曲线呈 S 形改变，即起始段平坦，后出现低位转折点（lower inflection point, LIP），开始上升陡支，但顶峰肺容积数值小。其原因为开始通气时，随着肺泡内压增加，塌陷肺泡并未出现开放，提示肺顺应性降低，肺泡内压进一步增加，进入LIP 附近时，塌陷肺泡大量开放，出现拐点及陡升支，后因为肺容积减少，其容积顶点较正常 P-V 曲线的顶点低。

4. 通气-血流比例失调

肺泡塌陷及肺不张的区域，只有血流而肺泡通气明显降低，造成通气/血流比值下降，形成肺内分流。而尚能正常开放的肺泡存在过度通气、膨胀，存在通气增加，造成通气/血流比值上升，形成无效腔样通气。

5. 对二氧化碳清除的影响

ARDS 早期，由于低氧血症致肺泡通气量增加，且 CO_2 弥散能力为 O_2 的 20 倍，故 CO_2 排出增加，引起低碳酸血症；但到 ARDS 后期，随着肺组织纤维化，毛细血管闭塞，通气/血流比值升高的气体交换单位数量增加，通气/血流比值降低的单位数量减少，无效腔通气增加，有效肺泡通气量减少，导致 CO_2 排出障碍，动脉血 CO_2 分压升高，出现高碳酸血症。

4

6. 肺动脉高压

肺动脉高压，但 PAWP 正常是 ARDS 肺循环的另一个特点。ARDS 早期，肺动脉高压是可逆的，与低氧血症和缩血管介质引起肺动脉痉挛以及一氧化氮生成减少有关。ARDS 后期的肺动脉高压为不可逆的，除上述因素外，主要与肺小动脉平滑肌增生和非肌性动脉演变为肌性动脉等结构性改变有关。值得注意的是，ARDS 尽管肺动脉压力明显增高，但 PAWP 一般为正常，这是与心源性肺水肿的重要区别。

【流行病学】

据统计，在美国 ARDS 的发病率大约为 78.9/10 万人，并且随着年龄的增加发病率不断上升。1996—2005 年在 ARDS network 登记的 2451 例接受机械通气的 ARDS 患者，其 60 天死亡率从 1996—1997 年的 35%，逐步降为 2004—2005 年的 26%。按照柏林诊断标准，轻、中、重度 ARDS 的死亡率分别为 27%、32%、45%；而且存活患者中接受机械通气的中位时间分别为 5 天、7 天、9 天。在我国上海市 15 家成人 ICU 在 2001—2002 年的 ARDS 死亡率为 68.5%。台湾地区的一项 1997—2011 年的多中心研究提示 ARDS 发病率在 15.19/10 万人，住院期间死亡率总体为 57.8%。

【诊断要点】

1. 诊断标准

1994 年欧美 ARDS 联席会议提出了 ALI/ARDS 的诊断标准，ALI 与 ARDS 具有相似的诊断标准，两者区别在于诊断 ALI 时，PaO_2/FiO_2 200 ~ 300mmHg，而诊断

ARDS 时，$PaO_2/FiO_2 \leqslant 200mmHg$。在 2011 年德国柏林，由欧洲重症医学学会发起，美国胸科学会及重症医学学会共同参与，成立了一个全球性小组，提出了 ARDS 新的诊断标准，称为柏林标准（表 4-2-2）。新标准中对 ARDS 的诊断时间定为 1 周之内，取消了急性肺损伤的术语，将氧合指数在 200~300mmHg 者归为轻度 ARDS。计算氧合指数时，呼气末正压（positive end expiratory pressure，PEEP）必须 $\geqslant 5cmH_2O$，轻度 ARDS 时可采用无创通气，其 $CPAP \geqslant 5cmH_2O$。新标准因为 PAWP 的临床不可靠性，剔除其作为心源性肺水肿的客观指标，引入其他客观指标（如超声心动图）排除心源性肺水肿。

表 4-2-2　ARDS 柏林标准

ARDS
起病时间一周内急性起病的或者加重的呼吸系统症状
胸部影像无法用胸腔积液、肺不张或结节完全解释的双肺斑片状模糊影
水肿原因呼吸衰竭无法完全用心力衰竭或容量过负荷解释；如果没有危险因素，需要客观指标（如超声心动图）排除高静水压性肺水肿
低氧血症
轻度　　$200mmHg < PaO_2/FiO_2 \leqslant 300mmHg$，且 PEEP 或 $CPAP \geqslant 5cmH_2O$
中度　　$100mmHg < PaO_2/FiO_2 \leqslant 200mmHg$，且 PEEP $\geqslant 5cmH_2O$
重度　　$PaO_2/FiO_2 \leqslant 100mmHg$，且 PEEP $\geqslant 5cmH_2O$

注：胸部影像学包括 X 线和 CT；如果海拔高于 1000m，氧合指数需要校正，校正公式为 $PaO_2/FiO_2 \times$（大气压/760）；轻度 ARDS，可以无创通气

2. 临床表现

呼吸窘迫是其典型临床表现，于起病 1~2 天内出

现，呼吸频率通常 >20 次/分，并呈进行性加快，可达
30 ~ 50 次/分。患者缺氧表现很明显，这种缺氧通过普
通吸氧难以改善。患者表现为烦躁不安、心率加快。在
疾病后期，多伴有肺部感染症状，可出现咳嗽、咳痰、
发热等症状。

肺部体征通常无明显特异性，如缺氧无法纠正，患
者可出现口唇及指甲发绀，双肺呼吸音听诊可出现干湿
啰音，如合并肺实变及胸腔积液，可出现呼吸音减低或
水泡音。

3. 辅助检查

（1）影像学：X 线及 CT 在发病早期可见斑片状阴
影及肺纹理增加，随着病情的进展，后期可出现大片实
变影并可见支气管充气征，通常 ARDS 的 X 线改变常较
临床症状延迟 4 ~ 24 小时。阴影范围可因治疗发生改变，
为纠正休克而大量液体复苏时，常使肺水肿加重，X 线
胸片上斑片状阴影增加；应用利尿剂及 CRRT 等治疗，
使肺水肿减轻时，阴影面积可适当减少。

（2）肺泡毛细血管屏障功能和血管外肺水肿：肺泡
毛细血管屏障功能受损是 ARDS 的重要特征，测定肺泡
灌洗液中的蛋白浓度与血浆蛋白浓度的比值，是反映肺
泡毛细血管屏障受损的常用方法。ARDS 时，其比值通
常 >0.7，而心源性肺水肿时，其比值通常 <0.5。现在
ICU 中常用的血流动力学检测技术，如脉搏指示持续心
排血量（pulse indicator continuous cardiac output，PiCCO）
技术可通过检测血管外肺水来了解毛细血管屏障功能受
损情况。其中肺血管通透性指数（PVPI），正常值为 1 ~
3，当数值升高时，往往代表肺血管通透性增加。

（3）肺功能检测：肺容量和肺活量、功能残气量和残
气量均减少，呼吸无效腔增加，动-静脉分流量增加。早期
ARDS 引起的呼吸衰竭为呼吸性碱中毒和低氧血症，$PaO_2/FiO_2 < 300mmHg$，肺泡-动脉血氧分压差 $[(A-a) DO_2]$ 升
高，提示肺换气功能存在严重障碍。在 ARDS 后期，因为无
效通气增加，可表现为动脉二氧化碳分压升高。

（4）血流动力学监测：血流动力学监测对 ARDS 的诊断和治疗具有重要意义。ARDS 的血流动力学常表现为 PAWP 正常或降低。监测肺动脉嵌顿压，有助于与心源性肺水肿的鉴别；同时，可直接指导 ARDS 的液体治疗，避免输液过多或容量不足。

【鉴别诊断】

1. 心源性肺水肿

见于冠心病、高血压性心脏病、急性心肌梗死等引起的急性左心功能不全。主要病理生理过程是左心功能衰竭导致的肺毛细血管静水压增高，液体从毛细血管漏出，导致肺水肿和肺弥散功能障碍，产生呼吸窘迫及低氧血症。心源性肺水肿患者多有心血管疾病为诱因，发作时咳粉红色泡沫痰，肺泡灌洗液中的蛋白浓度与血浆蛋白浓度的比值 <0.5，X 线或 CT 中的水肿液以肺门周围多见，经强心利尿等治疗后患者症状改善较快。

2. 慢性阻塞性肺疾病（COPD）急性发作

患者既往多有 COPD 病史，感染常为发病诱因。血气分析提示 PaO_2 降低，多合并 $PaCO_2$ 升高。体格检查及影像学检查提示患者存在慢性心肺疾病。结合病史、体征、肺功能、血气分析、CT 等可与 ARDS 鉴别。

3. 急性肺栓塞

患者多突然起病，除呼吸窘迫外，可伴胸痛、烦躁不安、咯血、发绀，大面积梗死者可迅速出现休克，且通过常规治疗休克不易缓解。患者多有肿瘤、骨折、长期卧床、外科术后等病史。查体可发现肺动脉第二音亢进，右心衰竭，肢体肿胀、疼痛。D-二聚体水平升高，超声可见深静脉血栓，X 线可见典型的三角形或类圆形阴影。肺动脉增强 CT 或肺动脉造影可明确诊断。

【治疗】

1. 原发病治疗

全身感染、创伤、休克、重症胰腺炎等可引起全身炎症反应及毛细血管渗漏综合征，诱导产生 ARDS。控制原发病，遏制其诱导的全身失控性炎症反应，是预防和治疗 ARDS 的必要措施。另外，在治疗休克、创伤等疾病时，应避免无节制输血、液体过负荷、氧中毒、容积伤和院内感染，以此防止继发性 ARDS。

2. 氧疗

氧疗的目的是纠正 ARDS 的低氧血症，争取使动脉血氧分压（PaO_2）达到 60~80mmHg。常规给氧方式有鼻导管、面罩、文丘里面罩，但当患者出现 ARDS 时，常规给氧方式通常难以纠正低氧血症，无法改善患者呼吸窘迫症状，及早机械通气是最主要的呼吸支持手段。

3. 无创机械通气

对于一些神志清楚，配合良好，血流动力学稳定的轻度 ARDS 患者，可尝试应用无创机械通气治疗，特别是预计病情可在 48~72 小时内缓解的患者，无创通气可能取得很好的疗效。但使用无创通气时，需密切监测患者的生命体征及病情，做好及时气管插管、有创机械通气的准备。如无创通气 1~2 小时后患者低氧血症及病情得到改善，可继续无创通气，如无改善或继续恶化，需及时转为有创通气。

无创通气的禁忌证主要为：①不能配合或耐受无创通气；②意识模糊；③持续气道分泌物排出困难；④严重误吸，或上消化道出血、肠梗阻、近期食管及上腹部手术；⑤血流动力学不稳定；⑥危及生命的低氧血症。

4. 有创机械通气

机械通气是治疗 ARDS 的最重要手段之一，常规氧疗无法改善低氧血症时，应及时建立人工气道，行呼吸机辅助呼吸。最常用的人工气道建立方法是气管插管，如果存在困难气道、上气道梗阻、头颈部大手术或外伤、预计需长时间机械通气等情况，则需行气管切开接呼吸机辅助通气。

（1）肺保护性通气策略：ARDSnet 研究提示小潮气量通气可改善 ARDS 患者的病死率。目前建议将潮气量设置在 6ml/kg，平台压控制在 30cmH$_2$O 以下，以此来达到肺保护性通气的目的。如果潮气量在6ml/kg时平台压仍高于30cmH₂O，可将数值减为4ml/kg，更低的潮气量能否使患者生存率获益目前还有待进一步证实。

ARDS时由于肺容积减少，小潮气量通气容易造成动脉血二氧化碳分压增高，即允许性高碳酸血症。目前尚无明确的二氧化碳分压上限值，一般主张保持pH值>7.2。

（2）给予适当PEEP：ARDS患者机械通气使用PEEP的目的是防止肺泡塌陷，改善低氧血症，避免肺泡周期性塌陷/开放造成肺剪切伤。最合适的PEEP值应为防止肺泡塌陷的最低PEEP值。在临床中，PEEP常用的范围为5～20cmH₂O，寻找合适的PEEP值有很多方法，现将临床常用的PEEP选择法介绍如下。

1）肺牵张指数法：将容量控制通气恒流的压力-时间曲线（pressure-time curve，P-T曲线）进行线性回归得出公式 $P = a \times Tb + c$。b为肺牵张指数，能反映随着PEEP的增加，肺泡是在不断复张还是过度膨胀。研究提示，b<1反映随着吸气潮气量增加，肺泡不断复张，肺顺应性持续增加，P-T曲线吸气支向上凸出，说明吸气时存在塌陷的肺泡；b>1提示随着潮气量增大，肺泡过度膨胀，肺顺应性持续降低，P-T曲线吸气支呈下凹状态；b=1时P-T曲线吸气支呈一条直线，表明吸气过程中无塌陷肺泡，也无肺泡过度膨胀。因此可根据肺牵张指数来设置合适的PEEP，维持肺泡复张。精确计算b值需要记录吸气过程的所有压力及对应时间，并用计算机软件计算，步骤复杂。临床上可观察容量控制通气恒流状态下的P-T曲线，通过前述其吸气支的形状来粗略判断b值是小于1还是大于1，从而判断此时的PEEP是不足还是过高。

2）根据氧合PEEP滴定法：首先设置机械通气的氧合目标，PaO₂为55～80mmHg，或SaO₂达到88%～95%，然后交替提高PEEP和FiO₂的水平，以达到氧合目标。该方法操作简单，较为常用。但患者的氧合情况并不能反映其肺泡的复张及塌陷情况，因此根据此法选择的PEEP并不能确定肺泡复张的效应如何。

3）CT导向的PEEP滴定法：具体操作为充分肺复张后，将PEEP从高水平逐渐降低，如从$20cmH_2O$开始，每隔3~5分钟将PEEP递减$2cmH_2O$，每一PEEP水平均做胸部CT扫描，当CT显示通气肺组织比上一次降低5%以上时，说明肺泡明显塌陷，此时PEEP值为肺泡塌陷的临界值，该PEEP加$2cmH_2O$，即为最佳PEEP。此方法客观准确，但缺乏操作性，目前仅适用临床或实验研究。

4）低位转折点法：以低流速法描记压力-容积曲线（P-V曲线），以目测法或双向直线回归法测定低位转折点压力（Pinf），以此数值加$2cmH_2O$作为合适的PEEP值。其理论基础是吸气支的低位转折点为P-V曲线吸气支斜率突然增快的临界点，代表肺泡复张的开始，表示大量的肺泡打开，反映肺泡从萎陷到打开所需要的压力水平。此法是临床应用较多的PEEP选择法。

5）最佳氧合法：首先实施充分肺复张，肺复张充分的标准是实施肺复张手法后氧合指数（PaO_2/FiO_2）> 400mmHg，或两次肺复张后PaO_2/FiO_2的变化<5%。肺复张后直接将PEEP设置到较高水平（如$20cmH_2O$），然后每3~5分钟将PEEP降低$2cmH_2O$，直至氧合指数下降>5%，记录此时的PEEP，然后再次肺复张后将PEEP调至前面的PEEP值+$2cmH_2O$，此即为最佳PEEP。

6）跨肺压选择法：跨肺压是扩张肺组织的压力，即静态条件下作用于胸膜腔表面对抗肺组织回缩的力量，数值上等于肺泡内压与胸膜腔内压差。通过测定气道平台压代替肺泡内压，放食管测压管测食管压估算胸腔内压。适宜的PEEP是使呼气末跨肺压在0~$10cmH_2O$，而吸气末跨肺压<$25cmH_2O$（防止肺泡过度膨胀）。在临床实践中，应避免过高的PEEP，因为过高的PEEP造成肺泡毛细血管膜过分扩张而致通透性增高，破坏气血屏障，同时易造成气胸等并发症。过高的PEEP还可导致

胸腔内压增高，使右心回心血量减少，肺循环阻力增加，右心排血量减少，甚至直接阻碍冠状动脉循环，造成心功能下降，血流动力学不稳定。

（3）肺复张：ARDS 时，肺泡大量塌陷，导致肺容积减少，肺顺应性下降。为避免或减轻机械通气所致的肺损伤，通常需对 ARDS 患者采取小潮气量、限制平台压的肺保护性通气策略。限制气道平台压不利于已塌陷的肺泡复张，且被限制的平台压往往低于肺泡的开放压。因此采用肺复张促进塌陷的肺泡复张，并用合适的 PEEP 保持肺泡的开放是很有必要的。肺复张是 ARDS 小潮气量肺保护性通气策略的必要补充。

目前临床上的肺复张手法有多种，常用的有控制性肺膨胀法（sustained inflation，SI），PEEP 递增法及压力控制法（PCV 法）。控制性肺膨胀法是将呼吸方式调至持续气道正压，设定 PEEP 水平为目标复张压力水平（通常为 $30 \sim 45 cmH_2O$），持续 $20 \sim 40$ 秒，然后调整到常规通气模式。PEEP 递增法为呼吸机调至压力模式，首先设定气道压上限，一般为 $35 \sim 40 cmH_2O$，然后将 PEEP 每 30 秒递增 $5 cmH_2O$，直至 PEEP 为 $35 cmH_2O$，维持 30 秒，随后每 30 秒递减 PEEP 和气道高压各 $5 cmH_2O$，直至实施肺复张前水平。压力控制法是将呼吸机调至压力模式，同时提高压力控制水平和 PEEP 水平，一般高压 $40 \sim 45 cmH_2O$，PEEP $15 \sim 20 cmH_2O$，维持 $1 \sim 2$ 分钟，然后调至常规模式。

肺复张的耐受性需要引起重视，过高的压力及较长的时间易造成气压伤及影响血流动力学。一旦发生气胸，ARDS 的治疗往往非常困难。对于容量不足的患者，肺复张前应适当补液，纠正低血容量状态，如出现血流动力学不稳定或心律失常，应及时停止肺复张。一般来说，压力控制法对血流动力学影响最小，控制性肺膨胀法对血流动力学干扰最大。

（4）俯卧位通气：ARDS 患者肺间质及肺泡水肿增加，肺重量增加，背侧肺组织为重力承受区，且受到心脏的压迫，更易发生肺泡塌陷及肺不张。仰卧位通气时，血流灌注背侧肺组织占优势，背侧肺组织只有灌注而无通气，造成背侧肺组织存在肺内分流；而胸侧部分肺泡过度通气，血流灌注不足，导致死腔通气增加。俯卧位通气可降低胸膜腔压力梯度，减少心脏压迫，促进重力依赖区肺泡复张，有利于通气/血流比例改善，同时促进肺内分泌物引流。因此，对于常规机械通气治疗无效的重度 ARDS 患者，可考虑使用俯卧位通气。

4

俯卧位通气操作时需 3~5 名操作人员，统一节奏、协调操作。先将患者平移至床的一侧，然后将翻转侧手臂置于躯体下面，然后侧立、翻转为俯卧位，重新安置手臂，可使患者双侧肘部弯曲放在头部两侧，或者一侧手臂弯曲放于头部，另一侧手臂放于体侧。通常在双肩部、胸部、髂部、膝部垫入软垫，防止压迫性损伤，头可偏向一侧，面部用软垫支撑，或头呈正中位，用特制的垫圈支撑额部及下颌部。整个操作过程中需密切保护患者的气管插管、呼吸管路及导尿管等，防止管路压迫及脱落，体位摆好后，需在背部贴好电极片，连接好心电监护。

俯卧位通气的时间目前尚无明确答案，多项研究中提到俯卧位通气时间从数十分钟到 100 小时不等。在 *The New England Journal of Medicine* 刊登的 PROSEVA 多中心临床研究证实，至少连续 16 小时俯卧位通气的 ARDS 患者可降低 28 天及 90 天死亡率。俯卧位通气越早实施对患者越有帮助，对晚期 ARDS 或已经肺间质纤维化的患者实施俯卧位通气通常无效。大部分患者在体位改变 30~60 分钟后氧合可获得一定改善，部分患者反应有滞后现象，最迟可达 2 小时以上。在机械通气过程中，一般需 4~6 小时转换体位一次。严重的低血压、室性心律失常、颜面部创伤及未处理的不稳定性骨折为俯卧位通气的相对禁忌证。

5. 液体管理

ARDS 患者存在毛细血管损伤、渗漏，引起高通透性肺水肿，包括肺间质、肺泡内都存在不同程度的水肿。所以 ARDS 患者的液体管理是精细、复杂的。早期合并休克的 ARDS 患者，往往需要液体复苏，但大量的复苏易引起肺水肿加重，造成气体交换障碍及肺顺应性降低，低氧血症加重，而不充分的液体复苏，易导致组织器官灌注不足，加重休克。目前 ARDS 的液体管理关键在于保证脏器灌注的基础上，采用限制性液体管理办法，尽量使肺处于一个较"干"的状态。在度过早期的液体复苏后，如脏器灌注稳定，应尽量维持患者的液体负平衡，患者的肺水肿及氧合会得到不同程度的改善。早期复苏液体输注以晶体液为主，随着病情的发展，营养物质消耗增加，毛细血管渗漏增加，患者往往表现出低蛋白血症，这时需积极增加胶体液，特别是白蛋白的输注比例，同时配合利尿治疗，既能纠正休克，又能改善肺水肿情况。当然，什么样的容量状态是对患者合适的，需要多方面的评估测定，除血压、乳酸、CVP 等常用指标外，还需要 Swan-Ganz 导管、PiCCO 技术、重症超声等手段的辅助。

6. 血液净化

ARDS 本身存在一个过度的炎症反应，其中存在较多过量表达的炎症分子，如白细胞介素、TNF-α、趋化因子等。血液净化技术（如血液滤过）可通过滤器膜对这些炎症分子起到一定的清除作用。同时，利用血液净化精确到每个小时的定量液体超滤，可以稳定精细地控制液体出量，改善肺部高通透性水肿，尤其在合并心力衰竭或 AKI 的患者，应及时开始床边肾脏替代治疗。目前在 ICU 中常用的血液净化技术有持续静脉-静脉血液滤过（CVVH）、持续静脉-静脉血液透析滤过 CVVHDF等（具体内容可参见相关章节）。

7. 体外膜肺氧合技术（extracorporeal membrane oxygenation，ECMO）

ECMO 是体外生命支持技术的一种，通过泵将血液从体内引至体外，经膜式氧合器（膜肺）进行气体交换

（氧合及排出 CO_2），然后再将血液输入体内，完全或部分替代心和（或）肺功能。ECMO 是生命支持手段而非治疗手段，主要用于心脏和（或）肺脏功能衰竭的支持，使心脏和（或）肺脏得到充分休息，为疾病的诊断和治疗赢得时间。

2009 年英国的 CESAR 研究发现，ECMO 与常规机械通气治疗成人重症急性呼吸衰竭，病因可逆的早期重症 ARDS 患者可以通过 ECMO 提高治愈率。其研究中纳入 ECMO 治疗的标准是 18～65 岁，呼吸衰竭的病因可逆，Murray 评分≥3，常规治疗难以纠正的高碳酸血症（pH <7.2）。2009 年体外生命支持组织指南中指出 ECMO 的适应证为急性、严重、常规治疗无效且病死率较高的可逆性呼吸衰竭及循环衰竭，患者预计死亡率达 50% 时可考虑应用，患者预计死亡率达 80% 以上时是绝对适应证。目前 ECMO 在急性呼吸衰竭或 ARDS 中应用的指征主要为：①在纯氧条件下，氧合指数（PaO_2/FiO_2）< 100mmHg，或肺泡动脉氧分压差 >600mmHg，或 Murray 评分≥3，或难以代偿的高碳酸血症，pH <7.2；②年龄小于 65 岁；③接受机械通气 <7 天；④无全身抗凝的禁忌证；⑤疾病有恢复的可能性，且能接受高强度的治疗。ECMO 没有绝对的禁忌证，大多为相对禁忌证，归结起来主要有：①机械通气在高水平 >7 天（气道平台压 > 30cmH_2O，FiO_2 >0.8）；②免疫抑制（绝对中性粒细胞计数 <0.4×10^9/L）；③合并其他脏器的严重损伤如中枢神经系统近期出血或加重；④有应用肝素的禁忌证。

ECMO 常用治疗方式主要有静脉-静脉 ECMO（VV-ECMO）和静脉-动脉 ECMO（VA-ECMO）。目前针对需要 ECMO 支持的 ARDS 患者，如心功能满意，多常规采用 VV 模式，如合并严重的心功能不全，则需进行 VA-ECMO 治疗。

VV-ECMO 的引流端（通常为股静脉）及回流端（通常为颈内静脉）均位于腔静脉内，静脉血经人工泵引出经过人工膜肺，进行氧合及排出 CO_2，然后再回到中心静脉。VV模式是一个封闭式环路，保留了生理性的搏动灌流，对患者的血流动力学及心功能的直接影响极小，对患者的循环没有直接辅助功能。VV-ECMO时如果引血端及回血端之间的距离过近可能造成部分血流再循环至引血端，这种再循环血流会减少经膜肺充分氧合的血液进入肺循环，从而影响氧合。

　　VA-ECMO模式为通过腔静脉（颈内静脉或股静脉）置管，将血通过人工泵引流至人工膜肺，经过氧合后再经颈动脉或股动脉返回体内，这种方式与传统的体外循环相似。VA模式可以减少右心前负荷，对动脉系统产生直接灌注，但往往会增加左室后负荷，多用于需要心脏支持的患者，如重症心肌炎患者。颈静脉到颈动脉转流方式可以为主动脉弓和远端动脉的所有分支提供良好灌注，但它同时提高了主动脉压力，增加了后负荷，甚至人工血流可直接冲击主动脉弓和主动脉瓣，造成左室排空困难。颈静脉到股动脉转流能提供充分的远端灌注，但如果患者原本心功能尚可，则不能灌注主动脉弓等上半身大血管，当患者肺功能严重障碍时，左心室射出的血液没有氧合，会导致上半身（颅内血管、冠状动脉以及上肢血管供血区）缺氧。这时，可以通过增加一根回输管到静脉循环（颈内静脉或股静脉）产生静脉动脉静脉（VAV）转流来解决这个问题。另外回输端选用股动脉时，可能造成远端栓塞和下肢缺血的风险，这个问题要求选择管路大小时要考虑到患者的血管条件，也可以通过建立一个侧支血管到股浅动脉或胫后动脉，改善下肢远端灌注。

　　8. 药物治疗

　　（1）镇静、镇痛、肌松：机械通气患者应使用镇静、镇痛剂，以缓解疼痛、躁动、焦虑。临床医师可根据患者的具体情况制定合适的镇静、镇痛目标。ICU中常用的镇痛、镇静量表有CPOT量表、RASS量表等。

　　重症患者应用肌松药可减少患者的人机对抗，防止呼吸肌疲劳，但肌松药可延长机械通气时间，增加呼吸机相关性肺炎（VAP）发生率。如确定使用肌松药，应监测肌松水平，预防膈肌功能不全和 VAP 发生。

（2）糖皮质激素：目前尚无有效的循证医学证据支持糖皮质激素对 ARDS 治疗有效，目前不推荐常规应用糖皮质激素预防和治疗 ARDS。

（3）鱼油：鱼油富含 ω-3 脂肪酸，如二十二碳六烯酸（DHA）、二十碳五烯酸（EPA）等。有文献提示通过肠道给 ARDS 患者补充 EPA、γ-亚油酸可改善肺顺应性和氧合，但目前仍需进一步的临床研究证实。

9. 营养支持　ARDS 患者需尽早开始营养支持治疗。如患者肠道功能正常或部分恢复，可及早行肠内营养，方式有鼻胃管、鼻肠管、经皮内镜下胃造瘘/空肠造瘘术（PEG/PEJ）等。如患者无法耐受肠内营养，可选择静脉肠外营养，包括糖、脂肪、氨基酸、微量元素和维生素等营养要素。在疾病发生发展期，多采用低热量喂养，一般为 25~30kcal/（kg·d）。

10. 干细胞治疗促进受伤的肺泡上皮细胞及毛细血管内皮细胞修复是未来生物医学治疗的重点，干细胞因其自身具有强大的增殖能力及多向分化潜能在近年的研究中备受关注。间充质干细胞具有向两个胚层细胞分化的潜能，目前在 ARDS 的多个动物模型中，给予外源性间充质干细胞，可减轻炎症反应，促进肺泡液体的清除，改善毛细血管通透性，说明间充质干细胞具有减轻肺损伤，抗纤维化和抑制炎症反应的作用。当然，间充质干细胞应用于临床还有较长的路要走。

【预后】

ARDS 的预后与病因、有无多脏器衰竭以及并发症有关，总体来说预后并不理想。在临床中应避免 ARDS 的危险因素，早期识别 ARDS，及早针对 ARDS 病因治疗，一旦确诊 ARDS，及时采取有效的治疗策略，同时治疗中还需减少并发症的发生。

第三节　急性肾损伤

急性肾损伤（acute kidney injury，AKI）是指各种原因造成的肾功能在短时间内迅速下降，并引起的一系列危及生命并发症的临床综合征。其核心病理生理改变是肾小球的滤过功能在短时间内迅速下降。AKI 在 ICU 内发生率高、病死率高，是 ICU 内最常见的器官功能障碍之一。

【流行病学】

ICU 患者中 AKI 患病率为 29.5% ~ 77.2%，病死率为 13.9% ~ 54.4%。心血管外科术后人群，AKI 患病率为 27.9% ~ 75.7%，病死率为 9.4% ~ 27.1%。针对儿科人群，新近研究显示 AKI 总体患病率为 5.2%，病死率 17.5%，其中儿科 ICU 中 AKI 患病率为 25.1%，病死率为 46.3%。我国多中心研究结果显示儿童 AKI 总体患病率为 0.32%，病死率为 3.4%，脓毒症相关 AKI 为最常见病因，病死率达 34.9%。针对造影剂相关 AKI，一项法国回顾性研究显示，其患病率为 16.8%，其中 29.2% 患者需要肾脏替代治疗（renal replacement therapy，RRT），ICU 病死率为 50%。另外，医院获得性 AKI 需引起足够重视。一项来自印度研究结果显示，内科、外科和 ICU 中医院获得性 AKI 患病率分别为 0.54%、0.72% 和 2.2%，同时显示出极高的病死率，分别为 37.2%、43.4% 和 73.5%。

【病因】

AKI 是由于各种原因使肾排泄功能在短期内急剧减退，并引起氮源性代谢废物在体内潴留，水、电解质及酸碱平衡失调。引起 AKI 的病因很多，常见的危险因素主要包括严重感染、低血容量、肾毒性药物、重症急性胰腺炎、心脏术后、外科大手术、肾移植及其他脏器功能不全，如心衰、肝衰、胰腺炎、急性呼吸窘迫综合征等。

【病理生理机制】

根据 AKI 病理生理及处理方法不同将其分为肾前

性、肾性和肾后性三类。

(一) 肾前性 AKI

肾前性 AKI 通常是由于各种原因引起的血容量下降或心排血量下降导致肾脏供血不足，另外肾小球血管收缩/扩张调节失衡引起的肾脏血液供应下降也是重要原因。肾小球血流受入球小动脉及出球小动脉流量的动态平衡所控制，从而影响滤过压及下游肾单位的血液供应。所有影响肾脏入球小动脉收缩的多种调节因素发生变化，如交感神经张力上调，去甲肾上腺素、血管紧张素 Ⅱ、内皮素、血栓素、白三烯等分泌增加，使入球小动脉收缩，均可引起肾前性 AKI。

(二) 肾性 AKI

由各种肾脏实质性病变或肾前性肾衰竭发展而导致 AKI。其病因可分为肾小球、肾间质性、肾小管性、肾血管病变、肾小管内梗阻及慢性肾小球病变恶化。AKI 是个连续的病理生理过程，肾前性和肾性之间并没有明显的界限，当严重或持续的肾脏低灌注时，肾小管上皮细胞发生严重的损伤，即使纠正了低灌注也难以逆转肾脏实质的损伤，于是就由肾前性发展至肾性 AKI。急性肾小管坏死（acute tubular necrosis，ATN）是肾性 AKI 最常见的原因，主要与感染、大手术后、药物（如抗生素、造影剂及抗肿瘤药等）相关。一般说来，肾性 AKI 通常是肾脏缺血、缺氧性损伤或肾毒素的中毒性损伤共同作用的结果。

(三) 肾后性 AKI

一般说来，肾后性 AKI 在 ICU 中很少见。常见于各种原因引起的急性梗阻，如前列腺肥大、尿道狭窄引起的尿路阻塞；结石、血块、结晶引起的输尿管阻塞或神经病变、神经节阻滞药应用引起的神经源性膀胱。大部分肾后性 AKI 如能及时解除梗阻，肾功能往往能恢复。

【临床表现】

AKI 临床表现迥异，与病因及所处的 AKI 分期不同有关。明显的症状常出现于病程后期肾功能严重减退时，

4

常见症状包括乏力、食欲差、呕心、呕吐、瘙痒、尿量减少等，容量过负荷时致急性左心衰竭时可表现为气急、呼吸困难。查体可见外周水肿、肺部湿啰音、颈静脉怒张等。典型 AKI 临床特点和病程，一般分为三期：少尿期、多尿期和恢复期。

1. 少尿期在急性病因的作用下，患者会出现尿量骤减或逐渐减少，即 AKI 的少尿期。轻症 AKI（AKI 1~2期）的少尿期时间短，有的只有 2~3 天，很快进入多尿期和恢复期。相关临床表现较轻，只有轻度氮质血症及水钠潴留，对利尿剂反应较好。AKI3 期往往具有典型的少尿期、多尿期和恢复期；少尿期时少尿甚至无尿，一般持续 7~14 天。其临床表现较重，往往伴有明显的氮质血症、水钠潴留、电解质紊乱及酸碱平衡失调，并会有其他脏器功能受累表现，对利尿剂反应较差，一般需要肾脏替代治疗。

2. 多尿期每日尿量超过 800ml 即进入多尿期。进行性尿量增多是肾功能开始恢复的一个标志。进入多尿期后，肾小球滤过功能并没有立即恢复。有时每日尿量可达到 3l 以上而 GFR 仍在 10ml/min 或以下。AKI 1~2 的多尿期一般较短，很快恢复正常尿量。AKI3 期多尿期较长，可持续 2~3 周或更久。多尿期早期仍可出现高钾血症，持续多尿可发生低钾血症、低钠血症等。

3. 恢复期根据病因、病情程度、多尿期持续时间、并发症和年龄等因素，AKI 患者在恢复早期变异较大，可毫无症状，自我感觉良好，或体质虚弱、乏力、消瘦。除少数外，肾小球功能多在 3~6 个月内恢复正常。但部分重度 AKI 患者肾小管浓缩功能不可维持 1 年以上。若肾功能持久不可恢复，提示肾遗留有永久性损伤，而转变为慢性肾功能不全。

【实验室及辅助检查】

血肌酐和尿素氮进行性上升，高分解代谢上升速度较快，横纹肌溶解引起的肌酐上升更快。血清钾上升，血 pH 和碳酸氢根离子浓度降低，血钙降低，血磷升高。

可有贫血，如肾功能长时间不恢复，贫血可进行性加重。不同病因所致 AKI 的尿检异常可截然不同。肾前性 AKI 时无蛋白尿和血尿，可见少量透明管型。肾后性 AKI 的尿检异常多不明显，可见轻度蛋白尿、血尿。肾性 AKI 可出现大量蛋白尿或血尿，且以变形红细胞为主。

影像学检查对排除尿路梗阻及慢性肾脏病鉴别有帮助。对于排除肾前性和肾后性病因患者，拟诊肾性 AKI 但不能明确病因时，可行肾脏活检。

【诊断】

根据原发病因，肾功能急性进行性下降，结合临床表现、实验室及影像学检查，一般不难诊断，但既往标准不一。20 世纪中叶以后尽管急性肾衰竭（acute renal failure，AFR）这一术语被广泛应用，但由于一直缺乏明确统一的诊断标准，这直接导致其发生率、病死率等流行病学研究结果存在巨大差异，治疗的效果也无法达成共识。而且更重要的是急性肾衰竭使人们容易忽视肾脏损害早期的病理生理变化。由于近年的研究表明即使是住院患者轻微的血肌酐（SCr）改变也可能导致严重的不良预后。鉴于此，2002 年急性透析质量倡议组织（Acute Dialysis Quality Initiative，ADQI）提出了应该用 AKI 来替代急性肾衰竭，并于 2004 年制定出 RIFLE（Risk of renal dysfunction、Injury of the kidney、Failure of kidney function、Loss of kidney function、End stage renal disease）分级诊断标准（表 4-3-1）。

表 4-3-1　2004 年 ADQI 的 RIFLE 分级诊断标准

分期	SCr 标准	尿量标准
危险	SCr 增至基础值的 1.5 倍 或 GFR 下降 >25%	<0.5ml/（kg·h） ×6 小时
损伤	SCr 增至基础值的 2 倍 或 GFR 下降 >50%	<0.5ml/（kg·h） ×12 小时

续表

分期	SCr 标准	尿量标准
衰竭	SCr 增至基础值的 3 倍 或 GFR 下降 >75% 或 SCr≥4mg/dl (350umol/L) 且急性增加至少≥0.5mg/ dl (44μmol/L)	<0.3ml/(kg·h) ×24 小时 或无尿×12 小时
肾功能 丧失	持续肾衰竭 = 肾功能完全 丧失 (需要 RRT >4 周)	
终末期 肾病	需要血液透析 >3 个月	

2005 年急性肾损伤网络组织 (Acute Kidney Injury Network, AKIN), 旨在进一步推广 AKI 的概念, 并在 RIFLE 标准的基础上对 AKI 的诊断分期标准进行了修订, 最终于 2007 年正式发表了 AKI 的 AKIN 标准 (表 4-3-2)。

表 4-3-2 2007 年 AKIN 的 AKI 分期标准

分期	SCr 标准	尿量标准
1	升高至基线值的 1.5~2.0 倍 或升高≥0.3mg/dl (26.4μmol/L)	<0.5ml/(kg·h) 持续≥6 小时
2	升高至基线值的 2.0~3.0 倍	<0.5ml/(kg·h) ≥12 小时
3	升高至基线值 >3 倍 或 SCr≥4mg/dl (353.6μmol/L) 或需要肾脏替代 治疗	<0.3ml/(kg·h) ≥24 小时 或无尿≥12 小时

2012 年 3 月全球改善肾脏疾病预后组织（Kidney Disease：Improving Global Outcomes，KDIGO）根据最新的循证医学证据，发布了国际上首部关于 AKI 的临床指南，同时提出并推荐用 KDIGO 标准来对 AKI 进行定义及分期诊断。按照 2012 年 KDIGO 指南符合下列任何一条者即可定义为 AKI：48 小时内 SCr 升高 ≥0.3mg/dl（≥26.5μmol/L）；7 天之内 SCr 升高至基线值的 1.5 倍；尿量 <0.5ml/（kg·h）持续 6 小时（表 4-3-3）。

表 4-3-3 2012 年 AKI 分期诊断的 KDIGO 标准

分期	SCr 标准	尿量标准
1	7 天内升高至基线值的1.5 ~ 1.9 倍 或 48 小时内升高 ≥0.3mg/dl（26μmmol/L）	<0.5ml/（kg·h） 持续 6 ~ 12 小时
2	升高至基线值的 2.0 ~ 2.9 倍	<0.5ml/（kg·h） ≥12 小时
3	升高至基线值的 3 倍 或 SCr≥4mg/dl（353.6μmol/L） 或已经开始肾脏替代治疗 或年龄 <18 岁，eGFR <35ml/（min·1.73m^2）	<0.3ml/（kg·h） ≥24 小时 或无尿 ≥12 小时

由于血肌酐影响因素多，敏感性差，故血肌酐并非最佳肾损伤生物标志物。一些反映肾损伤的早期生物标志物不断被探索发现。最有临床意义是中性粒细胞明胶酶相关载脂蛋白（NGAI）、胱抑素 C（Cys-C）、肾损伤分子-1（KIM-1）、β$_2$-微球蛋白（β$_2$-MG）及白细胞介素-18（IL-18）等。且 2013 年 ADQI 将肾小管损伤标志物［如尿液中性粒细胞明胶酶相关脂质运载蛋白（NGAL）等］纳入 AKI 诊断标准中，提出 AKI 分类新建议（表 4-3-4）。

表4-3-4　2013 ADQI 分类新建议

分类	功能标志物（SCr 或尿量）	尿液新型损伤标志物升高（如 NGAL）
非肌酐升高 AKI（NCRI- AKI）	无变化	+
肌酐升高 AKI（CRIAKI）		
第 1 级	RIFLE- R 或 AKIN- 1	+
第 2 级	RIFLE- I 或 AKIN- 1	+ +
第 3 级	RIFLE- F 或 AKIN- 1	+ + +

【防治】

尽早识别并纠正可逆因素，避免肾脏受到进一步损伤，维持水、电解质及酸碱平衡是治疗 AKI 的关键。无论何种原因引起的 AKI，均应尽快纠正肾前性因素，尽早明确诊断，及时采取干预措施。AKI 防治包括以下方面：

1. 预防　AKI 相关的患病率及病死率均很高，并且没有特殊治疗可以逆转 AKI 临床过程，因此早期识别 AKI 并采取有效防治措施非常重要。针对危险因素采取相应的预防措施可有效降低 AKI 发生率。包括维持肾脏灌注、尽可能避免使用肾毒性药物、控制感染、及时清除肾毒性物质、预防造影剂肾损伤等。

2. 病因治疗　AKI 首要纠正可逆病因。肾前性 AKI 早期应予以积极恢复有效容量，保证容量和灌注压；对于严重感染患者积极予以抗生素治疗；及时停用影响肾血流灌注或肾毒性药物。对于肾后性 AKI 应及时解除泌尿系梗阻。

3. 液体管理

（1）控制性液体复苏：采取积极的控制性液体复苏可以减少后期的液体需要量。目前有许多方法用来评估前负荷，不仅可以确定是否前负荷和心排血量已经足够，还可以判断停止液体复苏的最佳时机。许多证据表明，在全身血管处于舒张状态下使用血管升压素等来提升血压，可以增加肾血流量、恢复尿量。

（2）液体排出：除限制液体摄入外，排出液体期间进行一些生理评估同样重要；排出液体过多或超过血管充盈速度会造成血容量不足、心排血量下降，加重肾脏损害。在 AKI 初期，通过监测一些新的肾损伤标志物进行早期干预，可以最大程度恢复肾脏功能，运用生物电阻抗技术对细胞外容量进行定量可以避免排出液体过多；脑钠肽及相关分子物质作为充血性心衰的生物标志物已经应用于接受 RRT 的患者并与超声心动图和生物电阻抗法的测量结果相关联，有助于判断液体负荷过多的程度。

（3）保持液体平衡：重症 AKI 患者液体正平衡与预后不良呈正相关。低血压和少尿患者在对血流动力学进行全面评估后确定补液量，血流动力学稳定后尽可能保持出入量平衡甚至负平衡。

（4）液体选择：在没有失血性休克情况下，建议应用等张晶体液作为治疗 AKI 患者或 AKI 高危患者首选，而不推荐首选胶体液。对于合并休克的 AKI 患者推荐补液治疗联合缩血管药物。

（5）利尿剂选择：对于 AKI 高危患者不推荐使用利尿剂预防 AKI。除非存在容量过负荷，否则不建议应用利尿剂治疗 AKI。

4. 血糖控制和营养支持存在高血糖重症 AKI 患者建议血糖控制在 6.11～8.27mmol/L。对于 AKI 患者首选肠内营养支持。具体营养措施包括①总热量摄入为 20～30kcal/（kg·d）；②非高分解代谢、不需透析治疗的 AKI 患者蛋白质摄入为 0.8～1.0g/（kg·d）；③行 RRT

的 AKI 患者蛋白摄入量为 $1.0 \sim 1.5 g/(kg \cdot d)$，CRRT 患者蛋白质摄入量可高达 $1.7 g/(kg \cdot d)$。

5. 并发症处理 严密监测患者电解质、血肌酐及尿素氮变化。当出现高钾血症时，应予以紧急处理，包括①钙剂（10% 葡萄糖酸钙 $10 \sim 20 ml$）稀释后缓慢静脉注射；②碱剂（5% 碳酸氢钠 $100 \sim 200 ml$）静滴；③50% 葡萄糖 $50 \sim 100 ml$ 加胰岛素 $6 \sim 12U$ 缓慢静推；④口服离子交换树脂（$15 \sim 30g$，每日三次）；⑤血液净化治疗。对于严重代谢性酸中毒患者，可选用 5% 碳酸氢钠中和治疗，必要时予以血液净化治疗。

6. 血液净化治疗

（1）开始时机：2012 年 KIDGO 指南中推荐当出现威胁患者生命的容量过负荷、电解质及酸碱平衡紊乱时，需紧急开始 RRT 治疗。对于 AKI 重症患者，液体过负荷也许是血液净化开始的重要决定因素，同时应全面考虑患者临床背景，是否能被 RRT 改善病情，综合实验室指标及尿量情况，而非仅仅观察尿素氮和肌酐水平。

（2）血管通路选择：现有指南建议透析导管置管部位首选右侧颈内静脉，依次为股静脉、左侧颈内静脉及优势侧锁骨下静脉。建议超声引导下置管，对于颈内静脉和锁骨下静脉置管患者，推荐首次使用前行胸片检查，以减少相关并发症。

（3）模式选择：与间断血液透析（intermittent hemdialysis，IHD）相比，在血流动力学不稳定的 AKI 重症患者中，CRRT 是理想的选择；而当患者全身状况好转即将离开或离开 ICU 后，IHD 是更为合适的选择。ICU 中普通肾衰竭患者，延长间歇性肾脏替代治疗（intermittent renal replacement therapy，PIRRT）为作为狭义的杂合式肾脏替代治疗（hybrid renal replacement therapy，HRRT）方法，可以替代传统的 IHD 和 CRRT。但对于重症 AKI 患者，特别是感染中毒性休克、重症胰腺炎等致 MODS 患者，目前虽有 PIRRT 成功治疗 MODS 的经验，但 PIRRT 仍不能作为首选模式（表 4-3-5）。

表 4-3-5　IHD、CRRT 和 HRRT 优缺点比较

方式	优点	缺点
IHD	迅速纠正水、电解质、酸碱平衡紊乱； 抗凝剂量小，或无需抗凝； 治疗结束后患者无活动受限； 费用低，医保承担比例高	需要水处理和透析设备； 血流动力学稳定性差； 中分子清除不佳； 需要专业医生和护士
CRRT	可清除中大分子溶质； 血流动力学稳定 液体平衡控制容易	血液长时暴露于非生理物质； 治疗效果取决于回路寿命； 需要持续抗凝；价格昂贵； 患者活动受限；治疗费时、费力
HRRT	应用较灵活； 避免长时间活动限制及出血风险； 平稳持续清除溶质的效果； 血流动力学相对稳定； 不需昂贵的设备和预充液，节省费用； 节省人力、物力	重症 AKI 患者，特别是感染中毒性休克、重症胰腺炎等致 MODS 患者，HRRT 不能作为首选模式

（4）治疗剂量：目前国内外共识建议治疗剂量为 $20 \sim 30ml/(kg \cdot h)$。2012 年 KIDGO 指南中推荐的持续治疗"正常剂量"是 $20 \sim 25ml/(kg \cdot h)$，为实际到达剂量。

（5）抗凝方式：如患者无出血风险和凝血功能受损，也未接受全身抗凝治疗，推荐 RRT 治疗期间使用抗凝剂。建议按如下程序选择抗凝方式：①间断 RRT：推荐使用普通肝素或低分子肝素抗凝，不推荐其他抗凝药物。②CRRT：无枸橼酸盐禁忌证的患者建议用局部枸橼酸盐抗凝而不用肝素。③有枸橼酸盐抗凝禁忌证的患者行 CRRT：建议普通或低分子肝素抗凝，不推荐其他抗凝药物。

有出血风险且未接受抗凝治疗的患者，建议在 RRT 期间给予以下抗凝措施：①建议无枸橼酸盐禁忌证患者局部使用枸橼酸盐抗凝，而非不抗凝。②建议出血高风险患者 CRRT 期间避免局部使用肝素。肝素相关血小板减少症（HIT）患者，须停用所有肝素制剂，推荐使用直接凝血酶抑制剂（如阿加曲班）或 Xa 因子抑制剂（如达那肝素或磺达肝素），不推荐其他抗凝药物或不用抗凝药物。无严重肝功能衰竭的 HIT 患者，RRT 期间建议使用阿加曲班，不建议使用其他凝血酶抑制剂或 Xa 因子抑制剂。

【预后】

AKI 的预后与原发病及并发症种类及严重程度相关。AKI 较高的患病率及病死率，给临床工作带来极大挑战，无论何种病因导致的 AKI，均应引起足够重视。部分 AKI 患者肾功能不能完全恢复，进展至慢性肾衰竭（CKD）。部分 CKD 患者发生 AKI 后，加快终末期肾病进程。

第四节　急性肝衰竭

【定义】

急性肝衰竭（acute liver failure，ALF）是指由多种因素引起（如严重感染、休克、创伤、药物等），使原来无基础肝病史患者出现肝功能急剧恶化（2 周内），导致肝细胞合成、解毒、排泄和生物转化等功能障碍或失代偿，从而引起进行性黄疸、神志改变和凝血功能障碍等为主要表现的一组临床症候群。而在慢性肝病基础上出现的急性（4 周内）肝功能失代偿称为慢加急性（亚急性）肝衰竭。

【流行病学】

ALF 在普通人群中少见，但在重症患者中常见。肝衰竭在发达国家的发病率少于 10 例/（百万人·年），其中药物性肝损伤在美国导致急性肝衰竭病例中约占 50%。目前我国尚没有关于 ALF 的发病率研究，根据中国人民解放军302 医院对该院近十年（2002—2011 年）的肝衰竭流行病学调查发现 ALF 发病率占 2.91%，在 ALF 病因中，前三位分别是不明原因（41%）、乙型肝炎病毒（HBV）感染（32%）、药物（19%）。另一项 2007—2012 年 7 家医院 ALF的病因调查也得到了类似结果，不明原因（29%）是 ALF的主要病因，其次为中药（17%）及对乙酰氨基酚（12%）。该病起病急，病情进展快，早期阶段很难识别，全世界每年约有 100 万患者死于肝衰竭，在所有死亡原因中排名第 10，病死率高达 50% ~ 80%。

【病因与发病机制】

重症患者常见病因包括全身性感染、缺血缺氧、创伤与手术打击、药物（如对乙酰氨基酚、抗结核病药物、抗风湿病药物等）与有毒物质中毒（如乙醇、毒蕈等）及急性妊娠脂肪肝等（表4-4-1）。不同病因引起的 ALF 发病机制不同。目前 ALF 的发病机制主要有"毒素假说"和"重要物质假说"。"毒素假说"提出由于肝功能损伤，正常情况下由肝脏代谢的毒素蓄积进而出现肝性脑病、肝肾综合征并发症。"重要物质假说"认为肝功能损伤时，许多重要物质合成减少，导致肝脏功能进一步损伤，并引起其他器官功能障碍。但总体来说，肝细胞急剧坏死的同时肝细胞再生能力不足以进行代偿是 ALF 发生的基础。

1. 缺血缺氧　缺血缺氧导致能量代谢障碍，使钠-钾泵正常功能不能维持，使肝细胞不完整及功能受损，缺血再灌注损伤时产生大量氧自由基也可引起肝功能损害。缺血所致的 ALF 通常被称为"休克肝"，常见于心搏骤停复苏后、任何时期的严重低血容量/低血压或严重充血性心力衰竭。

2. 药物与有毒物质中毒　各种药物所致的 ALF 发病机制和个体易感性差异很大，但发病类型主要为剂量依赖性肝损伤和特异质性肝损伤。前者主要为药物的直接毒性所致，与药物过量或体内蓄积中毒有关，具有剂量依赖性、可预测性、潜伏期短的药物反应特点，如对乙酰氨基酚、环磷酰胺等。特异质性肝损伤取决于机体对药物的反应而不是给药剂量或药物及其他代谢物的化学结构，具有非剂量依赖性、不可预测性等特征。

3. 全身性感染　在感染过程中，肝作为全身物质能量代谢的中心而成为最易受损的靶器官之一，ALF 可发生在感染的任何阶段，TNF-α 在感染级联反应和感染性肝损伤的发病机制中占重要地位。

4. 创伤与手术打击　机体在遭受严重创伤打击后，由于补体激活、炎症介质释放、毒素吸收以及创伤失血性休克和缺血再灌注损伤等一系列病理生理变化，导致全身多脏器功能损害。麻醉和手术期间，机体因受疾病、麻醉手术、药物以及应激反应等因素的打击，使肝功能发生暂时性低下，这些改变一般是可逆的，随着体内麻醉药物的代谢排泄、外科操作因素的消除和原发疾病的控制，肝功能可逐渐恢复到术前水平，但是发生于麻醉和手术相关的持续性肝损害亦并非罕见。

5. 急性妊娠脂肪肝（AFLP）　AFLP 是妊娠期间发生的以肝细胞广泛脂肪浸润、肝衰竭和肝性脑病为特征的临床综合征，发病率为 $1/7000 \sim 1/15000$，多发于妊娠 $30 \sim 38$ 周，也有 28 周发病，母胎病死率分别为 18%、$7\% \sim 58\%$，预后较差，以初产妇和双胎妊娠多见。目前认为妊娠后体内性激素水平的变化和本病有直接关系，孕妇体内雌激素、生长激素、儿茶酚胺等水平升高，加上妊娠末期孕妇处于应激状态，使脂肪动员和脂肪酸进入肝增加，肝内甘油三酯合成增多，糖原储备少，均有利于脂肪在肝细胞内沉积。而且妊娠晚期存在不同程度的蛋白质代谢紊乱，部分氨基酸和脂蛋白缺乏，均可促进肝细胞脂肪变性和脂肪沉积，导致 ALF。

6. 肝移植及部分肝切除 肝移植早期部分患者可发生 ALF，主要与下列因素有关：①移植肝的储备功能极差；②急性移植物排斥反应；③肝动脉血栓形成伴或不伴门静脉或肝静脉血栓。手术切除正常肝的 70% ~80% 可致 ALF。

7. 其他高热可致 ALF 文献报道高热持续 6 小时可出现形态学改变，主要发病机制为肝循环功能障碍、弥散性血管内凝血（DIC）及高热对肝细胞的直接毒性作用。病毒性肝炎、自身免疫性肝炎和肝重度幼稚细胞浸润导致的 ALF 在重症患者中偶可见到。

4

表 4-4-1　肝衰竭病因

肝炎病毒	代谢异常
甲型、乙型、丙型、丁型、戊型	肝豆状核变性 遗传性糖代谢障碍等
其他病毒	缺血缺氧
巨细胞病毒、EB 病毒、肠道病毒、疱疹病毒等	休克、充血性心衰等
药物及肝毒性物质	肝移植、肝部分切除、肝脏肿瘤
对乙酰氨基酚、抗代谢药、抗结核药（异烟肼、利福平、比嗪酰胺等）、化疗药物、部分中草药（如土三七）、抗风湿病药物、乙醇、毒蕈等	先天性胆道闭锁 自身免疫性肝病 妊娠急性脂肪肝 其他
细菌及寄生虫等病原体感染	胆汁淤积性肝病、创伤、辐射等
严重或持续感染（如败血症、血吸虫病等）	

【诊断要点】

1. 临床表现

（1）全身症状：极度虚弱、全身情况极差、乏力、发热、肝臭。

（2）消化道症状：恶心、呕吐、呃逆、腹胀、肠麻痹、浓茶色尿、黄疸进行性加重。

（3）肝性脑病：这是 ALF 最突出并具有诊断意义的早期临床表现。由于肝功能严重减退导致毒性代谢产物在血液循环内堆积引起，主要表现为高级神经中枢的功能紊乱（如性格改变、智力下降、行为失常、意识障碍等）以及运动和反射异常（如扑翼样震颤、肌阵挛、反射亢进和病理反射等），临床过程分为 5 期：

0 期（潜伏期）：无行为、性格异常，无神经系统病理征，脑电图正常，仅心理测试或智力测试有轻微异常。

1 期（前驱期）：轻度性格改变和精神异常，如焦虑、欣快激动、淡漠、睡眠倒错、健忘等，可有扑翼样震颤（＋）脑电图多数正常。

2 期（昏迷前期）：嗜睡、行为异常、言语不清、书写障碍及定向力障碍。有腱反射亢进、肌张力增高、踝阵挛及 Babinski 征阳性等神经体征，有扑翼样震颤（＋）、脑电图异常。

3 期（昏睡期）：昏睡，但可唤醒，醒时尚能应答，常有神志不清或幻觉，各种神经体征持续或加重，有扑翼样震颤（＋），肌张力高，腱反射亢进，锥体束征常阳性，脑电图异常。

4 期（昏迷期）：昏迷，不能唤醒，无扑翼样震颤。浅昏迷时，腱反射和肌张力仍亢进；深昏迷时，各种反射消失，肌张力降低，瞳孔常散大，可出现阵发性惊厥、抽搐、踝阵挛和换气过度。脑电图异常。

（4）凝血功能异常：出血常发生在皮肤、球结膜、口腔、鼻、消化道和颅内，引起出血的原因主要有凝血因子合成障碍、血小板减少、DIC 等。

（5）肝肾综合征（hepato-renal syndrome，HRS）：

HRS 是在肝衰竭基础上出现以肾功能损害、动脉循环和内源性血管活性系统活性明显异常为特征的临床综合征。有报道肾衰竭在 ALF 死因中占首位。主要诊断标准包括：①进行性肝衰竭伴门静脉高压；②肾小球滤过率降低，血尿素氮、肌酐升高；③排除低血容量休克、药物性肾中毒、细菌性感染、肾小球肾炎等其他原因引起的肾衰竭；④停用利尿剂和扩张血容量后，肾功能无显著改善；⑤超声检查无尿路梗阻和肾实质性病变。次要诊断标准包括①尿量 < 500ml/d；②尿钠 < 10mmol/L；③尿渗透压 > 血浆渗透压；④尿红细胞 < 50 个/HP，尿蛋白 < 500mg/24h；⑤血钠 < 130mmol/L。临床上根据肾衰竭程度和速度将 HRS 分为 2 型，Ⅰ型为患者在 2 周内迅速出现肾衰竭，血清肌酐 > 2210μmol/L，同时肌酐清除率低于 20ml/min，预后极差；Ⅱ型为血清肌酐 > 1326μmol/L，或肌酐清除率低于 40ml/min，肾功能进展缓慢，预后相对较好。

（6）循环功能障碍：急性心衰患者存在高动力循环，表现为心排血量增高和外周血管阻力降低，系周围动脉扩张所致，这种血流动力学极易演变成低动力循环，临床表现为血压下降、低血压、休克、心律失常和心力衰竭。

（7）脑水肿及颅内压增高：脑水肿的发生除与谷氨酰胺渗透性溶质增多，钠钾泵酶抑制等引起星状胶质细胞肿胀和 ICP 升高有关外，尚与内毒素、细胞因子所致的血-脑脊液屏障通透性增高、血流动力学改变导致脑血流灌注不足等因素有关。多发生在Ⅳ度肝性脑病患者，表现为血压高、心率慢、去大脑强直、癫痫发作等。

（8）肺水肿：与肺毛细血管通透性增加有关，表现为呼吸窘迫，呼吸性碱中毒，后期可发生 ARDS。

（9）感染：大多数患者常合并感染，且是引起死亡的主要原因之一，常见感染部位为呼吸道、泌尿道、胆管、腹腔等。主要是由于患者细胞免疫及体液免疫功能下降，也与患者昏迷及肠道屏障功能下降有关。

（10）其他：ALF患者易发生电解质与酸碱平衡紊乱，低钾常见，后期有高钠血症、低钠低氯血症、低镁血症、低钙血症等。ALF患者由于糖原储备耗竭、残存肝糖原分解及糖异生功能衰竭，患者可出现低血糖。

2. 辅助检查

（1）实验室检查：①转氨酶升高，但大面积肝坏死时可出现胆-酶分离现象，此时胆红素持续升高，而转氨酶不升高。②血胆红素进行性增高。③胆固醇下降，若低于2.6mmol/L则提示预后不良。④胆碱酯酶：反应肝实质合成蛋白的能力，与血清清蛋白减低大致平行。⑤清蛋白：肝是合成清蛋白唯一场所，除外其他因素，血清清蛋白下降提示肝细胞合成减少，逐渐下降提示预后不良；⑥凝血酶原时间延长及凝血酶原活动度降低，凝血因子明显减少。

（2）影像学检查：①肝脏CT：肝脏呈进行性缩小，肝实质呈现为弥漫性密度降低，或为边界不清的局限性密度降低是肝CT检查的特征性改变；增强CT显示，肝呈不均匀强化，坏死区增强程度显著低于周围肝实质。部分患者可有腹水改变。②肝脏超声：肝脏体积较正常缩小。

（3）组织病理学表现：组织病理学检查在肝功能衰竭的诊断、分类及预后判定上具有重要价值，但由于肝衰竭患者凝血功能严重降低，实施肝穿刺有一定的风险，在临床工作中应注意。ALF患者病理表现为肝细胞呈一次性坏死，坏死面积≥肝实质的2/3；或呈大块或亚大块坏死，或桥接坏死，伴存活肝细胞严重变性，肝窦网状支架塌陷或部分塌陷。

［诊断］

1. 急性肝衰竭急性起病，2周内出现Ⅱ度以上肝性脑病并有以下表现者：①极度乏力，有明显厌食、腹胀、恶心、呕吐等严重消化道症状；②短期内黄疸进行性加深；③凝血功能障碍，出血倾向明显，血浆凝血酶原活动度（PTA≤40%）或INR≥1.5，且排除其他因素；

④肝脏进行性缩小。

2. 慢加急性（亚急性）肝衰竭 在慢性肝病基础上，短期内发生急性或亚急性肝功能失代偿的临床症候群，表现为①极度乏力，有明显的消化道症状；②黄疸迅速加深，血清总胆红素（Tbil）水平大于正常值上限 10 倍或每日上升≥17.1μmol/L；③出血倾向，PTA≤40% 或国际标准化比值（INR）≥1.5，且排除其他因素；④失代偿性腹水；⑤伴或不伴有肝性脑病。

根据临床表现的严重程度，慢加急性（亚急性）肝衰竭可分为早期、中期和晚期。

（1）早期：①有极度乏力，并有明显厌食、呕吐和腹胀等严重消化道症状；②黄疸进行性加深（血清 TBIL≥171μmol/L 或每日上升≥17.1μmol/L）；③有出血倾向，＜PTA 30% ~ 40%（含），或 INR 1.5 ~ 1.9（含）；④未出现肝性脑病或其他并发症。

（2）中期：在肝衰竭早期表现基础上，病情进一步发展，出现以上两条之一者：①出现Ⅱ度以下肝性脑病和（或）明显腹水、感染；②出血倾向明显（出血点或瘀斑），＜PTA 20% ~30%（含），或 INR 1.9 ~2.6（含）

（3）晚期：在肝衰竭中期表现基础上，病情进一步加重，有严重出血倾向（注射部位瘀斑等），PTA≤20%，或 INR≥2.6，并出现以下四条之一者：肝肾综合征、上消化道大出血、严重感染、Ⅱ度以上肝性脑病。

【治疗】

原则上强调早期诊断、早期治疗，针对不同病因采取相应的病因治疗及综合治疗措施，并积极防治各种并发症。有条件者早期进行人工肝治疗，视病情进展情况进行肝移植前准备。考虑到一旦发生肝衰竭治疗极其困难，病死率高，故对于出现以下肝衰竭前期临床特征的患者，须引起高度重度，进行积极处理：①极度乏力，并有明显厌食、呕吐和腹胀等严重消化道症状；②黄疸升高（TBIL≥51μmol/L，但≤171μmol/L），且每日上升≥17.1μmol/L；③有出血倾向，PTA 40% ~ 50%

（含），或 INR 1.5 ~ 1.6（含）。

（一）一般治疗

安静休息，减少体力消耗，减轻肝脏负担。高碳水化合物、低脂、适量蛋白质饮食，若无禁忌，首选肠内营养，不能应用肠内营养时予肠外营养，可用葡萄糖和支链氨基酸，脂肪乳剂可选用中链/长链脂肪乳剂，并给予足量的维生素，提供每日 35 ~ 40kcal/kg 总热量。肝性脑病患者需限制肠道蛋白摄入。积极纠正低蛋白血症，补充清蛋白或新鲜血浆，并酌情补充凝血因子。进行血气监测，注意纠正水电解质及酸碱平衡紊乱，特别注意纠正低钠、低氯、低镁、低钾血症。由于大多数患者 ALF 都有发生不同程度循环功能障碍的倾向，可能改善血流动力学的药物值得关注。而前列腺素和其他前列腺素类药物在 ALF 的一些研究中提示有效。

（二）病因治疗

1. 针对病因特异性治疗　①对 HBV-DNA 阳性的肝功能衰竭患者，在知情同意的基础上可尽早酌情使用核苷类似物如拉米夫定、阿德福韦酯、恩替卡韦等，但应注意后续治疗中耐变异和停药后病情加重可能；②药物性肝衰竭应首先停用可能导致肝损伤的药物，对乙酰氨基酚中毒者可予 N-乙酰半胱氨酸（NAC）治疗，如服药时间在 4 小时内，在开始 NAC 治疗前，需先给予活性炭吸附治疗。NAC 不良反应少，变态反应罕见，停药后可缓解，如果发生支气管痉挛可用抗组胺药和肾上腺素治疗；③毒蕈中毒：ALF 患者在过去数小时至 1 天内摄入蘑菇史，并伴有严重胃肠道症状（恶心、呕吐、腹泻、腹部绞痛）的患者，应该怀疑本诊断，需要对患者进行及时足够的洗胃治疗和经鼻胃管给予活性炭，不进行肝移植者存活率非常低。可考虑使用 NAC 和青霉素 G［静脉给药，300 000 ~ 1 000 000u/(kg·d)］治疗，欧美国家认为水飞蓟素效果更佳，剂量为 30 ~ 40mg/(kg·d)（无论是静脉注射或口服），疗程为 3 ~ 4 天；④妊娠急性脂肪肝/HELLP 综合征所致的肝衰竭建议立即终止妊娠，如果终止妊娠后病情仍继续进展，须考虑人工肝和肝移植治疗。

2. 免疫调节治疗　目前对于肾上腺皮质激素在肝衰竭治疗中的应用尚有不同意见。非病毒感染性肝衰竭，如自身免疫性肝病及急性乙醇中毒等是其适应证。其他原因所致的肝衰竭早期，若病情发展迅速且无严重感染、出血等并发症者，可酌情使用。调节肝衰竭患者机体的免疫功能、减少感染等并发症，可酌情使用胸腺肽 α1 等免疫调节剂，它对 T 淋巴细胞功能可能有双向调整作用，同时可增强抑制肝炎病毒的复制。静脉使用免疫球蛋白，具有免疫替代和免疫调节双重治疗，对于预防和控制肝衰竭患者发生各类感染及减少炎症反应具有重要作用，目前多推荐使用。

3. 促进肝细胞生长治疗　为减少肝细胞坏死，促进肝细胞再生，可酌情使用促肝细胞生长素和前列腺素 E1 脂质体等药物，但疗效尚需进一步确认。

4. 其他治疗可应用肠道微生态调节剂、乳果糖或拉克替醇，减少肠道细菌易位或内毒素血症；酌情选用改善微循环药物及抗氧化剂，如 NAC 和还原型谷胱甘肽等治疗。

（三）并发症治疗

1. 肝性脑病　①去除诱因，如严重感染、出血及电解质紊乱等；②限制蛋白质饮食；③应用乳果糖或拉克替醇，口服或高位灌肠，可酸化肠道，促进氨的排出，减少肠源性毒素吸收；④根据患者电解质及酸碱平衡情况酌情选择精氨酸、鸟氨酸-门冬氨酸等降氨药物；⑤酌情使用支链氨基酸或支链氨基酸、精氨酸混合制剂以纠正氨基酸失衡；⑥对Ⅲ度以上肝性脑病建议气管插管；⑦抽搐患者可酌情使用半衰期短的苯妥英钠或苯二氮䓬类镇静药物，但不推荐预防用药；⑧人工肝支持治疗。

2. 脑水肿　脑水肿和颅内高压是 ALF 严重的并发症之一，可能导致颞叶钩回疝并致命，脑水肿导致颅内高压及缺血缺氧损伤，可能会导致患者长期的神经系统功能障碍。Ⅰ～Ⅱ度脑病患者很少出现脑水肿，Ⅲ度患者会有25%～35%出现脑水肿，Ⅳ度患者达到65%～75%或更多。ALF患者血流动力学稳定的情况下，应避免过度液体治疗，防止脑水肿。动脉血氨＞200μg/dl与脑疝高度相关，血清氨＜75μg/dl很少发展为肝性脑病。给予ALF患者口服乳果糖降低血氨水平，可能有助于预防或治疗脑水肿。①有颅内压增高者，予甘露醇0.5～1.0g/kg，但肝肾综合征患者慎用。如果血清渗透压＜320mOsm/L，这个剂量甘露醇可按需要重复1～2次。过量甘露醇可能会导致高渗或高钠血症；②袢利尿剂，一般选用呋塞米，可与渗透性脱水剂交替使用；③全身适度降温疗法（32～34℃）；④不推荐肾上腺皮质激素用于控制颅内高压；⑤人工肝支持治疗。

3. 肝肾综合征 ①保持有效循环血容量，低血压初始建议静脉输注生理盐水，顽固性低血容量性低血压患者可使用系统性血管活性药物，如特利加压素或去甲肾上腺素加清蛋白静脉输注，但在有颅内高压的严重脑病患者中谨慎使用，保持平均动脉压≥75mmHg；②限制液体入量，24小时总入量不超过尿量加500～700ml；③经颈静脉肝内门体分流术（TIPS）；④人工肝支持治疗，如血液透析或人工肝分子吸附循环系统（MARS）治疗。如果急性肾衰竭需要透析治疗，建议采用CRRT，不仅治疗肾衰竭，还可以有效治疗肝性脑病、药物或毒物中毒、严重液体潴留、电解质和酸碱代谢紊乱、高温。但是应注意CRRT治疗的并发症问题，肝病因肝细胞功能丧失，凝血障碍及血小板减低，目前仍无成熟的抗凝方案，有部分学者应用枸橼酸钠作为肝病患者CRRT治疗时抗凝剂，但其在肝衰竭中应用仍存在争议。

4. 肝肺综合征 PaO_2＜80mmHg时应予氧疗，通过鼻导管或面罩给予低流量氧（2～4L/min），对于氧气需要量增加的患者，可行加压面罩给氧或行气管插管后予呼吸机辅助通气。

5. 合并细菌或真菌感染 ①进行血液和其他液体的病原学检测；②预防性抗细菌和抗真菌治疗不能改善

ALF 最终结局，除了慢性肝衰竭时可酌情口服喹诺酮类作为肠道感染的预防外，一般不推荐常规预防性使用抗菌药物，尤其是轻度肝性脑病的患者；③一旦出现感染，应首先根据经验选择抗菌药物，并及时根据药敏试验结果调整用药，使用强效或联合抗菌药物、激素等治疗时，应同时注意防治真菌二重感染。

6. 出血　①常规预防性使用 H_2 受体阻滞剂或质子泵抑制剂；②对门脉高压出血患者，为降低门静脉压力首选生长抑素类似物，也可使用垂体后叶素；③食管胃底静脉曲张所致出血可用三腔二囊管压迫止血，或内镜下硬化剂注射或套扎治疗止血，可行介入治疗，如TIPS；④即使在 INR 显著升高的患者，由于代偿机制存在，血栓弹力图试验检测的总体凝血功能是正常的。临床上大量出血是罕见的，并且输注血浆后会影响 INR 对疾病预后的判断价值，所以在没有出血的情况下，不建议应用血浆纠正高 INR。而当临床上发生明显出血，或预计有高出血风险时，建议治疗凝血因子缺乏症。反复的单纯血浆输注，不能完全纠正严重升高的 INR，并有容量超负荷的风险，在这种情况下，可考虑使用血浆置换或重组的活性Ⅶ因子（rFⅦa）；⑤肝衰竭患者常合并维生素 K 缺乏，故推荐常规使用维生素 K（5 ~ 10mg，皮下注射）。

（四）人工肝

人工肝支持系统是治疗肝衰竭有效的方法之一，治疗机制是基于肝细胞的强大再生能力，通过一个体外的机械、理化和生物装置，清除各种有害物质，补充必需物质，改善内环境，暂时替代衰竭肝脏的部分功能，为肝细胞再生及肝功能恢复创造条件或等待机会进行肝移植。

1. 人工肝分型　人工肝根据其组成和性质主要分为三种类型：非生物型人工（Non-bioartificial liver，NBAL）、生物型人工肝（Bioartificial liver，BAL）和混合型生物人工肝（Hybrid artificial liver，HAL）。生物型和非生物型的人工肝区别在于是否利用了生物材料（肝脏干细胞等）来替代肝脏的功能。

（1）非生物型人工肝：非生物型人工肝是指采用物理学方法来清除体内毒素、补充有益物质，暂时替代肝脏主要功能的血液净化技术，主要包括血液透析、血液滤过、血液灌流、血浆置换和连续性血液净化等常规的血液净化技术和包括分子吸附再循环系统（molecular adsorbent recirculating system，MARS）、部分血浆分离吸附（fractionated plasmaseparation and adsorption，FPSA）、单通道清蛋白透析（single pass albumin dialysis，SPAD）等以清蛋白透析为原理的新型血液净化技术。

1）血液灌流

血液灌流的治疗原理：将血液直接送入血液灌流器与活性炭或树脂等吸附剂充分接触，利用吸附剂的特殊的孔隙结构将血液中的毒性物质吸附并清除。活性炭灌流是以一种多孔性、高比表面积的颗粒型无机吸附剂活性炭为材料，能有效吸附中小分子水溶性物质，但不能有效吸附血氨及脂溶性毒素，对与清蛋白结合的毒素吸附能力也较差。吸附树脂是一种球形合成交联共聚物，具有多孔、高比表面积等特征，对与蛋白质紧密结合的毒物，或脂溶性高的毒物具有较高的吸附能力，能够清除芳香族氨基酸，改善血浆和脑脊液中支链氨基酸与芳香氨基酸的比例。此外，在清除胆红素、胆汁酸等方面效果明显。

血液灌流的特点：与常规血液透析相比，活性炭或吸附树脂对中分子物质及与蛋白结合的物质清除率较高，对肝功能衰竭患者血液中的白细胞抑制因子、抑制肝细胞生长的细胞毒性物质以及胆红素、芳香族氨基酸、酚、短链脂肪酸等均可被有效的吸附；在临床治疗过程中易出现低血压及血小板减少，可能是由于血液内白细胞和血小板被吸附与损伤，释放出了作用于血管的胺导致血压下降；对水、电解质、酸碱失衡者无纠正作用；适用于各种重型肝炎并发肝性脑病、内毒素血症及急性中毒等。但血小板明显减少者不适合应用，因可以导致血小板进一步减少而增加出血的危险性，为减少血小板减少这个副作用，可采用血浆灌流，即先应用血浆膜式分离技术，将血浆从血液中直接分离出来，再送入血液灌流器中，将血浆中的各种毒素吸附后再返回体内。

2）血浆置换

血浆置换的治疗原理：将患者的血液引出体外，经过膜式血浆分离方法将患者的血浆从全血中分离出来弃去，然后补充等量的新鲜冷冻血浆或人血清蛋白等置换液。这样便可以清除患者体内的各种代谢毒素和致病因子，从而达到治疗目的。由于血浆置换法不仅可以清除体内中、小分子的代谢毒素，还清除了蛋白、免疫复合物等大分子物质，因此对有害物质的清除率远比血液透析、血液滤过、血液灌流为好。同时又补充了体内所缺乏的清蛋白、凝血因子等必需物质，较好的替代了肝脏某些功能。

血浆置换的特点：可以清除小分子、中分子及大分子物质，特别对与蛋白结合的毒素有显著的作用；对肝功能衰竭中常见的电解质紊乱和酸碱平衡失调的纠正有一定的作用，但远不及血液透析和血液滤过。对水负荷过重的情况无改善作用；采用这种方法需要大量血浆，能补充人体必要的大量蛋白、凝血因子等必需物质，但多次大量输入血浆等血制品，有感染各种新的病毒性疾病可能；适用于各种重型肝炎患者；置换以新鲜冷冻血浆（FFP）为主，可加部分代替物如低分子右旋糖酐、羟乙基淀粉等。

血浆置换量和频度：目前没有统一的置换量和频度。置换量取决于个体血浆量的差异，置换效率估计和置换后血管内蛋白分布情况。随着血浆置换循环次数的增多，效率越来越低，同时血浆置换后，血管内外之间的蛋白质浓度达到平衡需要 1 ~ 2 天，因此通常每次最佳置换量通常为 1.5 ~ 2 个全身血浆量，每周置换 2 ~ 3 次。全身血浆量 = 体重（kg）× 67.8（男）［62.3（女）］×（100 − 血细胞比容）。另外置换频度也需要根据基础疾病和临床反应来定。如肝性脑病时，可每天进行直到意识好转。

血浆置换的进展：由于传统血浆分离器的孔径为 $0.2 \sim 0.4 \mu m$，对血浆物质无选择性，在清除毒物的同时丢弃了大量体内有益的生物活性物质，如纤维蛋白原、补体和免疫球蛋白等，为解决这个局限性，选择性血浆置换应运而生，应用小孔径血浆置换器（EC-4A），孔径为 $0.03 \mu m$，能保留免疫球蛋白和补体，减少血浆使用量，一次节约 1000ml 血浆，大大缓解了用血矛盾，同时也减少了肝细胞生长因子的损耗，有利于肝细胞再生。

3）分子吸附再循环系统（MARS）：MARS 是清蛋白透析技术最典型的代表。它利用人清蛋白作为分子吸附剂，通过吸附透析再循环进行的高通量透析系统，可以选择性的清除蛋白结合终末代谢产物。它由血液循环系统、清蛋白循环再生系统和透析循环系统三个系统组成。MARS 治疗时，血液通过中空纤维膜滤过器进行体外循环，纤维膜孔径为 50kD，膜外为 20% 的清蛋白透析液。血液中的中、小分子水溶性毒素可自由跨膜向透析液弥散，与清蛋白结合的亲脂性毒素则在透析液中高浓度清蛋白的竞争结合作用下转移至膜外。血流量根据患者的血流动力学状况控制在 $150 \sim 200ml/min$，由 MARS 主机泵以 $150 \sim 200ml/min$ 流速驱动 600ml 20% 人血清蛋白进行闭合透析循环。清蛋白透析液得到在线净化后又重复下一个循环，直到吸附饱和为止，一般单次 MARS 治疗持续 $6 \sim 8$ 小时，不超过 10 小时，以免清蛋白透析液中滋生细菌。

4）成分血浆分离吸附（Fractionated plasmaseparation and adsorption，FPSA）：FPSA 采用截留相对分子质量为 250kD 的聚砜膜，使清蛋白结合毒素能自由通过，并被中性树脂和阴离子交换装置净化后再回到血液中，同时进行高通量聚砜膜透析以清除水溶性毒素。由 FPSA 和高通量血液透析结合而形成的一种治疗系统，包含蛋白筛选系数 0.5 的蛋白分离器、中性树脂吸附器、阴离子树脂吸附器、高通量透析器。具有三个体外循环：血液循环、吸附器循环、透析液循环。FPSA 先通过成分血浆分离器将清蛋白等分子质量在 248000D 以内的大分子物质滤过，然后通过两个吸附器和一个高通量透析器。患者血液通过清蛋白滤器分离出含有结合毒素的清蛋白，然后灌流到吸附装置中，通过与高亲和力的吸附材料直接接触将结合毒素清除，游离的清蛋白重新回到患者体内，而水溶性毒素通过直接透析而被清除，整个治疗过程中，无须补充外源性清蛋白。FPSA 可分离出某一类或某一种血浆成分，从而能够选择性或特异性地清除胆红素、肿瘤坏死因子、内毒素等；FPSA 基于血浆蛋白直接吸附和血液高通量透析，MARS 则基于间接清蛋白吸附和间接低流量透析；由于设计上的差异，FPSA 能较MARS 更有效地清除清蛋白结合毒素和水溶性物质；FPSA 与 MARS 的随机交叉对照试验均证实，FPSA 对清蛋白结合和水溶性产物的清除率以及最终降低率均高于匹配的 MARS 治疗。治疗时间不能超过 6 小时，原因是超过此时限清蛋白再生能力迅速下降，严重影响治疗效果。

（2）生物型人工肝：生物型人工肝是将肝细胞培养技术与血液净化技术相结合的产物。其基本原理是将体外培养增殖的肝细胞，置于特殊的生物反应器内，利用体外循环装置将肝衰竭患者血液或血浆引入生物反应器，通过反应器内的半透膜与肝细胞进行物质交换和生物作用。BAL 是目前与正常肝脏最为接近的人工肝支持系统，可以比较全面地替代肝脏解毒、生物合成和分泌代谢等功能。生物型人工肝虽然被认为最接近自然肝脏，但由于技术尚不成熟，目前仍停留在实验阶段。

（3）混合型人工肝：混合型人工肝是指由生物型人工肝与非生物型人工肝装置相结合而成的混合型人工肝支持系统。非生物型人工肝侧重于解毒功能，生物型人工肝是依靠生物反应器中的肝细胞，提供肝脏解毒、生物合成和分泌代谢功能。但肝衰竭患者血液中聚集的毒

4

素会严重影响生物反应器中培养肝细胞的存活和特异性肝功能的发挥。而混合型人工肝则是将两者有机地结合。一方面通过血浆置换、血液滤过等非生物型人工肝技术，在短时间内清除肝衰竭患者体内积聚的大量毒素和炎性介质，在改善机体内环境的同时，也减少了这些毒素对生物反应器内肝细胞的影响，更有利于生物人工肝发挥作用。另一方面，在非生物型人工肝使用之后再应用生物型人工肝，有可能使机体内环境在较长时间内保持稳定，从而给肝细胞恢复提供更长时间。

从理论上说混合型人工肝是与理想的人工肝最为接近的，代表着人工肝未来的方向，但真正应用到临床，还有很多问题需要解决，如怎样解决安全有效的肝细胞来源，如何合理地将非生物型人工肝和生物活性成分有机地结合，如何做到既通过解毒装置降低生物反应器内毒素的浓度，又可以避免对肝再生有利物质的清除等。

2. 人工肝适应证①各种原因引起的肝衰竭早、中期，INR 在 $1.5 \sim 2.5$ 和血小板 $>50 \times 10^9/L$ 的患者为宜；晚期肝衰竭患者也可进行治疗，但并发症多见，治疗风险大；未达到肝衰竭诊断标准，但有肝衰竭倾向者，亦可考虑早期干预。②晚期肝衰竭肝移植术前等待供体、肝移植术后排异反应、移植肝无功能期的患者。

3. 人工肝相对禁忌证①严重活动性出血或并发 DIC 者；②对治疗过程中所用的血制品或药品如血浆、肝素和鱼精蛋白过敏者；③循环功能衰竭患者；④心脑梗死非稳定期者；⑤妊娠晚期。

人工肝支持系统治疗的并发症有出血、凝血、低血压、继发感染、变态反应、低血钙、失衡综合征等。随着人工肝技术的发展，并发症发生率逐渐下降，一旦出现可根据具体情况予相应处理。

（五）肝移植

肝移植是治疗晚期肝衰竭最有效的治疗手段。对乙酰氨基酚、甲型肝炎、休克肝、妊娠有关的疾病所致的 ALF，移植后生存率 $>50\%$，而所有其他病因所致的

ALF 移植后生存率 <25%。

适应证：①各种原因所致的中晚期肝衰竭，经积极内科和人工肝治疗欠佳；②各种类型的终末期肝硬化。

绝对禁忌证：①难以控制的感染，包括肺部感染、脓毒血症、腹腔感染、颅内感染、活动性结核病；②肝外难以根治的恶性肿瘤；③难以戒除的酗酒或吸毒；④合并严重的心、脑、肺等重要脏器器质性改变，需要基本的生命支持，包括重度心功能不全、颅内出血、脑死亡、肾功能不全行肾脏替代治疗时间超过 1 个月；⑤难以控制的精神疾病；⑥获得性人类免疫缺陷病毒（HIV）感染。

相对禁忌证：①年龄 >65 岁；②肝恶性肿瘤伴门静脉主干癌栓形成或转移；③广泛门静脉血栓形成、门静脉海绵样变等导致无法找到合适的门静脉流入道者；④合并心、脑、肺、肾等重要脏器功能性病变。

【预后】

ALF 的预后评估应进行多因素综合分析，才能做出全面、客观的判断。影响预后的因素如下：

1. 病因原发病因基本决定预后，如甲型肝炎病毒、乙酰氨基酚及休克引起的预后较好，存活比例在 50% 以上，而乙型肝炎病毒、药物、不确定因素引起者非手术存活率只有 25%。各型病毒性肝炎引起的 ALF 的预后大体相似，但如发生于妊娠晚期（如戊型）则预后更差。氟烷性 ALF 存活率低，其他药物所致的 ALF 预后相对较好。

2. 年龄 40 岁以下比 40 岁以上者预后好。

3. 中毒症状极度乏力，频繁恶心呕吐或伴有肝臭，或兼有中毒性肠麻痹者，或收缩压 <85mmHg 者，预后恶劣。

4. 肝大小肝脏进行性缩小，肝浊音界明显缩小至 2 ~ 3 指距者，预后凶险。

5. 肝性脑病程度 Ⅰ ~ Ⅱ期预后相对好，Ⅲ ~ Ⅳ期预后差。

4

6. 并发症严重感染伴有感染性休克，DIC 或消化道大出血以及肾衰竭，是促进 ALF 死亡的常见并发症。一旦出现肾衰竭，提示病情已属终末期。

7. 生化及血液学检查

（1）血清胆红素：迅速上升至 340μmol/L 者，预后不良。

（2）凝血因子：PT 超过 50 秒者预后不良；凝血酶原活动度 <20% 者绝大多数病例死亡；Ⅴ因子以及Ⅶ因子明显下降时预后极差。

（3）甲胎蛋白（AFP）：AFP 是肝细胞再生的标记物。如果 ALF 患者在病程第 1～3 天内 AFP 呈明显增高时，提示肝细胞再生活跃，预后相对较佳。低水平 AFP 预后不良。

（4）铁蛋白：铁蛋白是细胞坏死的标记物。损伤的肝细胞释放大量铁蛋白，如果高水平的铁蛋白在前 3 天内下降就会有较好的预后，无论是哪种病因引起的肝衰竭都如此。

（5）维生素 D 结合蛋白（Gc 蛋白）：Gc 蛋白是对坏死细胞释放毒素的清理剂，与 MODS 的部分修复有关。正常水平是 80mg/L，预后佳者一般不低于正常值的 85%。对 182 例患者的研究表明总 Gc 球蛋白水平在预后较差的患者中表达明显降低。

（6）肝组织学检查：肝细胞水平呈水肿型预后好，大块或融合坏死者预后差。残存肝细胞 >35% 预后较好，反之则差。

【防治】

AHF 的病死率较高，临床上用药时应注意药物对肝脏的不良作用。例如，结核病患者使用利福平、异烟肼或吡嗪酰胺等治疗时，应定期检查血转氨酶、胆红素等，如发现肝功能有改变，应及时调整药物。外科施行创伤性较大的手术，术前应重视病人的肝功能情况，做好肝功能的评估。尤其对原有肝硬化、肝炎、黄疸、低蛋白血症等病变者，要有充分的准备。麻醉时应避免使用肝毒性药物。手术期间和术后要防止缺氧、低血压或休克、感染等，以免损害肝细胞。术后要根据病情继续监测肝功能，保持呼吸循环良好、抗感染和维持营养代谢，维护肝脏功能。

（孙仁华）

4

第五章

重症患者的营养评估与治疗

第一节　营养状态的评估

住院患者营养状况下降及营养不良是临床中较常见的现象，尤其在重症患者、外科患者以及年龄 >75 岁的高龄患者中表现更为突出。其可导致体内蛋白质消耗，免疫功能受损，细胞代谢障碍，并进一步影响器官功能以及疾病的转归，如延长住院时间、增加感染等并发症发生率，甚至导致死亡。因此，对住院患者进行正确、及时的营养状态评估和营养不良判断是必要的，并可为营养支持的实施提供依据。

一、人体测量

（一）体重

体重的测量是营养评价中最简单最广泛的方法。体重是机体脂肪组织、瘦组织群、水和矿物质的总和。通常采用实际体重占理想体重的百分比来判断是否存在营养不良。计算公式是：实际体重占理想体重百分比（%）=（实际体重/理想体重）×100%。实际体重为理想体重的 80%～90% 为轻度营养不良；实际体重为理想体重的 70%～79% 为中度营养不良；实际体重低于理想体重的 69% 为重度营养不良；实际体重为理想体重的 110%～

120%为超重；实际体重超过理想体重的120%为肥胖。

理想体重的计算方法：男性理想体重（kg）=身高（cm）-105，女性理想体重（kg）=身高（cm）-100。由于体重的个体差异较大，临床上往往用体重改变作为营养状况的评价指标似乎更合理。计算公式是：体重改变（%）=[通常体重（kg）-实测体重（kg）]/通常体重（kg）×100%。将体重改变的程度和时间结合起来分析，能更好地评价患者的营养状况，一般说来，3个月体重丢失>5%，或6个月体重丢失>10%，即存在营养不良。

（二）体质指数（body mass index，BMI）

体质指数是反映蛋白质热量、营养不良以及肥胖症的可靠指标，计算公式：BMI=体重（kg）/身高（m）^{2}。正常值为19~25（19~34岁）；21~27（>35岁）。BMI<18.5为营养不良，>27.5为肥胖，其中17.0~18.5为轻度营养不良；16~17为中度营养不良；<16为重度营养不良；27.5~30为轻度肥胖，30~40为中度肥胖，>40为重度肥胖。

（三）皮褶厚度与臂围

通过三头肌皮褶厚度、上臂中点周径及上臂肌肉周径的测定可以推算机体脂肪及肌肉总量，并间接反映热能的变化。皮褶厚度男性<10mm，女性<20mm为消瘦；男性>40mm，女性>50mm为肥胖。

（四）握力测定

握力与机体营养状况密切相关，是反映肌肉功能十分有效的指标，而肌肉力度与机体营养状况和手术后恢复程度相关。因此，握力是机体营养状况评价中一个良好的客观测量指标，可以在整个病程中重复测定、并可随访其变化情况。正常男性握力≥35kg，女性握力≥23kg。

二、实验室检查

（一）血浆蛋白

血浆蛋白水平可以反映机体蛋白质营养状况、疾病的严重程度和预测手术的风险程度，因而是临床上常用的营养评价指标之一。常用的血浆蛋白指标有白蛋白、前白蛋白、转铁蛋白和视黄醇结合蛋白等。白蛋白的半衰期为18天，营养状态对其浓度的影响需较长时间才能表现出来。血清前白蛋白、转铁蛋白和视黄醇结合蛋白半衰期短、血清含量少且全身代谢小，是反映营养状况更好、更敏感、更有效的指标。

（二）氮平衡与净氮利用率

氮平衡是评价机体蛋白质营养状况的可靠的和常用的指标。氮平衡 = 摄入氮 - 排出氮。若氮的摄入量大于排出量，为正氮平衡；若氮的摄入量小于排出量，为负氮平衡；若氮的摄入量与排出量相等，则维持氮的平衡状态。机体处于正氮平衡时，合成代谢大于分解代谢，意味着蛋白净合成。而负氮平衡时，分解代谢大于合成代谢。

（三）肌酐身高指数

肌酐是肌酸代谢后的产物，在肌肉中形成后由尿排出，研究表明成人24小时尿肌酐排泄量大致与机体瘦体组织含量成正比。通过收集24小时尿液可测定尿液中肌酐值，再除以升高相应的理想肌酐值而求出肌酐身高指数（creatinine height index，CHI），CHI = 24 小时尿液中肌酐值/身高相应的理想肌酐值（%），大于理想的90%为正常。80% ~ 90% 为瘦组织群轻度消耗，60% ~ 80%为瘦组织群中度消耗，低于60%为重度消耗。然而，对于重症患者，骨骼肌处于高分解代谢状态，其影响肌酐身高指数对机体瘦组织群的定量估计。

（四）3- 甲基组氨酸（3- MH）

3- MH 是一种主要存在于骨骼肌中的氨基酸，3- MH在尿中排泄的动态变化可以反映肌肉分解的情况，尤其是骨骼肌的分解情况，亦可作为评定机体代谢状态的一项指标。通过尿 3- MH 的测定表明：严重创伤、烧伤和全身感染后，尿 3- MH 排泄增加，反映了骨骼肌分解代谢率额增高；反之，代谢率降低时其排泄量减少。动态观察其变化可了解肌肉蛋白质的变化。

（五）免疫功能

总淋巴细胞计数是评价细胞免疫功能的简易方法，测定简便、快速，适用于各年龄段，其正常值为 $(2.5\sim3.0)\times10^9/L$。$(1.5\sim1.8)\times10^9/L$ 为轻度营养不良，$(0.9\sim1.5)\times10^9/L$ 为中度营养不良，$<0.9\times10^9/L$ 为重度营养不良。

第二节　肠外营养

一、定义

肠外营养（parenteral nutrition，PN）是从静脉内供给营养作为手术前后及危重患者的营养支持，全部营养从肠外供给称为全胃肠外营养（total parenteral nutrition，TPN）。

二、适应证

1. 胃肠道功能障碍（不能耐受肠道喂养）。
2. 由于手术或解剖问题禁止使用胃肠道。
3. 存在尚未控制的腹部情况，如腹腔感染、肠梗阻、肠瘘等。

三、禁忌证

1. 血流动力学不稳定或存在组织低灌注状态。
2. 存在严重水电解质与酸碱失衡。
3. 严重肝功能衰竭、肝性脑病。
4. 急性肾衰竭存在严重氮质血症。
5. 未控制的严重高血糖。

四、肠外营养配方

（一）葡萄糖

葡萄糖是肠外营养中碳水化合物的主要来源，供能为 4kcal/g. 但以葡萄糖为唯一能量来源可导致高糖血症以及必需脂肪酸缺乏，过量输注葡萄糖还可致肝脏脂肪蓄积，二氧化碳生成量增加以及儿茶酚胺分泌增加等。故提倡以糖脂双能源提供非蛋白热量，糖脂比例 6:4 或5:5。

（二）脂肪乳

脂肪乳是肠外营养中另一重要营养物质和非蛋白质能量来源，提供必需脂肪酸，参与细胞膜磷脂的构成及作为携带脂溶性维生素的载体。糖脂双能源供能有助于减轻葡萄糖的代谢负荷和营养支持中血糖升高的程度。重症患者脂肪供给量一般为 $1 \sim 1.5g/(kg \cdot d)$，需考虑机体对脂肪的利用和代谢能力，同时监测脂肪、血脂水平以及肝肾功能。高甘油三酯血症患者（甘油三酯 > $4 \sim 5mmol/L$）不推荐使用脂肪乳剂；合并脂代谢障碍（如重症胰腺炎早期）以及老年患者，应降低脂肪的补充量。常用的脂肪乳剂包括长链脂肪乳剂（LCT）和中长链脂肪乳剂（MCT/LCT），长链脂肪乳剂在肝脏的代谢需要肉毒碱的参与，且可能影响危重症患者的巨噬细胞、中性粒细胞功能，影响呼吸衰竭患者的氧合。

含中链甘油三酯（MCT）的脂肪乳剂其代谢更容易，对机体免疫和呼吸功能影响更小，是理想的脂肪来源。然而，纯 MCT 不能提供必需脂肪酸，且快速氧化后可显著升高体温，此外还可导致酮血症。目前临床上使用将 MCT 和长链脂肪酸混合输注的脂肪乳，称之为中长链脂肪乳剂。脂肪乳剂的浓度有 10%、20%、30%，供能为 9kcal/g。快速输注脂肪乳剂可出现寒战、发热、呕吐、背痛、腰痛等副作用，由于脂肪乳含有卵磷脂，因此不能用于对鸡蛋过敏的患者。

（三）氨基酸

输注氨基酸溶液的目的是提供机体合成蛋白质所需的氨基酸而非提供能量。如果未能通过葡萄糖和（或）脂肪乳提供充分热量，氨基酸就会被用于分解功能，而氮将被排出而非用于组织合成，因此应予以足够的非氮源热量以便有效利用氮。平衡型氨基酸是临床常选择的剂型，其含有各种必需氨基酸和非必需氨基酸，比例适当，具有较好的蛋白质合成效应。重症患者肠外营养时蛋白质补充量及热氮比构成的原则为：维持氮平衡的蛋白质供给量一般从 $1.2 \sim 1.5g/(kg \cdot d)$ 开始，相当于氮 $0.2 \sim 0.25g/(kg \cdot d)$；适宜的热氮比认为比单纯强调蛋白质的补充量更为重要。危重症患者，应降低热氮比，可 $100 \sim 150kcal:1gN$ （$418.4 \sim 627.6kJ:1gN$）。支链氨基酸是在肝外代谢的氨基酸，适用于肝功能障碍的患者，有助于减轻肝脏的代谢负担，调整血浆氨基酸谱，防治肝性脑病。但在改善蛋白质代谢（节氮效应）及影响预后方面，强化支链氨基酸的复方氨基酸并未显示出较平衡氨基酸具有更有明显的优势。

5

（四）维生素

几乎所有维生素都来自于体外，补充维生素也就成为肠外营养配方的一部分。存在营养不良、感染、胃肠道切除或因创面、瘘导致大量体液丢失的患者需要高剂量的水溶性维生素。脂溶性维生素的需要量在疾病急性期、感染、负氮平衡、以脂肪为能量来源等条件下会增加。

（五）水和电解质

营养液的容量或每日水的补充量依疾病及液体平衡状态而定，包括每日体重监测、液体出入情况以及临床检查是否存在脱水、水肿。电解质的补充量取决于代谢状况、肾脏以外的失水、液体和电解质丢失、酸碱平衡以及纠正既往丢失量等情况。血清电解质浓度测定为确定电解质的补充量提供依据。每日常规补充的电解质主要有钾、钠、氯、钙、镁、磷。钠和钾可以通过盐酸盐的形式补充，镁通常以硫酸镁形式补充，钙则来源于葡萄糖酸钙或氯化钙。

（六）微量元素

微量元素在体内含量低、需要量少，但它们具有重要或特殊功能。某种微量元素的过多或缺乏均会危害健康，短期肠外营养者通常不会发生微量元素缺乏，禁食超过 4 周者必须给予补充。

应强调指出：肠外营养时各种营养素应同时进入体内，否则将影响其有效利用。即在无菌条件下配制成全静脉营养混合液后持续匀速输注。为确保输入的混合营养液的稳定性，不应在全合一营养液中添加抗生素、胰岛素等其他任何药物。

五、肠外营养的途径

肠外营养的输注途径主要有外周静脉和中心静脉。周围静脉途径是指浅表静脉，大多数是上肢末梢静脉。周围静脉途径具有应用方便、安全性高、并发症少而轻等优点，适用于预期只需短期（<2 周）肠外营养支持的患者。中心静脉途径适用于需要长期肠外营养，需要高渗透压营养液的患者。临床上常用中心静脉途径有：①颈内静脉途径；②锁骨下静脉途径；③经头静脉或贵要静脉插入中心静脉导管（PICC）途径。

六、肠外营养液的输注

肠外营养的输注有持续输注法和循环输注法两种。持续输注是指营养液在 24 小时内持续均匀输入体内。由于各种营养素同时按比例输入，持续供给氮源、能量及其他营养物质，对机体的代谢及内环境的影响较少。循环输注法是在稳定输注营养液的基础上缩短输注时间，使患者有一段不输液时间，此法适合于病情稳定、需长期肠外营养、而且肠外营养素量无变化的患者。

七、并发症

（一）导管相关性并发症

此类并发症多见于中心静脉穿刺。

1. 气胸、血胸和大血管损伤　静脉穿刺可造成动脉、静脉、胸膜、肺脏等损伤。少量气胸（肺压缩 <2%）在数日内自行吸收，可不予处理。严重气胸应行

紧急穿刺抽气。重症患者需反复穿刺抽气或放置胸腔闭式引流管以引流。如导管误置入胸腔并输入营养液，可导致胸腔积液。若穿破静脉时也可导致血胸。其中锁骨下静脉穿刺的并发症发生率较高。

2. 动脉、神经、胸导管损伤　锁骨下静脉穿刺错误时可误伤锁骨下动脉，引起局部大范围出血及血肿形成，甚至引起纵隔血肿而压迫纵隔。此外，还可能导致臂丛神经或其分支损伤。颈内静脉穿刺可能损伤膈神经、迷走神经、喉返神经，进而出现一系列相应的临床表现。

3. 空气栓塞　低血容量或深吸气时胸腔内负压明显增加，若此时行穿刺置管、输液完毕未及时更换或导管连接处脱落可引起空气栓塞，穿刺置管过程中亦可发生。大量空气进入血管可直接致死。一旦发生空气栓塞，应立即将患者左侧卧位，并头低脚高，必要时右心室穿刺抽气。

4. 导管栓塞与静脉栓塞　输液缓慢、导管扭曲、高凝状态等情况下，导管尖端及周围可形成血栓。如发生导管栓塞应予拔管，亦可试用肝素或链激酶治疗，但切不可采取加压注水的方法，以免血栓脱落而造成重要器官（心、肺、脑）血管栓塞。营养液多为高渗，长时间输注可刺激静脉壁而发生静脉炎及血栓形成（如锁骨下静脉血栓形成）。

5. 导管相关性感染　多发生于置管后晚期。包括：①导管定植，无全身或局部感染症状，仅在标本（经导管获取的血液或已拔除的导管中的血液）中发现有病原体生存；②经隧道和完全导管置入的入口导致感染；③导管相关的血行感染。穿刺置管时未严格遵循无菌技术、导管放置时间过长等都是发生感染性并发症的因素。如出现导管相关血行感染，应该拔除管道并行合适的全身和局部治疗。

（二）代谢性并发症

肠外营养时提供的营养物质直接进入循环中，营养底物过量容易引起或加重机体代谢紊乱和器官功能异常，产生代谢性并发症，如高血糖、低血糖、氨基酸代谢紊乱、高脂血症、电解质及酸碱代谢失衡、必需脂肪酸缺乏、再喂养综合征、维生素及微量元素缺乏症等。具体如下：

1. **糖代谢紊乱**　肠外营养时输入大量葡萄糖，机体无法及时利用以致血糖水平骤增。可表现为高血糖伴渗透性利尿。严重应激状态下，机体常出现代谢性高血糖反应及外周胰岛素抵抗。肠外营养支持的初期阶段，往往会使血糖升高更加严重。严重高血糖所致的高渗状态可导致脑细胞脱水，患者出现昏睡或昏迷，同时出现全身脱水征。

常见的原因包括：①营养液输注速度过快或输液量过多；②原发疾病影响胰岛素分泌及糖代谢，如重症胰腺炎、糖尿病、胰腺癌等；③药物对血糖的影响，如糖皮质激素、生长激素和生长抑素的作用等。

防治措施：①减少葡萄糖的输注量，葡萄糖输液速度应每分钟 <4mg/kg，适当提高脂肪乳剂在非蛋白质热量中的比例，以脂肪提供 40% ~50% 的非蛋白质热量为宜。②逐步增加葡萄糖的输注量，使内源性胰岛素的分泌量逐渐增加，以适应高浓度葡萄糖的输注。③补充外源性胰岛素，以调整血糖于满意范围。胰岛素不宜加入全静脉营养混合液中，一方面防止其被营养袋吸附而失去作用，另一方面不易控制用量，最好应用微量输液泵单独补充，以便随时调整用量及保证药物作用效果。胰岛素以持续静脉输注时也要注意防止血糖下降过快及低血糖。④营养液持续、均速输注，避免血糖波动。⑤输注过程中密切监测血糖浓度，同时亦应注意血钾及尿量改变。

长时间肠外营养支持会使内源性胰岛素持续分泌，若突然终止输入，体内血胰岛素水平仍较高，则极易发生低血糖，当血糖浓度降至 2.8mmol/L 以下时，可表现为心悸、出汗，甚至休克。所以行肠外营养治疗时禁忌突然中止输注。故此类患者应逐渐降低肠外营养液的用量及输液速度。

2. 脂代谢异常　长期接受肠外营养者，若营养液中不含有脂肪则可能发生必需脂肪酸缺乏。人体无法合成必需脂肪酸，必须由外界摄入，包括亚油酸、亚麻酸和花生四烯酸。某些患者存在脂肪代谢异常的基础疾病，如高脂血症、肝硬化、胰腺炎、糖尿病等。在严重应激状态下，可能会很快出现必需脂肪酸的缺乏，其原因：①必需脂肪酸及维生素 E 补充不足；②持续葡萄糖输注，使血胰岛素水平升高或外源性补充大量的胰岛素，从而使体内储存脂肪的动员受到抑制。必需脂肪酸缺乏可使患者出现皮肤干燥、毛发脱落、伤口延迟愈合、肝大、肝功能异常、骨骼改变、血花生三烯酸/花生四烯酸比值升高（正常为 0.4）、红细胞脆性增加、贫血、前列腺素水平下降等表现。每日输入 20% 脂肪乳剂 250ml 可补充必需脂肪酸 30 克，补充维生素 E 与维生素 B_6 可增加亚麻酸的生理功能。在严重感染时亦可出现脂代谢的改变，脂肪利用障碍。应用外源性脂肪时，应注意控制脂肪的补充量，每天 $0.5 \sim 1.0 g/kg$，并从 1/3 或半量开始，在严密监测血脂、脂肪廓清以及呼吸商的情况下，酌情调整用量，并缓解输注速度。

3. 氨基酸代谢紊乱　肠外营养治疗可能导致氨基酸失衡，长期肠外营养治疗时需监测血清氨基酸浓度，根据个体情况进行调整。

4. 电解质及微量元素缺乏　危重患者由于能量、体液的消耗及丢失增加，可导致低钾、高钾、低镁、低磷、低钙血症。低钾血症见于较高浓度的葡萄糖输入以及应用外源性胰岛素，其促使糖原合成，钾离子进入细胞内而使血钾浓度下降；渗透性利尿或应用利尿剂使尿钾排出增多；钾的补充不足。高钾血症见于钾的补充过多、大量输血；全肠外营养支持期间补钾量往往较大，碱性液体的输注可促使钾向细胞外转移，肾衰竭时亦可出现高钾血症。低镁血症常见原因为尿量增加及腹泻，使镁的排出量增加；镁的补充不足；另外，某些基础疾病易合并低镁血症，如肠瘘、胆瘘、急性胰腺炎等。低磷血症见于较长时间禁食、进食不良等使磷摄取减少；呕吐、胃肠减压等磷丢失增多；营养支持治疗时氨基酸在机体内合成蛋白质、碱中毒时促进磷向细胞内转移；代谢障碍导致体内磷储存减少及细胞内磷的利用严重减少。低钙血症多由于炎症反应时降低机体对甲状旁腺素（PTH）的反应性；交感神经兴奋、儿茶酚胺水平过高以及器官衰竭可导致 PTH 分泌障碍或 PTH 抵抗；亦可见于急性胰腺炎。防治可采用静脉补充，对于肾功能正常患者静脉补充钾浓度要求不宜超过 40mmol/L，补钾速度应控制在 20mmol/h 以下；而肾功能异常、少尿患者补钾宜慎重。镁的补充量为每天 0.04mmol/kg，在额外丢失患者应增加补充量并及时测定镁浓度。补磷应根据供葡萄糖、氨基酸、肾功能、胃肠液等丢失情况而进行调整，通常 > 20mmol/cal。而在行肠外营养治疗时，这些电解质的需要量相应增加，于是加重了电解质的缺乏，应及时补充。禁食超过 1 个月以上可导致微量元素缺乏，最常见的是锌缺乏，其次是铜缺乏和铬缺乏；长期行肠外营养治疗的患者亦存在微量元素缺乏，故需每日补充。

（三）胃肠道并发症

长期禁食及肠外营养治疗，肠道处于休息状态，长期不使用则导致肠黏膜上皮绒毛细胞萎缩、变稀、皱褶变平，肠道黏膜正常结构和功能被破坏，极易引起肠道菌群易位导致肠源性感染。

（四）肝脏及胆管系统并发症

长期肠外营养可导致胆汁淤积、胆泥形成甚至胆管结石。肠外营养提供过高的能量、过多碳水化合物、过多脂肪可导致肝功能改变，经调整及纠正营养治疗方案后、停用肠外营养或减量，肝功能大都可恢复正常。对于原有肝病基础或伴有其他疾病，如中/重度营养不良、短肠综合征，肝胆系统损害更易发生，可导致门静脉炎、脂肪肝、肝内毛细血管胆汁淤积等，进一步发展可导致肝功能不全，甚至肝衰竭及死亡。

（五）代谢性骨病

部分长期肠外营养患者出现骨钙丢失、骨质疏松、血碱性磷酸酶水平增高、高钙血症、尿钙排出增加、四肢关节疼痛，甚至出现骨折等表现，称为代谢性骨病。

八、监测

肠外营养治疗过程中需监测内容包括监测肠外营养的需要量、效果以及并发症。

（一）常规监测指标

1. 生命体征　体温、脉搏和呼吸的监测可帮助及时发现有无营养输液引起的不良反应和感染并发症。

2. 每日出入液体量　特别是 24 小时尿量、消化液丢失量、非显性丢失液量（汗液量、呼吸道丢失等），用以了解患者体液平衡情况，以指导每日静脉补液量，在危重者中应有更加精确的记录。

3. 血清电解质浓度　包括血清钾、钠、氯、钙、镁、磷浓度。

4. 血气分析　可了解酸碱平衡情况。肠外营养治疗初期时需每日测定，如未发现明显异常则每 1~2 周测定 1 次，危重者有明显异常时应严密监测。

5. 尿糖、血糖　通过定期测定尿糖、血糖以了解机体葡萄糖代谢和利用情况，指导每日输入葡萄糖和胰岛素的剂量，避免发生高血糖、低血糖等并发症。对接受单以葡萄糖为供能物质的肠外营养治疗患者以及原患有糖尿病的患者更应重视尿糖、血糖的严密检查。

6. 血白蛋白质浓度　包括血清白蛋白、转铁蛋白、维生素 A 结合蛋白、纤维连接蛋白等。一般每周测定 1 次以了解营养治疗效果。

7. 血常规　包括红细胞计数、白细胞计数和分类及血小板计数。一般每周查 1~2 次，如怀疑并发感染时应随时、动态监测白细胞计数及分类情况。如有血小板下降，除需考虑可能由血液系统、脾、肝疾病等因素引起外，还应考虑有无铜缺乏的可能性，并行进一步相关检查。血中淋巴细胞数可反映免疫功能。

8. 肝肾功能　包括血清总胆红素、直接胆红素、天冬氨酸转氨酶、丙氨酸转氨酶、碱性磷酸酶、γ-谷氨酰转肽酶、尿素氮、肌酐等，一般每周测 1~2 次，危重患者需根据病情变化及时予以复查。

9. 血脂浓度及血脂廓清试验　包括血清总胆固醇、甘油三酯、低密度脂蛋白胆固醇、高密度脂蛋白胆固醇、载脂蛋白等，每周或每两周测 1 次。

10. 体重　如果可以排除脱水或水肿等影响，体重的改变可以直接反映成人的营养状态。一般每周测量体重 1~2 次，最好用理想体重百分率和病前体重百分率来表示，以评估体重变化。

11. 人体测量　主要测定中上臂臂围和三头肌皮褶厚度，通常每周测定 1 次。

12. 氮平衡　为每日摄入氮量与排出氮量之差（具体测量方法及其意义见本章相关内容）。

（二）特殊监测指标

1. 血清渗透压　对接受肠外营养治疗的危重患者，当怀疑其可能有血液高渗情况时，应及时测血清渗透压（成人正常值 285~295mmol/L），在积极处理的同时应严密监测直到恢复正常。也可用下面的公式估计血清渗透压：血清渗透压（mmol/L）= 2〔血清钠（mmol/L）+ 血清钾（mmol/L）〕+ 血糖（mmol/L）+ 血清尿素氮（mmol/L）。

2. 24 小时尿钠、尿钾测定　如果患者出现明显电解质代谢紊乱，需监测 24 小时尿钠和尿钾的排出总量以指导治疗。

3. 胆囊超声检查　接受肠外营养治疗超过两周的患者应行胆囊 B 超检查以了解胆囊容积、胆汁稠度、有无胆泥等，结合肝功能检查结果综合评定肝胆系统是否受损和有无胆汁淤积情况。

4. 血清维生素、微量元素测定　定期监测微量元素和维生素水平。

5. 肌酐身高指数 肌酐身高指数如小于 0.8 则提示营养不良。

6. 尿 3-甲基组氨酸测定 可反映肌肉蛋白质的分解程度,尿中尿 3-甲基组氨酸排出量增加提示蛋白质分解代谢加重。动态监测其值,如逐渐减少常提示应激程度减轻及营养治疗有效。

7. 迟发型变态反应试验 用以了解患者的免疫功能。蛋白质营养不良患者对此试验的反应减弱或消失,经治疗后随营养状况的改善,对该试验的反应可再出现或更明显。

8. 微生物污染的监测 出现与原发病无关的发热时应怀疑是否存在肠外营养相关性感染,应立即留取营养液残液、患者血液做细菌和真菌培养,必要时拔除中心静脉导管并行导管尖端微生物培养。

9. 血清氨基酸谱分析 可根据需要不定期测定,以指导调肠外营养配方。

第三节 肠内营养

一、定义

肠内营养 (enteral nutrition, EN) 是经胃肠道提供代谢需要的营养物质及其他各种营养素的营养支持方式。

二、适应证

1. 胃肠功能正常,但营养物摄入不足或不能摄入者(昏迷、烧伤、大手术后危重患者)。

2. 胃肠道部分功能不良者,如消化道瘘、短肠综合征(大部分小肠切除术后)等。

3. 胃肠功能基本正常但合并其他脏器功能不良者,如糖尿病或肝、肾衰竭者。

需进行营养支持时,凡胃肠道功能正常或存在部分功能者,应当首选肠内营养或与肠外营养配合,部分应用肠内营养。

三、禁忌证

1. 胃肠道功能障碍。
2. 完全性肠梗阻（如机械性肠梗阻和麻痹性小肠梗阻）。
3. 严重的消化道出血。
4. 梗阻性内脏血管疾病，如肠系膜血管缺血或栓塞。
5. 未解决的腹部问题，包括后腹膜炎症、出血、不可控制性肠瘘。
6. 严重腹胀和腹腔内高压（IAH）等。
7. 严重腹泻，经处理无改善，应暂时停用。
8. 俯卧位时应暂停肠道喂养。

四、肠内营养制剂

肠内营养制剂根据其组成可分为非要素型、要素型、组件型及疾病专用型肠内营养制剂四类。

1. 非要素型制剂　也称整蛋白型制剂，该类制剂以整蛋白或蛋白质游离物为氮源，渗透压接近等渗，口感较好，口服或管饲均可，使用方便，耐受性强。适于胃肠道功能较好的患者，是应用最广泛的肠内营养制剂。

2. 要素型制剂　该制剂是氨基酸或多肽类、葡萄糖、脂肪、矿物质和维生素的混合物。具有成分明确、营养全面、不需要消化即可直接或接近直接吸收、含残渣少、不含乳糖等特点，但其口感较差，适合于胃肠道消化、吸收功能部分受损的患者，如短肠综合征、胰腺炎等患者。

3. 组件型制剂　该制剂是仅以某种或某类营养素为主的肠内营养制剂，是对完全型肠内营养制剂的补充或强化，以适合患者的特殊需要。主要有蛋白质组件、脂肪组件、糖类组件、维生素组件和矿物质组件等。

4. 疾病专用型制剂　此类制剂是根据不同疾病特征

设计的针对特殊患者的专用制剂，主要有糖尿病、肝病、肿瘤、婴幼儿、肺病、肾病、创伤等专用制剂。肠内营养制剂有粉剂及溶液两种，临床上应根据制剂的特点、患者的病情进行选择，以达到最佳的营养效果。

五、肠内营养的途径

肠内营养的输入途径有口服、鼻胃/十二指肠置管、鼻空肠置管、胃造口、空肠造口等，具体投给途径的选择取决于疾病情况、喂养时间长短、患者精神状态及胃肠道功能。

1. 鼻胃/十二指肠、鼻空肠置管　通过鼻胃或鼻肠置管进行肠内营养简单易行，是临床上使用最多的方法。鼻胃管喂养的优点在于胃容量大，对营养液的渗透压不敏感，适合于各种完全性营养配方，缺点是有反流与误吸的风险。鼻胃或鼻肠置管喂养适合于需短时间（＜2周）营养支持的患者，长期置管可致咽部红肿、不适，呼吸系统并发症增加。

2. 胃及空肠造口　适用于需要较长时间接受管饲或经鼻置管困难的患者，如存在意识障碍的危重症患者。如原发疾病需要开腹手术者可于手术同时完成，一般多为小肠造口置管术。或在床旁内镜协助下行经皮内镜下胃造口术（percutaneous endoscopic gastrostomy，PEG）或经皮内镜下空肠造口术（percutaneous endoscopic jejunostomy，PEJ）。后者具有不需剖腹与麻醉，操作简便、创伤小，可在床旁实施等优点，已经越来越多地被临床采用。

3. 经胃喂养　经胃喂养是比较符合生理的途径，一般常用于胃排空功能较好的重症患者。优点：保留对胃、十二指肠的神经内分泌刺激作用，置管简单，因胃腔容量较大，故对营养液的渗透压不敏感。但是，危重患者胃肠动力不良或排空障碍发生率较高，增加反流、误吸与吸入性肺炎的发生率，影响肠内营养的安全有效实施。不耐受经胃喂养的常见因素除了基础疾病（如糖尿病、肾功能障碍、消化道手术、严重颅脑、脊髓损伤等）外，高血糖与低血糖状态、持续镇静、应用儿茶酚胺、阿片类药物等亦是较常见的影响胃肠动力的因素。此外，经鼻胃管途径不适于接受长期肠内营养或昏迷的患者，长时间留置鼻管可增加鼻窦炎、中耳炎、口咽部与上呼吸道感染的发生。

4. 经小肠喂养　适用于合并胃动力障碍的危重患者，与经胃肠内营养相比，经小肠肠内营养有助于：①促进胃肠动力恢复，较早达到目标营养量。②反流、误吸发生率低（经肠 7% 对经胃 13%）。③研究显示小肠喂养可减少重症患者肺炎的发生，肺炎风险降低23%，但尚未发现对病死率方面的影响。对于存在肠内营养不耐受、反流、误吸的高危重症患者，可考虑给予经小肠肠内营养。

六、肠内营养的输注

肠内营养的输注方式有一次性投给，间隙性重力滴注和经泵连续性输注三种。

1. 一次性投给　将配好的营养液或商品型肠内营养液用注射器缓慢注入喂养管内，每次 200ml 左右，每日 6~8 次。该方法常用于需长期家庭肠内营养的胃造瘘患者，因为胃容量大，对容量及渗透压的耐受性较好。

2. 间性重力输注　将配制好的营养液经输液管与肠道喂养管连接，借重力将营养液缓慢滴入胃肠道内，每次 250~400ml，每日 4~6 次。此法优点是患者有较多自由活动时间，类似正常饮食。

3. 经泵连续输注　应用输液泵 12~24 小时均匀持续输注，是临床上推荐的肠内营养输注方式。具有胃肠道不良反应较少、营养效果好等优点。肠内营养液输注时应循序渐进，开始时采用低浓度、低剂量、低速度，随后再逐渐增加营养液浓度、滴注速度以及投给剂量。一般第 1 天用 1/4 总需要量，营养液浓度可稀释一倍。如患者能耐受，第 2 天可增加至 1/2 总需要量，第 3、4

天增加至全量，使胃肠道有逐步适应、耐受肠内营养液过程。开始输注时速度一般为 25～50ml/h，以后每 12～24 小时增加 25ml/h，最大速率为 125～150ml/h。输入体内的营养液的温度应保持在 37℃左右，过凉易引起胃肠道并发症。

七、并发症

（一）感染性并发症

1. 吸入性肺炎　常见原因是营养液误吸入呼吸道引起。一次性大量吸入时患者可突然出现气促、呼吸困难、发绀等；发热，胸片显示上肺有无法解释的浸润性病灶。误吸入营养液后的病情严重程度主要取决于营养液的 pH 值、营养物质的颗粒大小、营养液的性质和吸入量等。经鼻-空肠喂养发生吸入性肺炎的可能性比经鼻-胃喂养的可能性要小得多。

吸入性肺炎的治疗包括：立即停止使用肠内营养并吸出气管内液体或食物颗粒，同时吸尽胃内容物；鼓励患者咳嗽以排出气管内异物；如食物颗粒进入气管，应立即行气管镜检查清除所有食物颗粒；误吸后易继发感染，应适当使用抗生素，细菌主要来源于寄生于咽喉部的厌氧菌，常需联合抗厌氧菌药物。

吸入性肺炎的预防：取半卧位，抬高床头 30°～45°；监测胃潴留情况，通常需要每 6 小时后抽吸一次腔残留量，如果潴留量≤200ml，可维持原速度，如果潴留量≤100ml 增加输注速度，如果残留量≥200ml，应暂时停止输注或降低输注速度。对肠内营养耐受不良（胃潴留＞200ml、呕吐）的患者，可使用促胃肠动力药物；并注意营养液的温度、速度与浓度，浓度应由稀到浓，速度使用动力泵控制，由慢至快逐渐递增，温度适宜，在喂养管末端予以加温有助于患者肠内营养的耐受。

2. 营养液配制或输送系统污染所致的感染　医护人员应注意严格执行无菌操作，配液器应严格消毒，输注营养液的管每 24 小时更换一次，管道接头处保持相对无菌状态。

（二）胃肠道并发症

1. 肠内营养相关腹泻 在肠内营养中很常见，主要原因包括肠内渗透负荷过高，饮食通过肠腔时间短、胆盐无法吸收，小肠对脂肪不耐受，肠道吸收和分泌异常，营养液温度太低等。

2. 腹胀和便秘 重症患者在开始肠道喂养时应注意腹胀情况，注意减慢输注速度，降低浓度，配合胃肠动力药物及密切监测胃或肠内潴留量。便秘情况比较少见，主要是由脱水、肛门粪块嵌塞和肠梗阻引起。选择富含纤维素的肠内营养制剂可有效减少便秘的发生。

3. 恶心与呕吐 原因主要有高渗透压导致胃潴留、营养液配方中脂肪含量过高、乳糖不耐受、输注速度过快、营养液气味不佳等，发生率为 10% ~ 20%。按所估计的原因对症处理可预防或减少其发生率。

4. 倾倒综合征 放置空肠营养管的重症患者，可出现倾倒综合征，多因高渗溶液快速进入小肠所致。减慢输注速度，适当稀释营养液以降低渗透压，多可使症状缓解。

（三）喂养管相关并发症

1. 喂养管异位 喂养管异位可导致误吸及其他并发症。

2. 喂养管肠内扭结 喂养管在肠内扭结会导致不能拔出。

3. 喂养管刺激及压迫 中耳炎、鼻咽部不适感、鼻咽部黏膜糜烂/坏死、鼻部脓肿、急性鼻窦炎、咽部溃疡和狭窄。直径大、质地硬的喂养管可能压迫喉部黏膜造成糜烂，应改用细软的喂养管，并可用雾化吸入等缓解症状。

4. 造口并发症 可出现造口出血、造口周围皮肤糜烂、造口周围溢出胃肠内容物、管道梗阻等。

（四）代谢性并发症

可出现水代谢异常、糖代谢异常、电解质或微量元素异常、维生素缺乏等，但远较肠外营养的代谢并发症少见。

八、监测

(一) 胃肠道耐受性监测

功能性肠道的存在是肠内营养安全有效实施的保障，但判断重症患者肠道功能正常与否的客观指标较少，常以能否耐受肠内营养作为主要参考，临床应用中亦存在一定难度。胃残余量（gastric residual volume，GRV）是目前临床中广泛应用判断肠内营养耐受性的客观指标，认为 GRV 监测对肠内营养的耐受性评估、预测反流与误吸的风险具有一定的指导意义。但 GRV 亦与肠内营养的喂养方式与用量相关，其判断标准变化范围较大。是否能可靠的预测和评价肠内营养的耐受情况，临床上还存有争议。

目前胃残余量多少标准不一，150～500ml 均有报道，多数学者采用 200～250ml 为标准。近年来自西班牙的有关探讨肠内营养时 GRV 标准的多中心研究（28 个 ICU，n＝329），结果显示 GRV 为 500ml 并未明显增加胃肠道不耐受的发生，而且 3 日后的喂养量明显高于对照组（GRV 200ml 组）。由此认为肠内营养期间可将 GRV 限定在 500ml 以下。需要强调的是 GRV 的动态变化比单次测量法在评价危重症患者肠内营养的耐受性时更有意义，同时需参考患者基础病情的前后变化。小肠喂养时 GRV 并不能反映肠内营养耐受与否，此时肠内营养不耐受常表现为腹胀、腹泻。

(二) 有关代谢和营养的监测

肠内营养对机体代谢的影响相对较少，但亦需严密监测，包括每日记录患者液体出入量；定期检测血清胆红素、天冬氨酸转氨酶、丙氨酸转氨酶、碱性磷酸酶；定期检测血糖、尿素氮、肌酐、钠、钾、氯、钙、镁、磷、碳酸氢盐，必要时行尿电解质测定。有关营养的监测包括监测营养的需要、营养状态及营养效果，用以指导进一步营养治疗。包括实施肠内营养治疗前对患者行全面营养状况评估，根据其营养状态确定营养配方及对患者相关实验室检查等，对长期行肠内营养者根据病情对易发生缺乏的营养素不定期测定，如铜、铁、维生素、叶酸等。

九、肠内营养的优化管理策略

重症患者肠内营养实施中喂养不足是较常见的临床现象，并且与病死率增加相关。研究显示，肠内营养达到预计目标量的 30%、70%，其死亡率分别为 15%、6%。采用肠内营养的优化管理策略可提高肠内营养实施的安全性和有效性，促进早日达到预计的营养供给量，减少反流、误吸的发生，避免喂养不足及其对预后的不良影响等。

优化管理策略应包括：①病情的评估；②采用持续输注的喂养方式；③耐受性动态监测（GRV）；④使用促胃肠动力药；⑤患者恰当的体位（上胸抬高 30°～45°）；⑥反流误吸高风险的重症患者，可试行经空肠喂养。例如：胃动力不良（高 GRV，胃肠轻瘫，呕吐、腹胀）和病情需要者（昏迷、半卧体位受限）应采取幽门下小肠喂养；⑦营养量的评估，肠内营养喂养量不足时及时添加肠外营养；⑧血糖的监测与控制（≤150mg/dl）。

肠内营养计划：①24～48 小时考虑开始经胃或小肠肠内营养；②设置喂养速度 20～25ml/h 开始，逐渐增加，如能耐受每 4～8 小时，在原基础上增加 20ml/h；③胃肠功能良好的重症患者，多在 48～72 小时内达到目标喂养量（for functional guts）。

第四节 特殊状态的营养治疗

一、肝功能不全的营养支持

肝功能不全患者早期能耐受正常饮食，合并中度或重度营养不良时，需通过口服或管饲加强肠内营养，一日进食次数可增加至 4 ~ 7 次，以降低营养的不耐受、减少低血糖的发生。在肝功能不全并食管静脉曲张出血时，放置肠内营养管时应注意食管黏膜的损伤和诱发消化道出血，但并非绝对禁忌。合并肝硬化腹水患者行开腹胃空肠切开置管可导致腹膜炎及腹水渗漏，应慎重。

当肝功能障碍患者食欲下降且消化吸收严重障碍时，可通过肠外营养补充能量与氨基酸、维生素和微量元素。

对肝功能不全患者进行营养支持还必须考虑各种物质的代谢特点及与肝功能的关系。

1. 葡萄糖 肝功能不全者常合并有糖代谢异常，糖耐量曲线明显升高，组织对胰岛素的敏感性降低，存在胰岛素抵抗。此时经静脉补给的葡萄糖不仅可能导致血糖升高，还可能因未被彻底氧化而转化为脂肪，并沉积在肝内形成脂肪肝加重肝脏损害。此外，还可造成静息能量消耗增加、高血糖等并发症，二氧化碳生成过多加重呼吸肌负荷等。因此，葡萄糖不能作为肝功能不全者主要能源。

2. 脂肪乳 应激、创伤时机体对脂肪的利用明显加快，肝功能不全时脂肪氧化增加。目前认为中链脂肪乳（MCT）较长链脂肪乳（LCT）清除速率快，不需要卡尼汀参与可直接进入线粒体氧化代谢，对肝功能、胆红素代谢干扰及免疫功能影响小，肝功能不全患者宜选用中/长链脂肪乳剂混合乳剂。

3. 氨基酸 在早期肝硬化患者，蛋白质分解增加，低蛋白血症加速了肝细胞损害及肝功能不全的发展，此时补充蛋白质（氨基酸）能促进正氮平衡而不导致肝性脑病，可根据肝功能代偿情况结予蛋白质 1.3 ~ 1.5g/（kg·d），平衡氨基酸与支链氨基酸相比，蛋白合成效率更高。发展至肝性脑病时，增加蛋白的摄取可能导致血氨增加，加重肝性脑病，蛋白摄入量可减至 0.5 ~ 1g/（kg·d），富含支链氨基酸的氨基酸液能纠正肝衰竭患者血浆支链氨基酸/芳香族氨基酸比例的失衡，改善肝脏蛋白合成，减少分解代谢，减轻肝性脑病。欧洲临床营养和代谢协会推荐急性或亚急性肝衰竭患者的氨基酸补充量为 $0.8 \sim 1.2 g/(kg \cdot d)$。

4. 热氮比　对肝功能不全患者，供热范围在 1200 ～ 2000kcal/d 已能满足大多数患者能量需求，热氮比为 $(100 \sim 200)$ kcal∶1g。还应根据体重和病情定出合理的能量与蛋白质需要，减少低蛋白血症的发生，同时避免肝性脑病。

二、肾功能不全

对于可经口进食的肾功能不全患者应口服营养素，如口服仍不够者，可予肠外营养、要素饮食或管饲/肠道造瘘等方法喂养。

对于肾衰竭患者的蛋白质供给，普遍认为足量的蛋白质能减少机体蛋白质分解，同时有助于改善肾脏功能。肾衰竭患者蛋白质的摄入量应根据患者的分解代谢情况而定，如透析无法进行且患者有排尿障碍时，蛋白质必须限量。对肾功能不全患者进行营养治疗时还需注意水、电解质平衡，肾衰竭时血清钾、磷、镁离子浓度随 BUN 增高而增高，在实施营养时不能盲目按常规补充钾、磷、镁及维生素 A、D。当以上物质浓度在正常范围时，不必补给。以上物质浓度轻度下降时，可按常规量的 10% ～ 25% 补给。对于行肾替代治疗的患者，应注意肾替代治疗过程中糖、氨基酸和维生素的丢失，在透析液中加入 $4 \sim 6 mmol/L$ 的葡萄糖有利于维持血糖稳定及减少糖的丢失；常规 24 小时维持肾替代治疗氨基酸丢失量通常在 $15 \sim 20 g/d$，应额外补充；肾替代治疗使维生素 B 丢失增加，应适当增加补充量；此外须加强对血脂、电解质和微量元素的监测，提高透析患者的生存率。

三、心功能不全

心功能不全患者的营养代谢改变主要表现如下：
1. 胃肠道淤血导致营养摄入和吸收障碍。

2. 交感神经系统代偿性兴奋导致热量消耗增加。

3. 由于肝淤血导致清蛋白合成减少，肾淤血引起蛋白尿，患者可出现低蛋白血症。

4. 应用洋地黄、利尿剂以及过分的限制水钠可导致电解质紊乱。

心功能不全患者经肠内营养可促进肠道运动、消化和吸收，改善肠黏膜细胞营养。在肠内营养不能达到所需摄入热量要求，并且需严格控制液体量的情况下，可选择部分或全部使用肠外营养。根据患者的营养状态及代谢状况确定适宜的营养需要量，可选择高热量密度的营养配方，需监测心脏功能及肝脏功能指标，及时调整肠外营养的剂量和配方。一旦胃肠道功能恢复，即应逐渐减少或停止肠外营养，尽早过渡到肠内营养或经口摄食。

四、呼吸衰竭

呼吸衰竭的患者应避免过度喂养，特别是碳水化合物补充过多将增加二氧化碳的产生、增加呼吸商、加重患者的呼吸负荷。可适当增加非蛋白质热量中脂肪的比例。对呼吸衰竭患者通常采用高蛋白、高脂肪、低碳水化合物的膳食或胃肠外营养液：蛋白质、脂肪、碳水化合物热量比分别为 20%、20%~30%、50%~60%；蛋白质摄入量为 1.0~2.0g/（kg·d），热氮比为（150~180）kcal:1g；每日适量补充各种维生素及微量元素，依据临床电解质检测结果给予适当调整，应特别注意补充影响呼吸肌功能的钾、镁、磷等元素。合并 ARDS 患者营养支持的原则：①尽早给予营养支持，并首选肠内营养；②适当降低非蛋白热量中碳水化合物的比例，降低呼吸商；③添加鱼油与抗氧化剂的营养配方。

五、胃肠胰腺疾病

（一）重症急性胰腺炎

重症急性胰腺炎患者在急性反应期往往存在严重的

代谢紊乱，特点是高代谢、高分解、高血糖、高血脂、低蛋白血症、低钙及低镁等，急性期营养支持的目标是纠正代谢紊乱，尽可能将蛋白质丢失减少到合适水平，如无禁忌证，可早期肠内营养，通常可在发病 24～48 小时内开始早期肠内营养。开始肠内营养的指征：血流动力学稳定；腹腔压力不超过 20mmHg；具备空肠营养通道。肠内营养应使用输注泵调节输注速度，通常从 10ml/h 开始，逐渐增加输注速度，通常先应用易消化肠内营养配方，之后切换成标准肠内营养配方，并逐步提高输注总量。只有当经过积极尝试仍无法实施肠内营养时才考虑肠外营养。急性期总热量摄入在 1.0～1.1 倍静息能量消耗或每天 83.7kJ/kg 左右，氮量每天 0.2～0.24g/kg，对无高脂血症的患者可应用脂肪乳剂，如果脂肪廓清良好，糖/脂比例可达到 5∶5。感染期总热量摄入应在 1.2 倍基础代谢率，或每天 104.6～125.5kJ/kg，氮量每天 0.2～0.24g/kg。残余感染期总热量摄入在 1.5～2.0 倍静息能量消耗或每天 125.5～146.6kJ/kg，氮量每天 0.24～0.48g/kg，糖/脂比例可达到 6∶4。

（二）胃肠道瘘

营养治疗原则：肠外瘘发生早期以维持生命体征及酸碱平衡、电解质等内环境稳态为主，尽早行中心静脉置管以补充大量丢失的液体和电解质，同时行外科引流和抗感染治疗；内环境稳定后以控制感染、调节代谢紊乱和支持治疗为重点，可应用生长激素以促进蛋白质合成，使用短链脂肪酸以减少肠道细菌易位，加用支链氨基酸供能以及精氨酸以促进免疫功能；内环境、腹腔感染控制后应根据肠瘘的类型、部位、肠道情况合理选择营养治疗方法；对严重营养不良者，应在严密监测下，在调整内环境的同时进行肠外营养治疗，待其一般情况及营养状况改善后，如胃肠道能够利用，可由肠外营养过渡至肠内营养。

肠内营养有助于维持肠黏膜细胞结构与功能的完整性，支持肠黏膜屏障，明显减少肠源性感染的发生。在肠瘘病情加重、机体免疫力下降、肠道低灌注情况下，肠外营养易使代谢偏离生理过程，代谢并发症增加，此时应用肠内营养显得很重要。输注营养液时应缓慢均匀，最好使用输液泵控制速度，否则会因为液体输入过快而产生吸收不良、腹痛、腹泻等症状。

（刘忠民）

5

第六章

重症中毒

第一节　中毒概论

化学物质进入人体，在效应部位积累到一定的量而产生损害的全身性疾病叫做中毒（poisoning）。引起中毒的化学物称毒物。毒物的概念是相对的，有些物质在一定剂量内是治疗药物，超过一定剂量时可引起中毒；反之有些毒性物质在一定剂量范围内可作为治疗药物。一般习惯上把比较小的剂量就能严重损害机体，甚至导致死亡的物质称为毒物（poison）。同一物质，在某些条件下，可以引起中毒，而在另一些条件下，对人体有益，或可以成为治疗疾病药物。如三氧化二砷（砒霜）是剧毒物质，但应用适当可以治疗急性白血病。相反，人体生命必不可少物质，比如水，如果短时间大量摄入，可以引起水中毒（稀释性低钠血症），昏迷、抽搐。中毒是量的问题，即使是剧毒的物质，达不到中毒剂量，不会引起人体中毒。人体必需的物质，超过一定量，也会中毒。

中毒急危重症是中毒性疾病的严重表现形式，涵盖中毒急症和中毒危重症两方面，通常具有起病急、病情重等特点，往往引起多脏器损害，如不积极救治，患者可因重要脏器功能衰竭而迅速死亡。中毒急危重症的特点：发病急、病情进展快，病变涉及多个系统和脏器，病情严重，随时可危及生命或造成机体功能严重障碍。

【诊断要点】

中毒的诊断主要根据中毒患者的病史、临床表现，并参考实验室检查结果，必要时做毒物分析及现场调查，最后将上述情况加以综合分析，并做好鉴别诊断。

1. 病史　采集详尽的中毒病史是诊断的首要环节，然而，遇到中毒急危重症时，往往是首先简单地采集一下主要病史，立刻进行抢救治疗，待基本生命体征稳定后，再进行详细的病史采集。对于疑诊中毒的患者应该询问毒物接触史或服药史和中毒的可能时间。一般情况下可采集到相应的病史，但是有的中毒患者，特别是服毒自杀者可能隐瞒或歪曲服毒史，此时应让陪送人员搜集中毒现场存留的物品，包括患者的剩余食物、呕吐物、大小便、器具、遗书等。群体发生中毒时，如诊断有困难，可调查现场情况，进一步了解毒物的种类、中毒的途径。

2. 临床特点　毒物种类繁多，中毒急危重症来势凶猛，进展迅速，表现复杂，往往在短时间内产生严重的症状，如发绀、昏迷、惊厥、呼吸困难、休克、无尿等。

（1）特殊气味：大蒜味见于有机磷农药、无机磷、砷、铊及其化合物中毒；酒味见于乙醇、甲醇、异丙醇及其他醇类化合物中毒；酚味见于苯酚、甲酚等中毒；醚味见于乙醚及其他醚类中毒；刺鼻甜味见于丙酮、三氯甲烷（氯仿）等中毒；苦杏仁味见于氰化物及含氰甙果核仁如苦杏仁等中毒；梨味见于水合氯醛等中毒；鞋油味见于硝基苯等中毒；冬青油味见于水杨酸甲酯等中毒；尿味见于氨、硝酸铵等中毒；其他特殊气味见于甲醛、汽油、煤油、松节油、苯、甲苯、二甲苯等中毒。

（2）皮肤黏膜表现：①皮肤及口腔黏膜灼伤，可见强酸、强碱、甲醛、苯酚、甲酚等腐蚀性毒物灼伤，硝酸可使皮肤黏膜痂皮呈黄色，盐酸痂皮呈棕色，硫酸痂皮呈黑色。②发绀：麻醉药、有机溶剂可抑制呼吸中枢，刺激性气体引起的肺水肿等都可产生发绀，各种中毒导致的呼吸衰竭引起氧合血红蛋白不足可产生发绀，此外，亚硝酸盐、苯的氨基和硝基化学物等中毒产生高铁血红蛋白血症也可出现发绀。③黄疸：四氯化碳、毒蕈、鱼胆、二甲基甲酰胺中毒损害肝脏可致黄疸，砷化氢中毒既可引起急性溶血也可引起黄疸。④多汗：见于胆碱酯酶抑制剂，如有机磷中毒、毒扁豆碱、新斯的明、拟胆碱药、某些毒蕈中毒等。

（3）眼部表现：眼结膜充血见于刺激性气体中毒；球结膜水肿见于各种中毒导致的脑水肿等；瞳孔扩大见于阿托品、莨菪碱类中毒；瞳孔缩小见于有机磷杀虫剂、氨基甲酸酯类杀虫药中毒及吗啡中毒等；视觉障碍见于甲醇中毒等；辨色异常见于洋地黄中毒所致的绿视症及黄视症等。

（4）消化系统表现：恶心、呕吐、腹痛是中毒性疾病的常见症状，口服中毒时尤为明显；强酸、强碱可使胃肠黏膜损伤，导致消化道出血，严重者可导致胃肠穿孔及食管狭窄。

（5）神经系统表现：①昏迷见于麻醉镇静催眠类药物中毒，有机溶剂中毒，窒息性毒物中毒如一氧化碳、硫化氢、氰化物等中毒，高铁血红蛋白生成性毒物中毒，农药中毒如有机磷杀虫药、有机汞杀虫剂、拟除虫菊酯类杀虫药等中毒以及异烟肼等中毒。②瘫痪：见于可溶性钡盐、三氧化二砷、磷酸三邻甲苯酯、正己烷、蛇毒等中毒。③精神失常：见于四乙铅、二硫化碳、一氧化碳、有机溶剂、酒精、阿托品、抗组胺药等中毒及戒断综合征等。④肢体麻木：见于砷及铊中毒、有机磷杀虫剂中毒迟发性神经病等。

（6）呼吸系统表现：①咳嗽、咳痰：见于各种刺激性气体中毒。②呼吸加快：引起酸中毒的毒物如水杨酸类、甲醇等可兴奋呼吸中枢，使呼吸加快，此外刺激性气体引起肺水肿时可致呼吸加快。③呼吸减慢：见于催眠药、吗啡中毒，也可见于中毒性脑水肿、呼吸系统过度抑制导致的呼吸麻痹。④肺水肿：刺激性气体、磷化锌、有机磷杀虫剂、百草枯等中毒可引起肺水肿。

（7）循环系统表现：心律失常见于洋地黄、乌头、蟾蜍等兴奋迷走神经，拟肾上腺素类、三环抗抑郁药等兴奋交感神经，以及氨茶碱等中毒都可引起心律失常。心搏骤停：可能由于毒物直接作用于心肌所致，见于洋地黄、奎尼丁、氨茶碱等中毒；缺氧所致，见于窒息性毒物中毒；低钾血症所致，见于可溶性钡盐、棉酚、排钾利尿药等中毒。休克：剧烈的呕吐、腹泻导致血容量减少所致，见于三氧化二砷中毒等；严重的化学灼伤引起，由于血浆渗出而致血容量减少，见于强酸、强碱等中毒；毒物抑制血管舒缩中枢引起周围血管扩张，致有效血容量不足引起，见于三氧化二砷中毒、巴比妥类等中毒。心肌损害见于吐根碱、砷、有机磷杀虫剂等中毒。

（8）泌尿系统表现：主要是急性肾衰竭，中毒后肾小管受损害，出现尿少，甚至无尿。见以下情况：肾小管坏死见于汞、四氯化碳、头孢菌素类、氨基糖苷类抗生素、毒蕈、蛇毒、生鱼胆等中毒；肾缺血见于产生休克的毒物可导致肾缺血；肾小管堵塞见于砷化氢中毒可致血管内溶血，游离血红蛋白由肾排出时可导致肾小管堵塞。

（9）血液系统表现：溶血性贫血：中毒性溶血见于砷化氢、苯胺、硝基苯等中毒；白细胞减少和再生障碍性贫血见于氯霉素、抗癌药等中毒；出血：血小板量或质的异常见于阿司匹林、氯霉素、氢氯噻嗪、抗肿瘤药等引起。凝血功能障碍可由肝素、双香豆素、水杨酸类、敌鼠、蛇毒等引起。

（10）肌肉损害表现：毒鼠强等致惊厥性毒物中毒可损害肌肉，使肌酶明显升高。一氧化碳、乙醇、海洛因、马杜拉霉素、盐霉素中毒可引起横纹肌溶解症，海蛇咬伤也可引起肌肉损害。

（11）其他表现：发热见于金属烟雾热及抗胆碱药、

二硝基酚、棉酚等中毒；低体温见于吩噻嗪类、麻醉镇痛药、镇静催眠药中毒等；寒战见于药物热等；流涎见于胆碱酯酶抑制剂、拟胆碱药、毒蕈中毒等；口干见于抗胆碱药、抗组胺药、苯丙胺类、麻黄碱中毒等。

3. 辅助检查

（1）毒物检测：是中毒最可靠的诊断方法，有条件时取剩余食物、毒物、药物及含毒标本如呕吐物、胃内容物、血液、尿、粪便送检，送检标本不加防腐剂。

（2）实验室检查特异性指标：指中毒后机体生物化学或细胞形态学等方面特异改变的指标，如急性一氧化碳中毒测定血中碳氧血红蛋白定量、急性有机磷农药中毒测定全血胆碱酯酶活性等。非特异性指标为一般内科常用的化验检查项目，如三大常规、肝肾功能、血电解质检查等。其结果对判断某脏器、某系统有无疾病及严重程度，具有参考意义，但对病因诊断则缺乏特异性。

（3）其他辅助检查：如心电图、脑电图、肌电图、肺功能、血气分析、超声波、X线检查、X线电子计算机体层摄影、磁共振以及活体组织检查等，可根据病程需要选择必要项目，但不宜过多。尤其是危重患者，不可因多种多次检查而使其过度疲劳，影响其休息和治疗。

【鉴别要点】

对不明原因导致的昏迷需考虑中毒，但需要与糖尿病酮症酸中毒昏迷、高渗性昏迷、低血糖昏迷、中暑、急性脑血管病、颅脑损伤、肝性脑病、肺性脑病等鉴别。

【治疗要点】

急性中毒的急救处理：需将院前急救、院内急诊与中毒救治ICU紧密相连。治疗原则：立即终止毒物接触，紧急复苏并维持基本生命体征稳定；迅速清除体内毒物；尽早使用特效解毒药；积极对症支持治疗和防治并发症。

1. 现场急救

（1）迅速脱离中毒环境：将中毒者移至空气流通的地方呼吸新鲜空气，适当保温，保持安静。

（2）保持呼吸道通畅：清除呼吸道堵塞物，松开衣扣，必要时给氧或人工呼吸。有条件者可用呼吸器及急救用吸痰器。

（3）清除残留毒物：尽早、尽量清除尚未吸收的毒物，往往胜过以后数小时甚至数日的治疗。毒物污染眼睛者，需立即用大量清水冲洗；口服毒物中毒者，如无其他抢救条件，可先服牛奶或蛋清加水混合物 200ml，并催吐。

2. 清除毒物

（1）体表污物毒物的清除：先脱下一切污染衣物，彻底清洗污染部位。可根据毒物性质，选用肥皂水、3%~5%碳酸氢钠溶液、0.02%~0.05%高锰酸钾溶液等。

（2）胃肠道毒物的清除：洗胃，服毒后 6 小时内洗胃最有效，即使超过 6 小时，仍应不放弃实施。危重患者尤其是呼吸表浅者，可先气管插管再插胃管。插入胃管先抽胃内容物再灌注液体，内容物需保留备检验。洗胃可用温水，每次灌注量约 500ml，灌注后尽量抽尽，再反复灌注，避免一次灌注太多，引起胃扩张或将毒物冲入肠内，反促进吸收。根据毒物品种，可选用不同洗胃液，如 1:5000 高锰酸钾溶液用于巴比妥类、鸦片类；0.2%硫酸铜用于磷及其无机化合物等。但不必过分强调配制特殊洗胃液，应争取时间，尽快洗胃，选用清水更为方便。洗胃后可注入药物，以减少残留毒物的吸收，活性炭可吸附多种毒物，可在洗胃后将活性炭 10~20g 加入 100~200ml 清水中经胃管灌入；或根据毒物给药，如口服硫酸钡、氯化钡，可灌注硫酸钠，使成为不溶于水的硫酸钡以阻止吸收等。

导泻：口服或胃管注入 20%甘露醇 250~500ml 口服，每日 2~3 次；也可用中药生大黄粉 10g + 水 100ml 口服或胃管注入每日 3 次。

3. 减少毒物吸收　按照毒物的理化特点，分别选用下列解毒剂，降低毒物的毒性和防止继续吸收。

（1）吸附剂：活性炭是最有效的吸附剂，安全、可靠。活性炭粉有很大的表面积，能与毒物结合为复合物，使之不能吸收。活性炭在胃、小肠和大肠里都能结合毒物。

（2）中和剂：目的是根据毒物或其代谢产物的性质，采用药物以拮抗毒作用。氯气、二氧化硫等吸入可形成酸类，用4%碳酸氢钠喷雾吸入。溴甲烷、甲醇等吸收后，毒物的分解产物为甲酸，用口服碱性药物或注射乳酸钠，以起到中和作用等。

（3）沉淀剂：采用药物和毒物起化学反应，使毒物成为不溶性物质，防止吸收。如口服铊后，用铁蓝（普鲁士蓝），铊可置换铁蓝的钾而解毒。碳酸钡、氯化钡中毒用10%硫酸钡静注，是常用的解毒法。

（4）保护剂：牛奶、蛋清、植物油、豆浆等能减轻腐蚀性毒物的腐蚀作用，保护和润滑黏膜，适用于强酸、强碱及重金属盐类中毒。

4. 尽快排出已吸入体内的毒物

（1）呼吸道吸入的毒物：应保持呼吸道通畅，吸氧，可促使毒物从呼吸道排出。

（2）利尿：很多毒物或药物吸收后，以原形态或在体内代谢后由肾脏排出。故利尿为加速毒物排出的常用疗法。一般用多饮水、输液等法，辅以利尿为加速毒物排出的常用疗法。一般多饮水、输液等法，以增加尿量，但如毒物有致肺水肿、脑水肿等作用者，不宜应用。常用利尿药有呋塞米、甘露醇等。有休克、心功能不全或肾脏损伤者慎用或禁用。在利尿过程中，应密切观察，尤应注意水、电解质平衡。

（3）血液净化疗法：包括血液灌流、血液透析、血浆置换及连续肾脏替代治疗（continuous renal replacement therapy，CRRT）。目的是清除已吸收在血液中的部分毒物及其他有害物质。血液灌流：可将患者血液引入含有吸附剂的柱内，借助体外循环，与具有丰富表面积的吸附材料接触，将溶解在血液中的毒物清除。透析：包括腹膜透析和血液透析，透析可以加速一些毒物的清除，透析效果与毒物的分布容积及脂溶性有重要关系，同时还与毒物从组织到血液的转换有关。血浆置换一般每次2000ml 新鲜血浆，隔日一次。合并肾功能障碍者可行CRRT。

5. 特效解毒治疗

（1）金属中毒解毒剂：常用的有氨羧络合剂和巯基络合剂。依地酸二钠钙用于治疗铅中毒。二巯基丙醇用于治疗砷、汞中毒。二巯基丙磺酸钠用于治疗汞、砷、铜中毒。二巯基丁二酸用于治疗铅、汞、砷、铜中毒。

（2）高铁血红蛋白血症解毒剂：小剂量亚甲蓝（美蓝）用于治疗亚硝酸盐、苯胺、硝基苯等引起的高铁血红蛋白血症。

（3）氰化物中毒解毒剂：氰化物中毒可采用亚硝酸盐-硫代硫酸钠疗法。

（4）有机磷杀虫剂中毒解毒剂：主要有抗胆碱能药物阿托品、盐酸戊乙奎醚以及肟类复能剂氯磷定、解磷定等。

（5）中枢神经抑制剂解毒剂：纳洛酮是阿片类药物的解毒药。氟马西尼是苯二氮䓬类中毒的解毒剂。

（6）灭鼠剂中毒解毒剂：乙酰胺是氟乙酰胺中毒的特效解毒剂。

（7）甲酰四氢叶酸是甲氨蝶呤中毒的特效解毒剂。

（8）一氧化碳中毒：高压氧治疗效果明显。

6. 对症支持治疗　改善患者内环境，增加抵抗力，减少痛苦，防止并发症等。具体措施应根据患者情况来制定治疗计划，原则可参考内科疾病的抢救和治疗。

7. 护理工作的治疗　是抢救能否成功的主要关键之一，要克服重药物轻护理的思想，重视护理，以提高抢救质量。

【注意要点】

1. 现场空气被有毒气体或蒸汽污染，如患者已昏迷或不能自行脱离，首要任务是将患者迅速救出现场，应根据现场条件，采取紧急措施，如向内送风等，进入现场救护者应佩戴防护设备，同时有人进行监视，并立即呼救，准备下一步抢救及送医院等工作。任何原因致现场空气中氧浓度低于14%（尤其是低于10%）时，可使人立即意识丧失或电击式死亡。

2. 如呼吸、心脏骤停，应立即施行心肺脑复苏术。在施行口对口呼吸时，实施者应注意不可吸入患者呼出气味，以防发生意外。保持呼吸道通畅，如清除鼻腔、口腔内分泌物，取出义齿等。如呼吸急促、表浅，应进行人工呼吸，必要时气管插管，呼吸机辅助呼吸。检查有无头颅、胸部外伤、骨折等。立即转送医院，并及时通知医院做好抢救准备工作，去医院途中要有经过训练的医护人员陪同，继续进行抢救，并做好记录。

3. 急性中毒的早期，多数病例的严重病变尚未形成，一般不存在或极少有治疗矛盾，故及时采用积极措施，力争终止病变发展，减少器官的器质性损害，促使早日恢复。此外，对防止并发症、后遗症等也可起到积极作用。反之，如早期处理不当可促使病情恶化。

4. 中毒性疾病具有明确的病因，通过控制毒源、切断中毒途径、保护高危人群等措施完全可以控制和预防，并把损失减少到最低程度，应坚决贯彻实行预防为主、防治结合的原则。

5. ICU收治的重症患者，如果不能用疾病解释，鉴别诊断应首先考虑到中毒，可留血、尿进行毒物检测。不明原因群体中毒或单个中毒事件，毒物检测困难，应报案由公安部门进行毒物检测，可早期协助诊断。

第二节　急性酒精中毒

急性酒精中毒俗称"醉酒"，系一次性饮入过量的酒精或酒精类饮料，引起以神经、精神症状为主的中毒性疾病（中枢神经系统由兴奋转为抑制状态）。严重者可累及呼吸和循环系统，导致意识障碍、呼吸、循环衰竭，甚至危及生命。大多数成人纯酒精致死量为 250~500ml。

【诊断要点】

1. 具备以下两点可以临床诊断急性酒精中毒　明确的过量酒精或含酒精饮料摄入史；呼出气体或呕吐物有酒精气味并有以下之一者：①表现易激惹、多语或沉默、语无伦次，情绪不稳，行为粗鲁或攻击行为，恶心、呕吐等；②感觉迟钝、肌肉运动不协调、躁动、步态不稳、明显共济失调、眼球震颤、复视；③出现较深的意识障碍如昏睡、浅昏迷、深昏迷，神经反射减弱、颜面苍白、皮肤湿冷、体温降低、血压升高或降低，呼吸节律或频率异常、心搏加快或减慢，二便失禁等。

2. 辅助检查　血清或呼出气中乙醇浓度测定：在第 1 条的基础上血液或呼出气体中乙醇浓度 ≥11mmol/L（50mg/dl），对诊断急性酒精中毒、判断中毒轻重及评估预后均有重要参考价值。严重患者应该查血糖、电解质、血淀粉酶、肝肾功、心肌酶谱、血气分析；必要时需行心电图、头部 CT、腹部平片等。

3. 急性酒精中毒程度临床分级

（1）轻度（单纯性醉酒）：仅有情绪、语言兴奋状态的神经系统表现，如语无伦次但不具备攻击行为，能行走，但有轻度运动不协调，嗜睡能被唤醒，简单对答基本正确，神经反射正常存在。

（2）中度：具备下列之一者为中度酒精中毒。①处于昏睡或昏迷状态或 Glasgow 昏迷评分 5~8 分；②具有经语言或心理疏导不能缓解的躁狂或攻击行为；③意识模糊伴神经反射减弱的严重共济失调状态；④具有错幻觉或惊厥发作；⑤血液生化检测有以下代谢紊乱的表现之一者如酸中毒、低钾血症、低血糖；⑥在轻度中毒基础上并发脏器功能明显受损表现如与酒精中毒有关的心律失常（频发期前收缩、心房颤动或心房扑动等），心肌损伤表现（ST-T 异常、心肌酶学 2 倍以上升高）或上消化道出血、胰腺炎等。

（3）重度：具备下列之一者为重度酒精中毒。①处于昏迷状态 Glasgow 评分≤5 分；②出现微循环灌注不足表现，如脸色苍白、皮肤湿冷、口唇微紫、心搏加快、脉搏细弱或不能触及、血压代偿性升高或下降（＜90/60mmHg 或收缩压较基础血压下降＞30mmHg），昏迷伴有失代偿期临床表现的休克时也称为极重度；③出现代谢紊乱的严重表现如酸中毒（pH≤7.2）、低钾血症（血清钾≤2.5mmol/L）、低血糖（血糖≤2.5mmol/L）之一者；④出现重要脏器如心、肝、肾、肺等急性功能不全表现。中毒程度分级以临床表现为主，血中乙醇浓度可供参考。

【鉴别要点】

根据饮酒史、相应临床表现，结合血清或呼出气中乙醇浓度测定，一般可做出诊断。急性酒精中毒应与催眠药中毒、甲醇、一氧化碳中毒、颅脑疾病、代谢性疾病所致的昏迷相鉴别。

【治疗要点】

1. 单纯急性轻度酒精中毒不需治疗，居家观察，有肥胖通气不良等基础疾病要嘱其保暖、侧卧位防止呕吐误吸等并发症，类双硫仑样反应严重者宜早期对症处理。

2. 消化道内酒精的促排措施：由于酒精吸收迅速，催吐、洗胃和活性炭不适用于单纯酒精中毒患者。洗胃应评估病情，权衡利弊，建议仅限于以下情况之一者：①饮酒后 2 小时内无呕吐，评估病情可能恶化的昏迷患者；②同时存在或高度怀疑其他药物或毒物中毒；③已留置胃管特别是昏迷伴休克患者，胃管可试用于人工洗胃。

3. 药物治疗

（1）促酒精代谢药物：美他多辛是乙醛脱氢酶激活剂，并能拮抗急、慢性酒精中毒引起的乙醇脱氢酶活性下降；加速乙醇及其代谢产物乙醛和酮体经尿液排泄，属于促酒精代谢药。可以试用于中、重度中毒特别伴有攻击行为、情绪异常的患者。每次 0.9g，静脉滴注给药，哺乳期、支气管哮喘患者禁用。

（2）促醒药物：纳洛酮能特异性拮抗内源性吗啡样物质介导的各种效应，纳洛酮能解除酒精中毒的中枢抑制，缩短昏迷时间。建议中度中毒首剂用 0.4～0.8mg 加生理盐水 10～20ml，静脉推注，必要时加量重复；重度中毒时则首剂用 0.8～1.2mg 加生理盐水 20ml，静脉推注，用药后 30 分钟神志未恢复可重复 1 次，或 2mg 加入 5% 葡萄糖或生理盐水 500ml 内，以 0.4mg/h 速度静脉滴注或微量泵注入，直至神志清醒为止。纳美芬作为一种特异性吗啡受体阻断剂，与纳洛酮相比，纳美芬具有作用时间长、给药途径多、生物利用度高、不良反应小等特点，在临床上已渐应用广泛。

6

（3）促进酒精氧化代谢：可给 50% 葡萄糖溶液 100ml，同时肌注维生素 B_1、维生素 B_6 和烟酸各 100mg，以加速酒精在体内氧化代谢。

（4）镇静剂应用：急性酒精中毒应慎重使用镇静剂，烦躁不安或过度兴奋特别有攻击行为可用地西泮，肌注比静脉注射安全，注意观察呼吸和血压；躁狂者首选第一代抗精神病药物——氟哌啶醇，第二代如奥氮平等也应是可行选择，口服比静脉应用更安全。避免用氯丙嗪、吗啡、苯巴比妥类镇静剂。

（5）胃黏膜保护剂：胃黏膜 H_2 受体阻滞剂或质子泵抑制剂可常规应用于重度中毒特别是消化道症状明显的患者，质子泵抑制剂可能有更好的胃黏膜保护效果。

4. 血液净化疗法与指征　病情危重或经常规治疗病情恶化并具备下列之一者可行血液净化治疗：①血乙醇含量 >87mmol/L（400mg/dl）；②呼吸循环严重抑制的深昏迷；③酸中毒（pH≤7.2）伴休克表现；④重度中毒出现急性肾功能不全；⑤复合中毒或高度怀疑合并其他中毒并危及生命，根据毒物特点酌情选择血液净化方式。

5. 抗生素应用　单纯急性酒精中毒无应用抗生素的指征，除非有明确合并感染的证据，如呕吐误吸导致肺部感染。应用抗生素时注意可诱发类双硫仑反应，其中以β-内酰胺类中头孢菌素多见，又以头孢哌酮最常见。

6. 对症与支持治疗 对昏睡及昏迷患者应评估其气道和通气功能，必要时气管插管。要做好患者的安全防护，躁动或激越行为者必要时给予适当的保护性约束，注意保暖，意识模糊者侧卧体位，防止受凉和中暑，使用床栏，防止意外发生。维持水、电解质、酸碱平衡，纠正低血糖，脑水肿者给予脱水剂，中药醒脑静等可以应用。

【注意要点】

1. 酒精中毒可导致低血糖，加重昏迷；乙醇经肝脏代谢可生成大量还原型烟酰胺腺嘌呤二核苷酸（NAHD），使之与氧化型的比值（NADH/NAD）增高，影响体内多种代谢过程，使乳酸增多、酮体蓄积，进而引起代谢性酸中毒；还可使糖异生受阻，引起低血糖症。呕吐可导致消化道溃疡或出血，吸入性肺炎或窒息而死亡；酒精中毒有导致继发腔隙性脑梗死、脑出血和急性酒精中毒性肌病的可能；有的酒精中毒病人还可能出现高热、低血压、休克、颅内压增高等症状；酒精中毒可诱发胆囊炎、胰腺炎等疾病；个别甚至出现急性肾衰竭。

2. 乙醇具有脂溶性，可通过血脑屏障作用于大脑神经细胞膜上的某些酶，影响细胞功能。乙醇对中枢神经系统的作用呈剂量依耐性。小剂量可阻断突触后膜苯二氮䓬-γ-氨基丁酸受体，解除γ-氨基丁酸（GABA）对脑的抑制，产生兴奋效应。随着剂量增加，可依次抑制小脑、网状结构后延髓中枢，引起共济失调、昏睡、昏迷及呼吸和循环衰竭。

3. 双硫仑样反应 在使用某些药物饮酒，或同时服用含乙醇药物、食物时，临床表现为面色潮红、血管波动性头痛、头晕、结膜充血、视物模糊、心悸、幻觉、恶心、呕吐、乏力、腹痛、心率增快、血压升高或降低、多汗、口干、气紧、呼吸困难、抽搐、昏睡、大小便失禁、休克、心电图异常、心肌梗死等症状称为双硫仑样反应，又称戒酒硫样反应。双硫仑样反应在临床中很常见，又极易被误诊，其严重程度与药量及饮酒量成正比，并有持续性，发生率却与饮酒多少无关，但只要提高认识，还是可以避免的。容易引起双硫仑样反应的药物有头孢类抗生素如头孢米诺、头孢哌酮舒巴坦钠，咪唑衍生物如甲硝唑、替硝唑、奥硝唑等，其他类抗菌药物如氯霉素、酮康唑、灰黄霉素，降血糖药物如格列苯脲、格列齐特、胰岛素等，其他药物如华法林、水合氯醛。

4. 留院观察指征　留院观察或住院治疗适用于中、重度中毒患者。中、重度中毒应常规行血电解质、葡萄糖浓度检查，有条件者可行血气分析、血液或呼出气体乙醇浓度测定，有基础疾病或出现并发症者应针对性进行检查。一般以下情况应行头颅 CT 检查：①有头部外伤史但不能详述具体情节的昏迷患者；②饮酒后出现神经定位体征者；③饮酒量或酒精浓度与意识障碍不相符者；④经纳洛酮促醒等常规治疗 2 小时意识状态无好转反而恶化者。急性酒精中毒意识模糊或不能准确叙述病史者应常规查心电图，特别是既往有心脏病史或高危因素者，必要时复查。

5. 院前急救注意事项　院前急救应关注急性酒精的发病规律，研究对策。①在接急性酒精中毒求救电话时，询问患者神志是否清醒、是否伴有呕吐；②如果发生呕吐，应指导在场人员改变患者体位，使头偏向一侧，清除口腔内容物，避免窒息；③如果神志不清，发生心搏、呼吸骤停，则应指导患者家属及现场目击者保持患者呼吸道通畅，进行心肺复苏。现场救治和转运应严密观察生命体征，将呼吸道通畅作为重点，维持呼吸循环功能，酒后交通事故者尽可能详细了解受伤史。

第三节　灭鼠药中毒

临床灭鼠药中毒多呈急性过程。急性发作多在数小时内就出现症状，发展迅速，致死率高，且不同种类的鼠药致病机制各异，治疗措施也各不相同，一旦发生，如抢救不及时，可因心、肺和脑等多系统器官功能衰竭而死亡。准确诊断是否中毒与就诊时间的早晚是治愈本病的关键。

一、毒鼠强中毒

毒鼠强（tetramine），又名没鼠命，化学名称四亚甲基二砜四胺，简称四二四。商品名"闻到死"、"三步倒"、"一扫光"、"没鼠命"等，无臭无味，以原形从尿和粪便中排泄，代谢缓慢，可致二次毒鼠强中毒，毒力极强。对人的致死剂量为 5～10mg。中毒后数分钟至半小时发病。由于该药毒性大，我国已明确禁止使用此类鼠药，但临床中仍能遇到此类患者。主要表现为兴奋中枢神经系统，具有强烈的致惊厥作用，表现为癫痫样大发作。

【诊断要点】

根据毒物接触史 + 癫痫大发作 + 血、尿或呕吐物检测到毒鼠强可以确诊。

1. 临床特点

（1）病史：有明确的毒鼠强接触史，或可疑接触史。

（2）中毒症状：潜伏期短，进食数分钟至半小时内发病，民间俗称"三步倒"。中枢神经系统是毒鼠强主要靶器官。首发症状有头痛、头晕、无力，有时出现口唇麻木、酒醉感。重者有意识模糊、躁动不安、抽搐，继而出现全身阵发性强直性抽搐，突然晕倒，癫痫大发作，伴口吐白沫，两眼向上凝视，鼻腔出血，大小便失禁等。每次持续 3～6 分钟，多自行停止，间隔数分钟再次发作。严重者呈癫痫持续状态，数分钟因呼吸麻痹而死亡。此外，还会有消化道症状如恶心、呕吐、上腹烧灼感、腹胀，及肝损伤；循环系统有心悸、胸闷等症状。

2. 辅助检查　①及时留取血、尿、剩余食物或胃内容物等进行毒物检测。②白细胞数升高、电解质紊乱，心电图主要表现为窦性心动过缓，少数有 ST-T 段改变、房性期前收缩等改变。③肌酶谱检查：肌酸激酶（CK）、乳酸脱氢酶（LDH）、天冬氨酸激酶（AST）明显增高，其中 CK 升高最显著，可为正常值数十倍。④脑电图检查：异常脑电波出现，主要 θ 波阵发性节律性活动增多。

3. 诊断分级　①轻度中毒：头痛、头晕、恶心、呕吐、四肢无力等症状，可有肌颤或局灶性癫痫发作，毒物检测可查出毒鼠强。②中度中毒：可在轻度中毒基础上，出现癫痫大发作，幻想、妄想等精神症状。③重度中毒：在中度中毒基础上，出现癫痫持续状态，脏器功能衰竭。

【鉴别要点】

首先与氟乙酰胺中毒的鉴别，氟乙酰胺中毒潜伏期稍长，一般数小时内发病，而毒鼠强中毒一般在数分钟内发病，毒物检测可确诊，如分辨不清可先用乙酰胺（解氟灵）治疗。此外，应与原发性癫痫、中经神经系统感染、脑血管意外等进行鉴别。

【治疗要点】

无特效解毒剂，对不能排除氟乙酰胺中毒的患者，可先行乙酰胺治疗。

1. 清除毒物

（1）催吐：以 1:5000 高锰酸钾洗胃；洗胃后注入活性炭吸附胃黏膜上的毒鼠强。

（2）导泻：硫酸镁或甘露醇导泻促进毒物排除。

（3）血液灌流：中重度中毒患者应早期进行血液灌流，直至癫痫发作得到控制。目前血液灌流已成为治疗毒鼠强中毒的重要方法。

2. 镇静止痉

（1）苯巴比妥为基础用药，轻度中毒 0.1g/次，每 8 小时肌注一次，中重度中毒，0.2g/次，每 6 ~ 8 小时一次。

（2）地西泮：癫痫大发作和癫痫持续状态的首选药物，成人 10 ~ 20mg/次，缓慢静脉注射，时间大于 5 分钟，必要时 15 分钟重复一次。

（3）其他：癫痫持续状态超过 30 分钟，连续使用地西泮 2 次仍不能控制抽搐，可以静脉应用丙泊酚或肌肉松弛剂（如维库溴铵）。

3. 对症支持治疗　积极防治脑水肿，可用甘露醇、3% 氯化钠溶液（用生理盐水和 10% 的氯化钠配制）、呋塞米脱水、降颅压，积极防治呼吸衰竭，尽早气管插管或气管切开、呼吸机辅助呼吸。保护肝、肾功能，维持水、电解质、酸碱平衡。

二、氟乙酰胺中毒

急性中毒，本品属高毒类，主要干扰神经系统的细胞代谢功能，从而使中枢神经系统功能紊乱，诱发机体抽搐、痉挛等。多因误服或误食氟乙酰胺毒死的畜肉所致。

【诊断要点】

1. 临床特点

（1）病史：氟乙酰胺灭鼠药接触史，或可疑接触史。潜伏期一般 10～15 小时，严重病例 1 小时内发病。

（2）中毒症状：主要为中枢神经系统症状，与毒鼠强中毒症状相似，可出现烦躁不安、全身强直性或间歇性痉挛、抽搐、昏迷，继而可出现呼吸抑制。还可出现恶心、呕吐、头痛、上腹痛、瞳孔缩小、大小便失禁、心律失常、血压降低、休克等。

2. 辅助检查　①血氟、尿氟含量增高，血钙降低、血酮增加，呕吐物或胃内容物中检测出氟乙酰胺。②脑电图检查：脑电图异常程度和临床病情基本一致。③心电图可由 QT 间期延长、ST-T 段改变，出现 U 波及心脏电交替现象，严重者有心肌损害或心力衰竭，甚至心室颤动；心肌酶谱可有一项或数项改变。④肝肾功检查异常。

3. 诊断分级　①轻度中毒：头晕、头痛、肢体小抽动、窦性心动过速、口渴、恶心、呕吐、上腹部灼烧感、体温下降等。②中度中毒：在轻度中毒的基础上出现烦躁不安、阵发性抽搐，轻度心肌损害和血压下降，消化道分泌物增多、血性分泌物，呼吸困难等。③重度中毒：在中度中毒的基础上出现昏迷、阵发性强直性痉挛、心律失常、心力衰竭、严重的心肌损害、肠麻痹、大小便失禁、呼吸衰竭等。

【鉴别诊断】

应和致痉挛性灭鼠药中毒鉴别，如毒鼠强；还应和食物性中毒、有机磷中毒、原发性癫痫、继发性癫痫鉴别。

【治疗要点】

1. 清除毒物，减少毒物吸收 用1:5000高锰酸钾溶液或清水洗胃。洗胃后口服活性炭或蒙脱石散（思密达），并口服硫酸镁或甘露醇导泻。

2. 尽早应用解毒剂 早期应用特效解毒剂乙酰胺，使用原则：早期、足量、持续。用法：乙酰胺每次2.5~5g，每日2~4次肌注。危重者首次给予5~10g，维持5~7天。或每日0.1~0.3g/kg，分次肌注。剂量大可产生血尿，可减量或加用激素。在没有乙酰胺时，可用无水乙醇5ml溶于100ml葡萄糖溶液中静滴，每日2~4次。

3. 其他对症支持治疗 一般可应用苯巴比妥和地西泮来控制癫痫大发作；给予营养心肌、抗心律失常药物；积极防治呼吸衰竭，对于强直性抽搐及大剂量使用镇静剂的患者要及时气管插管并应用人工呼吸机；甘露醇、3%高渗盐水治疗脑水肿等。

三、抗凝血类灭鼠药中毒

常见抗凝血类灭鼠药有溴敌隆、杀鼠灵、敌鼠（双苯杀鼠酮）、大隆（杀鼠隆）等。此类为香豆素类抗凝灭鼠药，在人体内半衰期长，可达24天，作用机制是竞争性抑制维生素K_1，降低过氧化物还原酶活性，阻止肝脏生产凝血酶原及凝血因子，同时其产物可损伤毛细血管，从而造成出血. 临床多表现为不明原因出血。

【诊断要点】

1. 临床特点

（1）病史：接触史或可疑接触史。

（2）中毒症状：急性经口中毒者主要表现为恶心、呕吐、腹痛等症状，1~3天可出现不同部位不同程度的出血症状，可有鼻及牙龈出血、尿血、便血等，皮肤可出现紫癜，也可伴有肝脏损害，出血严重者可发生颅内出血、失血性休克等。

2. 辅助检查　①血液、尿液进行毒物检测。②凝血酶原时间、凝血时间延长，出血时间轻度延长，血红蛋白水平降低。③可有凝血因子Ⅱ、Ⅶ、Ⅸ、Ⅹ的减少。

【鉴别诊断】

应与其他慢性肝病、白血病、血友病、血小板减少性紫癜、溶血性贫血、弥散性血管内凝血、流行性出血热，及药物如双香豆素、乙酰水杨酸盐、硫氧嘧啶等所致出血倾向作鉴别。

【治疗要点】

1. 明确有口服史的患者，可催吐、洗胃、导泻。

2. 维生素 K_1 为首选药，轻度出血给予维生素 K_1 10~20mg，每日3~4次肌内注射；重者可用40~60mg加入10%葡萄糖500ml静脉滴注，每日2~4次。中毒重度患者可加量至每日300~600mg，分次静脉点滴。维生素 K_1 不能静脉推注，易引起过敏性休克。可监测PT、APTT调整剂量，有最大剂量1000mg的报道。待临床症状消失后减量并逐渐停药。因毒物可蓄积于脂肪组织，并持续缓慢释放入血，出血症状多反复发作，持续半年以上。部分患者半年后尿中亦可以检测到毒物。出院后可间断肌内注射维生素 K_1 治疗。

3. 出血严重者给予成分输血补充血容量，或输注凝血酶原复合浓缩物迅速止血。

4. 加入维生素C及地塞米松，降低毛细血管的脆性及通透性。

四、安妥中毒

安妥为硫脲类灭鼠药。安妥是一种对鼠类毒性大，对人类毒性较低的杀鼠剂，但如果大量口服，也可导致中毒。毒物主要分布在肺、肝、肾和神经系统，故可造成肺毛细血管渗透性增加，引起肺水肿、胸腔积液、肺出血，也可引起肝肾脂肪变性的坏死。

【诊断要点】

1. 临床特点

（1）病史：有安妥接触史，或可疑接触史。

（2）中毒症状：表现为口渴、恶心、呕吐、胃部烧灼感、头晕、乏力、嗜睡等，严重者出现刺激性咳嗽、呼吸困难、发绀、咳粉红色泡沫痰、肺部湿啰音等肺水肿表现，有胸腔积液时则出现实变体征。重症患者可发生惊厥、昏迷、休克，甚至死亡。部分患者出现肝大、黄疸、血尿、蛋白尿等肝肾损害表现。

2. 辅助检查　①血液、尿液进行毒物检测；②血糖检查：早期一过性低血糖后出现高血糖、糖尿，血清淀粉酶、脂肪酶活性增高，肝肾功能异常；③部分血清胆红素水平增高，尿常规可检查出红细胞、蛋白水平增高等。

【鉴别诊断】

与糖尿病、胰腺炎、心力衰竭及其他灭鼠药进行鉴别。

【治疗要点】

1. 中毒后立即用1:5000高锰酸钾溶液洗胃，禁用碳酸氢钠溶液洗胃，以防加速安妥吸收。

2. 给予硫酸钠或硫酸镁导泻。禁食脂肪类及碱性食物，以减少毒物吸收。

3. 肺水肿患者可采用半卧位，并限制液体入量及输液速度。应用糖皮质激素可取得良好效果。

4. 可用10%硫代硫酸钠20~50ml静脉注射，或给予半胱氨酸100mg/kg，分2~4次肌内注射，可有解毒疗效。

五、磷化锌中毒

【诊断要点】

1. 临床特点

（1）病史：磷化锌灭鼠药接触史，或可疑接触史。

（2）中毒症状：胃部烧灼感、恶心、呕吐、腹痛等症状，呕吐物在暗处可发出磷光并带有大蒜味。严重者主要表现为神经系统、心、肝、肾等脏器的损害，可出现烦躁、谵妄、昏迷、惊厥和循环衰竭等。若持续时间较长，可出现肝大，并有压痛、黄疸、皮肤黏膜出血等症状。

2. 辅助检查 ①血液、尿液进行毒物检测；②心脏损害：心电图变化。

【鉴别诊断】

与食物中毒及其他灭鼠药进行鉴别。

【治疗要点】

1. 早期、彻底、反复洗胃 以彻底清除附着在胃黏膜皱襞上的磷化锌，是抢救成败的关键。可用 1∶5000 高锰酸钾溶液或 0.1% 硫酸铜溶液先后或交替洗胃，不断变动体位，按摩胃区，当胃液中无黑色磷化锌粉末微粒后再停止洗胃。灌入硫酸钠进行导泻（禁用硫酸镁）。

2. 关注心电图变化，及时治疗心脏损害。

【注意要点】

准确诊断是否中毒与就诊时间的早晚是治愈本病的关键。问诊进食灭鼠药的种类、剂量及服用时间，如服药太多、发病急，个别特征性临床症状又不显著，家属阐述也不清楚，未得到及时有效治疗，很易造成死亡。

第四节 有机磷农药中毒

有机磷农药是农业常用杀虫剂，种类很多，可通过皮肤及黏膜、呼吸道、消化道进入体内。多数难溶于水而易溶于脂溶剂，酸性溶液中稳定，碱性溶液易分解而失去活力。有机磷进入人体后，以其磷酰基与胆碱酯酶的活性部分紧密结合，形成磷酰化胆碱酯酶而丧失分解乙酰胆碱的能力，以致体内乙酰胆碱大量蓄积，使中枢神经系统及胆碱能神经过度兴奋，最后转入抑制和衰竭，表现一系列症状和体征。

【诊断要点】

1. 临床特点

（1）病史：有接触、食入或吸入有机磷农药病史，呕出物或呼出气体有蒜臭味。

（2）急性中毒症状（胆碱能危象）　①毒蕈碱样症状：心动过缓、血压下降、恶心、呕吐、腹痛、腹泻、尿失禁、大汗、流涎、瞳孔缩小、光反射消失、呼吸困难，双肺干湿啰音，严重者出现肺水肿。②烟碱样症状：肌肉颤动，常先从眼睑、颜面、舌肌等小肌群，逐渐发展为全身抽搐。中毒晚期肌力减退、肌麻痹，甚至呼吸肌麻痹、窒息。可有中毒性心肌炎、心力衰竭、休克。③中枢神经系统症状：最初有头痛、头晕、乏力，随后出现烦躁不安、嗜睡、意识模糊，甚至昏迷、惊厥等，严重者出现脑水肿、癫痫发作、中枢性呼吸衰竭。

2. 辅助检查　①血液胆碱酯酶活性测定显著低于正常80%以下有诊断意义；②可有心肌酶、天冬氨酸转氨酶、丙氨酸转氨酶升高；③心电图检查：可有窦性心动过速、窦性心动过缓、期前收缩、传导阻滞以及房室颤动，QT间期延长及尖端扭转型室性心动过速。

3. 急性中毒分级　根据症状和血胆碱酯酶活性分轻、中、重三级

（1）轻度中毒：头痛、头晕、呕吐、出汗、胸闷、视物模糊、无力。血胆碱酯酶活力为50%～70%。

（2）中度中毒：除上述症状外，还有肌束震颤、瞳孔缩小、大汗、流涎、腹痛、腹泻、言语不清、步行蹒跚、神志模糊，血压体温可升高。血胆碱酯酶活力在30%～50%。

（3）重度中毒：除上述症状外，还有瞳孔缩小如针尖，但有5%患者瞳孔散大，并出现呼吸困难、脑水肿、发绀、呼吸麻痹、大小便失禁、昏迷、惊厥等。血胆碱酯酶活力在30%以下。

4. 中间综合征　急性有机磷中毒后2~4日（偶或7日），可发生肌肉麻痹，表现为不能抬头，眼球活动受

限，肢体不同程度的软弱无力，呼吸肌麻痹时出现呼吸衰竭。因发病时间在胆碱能危象消失后，而在迟发性周围神经病之前，故称为中间综合征（IMS）。

【鉴别诊断】

对不典型病例或病史不清楚者，应注意排除其他疾病，如其他食物中毒、毒蕈中毒、镇静催眠药中毒、中暑、癫痫持续状态和脑炎等，测血胆碱酯酶活性可鉴别。

【治疗要点】

1. 清除毒物，防止继续吸收

（1）首先使患者脱离中毒现场，尽快除去被毒物污染的衣、被、鞋、袜，用肥皂水、碱水或2%～5%碳酸氢钠溶液彻底清洗皮肤（敌百虫中毒时，用清水或1%食盐水清洗），眼睛如受污染，用1%碳酸氢钠溶液或生理盐水冲洗，以后滴入1%阿托品溶液1～2滴。

（2）对口服中毒者若神志尚清，立即催吐，酌情选用1%碳酸氢钠溶液或1:5000高锰酸钾溶液洗胃。在抢救现场中，如无以上液体，亦可暂以淡食盐水（约0.85%）或清水洗胃（敌百虫中毒时，忌用碳酸氢钠等碱性溶液洗胃；硫代磷酸酯类忌用高锰酸钾溶液等氧化剂洗胃）。

（3）洗胃后用甘露醇或硫酸钠导泻，禁用油脂性泻剂。

（4）入院后重度中毒患者可行血液净化（血液灌流或血液透析）或血浆置换治疗。

2. 积极采取对症治疗　保持患者呼吸道通畅，消除口腔分泌物，必要时给氧。抽搐时可用短效镇静剂如丙泊酚、地西泮。呼吸衰竭者应紧急气管插管，呼吸机辅助呼吸。及时处理脑水肿和肺水肿，注意保护肝、肾功能。可应用糖皮质激素和脱水剂减轻脑水肿，抗生素预防和控制感染，输注新鲜血浆补充胆碱酯酶等。心搏骤停时迅速进行心肺复苏。

3. 特效解毒剂　包括抗胆碱药和胆碱酯酶复活剂。应当两者联合应用。

（1）抗胆碱药：阿托品可缓解毒蕈碱样症状和对抗呼吸抑制，但对烟碱样症状和恢复胆碱酯酶活力无效。阿托品抢救有机磷中毒的原则是早期、足量、反复给药，直至毒蕈碱样症状好转，达到"阿托品化"状态，再减量和延长给药间隔。重度患者立即给予阿托品 10～20mg 静脉注射，然后根据病情给予 5～10mg 静脉注射，每 10～20分钟一次。轻中度中毒应减少剂量。"阿托品化"的指标：瞳孔较前扩大、不再缩小、面色转红，皮肤干燥、口干，心率增快，肺部湿啰音显著减少或消失，轻度躁动不安，中毒症状好转等。如果使用阿托品过程中出现瞳孔散大固定、狂躁不安、高热、神志不清、昏迷加重、尿潴留等症状，则提示阿托品中毒，应暂停用观察。

近年来，新型选择性抗胆碱药盐酸戊乙奎醚（长托宁）具有较强的中枢和外周抗胆碱作用，又不影响心率，替代阿托品具有较好疗效。重度中毒一次给予 4～6mg 肌内注射，同时加用氯磷定 1500～2000mg。首次用药45分钟后，如仅有恶心、呕吐、出汗、流涎等毒蕈碱样症状时只应用戊乙奎醚 1～2mg；仅有肌颤、肌无力等烟碱样症状或胆碱酯酶活力低于 50% 时只应用氯磷定 1000mg，无氯磷定时可用解磷定代替。如上述症状均有时重复应用戊乙奎醚和氯磷定的首次半量 1～2 次。中毒后期或胆碱酯酶老化后可用戊乙奎醚 1～2mg 维持阿托品化，每次间隔 8～12 小时，然后减量并延长给药时间。用本品时不能用心率加快来判断是否"阿托品化"，而应以口干和出汗消失或皮肤干燥等症状判断"长托宁化"。轻、中度中毒时戊乙奎醚剂量分别减半。

（2）胆碱酯酶复能剂：即肟类复能剂，能使被抑制的胆碱酯酶恢复活性，可解除烟碱样症状和促使患者苏醒，但对毒蕈碱样症状疗效较差，常用药物有氯磷定、解磷定、双复磷、双解磷等。重度中毒患者，首次给予氯磷定 750～1000mg，稀释后缓慢静脉注射，半小时后重复一次，此后 500mg/h 持续静脉滴注，6 小时后如症状明显好转可停药观察。儿童首次按 30mg/kg 稀释后缓慢静脉注射，症状无改善半小时后 15mg/kg 给药一次，此后酌情减量和延长给药时间，直至停药。

4. 中间综合征的治疗　呼吸衰竭患者尽快行气管插管、呼吸机辅助呼吸。可用氯磷定突击量治疗。用法：每次 1000mg 肌注，1～2 小时重复一次，直至患者自主呼吸恢复后，改为 4～6 小时重复一次，以后视病情而定，维持 2～3 天。适当给予维生素 C、维生素 B 等。

〔注意要点〕

1. 部分病例诊断容易被忽略，不明原因出现昏迷、抽搐、循环、呼吸衰竭患者，鉴别诊断应考虑到有机磷中毒。应及时了解有关病史并检测胆碱酯酶。瞳孔针尖样大小和呼出气体有蒜臭味，有助于诊断。

2. 以上所述胆碱能神经抑制剂及胆碱酯酶复活剂中的同类药物，每次只能选用一种，不可两种同时应用。

3. 忌用吗啡、哌替啶、氨茶碱、琥珀酰胆碱、利血平、新斯的明、毒扁豆碱和吩噻嗪类镇静剂。

4. 中间综合征应注意与迟发性周围神经病和反跳鉴别。

5. 阿托品中毒昏迷和有机磷中毒昏迷鉴别　阿托品中毒有兴奋的精神症状，如谵妄、躁动、幻觉、幻视、双手抓空、抽搐，皮肤潮红、干燥、瞳孔极度散大，高热（40℃ 以上）；有机磷中毒昏迷无兴奋的精神症状，神情淡漠，或有抽搐，皮肤不潮红，多数瞳孔缩小，濒死时散大，一般无高热。

6. 呼吸衰竭患者，大量阿托品可诱发心室颤动，应尽早气管插管、呼吸机辅助呼吸，纠正缺氧后，再给予阿托品治疗。

第五节　百草枯中毒

百草枯（paraquat，PQ）为联吡啶类化合物，是速效触灭型除草剂，喷洒后能够很快发挥作用，接触土壤后迅速失活，近年来在农村广泛使用，但是对人畜毒性大，且致死剂量低，成人致死量为 20% 水溶液 5～15ml（20～40mg/kg），已成为农药中毒致死事件的常见原因。百草枯可以经消化道、皮肤和呼吸道吸收，逐渐累及全身多个脏器，肺是主要靶器官，可导致"百草枯肺"，是百草枯中毒致死的主要原因。

致死病例主要为自服或误服，也有注射（自杀）或皮肤涂抹百草枯中毒致死（偏方治疗皮肤病）病例。

【诊断要点】

有口服或接触百草枯史，结合临床表现、毒物检测和辅助检查即能明确诊断。

1. 临床特点　百草枯中毒患者绝大多数系口服所致，且常表现为多脏器功能损伤或衰竭，其中肺损害常见而突出。

（1）消化系统：口服中毒者有口腔灼烧感，唇、舌、咽及食管、胃黏膜糜烂，溃疡，吞咽困难，恶心，呕吐，腹痛，腹泻，甚至出现呕血、便血、胃肠穿孔。部分患者可出现肝大、黄疸和肝功能异常，甚至肝衰竭。典型的百草枯中毒口腔改变为广泛的唇、口腔、舌、咽黏膜糜烂，多于口服后 24 小时出现，逐渐加重，迁延 2 周以上逐渐痊愈。

（2）呼吸系统：肺损伤最为突出也最为严重，表现为咳嗽、胸闷、气短、发绀、呼吸困难，查体可发现呼吸音减低，两肺可闻及干湿啰音。大量口服者 24 小时内可出现肺水肿、肺出血，快速进展为 ARDS 而死亡；非大量摄入者呈亚急性经过，多于 1 周左右出现胸闷、憋气，2～3 周呼吸困难达高峰，患者多死于呼吸衰竭。少数患者可发生气胸、纵隔气肿、皮下气肿等并发症。存活者往往在中毒 10 天左右肺部病灶进展自动终止，以后肺部病变逐渐吸收，数月后可完全吸收，不留任何后遗症。

（3）肾脏：肾损伤最常见，表现为血尿、蛋白尿、少尿，血尿素氮、肌酐升高，严重者发生急性肾衰竭。

（4）中枢神经系统：可有头晕、头痛，少数患者发生幻觉、恐惧、抽搐、昏迷等中枢神经系统症状。

（5）皮肤与黏膜：皮肤接触百草枯后，局部可出现红斑、水疱、溃疡等。高浓度百草枯液接触指甲后，可致指甲褪色，断裂，甚至脱落。眼部接触本品后可引起结膜及角膜水肿、灼伤、溃疡等。

（6）其他：中毒性心肌炎、心包出血也有报道。其他尚可见白细胞计数升高、发热，也可出现贫血、血小板减少等。

2. 毒物检测　全血中百草枯的高效液相色谱-质谱联用测定方法可用于血百草枯浓度的定量检测，准确度高，重复性好，但设备昂贵，不易推广。尿百草枯的碳酸氢钠-连二亚硫酸钠定性检测方法试剂易得，操作简单，但特异性较低，假阳性率较高，仅为定性检测，但基层易于推广。尿液现场检测阴性时可于摄入百草枯6小时再次检测。血清百草枯检测有助于判断病情的严重程度和预后（必须采集摄入百草枯4小时血样，样本保存在塑料试管内，不能用玻璃管）。

3. 辅助检查

（1）胸部X线检查：X线表现可滞后于临床表现，随病程进展而改变。

（2）肺部CT检查：CT改变视中毒程度不同而表现各异，极重度中毒以渗出为主，数天内即可侵犯全肺野。轻度中毒者仅表现为肺纹理增多、散发局灶性肺纤维化、少量胸腔积液等，随时间迁移，病灶可完全吸收；中重度中毒呈渐进性改变，中毒早期（1周内）表现为肺纹理增粗、叶间裂增宽，渗出性改变或实变以肺底及外带为主，可有胸腔积液，中毒后1~2周为快速进展期，呈向心性进展，肺渗出样改变或毛玻璃样改变范围迅速扩大，如不能终止，可侵犯全肺。典型的"百草枯肺"的CT表现：双肺间质性渗出改变，最初在胸膜下，逐渐向中心蔓延，最后累及全肺。

（3）心电图检查：心动过速或过缓、心律失常、QT

间期延长、ST 段下移等。

（4）其他：血白细胞计数升高，血尿素氮、肌酐水平可升高，动脉血气分析可表现为低氧血症、代谢性酸中毒、呼吸性碱中毒等。

【严重程度分型】

1. 轻型　摄入百草枯量 < 20mg/kg，无临床症状或仅有口腔黏膜糜烂、溃疡、可出现呕吐、腹泻。

2. 中到重型　摄入百草枯量 > 20mg/kg，部分患者可存活，但多数患者 2～3 周内死于肺功能衰竭。服后立即呕吐，数小时内出现腹泻、腹痛、口腔和喉部溃疡，1～4 日内出现肾衰竭、肝损害、低血压和心动过速，1～2 周内出现咳嗽、咯血、胸腔积液，随着肺纤维化的出现，肺功能恶化。

3. 暴发型　摄入百草枯量 > 40mg/kg。1～4 日内死于多器官衰竭。口服后立即呕吐，数小时到数天内出现腹泻、腹痛、肝肾衰竭、口腔和喉部溃疡、胰腺炎、中毒性心肌炎、昏迷、抽搐，甚至死亡。

【治疗要点】

目前，临床上尚无急性百草枯中毒的特效解毒药物，对其救治仍处于探索中。尽管如此，可以肯定的是，尽早、积极地采取措施清除进入体内的毒物是成功救治急性百草枯中毒患者的基础。

1. 阻断毒物吸收　主要措施包括催吐、洗胃与吸附、导泻、清洗等。

（1）催吐、洗胃与吸附：在院前可刺激咽喉部催吐，院内则应争分夺秒洗胃。洗胃液首选清水，也可以用肥皂水或 1%～2% 碳酸氢钠溶液。现场洗胃亦可用泥浆水（百草枯遇土失活）。洗胃尽可能彻底，一般洗胃液不少于 5L，直到无色无味。上消化道出血不是洗胃禁忌，可用去甲基上腺素冰盐水洗胃。洗胃完毕立即注入吸附剂 15% 漂白土溶液（成人总量 1000ml，儿童 15ml/kg）或活性炭（成人 50～100g，儿童 2g/kg）。由于百草枯溶液中添加了呕吐剂等成分，患者常有剧烈呕吐，可在呕吐症状缓解后少量频服漂白土或活性炭，达到吸附进入肠道毒物的目的。

（2）导泻：使用20%甘露醇、硫酸钠或硫酸镁等导泻，促进肠道毒物的排出，减少吸收。此后，患者可连续口服漂白土或活性炭2～3天，也可试用中药（大黄、芒硝、甘草）导泻。

（3）清洗：有百草枯皮肤接触者，立即脱去任何被百草枯污染或呕吐物污染的衣服，应用清水和肥皂水彻底清洗皮肤、毛发，注意不要造成皮肤损伤，防止从创口增加毒物的吸收。百草枯眼接触者需要用流动的清水冲洗至少15～20分钟，然后请眼科处理。

2. 促进毒物排出

（1）补液利尿：急性百草枯中毒患者都存在一定程度的脱水，适当补液联合静脉注射利尿剂有利于维持适当的循环血量与尿量 [1～2ml/（kg·h）]，对于患者肾脏功能的维护及百草枯的排泄可能有益。中毒第一天补液量不少于5000ml，但需注意心功能及尿量情况。

（2）血液净化：血液灌流和血液透析是目前清除血液循环中毒物的常用方法。但是，由于百草枯经胃肠道吸收快，且迅速分布到身体各组织器官，血液净化较难减轻体内各器官的百草枯负荷量，毒物检测结果对血液灌流治疗具有指导意义。国外研究认为，血中百草枯浓度超过3mg/L，不论何时开始血液净化，应用多长时间，均不能改善预后。国内研究认为，反复血液净化可挽救部分患者生命。推荐口服百草枯中毒后2～4小时内行血液灌流，6小时后行血液灌流，效果差。可根据血液毒物浓度或口服量决定一次使用一个或多个灌流器，以后根据血液百草枯浓度决定是否再行血液灌流，合并肾功能损伤者可行血液透析。对于摄入百草枯量 > 40mg/kg的暴发型中毒患者，不管什么治疗措施，均难以改变临床结局，且大量花费给家庭造成巨大经济负担，此种情况，不建议应用血液净化。

3. 药物治疗　目前临床应用的药物主要是防治靶器

官肺的损伤，常用药物主要包括糖皮质激素、免疫抑制剂、抗氧化剂等。

（1）糖皮质激素及免疫抑制剂：研究显示，早期应用糖皮质激素冲击治疗对重度急性百草枯中毒患者可能有益，建议早期用甲泼尼龙 15mg/（kg·d），用药 3~5 天后减为维持剂量甲泼尼龙 1~2mg/（kg·d），痊愈出院患者易逐渐减量至停用。轻中度重度患者，亦可以甲泼尼龙 1~2mg/（kg·d）或地塞米松 15mg/d 起始剂量，逐渐减量至停用。也可以联合应用环磷酰胺 10~15mg/（kg·d），每周 1 次。糖皮质激素冲击和环磷酰胺联合治疗目前尚无成熟方案（前者大量长期应用出现感染、骨坏死等不良反应大增，后者大量应用则可引起严重肝坏死），又缺乏临床大样本随机对照研究，其具体剂量、疗程、不良反应等尚需进一步探讨。

（2）其他药物如抗氧化剂还原性谷胱甘肽、维生素 C；中药制剂复方丹参、血必净可改善循环，减轻肺损伤；普萘洛尔（心得安）、维生素 B_1 可以和百草枯竞争受体，减少靶器官损害；乌司他丁可以拮抗早期的全身炎症反应综合征；大剂量氨溴索可以减轻急性肺损伤，但均缺乏循证医学证据，确切疗效不明确。

4. 支持对症治疗

（1）氧疗及机械通气：急性百草枯中毒患者应避免常规给氧。基于目前对百草枯中毒毒理机制的认识，建议将 PaO_2 < 40mmHg（5.3kPa）或 ARDS 作为氧疗指征。

（2）抗生素的应用：由于急性百草枯中毒可导致多器官损伤，加之使用糖皮质激素及免疫抑制剂，可考虑预防性应用抗生素，推荐使用大环内酯类，该类药物可能对防治肺纤维化有一定作用。一旦有感染的确切证据，应立即针对性应用强效抗生素。

（3）营养支持：急性百草枯中毒最佳进食时机尚不明确，对于消化道损伤严重而禁食的患者，应注意肠外营养支持，必要时应给予深静脉高营养。

（4）对症处理：对频繁呕吐的患者，可用 5- 羟色胺受体拮抗剂或吩噻嗪类镇吐剂控制症状，避免使用甲氧氯普胺（胃复安）等多巴胺拮抗剂，因为这类药物可能减弱多巴胺对肾功能的恢复作用。对腐蚀疼痛症状明显的患者，可用强的镇痛剂如吗啡等，同时使用胃黏膜保护剂、抑酸剂等。针对器官损伤给予相应的保护剂，并维持其生理功能。

5. 监测与随访　患者就诊时立即抽血和（或）留尿送检，测百草枯浓度，如有条件，应每天监测 1 次，如血测定已无百草枯，亦不应该停止检测，因为药物存在再分布，尤其对于血液净化治疗的患者，即使血中百草枯转阴，仍需间断监测血中百草枯浓度。每日测尿百草枯半定量，晨起尿检，每日 1 次，直到阴性。同时抽血查血尿常规、肝肾功能、心肌标记物、动脉血气分析、胸片（或肺 CT）等，应在就诊后 12 小时内完成，以后至少每 3 天监测 1 次，必要时随时监测，直到病情好转。

由于百草枯的肺损伤特点，存活患者进行至少半年随访是必要的，应注意复查肺、肝、肾功能。

【注意要点】

1. 诊断注意事项　①血液、尿液百草枯浓度测定可明确诊断并帮助判断预后，但随着时间推移，血、尿百草枯浓度逐渐降低甚至难以测出。②百草枯接触史明确，特别是口服途径，即使临床症状轻微，没有毒检证据，诊断仍能成立。③毒物接触史不详，血、尿中检出百草枯，即使临床表现不典型，诊断也仍然成立。④如患者出现百草枯中毒典型临床表现，即早期化学性口腔炎、上消化道刺激腐蚀表现、肝和（或）肾损害，随后出现肺部损伤，而毒物接触史不详又缺乏血、尿毒检证据，可诊断为疑似百草枯中毒。笔者曾救治一位男性患者，以少尿入院，肌酐 $400\mu mol/L$，胸部 CT 双肺间质性炎症，酷似"百草枯肺"，反复追问病史，自述 1 周前和家人生气后口服百草枯。

2. 治疗注意事项　鉴于糖皮质激素和免疫抑制剂可

出现感染、骨坏死等不良反应，甚至个别患者骨坏死可以迟至一年以后发生，应用前应向家属告知，签署知情同意书。此外，除非出现严重的缺氧外，要避免使用氧气。

3. 现场洗胃可用泥水，百草枯遇土失活。

4. 预防最为重要，强调百草枯对人是剧毒，一口即可致命，让人民群众认识到毒性，避免误服或皮肤接触中毒。时有接诊用百草枯外涂治疗皮肤病中毒致死患者。

（孙同文）

6

第七章

重症患者的镇痛与镇静治疗

第一节 镇痛和镇静治疗的目标和实施方案

一、镇痛和镇静治疗的目标

重症医学旨在为非终末期的重症患者提供全面而有效的生命支持，以挽救患者的生命，同时给予最大程度地恢复和保持生活质量。ICU 患者病情危重，处于严重的应激状态。据统计离开 ICU 的患者中约 50% 对其在 ICU 的经历仍保留有痛苦的记忆，而 70% 以上在 ICU 期间存在焦虑与躁动。我们在抢救生命，治疗疾病的过程中必须尽可能减轻患者的痛苦及恐惧感，使患者不感知或遗忘其在 ICU 的痛苦。因此，镇痛和镇静治疗是 ICU 的基本治疗，是保护重症患者安全的重要手段。

（一）疼痛及诱因

疼痛是因损伤或炎症刺激，或因情感痛苦而产生的一种不适的感觉，重症患者疼痛的诱发因素包括原发疾病、各种监测、治疗手段和长时间卧床制动、气管插管等。

（二）焦虑与躁动

焦虑是一种强烈的忧虑，不确定或恐惧状态。躁动指一种伴有不停动作的易激惹状态，一种伴随着挣扎动作的极度焦虑状态。

（三）焦虑、躁动的常见原因

1. 自身严重疾病的影响　患者因为病重而难以自理，甚至口不能言、手不能动，各种有创诊治操作，自身伤病的疼痛。

2. 环境因素　陌生的环境，患者被约束于床上，昼夜灯光长明，各种噪声（机器声、报警声、呼喊声等），频繁被惊扰的睡眠，相邻患者病情的突然恶化甚至死亡等因素。

3. 隐匿性疼痛　气管插管及其他各种插管、引流管，长时间卧床。

4. 其他　对未来命运的忧虑，对疾病预后的担心，死亡的恐惧，对家人的思念与担心。

（四）疼痛、焦虑与躁动的危害

疼痛导致机体应激、睡眠不足和代谢改变，进而出现疲劳和定向力障碍，导致心动过速，组织耗氧增加、凝血过程异常、免疫抑制和分解代谢增加等。疼痛还可刺激疼痛区周围肌肉的保护性反应，导致全身肌肉强直或痉挛等限制胸壁和膈肌运动，进而造成呼吸功能障碍。躁动可导致患者与呼吸机对抗，使耗氧量增加，引起意外拔除身上各种装置和导管，甚至危及生命。

（五）镇痛与镇静治疗

镇痛治疗是指通过药物或（和）非药物手段（音乐、心理暗示、针刺等异位刺激，以及理疗等）以提升患者的痛觉阈值，减轻或消除患者的疼痛感觉。镇静治疗是指借助药物等手段使焦虑和（或）躁动的患者处于一种平静安详的状态。

（六）镇静镇痛的目的

1. 消除或减轻患者的疼痛及躯体不适感，减少不良刺激及交感神经系统的过度兴奋。

2. 帮助和改善患者睡眠，诱导遗忘，减少或消除患者对其在 ICU 治疗期间病痛的记忆。

3. 减轻或消除患者焦虑、躁动甚至谵妄，防止患者的无意识行为干扰治疗，保护患者的生命安全。

4. 降低患者的代谢速率，减少其氧耗，使得机体组织氧耗的需求变化尽可能适应受到损害的氧输送状态，并减轻各器官的代谢负担。

5. 对非常危重的患者，诱导并维持一种低代谢的"休眠"，尽可能减少各种炎性介质的产生和释放，减轻细胞与器官损伤。

镇静治疗需要首先祛除一切可能导致焦虑或躁动的诱发因素，药物治疗应在此基础上进行。由于重症医学科中的许多患者都伴有躯体疾病的疼痛，因此在实施镇静治疗之前，应该有效地缓解患者的疼痛，镇痛是镇静治疗的基础。

二、临床评估

ICU 患者的镇静镇痛治疗应强调"适度"的概念，因为"过度"与"不足"都可能给患者带来损害。镇静不足会导致患者出现焦虑、躁动、谵妄、睡眠障碍，甚至急性精神错乱。但镇静过度也同样对患者不利：①难以观察患者的意识状态及检查感觉运动和反射；②神经肌肉的废用导致神经肌肉突触传导障碍，肌肉萎缩；③深静脉血栓形成；④皮肤受压出现压疮；气道自洁能力损害，导致支气管、肺部分泌物坠积，甚至发生误吸；⑤呼吸机通气时间延长，以及 ICU 住院时间和总住院时间延长，医疗费用增加。

因此，ICU 患者的镇静镇痛治疗必须时刻强调"均衡适度"的概念，而所谓的"度"是建立在及时准确评估额基础上，需要我们正确选择适合不同患者的不同评估标准，随时调整和指导治疗。

（一）疼痛的评估

ICU 患者无论是休息还是在接受常规治疗以及有创操作期间，内外科及创伤 ICU 患者通常都会经历疼痛。因此，对于所有成年 ICU 患者，推荐常规进行疼痛监测。

常用的评分方法有数字评分法、视觉模拟法、面部表情评分法。对于不能自行描述疼痛但运动功能正常且行为可以观察的内科 ICU、术后或创伤的成年 ICU 患者（不包括颅脑外伤），疼痛行为量表（behavioral pain scale，BPS）和重症监护疼痛观察工具（critical-care pain observation tool，CPOT）是用于监测疼痛的最准确、可靠的行为量表。

（二）镇静评估

定时评估镇静程度有利于调整镇静药物及其剂量以达到预期目标。理想的镇静评分系统应使各参数易于计算和记录，有助于镇静程度的准确判断，并能指导治疗。目前临床常用的镇静评分系统有主观性镇静评分以及客观性镇静评估方法。客观性评估是镇静评估的重要组成部分，但现有的客观性镇静评估方法的临床可靠性尚有待进一步验证。目前指南推荐应用躁动镇静评分（richmond agitation-sedation scale，RASS）和镇静躁动评分（sedation-agitation scale，SAS）。

三、镇痛药物的选择和应用

镇痛药物主要包括阿片类药物、非阿片类中枢性镇痛药、非甾体类抗炎药。

（一）阿片类药物

阿片类药物是 ICU 中最有效的镇痛药物。理想的阿片类药物应具有以下优点：起效快，易调控，用量少，较少的代谢产物蓄积及费用低廉。所有阿片类药物的镇痛作用机制相同，但某些作用如组胺释放、用药后峰值效应时间、作用持续时间等存在较大的差异。阿片类药物的不良反应主要是引起呼吸抑制、心动过缓和低血压、恶心、便秘、尿潴留、瘙痒、快速耐受以及药物的躯体依赖。

理化性质：阿片类药物呈弱碱性，当溶于溶液时，解离成质子化和游离碱成分，游离碱较质子化成分脂溶性高，脂溶性高的阿片类药物起效更为迅速。所有阿片类药物可与血浆蛋白结合，包括清蛋白和 α_1-酸糖蛋白。脂溶性和蛋白结合力是影响阿片类药物起效的两个因素。

药代动力学：阿片类药物在肝脏通过生物转化从血浆中清除。由于阿片类药物的高脂溶性，它们能够广泛而快速地分布到机体组织。这种再分布对阿片类药物浓度的下降有显著的影响，尤其在注射的早期。阿片类药物被肺摄取对其药代动力学有明显影响。

1. 吗啡

（1）药物特性：脂溶性相对较低。口服生物利用度（20% ~ 30%）显著低于肌内或皮下注射，肌内注射15 ~ 30分钟起效，45 ~ 90 分钟产生最大效应。静脉注射后的起效时间为 5 分钟，20 分钟后产生最大效应，镇痛效果好，同时具有镇静作用，可间断给药或低剂量持续静脉输入，常用于创伤、烧伤、手术后和 ICU 的急性疼痛治疗，也可用于急性心肌梗死引起的疼痛。

（2）给药方法：皮下注射：5 ~ 15mg/次，15 ~ 60mg/d。静脉注射：5 ~ 10mg/次。持续用药 0.07 ~ 0.5mg/（kg·h），静脉注射，每 1 ~ 2 小时一次。

（3）注意事项：具有成瘾性，大剂量对呼吸中枢有一定的抑制作用。存在药物作用的个体差异，主要由肝脏代谢，代谢活性产物（6-糖苷酸吗啡）具有蓄积作用。治疗剂量的吗啡对血容量不足的患者容易发生低血压。

2. 哌替啶

（1）药物特性：为人工合成的阿片类药物，与蛋白结合力较吗啡高。镇痛效价约为吗啡的1/8 ~ 1/10，除镇痛作用外，还有镇静催眠及解除平滑肌痉挛的作用。用药后的欣快感和反复使用后的成瘾及药物依赖均比吗啡要弱。

（2）给药方法：皮下或肌内注射：50 ~ 100mg/次；静脉注射：每次 0.3mg/kg；间隔时间 ≥4 小时；极量150mg/次，600mg/d。

（3）注意事项：哌替啶有导致心动过速的趋势，主要代谢产物为去甲哌替啶，去甲哌替啶的消除半衰期较长。因此在肾功能不全的患者，重复给药易导致毒性代谢产物的蓄积，引起神经兴奋症状如欣快、谵妄、震颤、抽搐等。

3. 芬太尼

（1）药物特性：适合用于急性疼痛患者的短期镇痛，其镇痛效价是吗啡的 100～180 倍，静脉注射后 1 分钟起效，对循环的抑制作用较吗啡轻。肾衰竭患者芬太尼在其血中的清除不发生改变，因此对血流动力学不稳定和（或）肾功能不全的患者，可考虑选择芬太尼。适用于外科及妇产科等手术后疼痛，也可用于减轻或预防手术后的谵妄。

（2）给药方法：0.05～0.1mg，肌内注射，必要时 1～2 小时可以重复给药。0.7～10μg/（kg·h），静脉持续泵入。

（3）注意事项：重复用药后可产生明显的蓄积和苏醒延迟。不宜与单胺氧化酶抑制剂合用，静脉注射有时可引起胸壁肌肉强直。贴片制剂禁用于急性或术后疼痛。

4. 瑞芬太尼

（1）药物特性：属于超短效阿片类药物，是新的短效 μ 受体激动剂。其化学结构与芬太尼相似，但由于它有酯键，因而结构较独特。瑞芬太尼的酯键易被血和组织中的非特异酯酶水解，使其代谢迅速。其药效强、起效迅速、积蓄少、个体差异小。肾衰竭和肝衰竭的患者瑞芬太尼的药代动力学无明显变化。

（2）给药方法：初始 0.1μg/（kg·min），5 分钟后评价效果，以 0.025μg/（kg·min）速度调整，调整范围 0.006～0.740μg/（kg·min）。

（3）注意事项：对呼吸有抑制作用，但停药后 3～5 分钟可以恢复自主呼吸。

5. 舒芬太尼

（1）药物特性：镇痛作用为芬太尼的 5～10 倍，作用持续时间为芬太尼的两倍。起效快，排泄迅速，个体差异小，安全范围大，镇静作用强。

（2）给药方法：静脉给药：总量 $0.1\sim5.0\mu g/kg$，镇静作用减弱时可按 $0.15\sim0.70\mu g/kg$ 追加给药。

（3）注意事项：药物过量或个体过于敏感可致呼吸抑制。

（二）非阿片类中枢性镇痛药

曲马多

（1）药物特性：是近年来合成的非阿片类中枢性镇痛药，曲马多可与阿片受体结合，但亲和力很弱，对 μ 受体的亲和力相当于吗啡的 1/6000，对 κ 和 δ 受体的亲和力则仅为对 μ 受体的 1/25。临床上此药的镇痛强度约为吗啡的 1/10。口服后 $20\sim30$ 分钟起效，维持时间为 $3\sim6$ 小时。肌内注射后 $1\sim2$ 小时产生峰效应，镇痛持续时间 $5\sim6$ 小时。主要用于术后轻、中度的急性疼痛或慢性疼痛治疗。

（2）给药方法：$50\sim100mg/$次，肌内注射、皮下注射以及静脉注射。

（3）注意事项：治疗剂量不抑制呼吸，大剂量则可导致呼吸频率减慢，但程度较吗啡轻。

（三）非甾体类抗炎药物（NSAIDs）

对乙酰氨基酚

（1）药物特性：对乙酰氨基酚的作用机制是通过非选择性、竞争性抑制前列腺素合成过程中的关键酶——环氧化酶而达到镇痛效果的。它与阿片类药物联合使用时有协同作用，可减少阿片类药物的用量。该药可用于治疗轻、中度疼痛，缓解长期卧床患者的轻度疼痛和不适。

（2）给药方法：对于有明显饮酒史或营养不良的患者使用对乙酰氨基酚剂量应 $<2g/d$，其他情况 $<4g/d$。

（3）注意事项：胃肠黏膜损伤是非甾体类抗炎药最常见的不良反应，可表现为腹胀、消化不良、恶心、呕吐、腹泻和消化道溃疡，严重者可致穿孔或出血，对乙酰氨基酚其主要不良反应包括胃肠道出血、血小板抑制后继发出血和肾功能不全。在低血容量或低灌注患者、老年人和既往有肾功能不全的患者，更易引发肾功能损害。该药对肝功能衰竭或营养不良造成的谷胱甘肽储备枯竭的患者易产生肝毒性，应予警惕。

四、镇静药物的选择和应用

理想的镇静药应具有以下特点：起效快，剂量-效应可预测；半衰期短，无蓄积；对呼吸循环抑制最小；代谢方式不依赖肝肾功能；抗焦虑与遗忘作用同样可预测；停药后能迅速恢复；价格低廉等。但目前尚无药物能符合以上所有要求。目前 ICU 最常用的镇静药物为苯二氮䓬类药物、丙泊酚和 α_2 受体激动剂。

（一）苯二氮䓬类药物

理化性质：最常用的苯二氮䓬类药物有咪达唑仑、劳拉西泮及地西泮。这些药物分子量较小，而且在生理 pH 值下为高度的脂溶性，因此中枢神经系统起效迅速，分布容积也较大。苯二氮䓬类药物在肝脏进行生物转化。主要途径为肝微粒体氧化和葡萄糖醛酸结合。氧化易受外界影响，如老年、疾病状态（肝硬化）或合用其他损害机体氧化能力的药物都能影响氧化反应。而结合反应对这些因素相对不敏感。由于咪达唑仑氧化迅速，所以其肝脏清除率要高于地西泮。苯二氮䓬类药物的代谢产物也有一定的作用。地西泮可生成二种具有活性的代谢产物——奥沙西泮和去甲地西泮，两者均能增强和延长地西泮的药效。咪达唑仑经生物转化生成羟基咪达唑仑，后者也具有药理活性，长时间使用咪达唑仑可发生蓄积。这些代谢产物可经肾脏排泄，患者肾功能损害时易发生镇静过度。

药代动力学：根据其代谢和血浆清除快慢可分为短效、中效和长效。这三种苯二氮䓬类药物蛋白结合和分布容积差别不大，但其清除率存在显著差异。咪达唑仑的清除率为 $6 \sim 11\text{ml}/(\text{kg} \cdot \text{min})$，劳拉西泮为 $0.8 \sim 1.8\text{ml}/(\text{kg} \cdot \text{min})$，地西泮为 $0.2 \sim 0.5\text{ml}/(\text{kg} \cdot \text{min})$。影响苯二氮䓬类药物药代动力学的因素有年龄、性别、种族和肝肾疾病等，因此使用时应考虑这些因素，必须按个体化调整用药。

药理学特点：苯二氮䓬类药物是理想的镇静剂和催眠剂。它主要作用脑干网状结构和大脑边缘系统，产生催眠、镇静、抗焦虑、遗忘、抗惊厥和中枢性肌肉松弛作用。通过占领苯二氮䓬受体调节脑中的主要抑制性神经递质。苯二氮䓬受体具有三种不同的配体，即激动剂、拮抗剂和反激动剂，产生不同的药理作用。激动剂可改变 γ 氨基丁酸受体（$GABA_A$）复合物的构型，开放氯离子通道，增加 GABA 的亲和力，产生抗焦虑、催眠及抗惊厥作用。而拮抗剂虽然占领苯二氮䓬受体，但不产生作用，因此激动剂和反激动剂的作用被阻断。反激动剂可减弱 GABA-肾上腺素突触传导的效能，其结果是中枢神经系统兴奋。

1. 咪达唑仑

（1）药物特性：咪达唑仑是苯二氮䓬类中水溶性最强的药物。其作用强度是地西泮的 2～3 倍，血浆清除率高于地西泮和劳拉西泮，半衰期短（2～3 小时），故其起效快，持续时间短，清醒相对较快，适用于治疗急性躁动的患者。咪达唑仑的肝脏清除率要高于其他药，每日反复给药或长时间持续输注时，其血药浓度下降较其他药物快。丙泊酚、西咪替丁、红霉素和其他细胞色素 P450 酶抑制剂可明显减慢咪达唑仑的代谢速率。咪达唑仑是目前 ICU 镇静主要选择的药物。

（2）给药方法：负荷剂量 2～3mg，静脉注射；或 0.03～0.3mg/kg，静脉输注；维持剂量 0.04～0.2mg/（kg·h），静脉输注。

（3）注意事项：咪达唑仑的代谢产物活性低，长时间用药后会有蓄积和镇静效果的延长，在肾衰竭患者尤为明显；部分患者还可产生耐受现象。注射过快或剂量过大时可引起呼吸抑制、血压下降，低血容量患者多见。缓慢静脉输注可有效减少其不良反应。

2. 劳拉西泮（氯羟安定）

（1）药物特性：劳拉西泮对血压、心率和外周阻力无明显影响，对呼吸无抑制作用，是 ICU 患者长期镇静治疗的首选药物。其水溶性较低，但效能是咪达唑仑的 4～7 倍。由于其脂溶性较地西泮低，透过血脑屏障较慢，故起效缓慢。清除半衰期是 12～18 小时，注射时剂量不容易调节。镇静的维持可通过间断和持续静脉给药来完成。该药在体内分布不如地西泮广泛，且作用时间长，故不适于治疗急性躁动。

（2）给药方法：初始剂量 1～2mg，8～12 小时，口服；或以 0.02～0.06mg/kg 为负荷剂量静脉注射，维持剂量 0.01～0.1mg/（kg·h）静脉持续泵入。

（3）注意事项：易于在体内蓄积，苏醒慢；其溶剂丙二醇长期大剂量输注可能导致急性肾小管坏死、乳酸性酸中毒及高渗透压状态。

3. 地西泮（安定）

（1）药物特性：具有抗焦虑、抗惊厥、镇静、催眠、抗癫痫以及中枢性肌肉松弛作用，作用与剂量相关，因给药途径而异。单次给药有起效快、苏醒快、持续时间短，对呼吸功能影响小的特点，可用于急性躁动患者的治疗。

（2）给药方法：起始剂量 10mg，肌内注射/静脉注射；随后依需要间隔 3～4 小时或 6～8 小时追加 5～10mg；也可以 0.02～0.1mg/kg 剂量持续静脉输注；总剂量≤40～50mg/d。

（3）注意事项：其代谢产物去甲西泮和奥沙西泮均有类似地西泮的药理活性，且半衰期长。因此反复用药可致蓄积而使镇静作用时间延长。大剂量可引起不同程度的呼吸抑制和血压下降。静脉注射可引起注射部位疼痛。

4. 丙泊酚

（1）药物特性：起效快，作用时间短，停药后迅速清醒，且镇静深度容易控制，呈剂量依赖性。亦可产生遗忘作用和抗惊厥作用。丙泊酚具有减少脑血流、降低颅内压（ICP），降低脑氧代谢率的作用。用于颅脑损伤患者的镇静可减轻 ICP 的升高。而且丙泊酚半衰期短，停药后清醒快，可利于进行神经系统评估。此外，其还有直接扩张支气管平滑肌的作用。肝肾功能不全对丙泊酚的药代动力学参数影响不明显。

（2）给药方法：用药剂量和静脉滴注速度应遵循个体化原则。负荷剂量首先以 $5\mu g/(kg \cdot min)$ 持续静脉滴注 5 分钟，然后以每 5～10 分钟增加 5～$10\mu g/(kg \cdot min)$ 的速度给药，直至达到预期镇静水平。维持剂量 5～$50\mu g/(kg \cdot min)$ 或更高。也可采用 5～$50\mu g/(kg \cdot min)$ 持续静脉滴注。

（3）注意事项：单次注射时可出现暂时性呼吸抑制和血压下降、心动过缓，对血压的影响与剂量相关，尤见于心脏储备功能差、低血容量的患者。老年人用量应减少。丙泊酚的溶剂为乳化脂肪，长期或大量应用可能导致高甘油三酯血症；2% 的丙泊酚可降低高甘油三酯血症的发生率，因此更适宜于 ICU 患者应用。

（二）α_2 受体激动剂

右美托咪定

（1）药物特性：α_2 受体激动剂可抑制环磷酸腺苷，使 cAMP 和蛋白酶减少，改变调节蛋白，减少神经元的激活和抑制神经递质的释放，有很强的镇静、抗焦虑作用，且同时具有镇痛作用。右美托咪定是 α_2 受体激动剂，具有镇痛与镇静作用，可用于术后镇痛，减少阿片类药物的用量，降低阿片类药物的不良反应，尤其是呼吸抑制作用，但其单独使用不能产生足够的止痛作用。该药有很强的抗交感神经作用，可减低心血管反应，例如高血压、心动过速，无明显心血管抑制及停药后反弹。其半衰期较短（2 小时），可单独应用，也可与阿片类或苯二氮䓬类药物合用。

（2）给药方法：负荷剂量 $1\mu g/kg$（10 分钟），维持浓度 0.2～$0.7\mu g/(kg \cdot h)$。

（3）注意事项：持续使用可导致低血压、心动过缓和窦性停搏。

（4）给药方式的选择：镇静药的给药方式应以持续静脉输注为主，首先应给予负荷剂量以尽快达到镇静目标。经肠道（口服、胃管、空肠造瘘管等）、肌内注射则多用于辅助改善患者的睡眠。间断静脉注射通常给予负荷剂量，用于短时间镇静且无需频繁用药的患者。

（三）短期和长期镇静的药物选择

短期（<3 天）镇静时，丙泊酚与咪达唑仑产生的临床镇静效果相似。丙泊酚停药后清醒快，拔管时间明显早于咪达唑仑，但未能缩短患者在 ICU 的停留时间。劳拉西泮（氯羟安定）起效慢，清除时间长，易发生过度镇静。长期（>3 天）镇静时，应首选劳拉西泮。劳拉西泮起效慢，作用持久，对循环、呼吸抑制作用较轻，长期应用的苏醒时间更有可预测性，且镇静满意率更高。丙泊酚与咪达唑仑相比，丙泊酚苏醒更快、拔管更早，但丙泊酚较易出现低血压，而咪达唑仑易发生呼吸抑制，用药期间咪达唑仑可产生更多的遗忘。因目前劳拉西泮静脉制剂尚少，故应用丙泊酚和咪达唑仑联合应用的复合用药方案可提供相似的有效镇静。目前的指南推荐，不论长期及短期镇静均推荐应用丙泊酚及右美托咪定。

（四）镇静药物使用的注意事项

1. 每日唤醒策略　为避免药物蓄积和药效延长，应在镇静过程中实施每日唤醒计划，即每日定时中断镇静药物输注（宜在白天进行），以评估患者的精神与神经功能状态，该方案可减少用药量，减少机械通气时间和 ICU 住院时间。但患者清醒期须严密监测和护理，以防止患者自行拔除气管插管或其他装置。如维持轻度镇静则无需每日唤醒。

2. 个体化用药　应用镇静药物后应该经常评估镇静效果，调整用量，达到设定的镇静深度，以达到个体化用药。

3. 预防戒断症状　镇静药物长期（>7 天）或大剂量使用后，停药过程应逐渐减量以防戒断症状出现。停药不应快速中断,而是有计划地逐渐减量。

第二节　谵妄的诊断和治疗

一、谵妄定义及危害

谵妄又称急性器质性脑综合征,是多种原因引起的一过性的意识混乱状态。国外文献报道 ICU 谵妄发生率为 4.7% ~85.5% 以老年和机械通气患者的发生率最高,导致机械通气时间延长、ICU 停留时间延长、并发症发生率增加。

二、谵妄的临床表现

短时间内意识障碍和认知功能改变是谵妄的临床特征,表现为精神状态突然改变或情绪激动,注意力不集中,感知觉障碍,定向力记忆力障碍,思维活动紊乱和意识状态改变,伴或不伴有躁动。情绪低沉型谵妄表现为少言寡语,往往预后较差;情绪活跃型谵妄表现为兴奋躁动,比较容易识别,但也极易挣脱约束而出现意外。

三、谵妄诊断的关键

意识清晰度下降或觉醒程度降低是诊断的关键。

四、谵妄的诱因

重症患者因焦虑、麻醉、代谢异常、缺氧、循环不稳定、长时间置身于陌生而嘈杂的环境中等因素均可能导致谵妄。

五、谵妄的诊断

主要是依据临床检查及病史。目前推荐使用“重症医学科谵妄诊断的意识状态评估法 (the confusion assessment method for the diagnosis of delirium in the ICU, CAM-ICU)。

六、谵妄的治疗

成年 ICU 谵妄的患者伴随 ICU 住院日及总住院日延长、病死率升高及出 ICU 后认知功能障碍发生率增加。谵妄状态必须及时治疗。一般应少用镇静药物,以免加重意识障碍。但对于躁动或有其他精神症状的患者则必须立即控制,防止意外发生。镇静镇痛药使用不当可能会加重谵妄症状。

氟哌啶醇是治疗谵妄常用的药物,属丁酰苯类神经镇静药,静脉注射安全,可达最大生物利用度。临床使用氟哌啶醇的方式通常是间断静脉注射。氟哌啶醇有半衰期长(18~54 小时),对于急性发作谵妄的患者需给负荷剂量,以取得快速疗效。通常初始剂量为 2~10mg,间隔 2~4 小时可重复给药。静脉注射后 30~60 分钟达临床效果,持续 4~8 小时。

对于谵妄和躁动患者间断用药的缺点是注射后达峰值血药浓度时,可能产生相对的过度镇静,而药效逐渐减退时因再发躁动,患者出现发作性心率加快、血压升高及氧耗增加。这种躁动和过度镇静的周期性交替不利于呼吸机的脱机和患者主动参与治疗。因此,持续静脉注射可能是一种值得推广的方法。

持续注射氟哌啶醇的指征为 24 小时内需单剂注射10mg 超过 8 次,或连续 5 小时的剂量超过 10mg/小时。具体用法:首剂 10mg,然后以 10mg/h 维持,如症状未控制,每隔 30 分钟可重复注射 10mg,同时每次增加注射速度 5mg/h,并可考虑加用苯二氮䓬类药物。一旦谵妄或焦虑控制且 24 小时内很少甚至不需单剂注射,则减量一半。Ramsay 评分≥6 分时,应停药。需要时再单剂注射。

氟哌啶醇的不良反应为锥体外系症状,还可引起剂量相关的 QT 间期延长,增加室性心律失常的危险。与其他延长 QT 间期的药物合用时应注意。应用过程中须监测心电图。既往有心脏病史的患者更易出现此类不良反应。

ICU 中成人患者疼痛、躁动和谵妄的处理临床实践指南（2013）指出若患者的谵妄与酒精或苯二氮䓬类药物戒断无关，建议采用持续静脉输注右美托咪定而非苯二氮䓬类药物进行镇静治疗，以缩短谵妄持续时间。

（刘忠民）

第八章

机械通气

呼吸是机体与外界环境之间交换气体的过程，是维持生命的基本生理过程之一。机械通气是危重症医学里程碑式的生命支持技术。1876 年铁肺发明于法国，1929 年第一台电驱动的铁肺呼吸机于德国问世。1948 年，美国脊髓灰质炎大流行，铁肺挽救了许多人的生命，但是也充分暴露了体外负压通气的缺点：疗效较低，气道管理困难。

1952 年麻醉师 Bjorn Ibsen 使用正压通气治疗呼吸衰竭获得成功，1953 年脊髓灰质炎在北欧流行，改用正压通气后，丹麦哥本哈根市脊髓灰质炎患者的病死率从87% 下降到 15%。1953 年 3 月被看作现代机械通气治疗呼吸衰竭的生日。

60 余年过去了，现代呼吸机的性能已经有了很大的进步，机械通气患者病死率也明显下降，机械通气技术已经不再仅仅限于抢救，而是作为一种治疗手段越来越广泛地融入临床。高新技术在呼吸机中的应用，使得呼吸机出现了更多的通气模式，有了更好的人机配合，操作界面更加适合。这些同时也都对 ICU 的医师和呼吸治疗师提出了更高的要求。而对呼吸机基本模式的理解是呼吸机应用的基础，也是理解掌握高级模式的基础。

第一节 人工气道的建立与管理

一、经口气管插管

（一）适应证

1. 因严重低氧血症和（或）高 CO_2 血症，或其他原因需要较长期机械通气，而又不考虑进行气管切开的患者。

2. 不能自行清除上呼吸道分泌物，胃内反流物和出血，随时有误吸危险者。

3. 下呼吸道分泌物过多或出血需要反复吸引者。

4. 存在上呼吸道损伤、狭窄、阻塞、气道食管漏等影响正常通气者。

5. 患者自主呼吸突然停止，紧急建立人工气道行机械通气者。

（二）方法

1. 准备所需物品　喉镜、气管导管、导管芯、吸引器、简易呼吸器、加压面罩、吸氧设备、镇静药物、肌肉松弛药物等。

2. 插管前患者的准备　清除口鼻腔分泌物。取下义齿。给患者高流量面罩吸氧，并保证在插管过程中及插管后予以高流量吸氧。摆体位，头、颈、肩相应垫高，使头后仰并抬高 8～10cm。对于肥胖患者，可将外耳道与剑突摆在同一水平线上。建立可靠静脉通道。

3. 药物　镇静剂，如咪达唑仑 5～10mg 静脉注射。若下颌不松可给以肌肉松弛药物，如琥珀酰胆碱 1～2mg/kg 静脉注射。通过连接加压面罩的简易呼吸器加压高浓度氧行人工呼吸，使 $SpO_2 \geqslant 95\%$。

4. 插管　固定头部，取头后仰位。用左手持喉镜沿口角右侧置入口腔，将舌体推向左，使喉镜片至正中位，见腭垂，慢慢推进喉镜使其顶端抵达舌根，稍上提喉镜，可看到会厌的边缘（显露声门的标志）。将口腔内吸引干净，清楚地暴露视野。继续推进喉镜，使其顶端抵达

8

舌根与会厌交界处，然后上提喉镜（注意不要向后掰，否则会将门齿掰掉），间接拉起会厌而显露声门。右手执气管导管，斜口对声门裂，在吸气末顺势将导管轻柔插入。导管插入气管内的长度，成人为5cm，小儿为2～3cm。如果用导丝塑形，在导管斜面进入声门2cm后，要及时抽出导丝。导管插入气管后，立即塞入牙垫，然后退出喉镜，检查确认导管在气管内，而非在食管内。如果导管误入食管，应将导管退至口咽部重插。最后将导管与牙垫一起固定。

5. 拍床边 X 线胸片　明确气管插管末端的位置。

二、气管切开

（一）适应证

1. 预期或需要较长时间机械通气治疗。

2. 上呼吸道梗阻所致呼吸困难，如双侧声带麻痹、有颈部手术史、颈部放疗史。

3. 反复误吸或下呼吸道分泌较多而且患者气道清除能力差。

4. 减少通气死腔，利于机械通气支持。

5. 因喉部疾病致狭窄或阻塞而无法气管插管。

6. 头颈部大手术或严重创伤需行预防性气管切开，以保证呼吸道通畅。

（二）禁忌证

1. 切开部位的感染或化脓。

2. 切开部位肿物，如巨大甲状腺肿、气管肿瘤等。

3. 严重凝血功能障碍，如弥散性血管内凝血、特发性血小板减少症等。

（三）方法

1. 经皮穿刺气管切开　创伤小，操作简便，但手术视野暴露狭小，可能误伤甲状腺或血管引起大出血，一旦发生，需耳鼻喉科急症手术处理，并行传统气管切开。

（1）垫起患者背部，使颈部充分展开。适当镇静肌松后，使患者正中仰卧位，头后伸，肩部垫高，下颏、喉结、颈静脉切迹三点一线，充分暴露颈部。

（2）充分吸痰后开始消毒术野皮肤，铺无菌洞巾，2%利多卡因逐层麻醉。

（3）经环状软骨下气管软骨第二间隙前正中皮肤切口约1.0cm，切开皮肤，血管钳钝性分离皮下组织、肌肉组织。注意：避免经气管软骨环穿刺、扩张，可能会破坏气管软骨环。

（4）将经口气管插管退至切开处上方，其末端距门齿18cm，确定不影响穿刺，持续辅助呼吸。

（5）用穿刺针管抽取利多卡因5ml后，刺入第二、三气管软骨环之间，回抽有气体，推注阻力小，确定穿刺入气管。

（6）拔出针头，将套管针头仍保留在气管内，回抽气体通畅，将导丝顺套管针头导入气管内，拔出套管针头，用扩张器套入导丝，扩张进针处，拔出扩张器有大量气体涌出，继续用扩张钳沿导丝伸入气管，边回撤、边扩张组织，以利于气管套管进入。

（7）将经石蜡油充分润滑的气管套管，顺导丝送入气管，迅速拔出导丝以及套管芯，确定气管套管在气管中，双肺听诊呼吸音对称，将气管套管气囊充气固定。

（8）给予吸痰后，接呼吸机辅助呼吸，外固定好气管套管。拔出经口气管插管。

2. 传统气管切开 一般需请耳鼻喉科医生手术，创伤大，但手术视野好，可以避免误伤甲状腺及血管。

三、人工气道的管理

1. 安装呼吸机管路时，应将管路尽量捋顺，避免安装成麻花式管路；积水杯应置于管路的最低点，以便使用时能够真正起到积水的作用（目前一次性管路若处理不好，常常会造成悬挂式积水杯，使得冷凝水积聚在管路中）。

2. 管路中冷凝水应及时清除，以免增加气道阻力或引起误触发送气。

3. 有人工气道的患者应常规进行气囊压力监测，维持高容低压套囊压力 25～30cmH$_2$O，既可有效封闭气道，又不高于气管黏膜毛细血管灌注压，可预防气道黏膜缺血性损伤及气管食管瘘，拔管后气管狭窄等并发症。

4. 有人工气道的患者条件允许时应进行持续声门下吸引，尤其是在长期进行机械通气的患者中持续声门下吸引可延缓呼吸机相关肺炎的发生，降低其发生率。

5. 机械通气时应在管路中常规应用气道湿化装置，但不推荐在吸痰前常规进行气道内生理盐水湿化。不论何种湿化，都要求进入气道内的气体温度达到 37℃，相对湿度 100%，以更好的维持黏膜细胞完整，纤毛正常运动及气道分泌物的排出，降低呼吸道感染的发生。

6. 建议常规使用气管套管接头处延长管，增加舒适性。

7. 利用管路支架，使呼吸机管路处于中立位，气管套管保持零张力。

8. 不主张定期更换呼吸机管路，但呼吸机管路一旦有污染应及时更换。

9. 吸痰　吸痰前患者必须纯氧吸入 30 秒以上。吸痰期间患者接受生理盐水滴注，可用脉搏血氧测定计评价氧合程度，注意无菌技术，吸痰持续 10～15 秒，吸痰压力尽可能低至能有效排出分泌物。吸痰后予纯氧吸入 1 分钟以上，监测不良反应。

呼吸机临床治疗期间气管内吸痰的并发症：肺不张、支气管痉挛/阻塞、心律失常、出血、低血压/高血压、低氧血症、颅内压增高、感染、黏膜损伤、呼吸停止。

气管内吸痰的适应证：分泌物阻塞引起肺不张、维持呼吸道开放、获得痰标本。

第二节　机械通气模式及参数调节

一、基本通气模式

控制通气包括容量控制通气及压力控制通气；控制通气（CMV）；间歇指令通气（IMV）；同步间歇指令通

气（SIMV）；持续气道正压通气（CPAP）；双水平正压通气（BIPAP）。

（一）控制通气（CMV）

CMV 也称作间歇正压通气（intermittent positive pressure ventilation，IPPV）。呼吸机完全替代自主呼吸的通气方式。患者自身不能触发呼吸，每次送气均为时间触发，结束吸气亦为预设时间转换。CMV 分为容量控制通气（volume control ventilation，VCV）和压力控制通气（pressure control ventilation，PCV）。

1. 容量控制通气（VCV）

（1）基本概念：按照预设的潮气量（ml）、吸气流速（L/min）、呼吸频率（次/分）、吸气时间（秒）及吸气末暂停时间（秒）送气，同时需要设定 PEEP（cmH_2O）、FiO_2（%）。

一般参考值范围：潮气量 6~10ml/kg，吸气流速 45~55L/min，呼吸频率 15~20 次/分，吸气时间 0.9~1.2 秒，吸气末暂停时间 0.2 秒。

（2）相关概念

1）吸气流速波形

方波：吸气流速恒定，压力曲线呈楔形上升，并有峰值，而后略有下降，形成压力平台。

递减波：吸气流速递减，压力曲线恒定。

2）吸气末停顿：也称吸气末屏气。是指在呼吸机送气结束后，呼气阀门仍然保持关闭状态短暂的时间，在此期间呼吸机不再送气，而肺内气体再分布，由扩张快的肺泡向扩张慢的肺泡重新分布，使肺泡通气更为均一，取得更佳的通气/血流比（V/Q）。在压力曲线上表现为气道压从峰压有所下降，形成平台压。其设置一般为 0.2 秒，或吸气时间的 15% 以内。

（3）特点

1）不管肺顺应性和气道阻力如何变化，能够保证通气量。

2）完全替代自主呼吸，设置不当，可发生通气过度或不足。

3）如有自主呼吸，容易发生人机对抗：呼吸节律的不同步容易产生高气道压，形成气压伤。

4）潮气量不合适：潮气量设置过小，可使患者产生"空气饥饿"（air hunger）感，造成恐惧、烦躁，呼吸频快。

5）吸气流速设置过低时，患者吸气用力，会造成吸气相气道压力降低；吸气流速设置过高时，会造成气道压力快速上冲，患者不适，引发人机对抗。

2. 压力控制通气（PCV）

（1）基本概念：按照预设的呼吸频率（次/分）、吸气时间（秒）、压力控制水平（cmH_2O）、及压力上升时间（秒）或压力上升斜率送气，同时需要设定 PEEP（cmH_2O）、FiO_2（%）。

8

（2）特点

1）潮气量由设置的压力水平、吸气时间及肺的机械特性而决定，需随肺部病变的变化调节压力控制水平，以保证适当水平的潮气量。

2）吸气流速为减速气流，减少了肺部气压伤的危险性；能改善气体分布和 V/Q，有利于气体交换，适用于肺顺应性较差的患者。

3）与 VCV 相同：可发生通气过度或不足，容易发生人机对抗，亦可使患者产生"空气饥饿"（air hunger）感。

（二）辅助/控制通气（assist/control ventilation，A/C）

1. 基本概念

（1）自主呼吸触发呼吸机送气，呼吸机按预设的 CMV 参数送气。

（2）若在一个完整的呼吸周期内无触发送气，则呼吸机以预设的 CMV 参数通气。

（3）无论是触发引发的送气，还是时间控制的送气，其送气的内容完全一样，即潮气量、峰流速、送气时间、吸气末暂停时间以及 PEEP（cmH_2O）、FiO_2（%）等完全一致。

2. CMV 与 A/C 的区别　A/C 模式时，患者自主呼吸能为呼吸机感知，并触发送气，而 CMV 没有触发功能。A/C 提高了人机协调性。有些呼吸机写的是控制模式，实际上是 A/CV 模式。应用 A/CV 模式时，预设频率应与实际频率相近。

3. 压力触发（pressure trigger）与流量触发（flow trigger）　由于传感器以及吸气阀打开、气体从吸气阀传到气管均需要时间，患者吸气动作开始到呼吸机开始送气存在送气延迟时间。若能低于 100 毫秒，患者一般不会感觉不适。而压力触发很难低于 110 ~ 120 毫秒，流速触发一般可 <100 毫秒。

4. 触发灵敏度（trigger）　触发灵敏度的设置原则为在避免假触发的情况下尽可能灵敏，以求达到降低吸气触发功的目的，虽然一般来讲，不会因为设置不太敏感而不能触发。

（三）间歇指令通气（intermittent mandatory ventilation，IMV）

1. 概念　呼吸机以预定的频率输送固定的潮气量（或压力），在两次指令通气间歇期，允许患者自主呼吸，或可以触发压力支持通气。

2. IMV 与 A/C 的区别　IMV 时间歇期内患者可以进行完全的自主呼吸（或以触发 PSV）。A/C 时患者可以触发呼吸机送气，但是触发的是预设的 CMV。

3. 特点　由于预设的 CMV 按照时间送气，而患者可能在预设送气时间前较短的时间（例如 0.5 秒）刚刚触发了一次 PSV，这样 PSV 与 CMV 就造成了重叠送气；而若患者在预设送气时间前相对较长的时间（例如 0.8 秒）触发了一次 PSV，则预设的 CMV 送气很可能就发生在患者呼吸期，从而产生人机对抗。

（四）同步间歇指令通气（synchronized intermittent mandatory ventilation，SIMV）

1. 触发窗的概念　为了避免重叠送气等人机对抗，将按照预设呼吸频率计算的呼吸周期靠后的一部分（一般为后 1/4 周期）设定为触发窗。例如呼吸频率15 次/分，呼吸周期为 4 秒，则一个呼吸周期的后 1 秒即为触发窗时间。在该时间段内，若患者有自主呼吸，则触发一次预设的 CMV，而在原先预设的下一次送气时间（即下一个 4 秒开始）不再另行送气，从而避免了重叠送气。在触发窗之外的时间里，若患者有自主呼吸，则可以触发一次 PSV。而若患者在触发窗内没有任何吸气动作，则在 SIMV 触发窗结束后，呼吸机将给予一次预设的 CMV。

由于若患者通过呼吸机管路自主呼吸，需要克服 $6 \sim 8cmH_2O$ 的系统阻力，因此一般需要同时联合 PSV 辅助呼吸，所以一般所说的 SIMV 实际上是 SIMV ＋ PSV。

2. 优点　由于触发窗的设计，避免了重叠送气等人机对抗，人机同步性显著改善；在保证适当 MV 的基础上，引入了自主呼吸模式（PSV），有利于向完全的 PSV 模式过渡。

3. 缺点　模式复杂，有一定的理解难度；由于触发的是 CMV，控制通气的本质决定了 SIMV 时依然能够发生人机对抗，造成气压伤，以及"空气饥饿"等。

4. 注意事项　若 CMV 的潮气量和 PSV 的潮气量相差过大，说明设置不符合患者的病理生理，应当重新设置，使两者基本一致。

（五）压力支持通气（pressure support ventilation, PSV）

1. 概念　PSV 是一种压力-目标（pressure targeted）或压力-限制（pressure-limited）性通气模式，每次通气均由患者触发并由呼吸机给予支持。患者的吸气努力达到触发灵敏度后，呼吸机提供与患者吸气用力协调的通气支持，气道压升高到预设水平，即压力支持水平以克服吸气阻力并扩张肺，并维持此压力到吸气流速降低至吸气峰流速的一定百分比时呼气灵敏度，吸气转为呼气。压力支持通气是一种自主呼吸方式。

2. 呼气灵敏度（Esens）的概念　随着更多的气体

进入到肺，气道阻力越来越大，气体流速则越来越低。当患者流速降到峰值流速一定的百分比（例如25%）时，认为患者的吸气用力结束或患者需要呼气，此时压力支持通气被终止，呼气阀同时打开，由患者胸廓的弹性回缩而将肺内气体呼出。通过调节呼气灵敏度改变吸气时间，从而可以调节潮气量：设定的百分比越大，吸气时间越短，潮气量越小；反之亦然。

3. 特点 由患者的自主呼吸触发呼吸机送气，人机协调性好；潮气量不仅仅与预设的压力支持水平有关，还与气道阻力和胸肺顺应性及吸气努力的大小有关，在治疗的过程中需要根据实际潮气量的大小及时调整支持压力的水平，以达到适当的潮气量和呼吸频率。

4. 注意事项 PSV的潮气量应保持稳定，若潮气量忽大忽小，说明设置的支持压力过小，应当适当提高，直至潮气量稳定。一般成年人潮气量450~600ml，并能够保持呼吸频率在20次/分左右、分钟通气量在12L以内，认为设置是合理的，状态是理想的。

（六）持续气道正压（continuous positive airway pressure，CPAP）

1. 概念 气道压在吸气相和呼气相都保持一定的正压水平即为CPAP。CPAP是呼气末正压的特殊使用方式。当患者吸气使气道压低于CPAP水平时，呼吸机通过增加持续气流或按需气流供气，使气道压维持在CPAP水平；当呼气使气道压高于CPAP时，呼气阀打开释放气体，但仍使气道压维持在CPAP水平。在CPAP模式下，呼吸机只是将气道的压力整体地提高到一定的高度，CPAP能增加功能残气量，增加肺泡内压，改善V/Q比例失调，改善氧合，但是并不提供通气辅助。也就是说，CPAP时呼吸机仅仅是保证气道内压的恒定，而不是针对肺泡扩张提供动力，没有PSV时的"触发"而带来的压力骤然上升，只是通过持续气流补充，由于自主呼吸而导致的气道压力的下降而已。CPAP模式主要用于无创呼吸机。需要注意的是，某些品牌的呼吸机出于彰显其品牌特色的目的，而将 PSV 模式标记为 CPAP。

2. 呼气末正压（positive end expiratory pressure, PEEP） 借助呼气管路中的阻力阀等装置使呼气末气道压高于大气压水平即获得 PEEP。PEEP 是治疗急性呼吸窘迫综合征（ARDS）的重要措施，PEEP 改善 ARDS 的呼吸功能，主要通过其吸气末正压使陷闭的支气管和闭合的肺泡张开，提高功能残气量（FRC）。

（1）PEEP 的生理学效应

1）增加或恢复减少了的功能残气量，气体分布在各肺区间趋于一致，QS/QT 降低，V/Q 改善。

2）使萎缩陷闭肺泡维持开放，减少肺泡的周期性开放和闭陷，避免或减轻剪切力损伤。

3）对抗内源性呼吸末正压（PEEPi）的作用，有利于触发，降低呼吸功。

PEEP 为 0.49kPa（5cmH_2O）时，FRC 可增加 500ml。随着陷闭肺泡的复张，肺内静动血分流降低，V/Q 和弥散功能亦得到改善，并对肺血管外水肿产生有利影响，提高肺顺应性，降低呼吸功。PaO_2 和 SaO_2 随 PEEP 的增加不断提高，在心排血量不受影响下，则全身氧运输量增加。经动物实验证明，PEEP 从 0cmH_2O 增至 10cmH_2O，肺泡直径成正比例增加，而胸腔压力变化不大；当 PEEP > 10cmH_2O，肺泡直径变化趋小；PEEP >15cmH_2O，肺泡容量很少增加，反使胸腔压力随肺泡压增加而增加，影响静脉血回流，尤其在血容量不足，血管收缩调节功能差的情况下，将会减少心排血量，所以过高的 PEEP 虽能提高 PaO_2 和 SaO_2，往往因心排血量减少，反而影响组织供氧。过高 PEEP 亦会增加气胸和纵隔气肿的发生率。

（2）最佳 PEEP：应是 SaO_2 >90%，而 FiO_2 降到安全限度的 PEEP 水平［一般为 1.47kPa（15cmH_2O）］。患者在维持有效血容量、保证组织灌注条件下，PEEP 宜从低水平 0.29～0.49kPa（3～5cmH_2O）开始，逐渐增加至最适 PEEP，如 PEEP > 1.47kPa（15cmH_2O）、

8

$SaO_2 < 90\%$ 时，可能短期内（不超过 6 小时为宜）增加 FiO_2，使 SaO_2 达 90% 以上。应当进一步寻找低氧血症难以纠正的原因加以克服。当病情稳定后，逐步降低 FiO_2 至 50% 以下，然后再将 PEEP 降至 $\leqslant 0.49kPa$（$5cmH_2O$），以巩固疗效。

（3）最佳 PEEP 的应用：ARDS 广泛肺泡塌陷不但可导致顽固的低氧血症，而且部分可复张的肺泡周期性塌陷开放而产生剪切力，会导致或加重呼吸机相关肺损伤。充分复张塌陷肺泡后应用适当水平 PEEP 防止呼气末肺泡塌陷，改善低氧血症，并避免剪切力，防止呼吸机相关肺损伤。ARDS 应采用能防止肺泡塌陷的最低 PEEP。应使用能防止肺泡塌陷的最低 PEEP，有条件情况下，应根据静态 P-V 曲线低位转折点压力 $+2cmH_2O$ 来确定 PEEP。最佳 PEEP 是指 $FiO_2 < 60\%$ 时（$>60\%$ 时具有氧毒性），使动脉氧饱和度 $>90\%$ 的 PEEP 值。

（七）双相气道正压（biphasic positive airway pressure，BIPAP）

1. 概念　让患者自主呼吸在双压力水平的基础上进行，气道压力周期性在高压力水平（Phigh）和低压力水平（Plow，即 PEEP）之间定时切换，利用从 Phigh 切换至 Plow 时引起的呼吸容量改变来达到机械通气辅助的作用。现在实际应用的 BIPAP 模式都存在同步功能，所以也就是 BIPAP-SIMV，并且可以叠加 PSV。BIPAP 即 PB840 呼吸机上的 BILEVEL。

传统 PCV 不允许自主呼吸的存在，吸气时呼气阀关闭，此时患者若有动作或咳嗽，将使气道压力明显升高。BIPAP 允许自主呼吸既存在于呼气期也存在于强制通气过程中，呼气阀是一个十分敏感的电脑控制的针式电磁阀门，计算机在送气过程中不断监测，当自主呼吸出现时它部分开放，允许一定气流通过，仅使气道内压轻微升高。从而改善了人机协调性，减少了人机对抗，降低了呼吸机相关性肺损伤的发生。

一般而言，BIPAP 依然是与 PSV 的混合体，也就是说除了高压相压力（Pi）、低压相压力（PEEP）外，还有 PSV 的支持压力（P），另外需要设定的参数包括吸气时间（Ti，高压相时间）、呼吸频率（RR）。需要引起注意的是，高压相（Pi）与 PSV 的支持压力（P）的数值在某些呼吸机是绝对值，而在另外一些呼吸机则是 PEEP 之上的值（Pabove peep）。

虽然理论上讲，可以将高压相时间（Ti）设置为较长的时间，例如 10 秒，从而可以包括了 2 个甚至是 3 个呼吸周期，但实际应用时，一般仍然把 Ti 设置为单次吸气时间。因此，有人可能会认为 BIPAP 就是压控的 SIMV，但这种理解是不准确的，或者说是不全面的。

在患者的自主呼吸能力稳定时，我们可将 BIPAP 的高压水平和低压水平设置一致，BIPAP 就变成了常见的 CPAP 模式，这种情况往往用于 BIPAP 模式脱机的最后阶段。

2. BIPAP 和 BiPAP 的区别

（1）BIPAP 的中文名字叫做"双水平气道正压通气"，而 BiPAP 的中文名字则叫做"双相气道正压通气"。

（2）BiPAP 实际上已经是伟康公司的注册商标，特指伟康研发的无创呼吸机上的通气模式等。

（3）BIPAP 模式"双水平"指的是两个不同的压力水平，患者既可以在高压相吸和呼，也可以在低压相吸和呼；而 BiPAP 模式"双相"的含义是两个呼吸相，即吸气相和呼气相，患者只能在高压相吸，在低压相呼，两个压力会跟着患者的一呼一吸来回切换。

（4）BIPAP 的诸多称谓：Drager 最早注册了 BIPAP 这个名字，当然是保护了它的利益，但客观上也造成了一些混乱的情况。在其之后出现的诸多其他公司相近似的通气模式，都不得不冠以另外的名字，好比是 PB 的 Bi- Level，MAQUET 的 Bi- vent，Hamilton 的 DuoPAP 等。

Drager 机器在低压相患者存在自主呼吸的时候，可以得到压力支持（ASB），而高压相则没有。PB840 上的 Bi- Level 模式允许在高低压相都给予压力支持。

8

二、备用模式

窒息通气（apnea ventilation）是一种后备通气模式，一般为定容或定压通气，和自主呼吸模式（PSV/CPAP）一起使用。其目的是为了防止因患者自主呼吸节律不稳定或呼吸力量差而长时间不能触发呼吸机送气，导致窒息死亡。

患者自主呼吸期间，在设定的窒息时间（大多数呼吸机默认值是 20 秒）内无自主呼吸，呼吸机随即启动窒息通气，并在显示屏最上方出现"Apnea Ventilation-窒息通气"报警字样。

1. 需要设置下列参数

（1）窒息时间（Tapnea）：大多数呼吸机默认值是 20 秒，30 秒以内是安全的。

（2）潮气量（Vtapnea）或吸气压力（Papnea）：潮气量设定以稍大于自主呼吸时的实际潮气量为宜。

（3）送气频率（Fapnea）：一般 18～20 次/分即可。

（4）吸入氧浓度（FiO_2）：一般设为 100%。

2. 注意事项　大多数呼吸机需手动消除报警，才能回到正在使用的非窒息通气模式。

第三节　机械通气过程中的监测

一、通气相关的参数监测

1. 机械通气过程中呼吸相关的参数包括呼吸频率、潮气量和分钟通气量等，是否达到预期值。

2. 通过观察呼吸流量和压力图形变化的特点来判断是否存在人机不同步（patient-ventilator dyssynchrony）的情况。如果气道压力曲线上升支上出现凹陷表示由于气流流速不能满足需要，患者自主吸气用力导致了压力下降。

二、呼吸力学监测

1. 气道峰压　是最常用的监测指标，可以人为划分为低压（≤20cmH$_2$O）、中压（20~40cmH$_2$O）和高压（≥40cmH$_2$O）范围。气道峰压增高可能与肺部疾病进展（导致阻力增加或顺应性降低）、潮气量过大以及人机对抗等因素有关，需要寻找原因和相应的处理。

2. Pplat 是指容量控制通气模式并设置了吸气末停顿，吸气和呼气阀门都关闭，呼吸肌肉活动停止（完全镇静和肌肉松弛）状态下检测到的吸气末气道压。Pplat 等同于呼吸系统的弹性回缩力，反映肺的膨胀状态。近年来在肺保护性通气策略中，强调控制 Pplat 水平≤35cmH$_2$O，避免肺泡过度膨胀导致的肺损伤。

3. 跨肺压（PL） 气道压（Paw）与胸膜腔压[Ppl，通常用食管内压（Peso）代替]的差值为跨肺压（PL）。由于跨肺压包含有呼吸机给予的压力（气道压的上升）和患者自主吸气努力（食管内压的下降），可以更好反映驱动肺膨胀力量的变化，是总的呼吸动力。

4. 顺应性相关的指标和检测 顺应性（compliance，C）是指单位压力改变（AP）所产生的容量变化（AV），是反映弹性回缩力大小的指标（弹性回缩力 = 1/C）。呼吸系统的顺应性（C）包括肺的顺应性[C = 肺容积改变（Av）/跨肺压（ΔPL）]和胸廓顺应性[C - = 肺容积改变（AV）/经胸壁压（Δ%）]。顺应性曲线通常呈S形，中间段顺应性最佳。机械通气时，可以根据顺应性曲线指导参数的设置，使呼气末和吸气末的肺容量均在中间的陡直段，有利于维持肺泡的开放和避免气压伤。因此，床旁监测时，顺应性曲线可以作为调整 PEEP 水平和 PPlat 水平的重要参考。

三、动脉血气分析的监测

1. 酸碱度（pH） 参考值 7.35~7.45。<7.35 为酸血症，>7.45 为碱血症。但 pH 正常并不能完全排除无酸碱失衡。

2. 动脉血氧分压（PaO$_2$） 是指动脉血液中物理溶解的氧分子所产生的张力。正常值：一般为 80~

100mmHg，波动范围较大，与年龄有关。临床意义：判断缺氧和低氧血症的客观指标。当在海平面呼吸空气时，PaO_2 低于正常值就已经提示缺氧，但一般只有当 PaO_2 < 60mmHg 时，才引起组织缺氧，临床方可诊断为低氧血症或呼吸衰竭。

3. 动脉血氧饱和度（SaO_2）　在一定氧分压下和氧结合的百分比，即氧合血红蛋白（Hb）占 Hb 的百分比，是氧输送的重要决定因素。正常值：90% ~ 100%。

轻度低氧血症：PaO_2，50 ~ 60mmHg，SaO_2，80% ~ 90%；中度低氧血症：PaO_2，40 ~ 50mmHg，SaO_2，60% ~ 80%；重度低氧血症：PaO_2 < 40mmHg，SaO_2 < 60%。重度低氧血症有生命危险。

4. 氧合指数（PaO_2/FiO_2）　200 ~ 300mmHg 为轻度 ARDS，100 ~ 200mmHg 为中度 ARDS，< 100mmHg 为重度 ARDS。

5. 动脉血二氧化碳分压（$PaCO_2$）　是指以物理状态溶解在血浆中的二氧化碳分子所产生的张力。正常值：35 ~ 45mmHg，平均 40mmHg。临床意义：PCO_2 是主要的呼吸性酸碱平衡失调的指标，常可反映肺泡通气情况。一般情况下，> 45mmHg 是呼吸性酸中毒，而 < 35mmHg 是呼吸性碱中毒，> 50mmHg 有抑制呼吸中枢危险。

6. 动脉血二氧化碳总量（$ctCO_2$）　是指血浆中以化合及游离状态下存在的二氧化碳的总量，其中以结合形式存在的二氧化碳占绝大部分。正常值：24 ~ 32mmol/L，平均 28mmol/L。临床意义：$ctCO_2$ 也是重要的碱性指标，主要代表 HCO_3^- 的含量，< 24mmol/L 时提示酸中毒，而 > 32mmol/L 时提示碱中毒。

7. 实际碳酸氢根（AB）　参考值：21.4 ~ 27.3mmol/L，标准碳酸氢根（SB）参考值：21.3 ~ 24.8mmol/L。AB 是体内代谢性酸碱失衡重要指标，在特定条件下 SB 也反映代谢因素。二者正常为酸碱内稳正常。二者皆低为代谢性酸中毒（未代偿），二者皆高为代谢性碱中毒（未代偿），AB > SB 为呼吸性酸中毒，

AB < SB 为呼吸性碱中毒。

8. 动脉血标准碱剩余 [BE (B)] 和实际碱剩余和 [BE (ecf)]   BE (B) 是指在 37℃、$PaCO_2$ 为 40mmHg、Hb 完全氧合的标准条件下, 将 1L 全血或血浆滴定 pH 至 7.40 时所需的酸或碱的量; 而 BE (ecf) 是指在实际条件下测定全血或血浆标本时所需的酸或碱的量。正常值: -3 ~ +3mmol/L。临床意义: BE (B) 和 BE (ecf) 代表体内碱储备的增加或减少, 是判断代谢性酸碱失衡的重要指标。如需用碱滴定, 说明血液中碱缺失 (相当于酸过剩), 用负值表示, < -3mmol/L 提示代谢性酸中毒; 如需用酸滴定, 说明血液中碱过剩, 用正值表示, >3mmol/L 提示代谢性碱中毒。

第四节 机械通气的撤离

8

一、撤机前满足的一般条件 (筛选试验)

1. 导致机械通气的病因好转或被祛除

(1) COPD 急性发作——控制。

(2) 哮喘重度发作——逆转。

(3) 药物过量——消除。

(4) ARDS/ALI——逆转。

(5) 胸壁不稳定——稳定。

(6) 心肌或心血管不稳定——稳定。

2. 氧合指标 $PaO_2/FiO_2 \geqslant 150$mmHg; $PEEP \leqslant 5$cmH$_2$O; $FiO_2 \leqslant 40\%$; $pH \geqslant 7.25$。对于 COPD 患者: $pH > 7.30$, $FiO_2 < 35\%$, $PaO_2 > 50$mmHg。

3. 血流动力学稳定, 无心肌缺血动态变化, 临床上无明显低血压。指不需要血管活性药物治疗或只需要小剂量药物, 如多巴胺或多巴酚丁胺 $< 5\mu g/(kg \cdot min)$。

4. 有自主呼吸的能力。

5. 一些不能完全满足上述条件的患者仍能准备停机。临床实践中, 此点有时甚为重要。

二、自主呼吸试验（SBT）

通气方式：PSV：PS $= 8 \sim 12cmH_2O$，$FiO_2 = 35\% \sim 40\%$。

三、SBT 耐受性成功的指标

1. 血气指标　$SpO_2 \geqslant 90\%$；$PaO_2 \geqslant 60mmHg$；pH $\geqslant$ 7.32；$PaCO_2$ 增加 $\leqslant 10mmHg$。

2. 血流动力学稳定　心率 < 120 次/分；心率改变 $< 20\%$；收缩压：$90 \sim 180mmHg$；血压改变 $< 20\%$，不需要用血管活性升压药。

3. 呼吸频率 $\leqslant 35$ 次/分；呼吸频率改变 $< 50\%$。

4. 无精神状态的改变，例如嗜睡、昏迷、兴奋、焦虑、出汗。

5. 无呼吸做功增加的表现，如使用辅助呼吸肌，胸腹矛盾呼吸。

SBT $30 \sim 120$ 分钟，如患者能够耐受应考虑脱机。

四、SBT 失败的处理

没有通过 SBT 的患者，应采用不导致呼吸肌疲劳的机械通气方式，或立即提高支持压力，使患者呼吸稳定并得到休息，并仔细寻找导致 SBT 失败的原因，如果原因可逆，一旦被去除，则每天对患者进行评估，达到标准立即进行 SBT。

五、满足以下条件可以拔管

1. 有能力维持气道开放——无气道压迫。
2. 有能力保护气道——咽反射正常。
3. 能够咳嗽、排痰——呼吸肌有力。

第五节　无创机械通气

无创呼吸机（NPPV）适合于轻、中度呼吸衰竭。没有紧急插管指征、生命体征相对稳定和没有 NPPV 禁忌证的患者。

一、适应证

1. 疾病的诊断和病情的可逆性评价适合使用 NPPV。

2. 有需要辅助通气的指标

（1）中、重度呼吸困难：表现为呼吸急促（COPD 患者呼吸频率 >24 次/分，充血性心力衰竭 >30 次/分）；动用辅助呼吸肌或胸腹矛盾运动；

（2）血气异常：pH < 7.35，$PaCO_2 > 45mmHg$，或 $PO_2/FiO_2 < 200mmHg$。

3. 排除 NPPV 的禁忌证。

NPPV 主要应用于呼吸衰竭的早期干预，避免发展为危及生命的呼吸衰竭；也可以用于辅助早期撤机。但对于有明确有创通气指征者，除非是拒绝插管，否则不宜常规应用 NPVV 替代气管插管。

二、应用范围

临床上应用比较常见的基础疾病有 COPD 急性加重、稳定期 COPD、心源性肺水肿、免疫功能受损合并呼吸衰竭、支气管哮喘急性严重发作、NPPV 辅助撤机、辅助纤维支气管镜检查、手术后呼吸衰竭、ALI/ARDS、肺炎、胸壁畸形或神经肌肉疾病、胸部创伤、拒绝气管插管的呼吸衰竭、其他疾病。NPPV 也可用于多种疾病导致的呼吸衰竭，包括肺囊性纤维化、支气管扩张症、气管插管前改善氧合、辅助纤维支气管镜检查及辅助麻醉手术等。

三、禁忌证

1. 绝对禁忌证

（1）呼吸、心搏停止。

（2）误吸风险大。

（3）上消化道手术后。

（4）咯血或上消化道出血。

（5）昏迷或意识障碍。

（6）面部创伤、术后、畸形，无法佩戴面罩。

（7）自主呼吸微弱，气道保护能力差。

（8）不合作。

（9）合并其他器官功能障碍。

（10）上气道梗阻。

2. 相对禁忌证

（1）严重低氧血症（$PaO_2 < 45mmHg$）或严重酸中毒（$pH < 7.35$）。

（2）气道分泌物多或排痰障碍。

四、临床实践

NPPV 的使用多采用"试验治疗-观察反应"的策略，如果没有 NPPV 禁忌证的呼吸衰竭患者，先试用 NPPV 观察 1~2 小时，根据治疗后的反应决定是否继续应用 NPPV 或改为有创通气。

在动态决策实施过程中，关键的问题是如何判断 NPPV 治疗有效与失败。如果出现下列指征，应该及时气管插管，以免延误救治时机。

1. 意识恶化或烦躁不安。

2. 不能清除分泌物。

3. 无法耐受连接方法。

4. 血流动力学指标不稳定。

5. 氧合功能恶化。

6. CO_2 潴留加重

7. 治疗 1~4 小时后如无改善。$PaCO_2$ 无改善或加重，出现严重的呼吸性酸中毒（$pH < 7.20$）或严重的低氧血症（$FiO_2 \geq 0.5$，$PaO_2 \leq 60mmHg$ 或 $PO_2/FiO_2 < 120mmHg$）。

五、有创与无创机械通气的区别

有创与无创机械通气的区别，主要在于呼吸机与患者的连接方式的不同。凡需要通过气管插管或气管切开建立有创人工气道进行机械通气的方式称为有创机械通气；而通过鼻、面罩、接口等相对无创方式与呼吸机连接或无需建立人工气道的通气方式统称为无创通气。广义的无创通气应当也包括体外负压通气、胸壁震荡通气、体外膈肌起搏等，但目前所称无创通气仅指通过鼻、面罩等方式与患者相连的无创正压机械通气（NIPPV）。

有创与无创的根本区别只是人机连接界面选择方式的不同，而与其连接的呼吸机可以相同也可以不同，功能齐全、设计精良的有创呼吸机，也可以用于无创通气，而一般专用无创通气的呼吸机因其工作压力等性能所限，不适合进行有创通气。

有创与无创通气各有其不同的适应证，二者的关系是互补的而不是对立的，因此也不存在孰优孰劣的问题。近年来有创通气技术在我国已得到了很快的发展与普及，与其相比，无创通气可能还留有相当大的发展空间与潜力。新一代无创呼吸机在吸氧浓度调节、气道湿化、同步性能等方面以及与其配套的鼻、面罩的密闭性、舒适性，减少重复呼吸等方面都有了很大的改善，因此其适应证有逐渐扩大的趋势。相信随着患者对生命质量要求的提高，能保留进食与语言功能的无创通气方式在我国临床应用会逐渐增多。但是，无论在我国还是在某些发达国家，医务人员对无创通气的疗效信心不足，相关技术与知识不够普及，仍是阻碍无创通气发展的主要障碍之一、无创通气技术并不比有创简单，往往需要更耐心细致的操作与监护。

无创通气的适应证选择国内外都在探索之中，目前认为对于以下几种情况无创通气可以发挥满意的疗效。

1. 阻塞性睡眠呼吸暂停综合征。

2. 尚不必施行有创通气的急、慢性呼吸衰竭的治疗，以减少或避免有创通气的应用，如肺部感染、支气管哮喘等引起的急性呼吸衰竭以及 COPD 患者的慢性呼吸衰竭的急性发作。

3. 撤离有创机械通气过程中。

4. 肺水肿的治疗。

无创通气的主要缺点是只能施行辅助通气功能、不

8

能完全代替自主呼吸、痰液引流不方便、胃肠胀气、在通气压力高的情况下难以保持密闭或引起面部损伤。所以我们应当强调在提倡应用无创通气的同时也应当避免另一种倾向，那就是不适当地、过于勉强地强调以无创来代替有创通气。

虽然有创与无创通气之间并没有严格的与绝对的适应证区别，但对于已失去或接近失去自主呼吸功能，明显意识障碍，气道分泌物多又引流不畅或肺顺应性过低需要很高通气压力的患者应不失时机地建立通畅、密闭的人工气道进行有创通气治疗。

第六节 呼吸机相关性肺损伤

8

1952 年丹麦哥本哈根的脊髓灰质炎大流行期间，由于机械通气的应用，使得瘫痪型脊髓灰质炎患者的死亡率由 80% 降至约 40%，但是研究者发现机械通气能够引起肺的结构性损伤。1967 年，"呼吸机肺"一词出现，用于描述接受机械通气的患者尸检中发现的弥漫性肺泡渗出和透明膜形成的病理改变。后来，机械通气可使已受损的肺脏损伤加重并可对正常肺脏造成损伤这一现象又重新引起了大家的关注。这种损伤以炎症细胞浸润，透明膜形成，血管通透性增加和肺水肿为其病理特征。直到 21 世纪初，一项证实减少 ARDS 患者呼吸机相关性肺损伤（ventilator-induced lung injury，VILI）的肺通气策略能够降低患者死亡率的研究出现，才使呼吸机相关性肺损伤的临床意义得以明确。

一、病理生理学特征

（一）肺内压力

每次呼吸时肺膨胀所需的压力等于克服气道阻力、惯性阻力以及肺部的弹性阻力所需的压力总和。当气体流速为 0（例如吸气终末）时，维持肺部膨胀的力量为跨肺压（肺泡压减胸膜腔内压）。因此肺容量和跨肺压二者是密不可分的（图 8-6-1）。

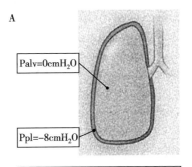

A

Palv=0cmH₂O

Ppl=−8cmH₂O

Ptp=0−（−8）=8cmH₂O

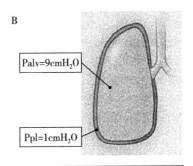

B

Palv=9cmH₂O

Ppl=1cmH₂O

Ptp=9−1=8cmH₂O

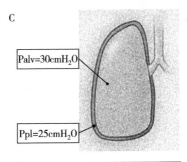

C

Palv=30cmH₂O

Ppl=25cmH₂O

Ptp=30−25=5cmH₂O

8

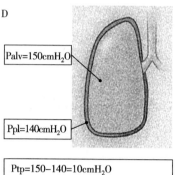

$Ptp=150-140=10cmH_2O$

8

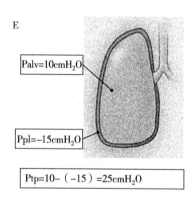

$Ptp=10-(-15)=25cmH_2O$

图 8-6-1 跨肺压

A：肺功能正常的患者自主呼吸状态下吸气终末肺泡压（Palv）为 0，胸内压为负压（−8cmH$_2$O），产生 +8cmH$_2$O 的跨肺压（Ptp）（Palv−Ppl）。B：患者全麻状态下采用相同潮气量进行正压通气时，肺延展状态与 A 类似，肺泡压 9cmH$_2$O，胸膜腔内压 1cmH$_2$O，产生跨肺压为 +8cmH$_2$O。C：对于严重肥胖、大量腹水或胸膜渗出且胸廓固定的患者，呼吸机提供的压力大部分用于胸壁的扩张而非肺部。因此产生很高的平台压，但胸内压也相应增高，因此不会出现跨肺压增高和肺过度膨胀。D：音乐家在吹奏喇叭时能产生 150cmH$_2$O 的气道压力。

但由于呼吸肌使胸膜腔产生正压，因此跨肺压仍在正常范围。E：有明显呼吸困难的患者接受由呼吸机主动收缩触发的辅助通气（例如无创通气或压力支持通气）。此时胸膜腔内压的负值可增大，即使在气道压力只有 $10cmH_2O$ 的情况下，也可导致很高的跨肺压。肺泡压在临床上较易检测，在气体流速为 0 时，肺泡压等于气道压力；对接受机械通气的无法自主呼吸的患者而言，在吸气终末气流停止时所测量到的气道压力被称为平台压。但是，胸膜腔内压存在重力梯度，且临床上只能通过测量食管内压进行估算。而这种测量方法操作繁琐，并只能得到估算的结果。若患者无自主呼吸，平台压就表示扩张肺及胸廓的压力。对于胸廓固定的患者（如有胸腔积液或大量腹水的患者），呼吸机产生的压力大部分用于胸廓的扩张而非肺部的膨胀。因此，在这种情况下，高的气道压力并不能代表肺膨胀所需的额外的压力（如升高的跨肺压 C）。当音乐家演奏喇叭时，气道压力可高达 $150cmH_2O$，但却很少造成气胸，因为胸内压也同时升高，并不引起肺过度膨胀（D）。如果患者有明显的呼吸窘迫，则会使胸内负压增大，尽管气道压力很低，跨肺压仍变得相当地高（E）。有出现气胸及纵隔气肿的可能

（二）生理损伤因素

1. 高肺容量通气　呼吸机相关性肺损伤的出现是由于在肺容积（绝对值）增高时进行通气，进而导致肺泡破裂，气体泄漏和各种气压伤（如气胸、纵隔气肿和皮下气肿）。气压伤这一名词并不恰当，因为引起气体泄漏的关键因素是局部肺组织的过度膨胀，而非增高的气道压力本身。由肺过度膨胀而引起的更细微的损伤可表现为肺水肿。在一项经典试验中，Webb 和 Tierney 采用了最高的气道压力和零呼气末正压（PEEP）对大鼠进行通气（从而造成肺过度膨胀）后，试验动物出现了低氧血症，尸检时发现存在血管周围和肺泡水肿。在采用最高气道压力和 $10cmH_2O$ 的 PEEP 进行通气的动物中未发

现水肿，表明过度膨胀和低呼气末肺容积之间的相互作用与肺损伤有关。但相互作用的具体机制尚不清楚。低肺容量通气和高肺容量通气均可造成肺的结构性损伤如上皮-间质转化、支气管上皮脱落、肺水肿等生理和生物学改变，并对全身产生影响。

Dreyfuss 等发现采用高潮气量进行机械通气的动物会出现肺水肿，然而采用相同的气道压力，同时用绷带缠绕胸腹部以降低潮气量进行机械通气的动物则不出现肺水肿。因此该试验证实容量（如肺扩张）而非气道压力，是导致损伤最重要的因素，这一发现使得他们将二者合成为一新的名词"容量伤"。

2. 低肺容量通气 在低肺容量（绝对值）时进行机械通气也会造成损伤，造成这种损伤的机制是多样的，包括气道和肺单位反复开闭、表面活性物质功能改变和局部缺氧。这类损伤被称为"肺萎陷伤"。其特征为气道上皮脱落，透明膜形成和肺水肿。Mead 等的某项经典试验表明施加在肺实质边缘有通气和膨胀不全之间部位的牵拉力可以达到肺其他部位牵拉力的 4~5 倍，称为剪切力（share force），在顺应性不等的肺组织交界处的肺泡更易产生较高的剪切力，造成肺泡损伤。

3. 生物伤 肺泡细胞能感受肺过度扩张引起的机械性刺激，并将其转导成生物化学信号传入细胞内，导致局部炎症细胞激活和炎症反应，引起细胞因子和炎性介质的大量释放，造成肺的炎症性损伤即生物伤。中性粒细胞、肺泡巨噬细胞和肺泡上皮细胞可能发挥了重要作用。中性粒细胞、肺泡巨噬细胞在肺内募集、活化并释放炎性介和蛋白水解酶引起呼吸机相关性肺损伤；肺泡上皮细胞受到过度牵拉，发生机械应力衰竭，随后胞膜破坏，介导 NF-κB 的活化，并可诱导细胞凋亡。

二、临床治疗

对呼吸机相关性肺损伤重要性的认同使得应用机械通气的观念较以往发生了很大的改变，机械通气以往的目标为降低呼吸功的同时维持气体交换，现在的目标增加为减轻呼吸机相关性肺损伤的同时提供维持生命所需的气体交换。

在临床实践中，这意味着在调整呼吸机参数时将面临艰难的取舍。例如，是采用小潮气量，容许有风险（如呼吸性酸中毒所致的颅内压增高）存在 $PaCO_2$ 增高，还是采用能使 $PaCO_2$ 降至正常，但却会造成肺损伤的大潮气量来进行机械通气呢？在以前，往往会选择大潮气量，而现今的理念却更倾向于选择小潮气量，进而使肺免受损伤。

（一）通气策略

用于最大程度避免肺损伤的通气策略多种多样：小潮气量用于限制肺过度膨胀，高 PEEP 用于防止低肺容量引起的肺损伤（肺萎陷伤），和持续采用约 $35cmH_2O$ 的气道压力的复张手法（用于复张塌陷的肺单位）。增高的压力能使肺的局部塌陷膨胀，减少通气的不均一性。下文将会对采用这些方法进行干预的研究进行简要的回顾。

1. 低潮气量　ARDS 患者常有相对无通气的局部依赖区（如根据重力分布，位于较低部位的肺组织更易塌陷）和通气相对正常局部非依赖区。因为能够用于通气的肺容积减少，因此称为"婴儿肺"。这一名词的含义为小潮气量（如婴儿的正常潮气量）能够防止面积相对较小且能够通气的肺组织过度膨胀。

在以往研究基础上开展的一项开创性研究中，ARDS 试验协作网的研究者们将采用 12ml/kg 乘以体重预计值得出的潮气量控制性通气策略和 6ml/kg 乘以体重预计值的低潮气量通气策略进行比较，发现低潮气量的通气策略使得死亡率下降了 9%（39.8% 对 31%）。

2. 高 PEEP 通气和复张手法　严重的呼吸衰竭表现为肺水肿和呼气末肺泡塌陷。此时，低 PEEP 不足以稳定肺泡和维持其扩张，反而会使得气压伤所引起的呼吸机相关性肺损伤发生的可能性增加。与之相反，高 PEEP 有可能逆转这些效应，包括静脉回流受损和肺过度膨胀。一项近期发表的采用随机试验患者数据进行的荟萃分析

8

探讨对了 ARDS 患者通气策略的取舍并得出结论，高PEEP 能够使氧合不佳的患者的死亡率降低 5%，其中氧合不佳的定义为氧合指数≤200mmHg。

考虑到跨肺压在肺损伤中的重要性，应根据跨肺压来设定 PEEP，可以采用食管内压作为胸膜腔内压的替代值。然而，食管内压绝对值应用的难度在于会受到心脏附件、胸膜腔内压不均一分布（如一个胸膜腔内压数值并不能代表全肺的压力）、食管的变形和收缩（尤其患者处于仰卧位时）的干扰。

尽管如此，还是有对 ARDS 患者采用该法的研究出现。Talmor 等开展的一项初步研究中，设置 PEEP 值，使呼气终末跨肺压的值达到 0 ~ 10cmH$_2$O，同时将吸气终末的跨肺压限定在 25cmH$_2$O。他们发现患者氧合情况获得改善，28 天内的死亡率有下降的趋势。这些数据为我们带来希望，但是另一项样本量更多的研究表明在某些临床指标有所改善的情况下才推荐采用此方法。

理论上，复张手法能够降低呼吸机相关性肺损伤的发生。尽管这些方法被多项研究采用，包括上述提及的荟萃分析，并作为增加从活体供体上获得的肺脏复张的保护性的策略，由于复张手法对病情转归的影响和其并发症（如血流动力学改变或气胸）仍存在疑问，临床中复张手法的作用尚不确定。

3. 高频振荡通气 高频振荡通气（HFOV）是采用高频（高达 15 次/秒）振荡能产生小潮气量（有时会小于生理死腔的潮气量）的一种技术。理论上说，这是降低呼吸机相关性肺损伤最理想的技术。

在一篇涵盖了 8 个随机对照研究，共 419 例 ARDS成年患者的荟萃分析中，采用了 HFOV 患者的死亡率较采用传统通气方法的患者显著下降（风险比，HR = 0.77），表明 HFOV 能提高生存率且不会造成损伤。然而，由于近期发表的两项大型多中心研究表明 HFOV 并不能改善 ARDS 患者的预后，目前尚不推荐这种通气方法为 ARDS 患者的一线治疗方法。

4. 其他方法 机械通气的目标之一是维持患者所需的气体交换。因此一种非特异性的降低呼吸机相关性肺损伤的方法会减低患者的代谢需求，从而降低分钟通气量和呼吸功。下文中将会对其他的特殊方法进行探讨。

（二）俯卧位通气

约70%存在低氧血症的ARDS患者采用俯卧位通气能改善氧合功能。可能的机制包括呼气末肺容积增加，获得更佳的通气血流比例，心脏下肺单位受到的压迫减少，局部通气状况获得。最重要的是，多项动物试验表明，俯卧位能增加通气的均一性，从而最大程度上避免肺损伤。

近期一项荟萃分析涵盖了7项研究，共1724例患者，研究表明，俯卧位可以使存在严重低氧血症（$PaO_2/FiO_2 < 100mmHg$）的ARDS患者的死亡率下降约10%。患者采用俯卧位可以预防包括压疮、气管内插管梗阻和壁式引流管移位等并发症的发生。

近期一项有456例ARDS患者参与的研究表明，在接受吸入氧浓度为0.60或更高的机械通气时氧合指数仍<150mmHg的ARDS患者中，采用仰卧位通气的患者28天内的死亡率为32.8%，而采用俯卧位通气患者的死亡率为16%。

（三）部分或完全体外循环支持

用于预防呼吸机相关性肺损伤的方法之一是避免采用机械通气和改用体外膜肺氧合（ECMO）。将部分体外循环支持和机械通气相结合也是可行的。此法能降低维持生命所需的通气强度，通过体外回路来清除二氧化碳。与完全体外膜肺相比，这种混合策略的优点在于能降低并发症发生率，且由于降低了潮气量，还可降低肺损伤的概率。初步结果支持这种方法，但仍有待进一步的研究来明确应该采用何种体外循环支持、应用的时机，以及适用于哪些患者。

（四）药物干预

1. 神经肌肉阻断剂 因为呼吸极度困难，ARDS患

8

者常出现人机对抗，会加重呼吸机相关性损伤。注射神经肌肉阻断剂来确保人机同步和便于限定压力和潮气量为其治疗方法之一。

最近一项共有 340 例氧合指数 < 150mmHg 的 ARDS 患者参与其中的、多中心、安慰剂对照的随机研究中，Papazian 等发现持续采用神经肌肉阻断剂 48 小时的患者校正后的 90 天内死亡率低于安慰剂组，且不会增加呼吸肌无力的发生。但其降低死亡率的确切机制尚不清楚，但是既往研究表明接受神经肌肉阻断剂治疗的患者血清细胞因子的水平下降。

Papazian 等的研究发现，两组死亡率差异出现较晚（约在治疗后 16 天出现），可能是与生物伤所造成的多器官功能障碍的比例减少有关。

2. 抗炎药物和干细胞　药物干预旨在最大程度的减少尚未报道的人体中生物伤。但是抗炎策略和间充质干细胞的应用已经在动物试验有所报道。与在其他条件下（如败血症）应用此类治疗相比，这些治疗方法用于预防呼吸机相关性损伤最大好处是可以在炎症发生前应用（如在机械通气开始前使用）。这些治疗方法仍处于试验阶段，优点尚不明确。

特别引起关注的是，肺部相对正常的患者是否需要接受低潮气量机械通气。在应力不超过损伤的阈值的情况下，未受损伤（正常的）的肺对相对低的压力所引起的相对较大的潮气量有良好的承受能力，但其阈值尚不明确。

近期一项荟萃分析表明，采用较小的潮气量对 ARDS 患者进行机械通气与某些指标的改善有关。尽管这些数据表明肺保护性通气策略应该被广泛采纳，但理想的通气策略仍有待明确，在这些策略成为常规操作之前，仍需要更多的有决定性的研究对其进行证实。

（五）防治

呼吸机相关性肺损伤是指呼吸机应用过程中因机械通气诸因素导致的肺组织损伤。其概念已从单纯的气压伤发展为容积伤、剪切伤、生物伤等类型，主要的病理生理改变是肺毛细血管通透性增高性肺水肿。

1. 气压伤 主要由于高气道压导致肺通气过度或肺泡破裂，临床可因程度不同表现为肺间质气肿、皮下气肿、纵隔气肿及肺大疱等，张力性气胸是最严重的情况，包括吸气峰压、平台压、平均气道压和呼气末正压等多因素均可影响其发生。当气道平台压 > 30cmH$_2$O 时，肺毛细血管内皮细胞通透性明显增高，电镜发现毛细血管内皮细胞断裂明显，而吸气峰压较低时，断裂不明显。

2. 容积伤 因吸气末肺容积过大或肺泡过度扩张引起的肺泡损伤，主要与大潮气量通气有关。大潮气量通气可导致弥漫性肺损伤，对正常肺组织可导致肺水肿。其机制包括肺毛细血管内皮与肺泡上通透性增高和肺泡液清除率减退两方面。

3. 生物损伤因素 前文提及的生理损伤因素会直接（损伤各种细胞）或间接（激活上皮细胞、内皮细胞，或炎症细胞的细胞信号通路）造成各种细胞内介质的释放。某些介质能直接损伤肺组织；某些的介质会使肺逐渐形成肺纤维化。其他的介质则作为归巢分子使得细胞（如中性粒细胞）向肺部聚集，向肺部聚集的细胞所释放出的分子可对肺部造成更大的伤害。这个过程被称为生物伤。从含气空腔进入循环系统的炎症介质，细菌或脂多糖可进入肺，从而造成肺泡-毛细血管通透性增加，这种改变存在于 ARDS 中，可由容量伤或上皮细胞微撕裂造成。这种移位可以引起多器官功能障碍和死亡。

4. 减轻方法 肺保护性通气策略采用较小的小潮气量 6 ~ 8ml/kg，根据 P-V 曲线来选取最佳的 PEEP，将气道平台压力有效控制在了 30cmH$_2$O 以下。适宜水平的 PEEP 既可以有效消除塌陷肺泡复张所产生的剪切力，减轻肺损伤，又增加了功能残气量，减少了分流，从而显著改善低氧血症。

（徐拥庆）

第九章

休 克

第一节 概 述

休克是指由多种强致病因子（如创伤、感染等）作用于机体引起有效循环血量下降，组织灌注不足，细胞代谢紊乱和功能受损的病理生理过程。休克是一种临床综合征或症候群，具有起病急，病情重的特点，如不及时采取救治措施病情可迅速进展至不可逆阶段而引起死亡，也是临床的常见危重症。任何原因所致休克的本质都是组织氧供给不足和氧需求增加，产生大量炎症介质是各类型休克的共同特征，因此恢复组织细胞的氧供、促进其有效利用、重新建立氧的供需平衡、防止炎症反应失控和保持正常的细胞功能是治疗休克的关键。目前的观点认为休克的病理生理变化是从开始相对较轻的组织灌注不足向危重的多器官功能障碍综合征发展的连续过程。因此，针对不同病理生理阶段的休克，应采取相应的治疗措施。

【休克的分型】

休克有很多分类方法，目前尚无统一意见，以按血流动力学分类最为简明实用。包括低血容量性休克、分布性休克、心源性休克、梗阻性休克。

【休克的病理生理】

(一) 微循环变化

各型休克虽然由于致病因素不一样，在其疾病发生发展过程中各有特点，但微循环障碍致组织器官灌注不足，细胞因缺氧而发生功能和代谢障碍，是所有休克的共同规律。休克时微循环的变化，大致可分为三期：微循环收缩期、微循环扩张期和微循环衰竭期。低血容量性休克临床常见，其微循环变化发展过程比较典型。本节以低血容量性休克为例阐述微循环障碍的病理生理变化。

1. 微循环收缩期　此期微循环变化的特点：①微动脉、后微动脉和毛细血管前括约肌收缩，微循环血液灌注急剧减少，静水压降低；②微静脉和小静脉对儿茶酚胺敏感性较低，收缩较轻；③直捷通路开放，动静脉短路可能有不同程度的开放，血液从微动脉直接流入小静脉。

引起微循环缺血缺氧的关键性变化是交感-肾上腺轴系统强烈兴奋。不同类型的休克引起交感-肾上腺轴系统兴奋的机制不尽相同。低血容量性休克时，心排血量减少和血压降低可刺激主动脉弓和颈动脉窦压力感受器兴奋，血管舒缩中枢产生加压反射，交感-肾上腺轴系统兴奋；在大多数脓毒性休克时，内毒素可直接刺激交感-肾上腺轴系统，使之发生强烈兴奋。交感-肾上腺轴兴奋，大量儿茶酚胺释放对血液循环的总效应是使外周血管总阻力增高和心排血量增加。但是不同器官血管的反应却因神经纤维及受体分布不同，有很大的差别。皮肤、腹腔内脏血管，由于具有丰富的交感缩血管神经纤维，而且α受体又占有优势，因而在交感神经兴奋、儿茶酚胺增多时，这些部位的小动脉、小静脉、微动脉和毛细血管前括约肌都发生收缩，其中由于微动脉的交感缩血管纤维分布最密，毛细血管前括约肌对儿茶酚胺的反应性最强，因此它们收缩最为强烈。结果是毛细血管前阻力明显升高，微循环血流量急剧减少，毛细血管网平均压

9

力明显降低，只有少量血液经直捷通路和少数真毛细血管流入微静脉、小静脉，组织因而发生严重的缺血性缺氧。脑血管的交感缩血管纤维分布最少，α受体密度也低，血管阻力一般无明显变化。心脏冠状动脉虽然也有交感神经支配，也有α和β受体，但交感神经兴奋和儿茶酚胺增多却可通过心脏活动加强，代谢水平提高以致扩血管代谢产物特别是腺苷的增多而使冠状动脉扩张。

交感兴奋和血容量的减少还可激活肾素-血管紧张系统，而血管紧张素Ⅱ有较强的缩血管作用，包括对冠状动脉的收缩作用，使微循环灌注阻力增加。此外，增多的儿茶酚胺还能刺激血小板产生更多的血栓素 A_2（thromboxane A_2，TXA_2），而 TXA_2 也有强烈的缩血管作用。

此期微循环变化具有一定的代偿意义。皮肤和内脏等小动脉收缩，既可增加外周阻力，来维持血压，又可减少这些组织器官的血流量，以保证心、脑等重要器官的血液供给；毛细血管前阻力增加，毛细血管网静水压降低，促使组织液进入血管，以增加血浆容量；另外，动静脉短路开放，容量血管收缩增加回心血量，也利于血液循环的维持和心脑等重要脏器的血液灌注。然而由于大部分组织器官因微循环血液灌注不足而发生缺氧，将导致休克逐渐加重。此时，如能及时发现，补充有效循环血量，休克将很快逆转。

2. 微循环扩张期 在休克的微循环收缩期，如未能尽早进行液体复苏，有效循环血量进一步下降，组织持续缺血缺氧，而使局部舒血管物质（如组胺、激肽、乳酸、腺苷等）增多，后微动脉和毛细血管前括约肌舒张，微循环容量扩大，淤血，此时休克将进入微循环扩张期。此期微循环变化的特点：①后微动脉和毛细血管前括约肌舒张（因酸中毒，对儿茶酚胺反应性降低），而使微循环容量扩大；②微静脉和小静脉对局部酸中毒耐受性较大，儿茶酚胺仍能使其收缩，毛细血管后阻力增加，而使微循环血流淤滞；③毛细血管通透性升高，血浆渗出，血液黏稠；④由于血液黏稠，红细胞聚集，血小板黏附和聚集等血流动力学的改变，可使微循环血流变慢甚至停止；⑤由于微循环淤滞，压力升高，进入微循环的动脉血更少（此时小动脉和微动脉因交感神经作用仍处于收缩状态）。由于大量血液在微循环淤滞，回心血量减少，心排血量下降，休克将进一步进展。

此时虽然微循环内有大量血液，但动脉血灌注量将更加减少，患者皮肤由苍白而逐渐发绀。因为静脉回流量和心排血量更加减少，患者静脉塌陷，充盈缓慢；动脉压明显降低，脉压小，脉细数；心、脑因血液供给不足，ATP 生成减少，表现为心收缩力减弱，表情淡漠或神志不清。严重的可发生心、肾、肺功能障碍。这是休克的危急状态，应立即抢救，以改善微循环和防止出现弥散性血管内凝血（DIC）。

3. 微循环衰竭期　从微循环扩张期发展为微循环衰竭期是休克恶化的表现。其特点是：在微循环淤血扩张的基础上，微循环毛细血管网内微血栓形成，严重者出现 DIC；组织细胞因严重缺氧、能量不足而发生变性坏死。需要强调，在不同类型的休克，毛细血管内微血栓形成的早晚可不尽相同。例如，在烧伤性和创伤性休克时，由于有大量组织破坏，因而可较早地发生毛细血管内凝血；而在失血性休克等，则血栓形成较晚。

DIC 一旦发生，将使微循环障碍更加严重，休克病情进一步恶化，这是因为：①广泛的微血管阻塞进一步加重微循环障碍，使回心血量进一步减少；②凝血物质消耗、继发纤溶的激活等因素引起出血，从而使血容量减少；③可溶性纤维蛋白多聚体和其裂解产物等都能封闭单核巨噬细胞系统，因而使来自肠道的内毒素不能被充分清除。由于 DIC 发生和微循环淤血不断加重，全身性缺氧和酸中毒也将愈发严重；严重的酸中毒又可使细

9

胞内的溶酶体膜破裂，释出的溶酶体酶和某些休克动因（如内毒素等）都可使细胞发生严重的乃至不可逆的损害，从而使包括心、脑在内的各重要器官功能障碍也更加严重，这样就给治疗造成极大的困难，休克将不可逆转。

（二）代谢变化

休克时细胞的代谢障碍及其功能、结构的损害，既是组织低灌注改变和（或）各种致病因子作用的结果，又是引起各器官功能障碍和导致不可逆性休克的原因。

1. 休克时细胞代谢变化　休克时细胞代谢改变比较复杂。由于休克的类型、发展阶段以及组织器官的不同，其代谢改变的特点和程度也都有所不同，但有共同的重要改变。

（1）糖酵解加强：休克时由于组织低灌注和细胞氧供不足，使有氧氧化受阻，无氧酵解过程加强，从而使乳酸产生增多，而导致酸中毒。

（2）脂肪代谢障碍：正常情况下，脂肪分解代谢中产生的脂肪酸随血液进入细胞质后，在脂酰辅酶 A 合成酶的作用和 ATP 的参与下，被活化为水溶性较高的脂酰辅酶 A，后者再经线粒体膜上肉毒碱脂肪酰转移酶的作用而进入线粒体中，通过 β-氧化生成乙酰辅酶 A，最后进入三羧酸循环被彻底氧化。休克时，由于组织细胞缺血缺氧和酸中毒，使脂肪酰 CoA 合成酶和肉毒碱脂肪酰转移的活性降低，因而脂肪酸的活化和转移发生障碍；另一方面因线粒体获氧不足和（或）某些休克动因（如细菌内毒素）、酸中毒等的直接作用使线粒体呼吸功能被抑制，使转入线粒体内的脂酰辅酶 A 不能被氧化分解，结果造成脂肪酸和（或）脂肪酰 CoA 在细胞内蓄积，从而加重细胞的损害。

（3）蛋白质分解代谢和高血糖：休克时机体交感-肾上腺轴兴奋，大量儿茶酚胺及糖皮质激素分泌增加，从而抑制蛋白合成，促进蛋白分解，以便为机体提供能量和合成急性期炎症蛋白的原料。上述激素水平还可以促进糖异生，抑制糖酵解，导致血糖水平升高。

2. 休克时细胞的损害

（1）细胞膜的损害：休克初期的变化是细胞膜通透性增高，从而使细胞内的 Na^+、水含量增加而 K^+ 则向细胞外释出，细胞膜内外 Na^+、K^+ 分布的变化，使细胞膜 Na^+-K^+-ATP 酶活性增高。因而 ATP 消耗增加，再加上 ATP 供应不足和膜上受体腺苷酸环化酶系统受损，结果使控制细胞代谢过程的第二信使 cAMP 含量减少，因此细胞许多代谢过程发生紊乱，例如休克时肌肉细胞对胰岛素的反应减弱，使胰岛素促进细胞摄取葡萄糖的效应减弱甚至丧失。

由于细胞膜的完整性在维持细胞的生命活动中起着重要作用。故当膜完整性破坏时，即意味着细胞不可逆性损伤的开始。

（2）线粒体损害：休克时线粒体最早出现的损害是其呼吸功能和 ATP 合成受抑制，线粒体 ATP 酶活性降低。此后发生超微结构改变，继而基质电子密度增加、嵴内腔扩张，随后，嵴明显肿胀，终至破坏。线粒体为维持细胞生命活动的提供能源。线粒体损害时，由于氧化磷酸化障碍，产能减少乃至终止，故必然导致细胞损害和死亡。

（3）溶酶体破裂：组织细胞缺血缺氧溶酶体内多种水解酶释放，其转为活性状态而溶解和消化细胞内、外的各种大分子物质，尤其是蛋白类物质。已证明，休克早期，肝、脾、胃肠等细胞即出现溶酶体肿大，颗粒丧失和酶释放增加；内毒素休克动物血液和淋巴中水解酶浓度增高，且与休克严重程度呈正相关。

总之，休克时机体损害被认为是从细胞发生损害开始的，细胞损害是各器官功能障碍的共同病理生理基础。

（三）内脏的继发性损害

1. 肺 随着休克的发生发展，呼吸功能随之发生相

9

应的变化：在休克早期，由于呼吸中枢兴奋，故呼吸加快加深，通气过度，可以导致低碳酸血症和呼吸性碱中毒；同时，由于交感-肾上腺轴系统兴奋释放大量儿茶酚胺，可使肺血管阻力升高；休克持续时间长，肺组织持续缺血缺氧，肺毛细血管内皮及肺泡上皮受损，肺表面活性物质生成减少，则可引起局限性肺不张、微循环血栓形成以及肺泡内透明膜形成等重要病理改变，即休克肺的病理学基础。

上述休克肺的病理生理变化，直接影响肺的通气功能和气体弥散，进而改变肺通气/血流比例，造成死腔样通气和（或）功能性分流，从而可以导致呼吸衰竭甚至ARDS，休克肺是休克死亡的重要原因之一，约 1/3 的休克患者死于休克肺。

2. 肾　由于有效循环血量减少，血压下降，儿茶酚胺分泌增加，使肾的入球血管痉挛和肾小球滤过率明显下降而发生少尿。如平均压小于 50mmHg 则肾小球滤过停止，并出现无尿。在生理情况下，肾血流量的 85% 灌注肾皮质的肾单位。休克时，肾内血流重新分布并转向髓质，因此不但尿量减少，而且可导致皮质区的肾小管缺血坏死，即发生急性肾衰竭。

3. 心　由于冠状动脉灌流的 80% 发生于舒张期，因此当休克心率过快而致舒张期过短或舒张期压力下降时，冠状动脉血流减少，同时休克时有效循环血量减少，在一定程度上可导致冠状动脉灌注减少，由此导致缺氧和酸中毒可造成心肌收缩能力的下降。当心肌微循环内血栓形成时，还可引起心肌局灶性坏死。心肌含有较丰富的黄嘌呤氧化酶系统，是易遭受缺血-再灌注损伤的器官之一。此外，心肌对电解质的变化也相当敏感，钾、钠、钙均是心肌细胞动作电位发生中所必须依赖的电解质，休克时细胞膜泵功能的受损，电解质异常无疑将影响心肌收缩能力，心排血量将受影响。

4. 脑　休克早期，脑组织能够维持基本的灌注压和灌注量。此时灌注压的维持主要依靠身体其他部位血管收缩，脑血管则被动受益。如果全身血压进行性下降，则脑灌注压也难以维持。休克严重时脑组织一样处于缺血缺氧状态。缺氧、CO_2 潴留和酸中毒会引起脑细胞肿胀、血管通透性增加而导致脑水肿和颅内压升高。严重者可发生脑疝，危及生命。

5. **胃肠道**　肠系膜血管的血管紧张素受体密度较其他组织高，在激活肾素-血管紧张素系统时，肠系膜血流量明显减少，胃肠道处于缺血缺氧状态。肠黏膜细胞也富含黄嘌呤氧化酶系统，在遭受缺血再灌注后，极易产生自由基损伤。缺血和再灌注损伤可导致胃肠道黏膜的糜烂、溃疡、出血、坏死和细菌、毒素移位，甚至出现多器官功能障碍综合征。目前有观点认为胃肠道是多器官功能障碍发生的中心器官。

6. **肝**　休克时，当心排血量下降至基础值的 50% 时，由于血管平滑肌收缩，肝动脉和门静脉的血流量分别减少 30%。肝脏作为体内最重要的物质代谢场所、门脉系统总的接收器官和体内最大的网状内皮系统，除受缺血和缺氧的损害，还会被当作来自胃肠道有害物质，如细菌、毒素首当其冲的被攻击的靶器官。在此过程中，网状内皮细胞（库普弗细胞）可被大量激活，由此释放的炎性介质对脓毒症的形成有重要影响。肝功能障碍又可通过下列机制加重休克：①肝代谢障碍：肝对糖和乳酸的利用障碍，一方面可促使乳酸蓄积而引起酸中毒；另一方面又不能为各重要器官提供充足的葡萄糖。蛋白质和凝血因子合成障碍，可引起低蛋白血症和出血。②肝的生物转化作用（解毒功能）减弱：可增加休克时感染与中毒的危险。

【休克的临床表现】（表 9-1-1）

1. **休克代偿期**　患者神志清醒，但烦躁不安、焦虑；面色、皮肤苍白，口唇和甲床可有发绀；出冷汗，四肢湿冷，可有恶心、呕吐；心跳加快，呼吸急促，脉搏尚有力，血压不稳定，可偏高、正常，脉压减少，尿少等。

9

表 9-1-1 休克的临床表现及程度

分期	程度	神志	口渴	皮肤色泽	皮肤温度	脉搏	血压	体表血管	尿量
休克代偿期	轻度	清楚，痛苦表情	口渴	开始苍白	发凉	>100次/分	收缩压正常或稍升高，脉压缩小	正常	正常
休克抑制期	中度	尚清，表情淡漠	很口渴	苍白	发冷	100~200次/分	收缩压为70~90mmHg，脉压小	表浅静脉塌陷，毛细血管充盈迟缓	尿少
	重度	意识模糊，甚至昏迷	非常口渴，可能无主诉	显著苍白，肢体青紫	厥冷	速而弱或摸不到	收缩压在70mmHg以下或测不到	毛细血管充盈非常迟缓	尿少或无尿

2. **休克抑制期** 随着休克的加重，患者意识模糊，表情淡漠，反应迟钝，脉搏细数，收缩压明显下降，脉压变小，表浅静脉塌陷，毛细血管充盈迟缓，口渴、尿量减少或无尿。重度休克时，呼吸急促，甚至昏迷。可发生 DIC 和广泛的内脏器质性损害。前者引起出血，可有皮肤、黏膜和内脏出血，消化道出血。后者可发生心力衰竭、急性呼吸衰竭、急性肾衰竭、脑功能障碍和急性肝功能衰竭等。

【休克的诊断】

早期发现至关重要，对于严重损伤、大量出血、重度感染以及过敏患者和有心脏病史者，应注意观察，想到有休克的可能；临床观察中，对于有休克症状者，应怀疑休克。对于出现意识障碍，血压下降明显，更应该怀疑已经进入休克抑制期。

作为临床综合征，休克的诊断常以低血压、微循环灌注不良、交感神经代偿性亢进等方面临床表现为依据。但休克的病情复杂多变，诊断较为困难，一般情况下可按以下条件及时发现休克。

诊断条件：①存在导致休克的致病因子；②神志改变；③心率快，>100 次/分，脉搏细或不能触及；④四肢湿冷，黏膜苍白或发绀，尿量 <20ml/h 或无尿；⑤收缩压 <90mmHg；⑥脉压 <20mmHg；⑦原有高血压者收缩压较原有水平下降30% 以上。一般符合①②③④中的两项，和⑤⑥⑦中的一项者，即可成立诊断。

【休克的治疗】

对于休克这个由不同原因引起、但有共同病理生理途径的综合征，应当针对引起休克的原因和休克不同发展阶段的重要生理紊乱，采取相应的治疗。治疗休克重点是恢复灌注和给组织提供足够的氧。治疗包括：一般紧急治疗；补充血容量；积极处理原发病；纠正酸碱平衡失调；血管活性药物的应用；治疗 DIC 改善微循环；皮质激素和其他药物的应用等。

1. **一般紧急处理** 保持气道通畅和正常通气，原发损伤的初步控制如创伤制动、初步止血等，头和躯干抬高 $20° \sim 30°$、下肢抬高 $15° \sim 20°$，尽早建立静脉通路。注意吸氧、保暖避免体温下降。

2. 补充血容量 这是抗休克最基本也是最首要的措施之一，是改善微循环障碍的关键环节，休克患者必须及时、充分补充血容量。补液过程也需密切监测，结合患者表现及血流动力学监测，确定补液速度及补液量，补液反应良好表现为心率减慢、血压升高、脉压变大、尿量增加、中心静脉压升高、氧输送增加等。目前液体治疗首选仍是晶体液如平衡盐溶液或等渗盐水。条件允许符合输血指征也可输注血制品：红细胞、全血、血浆、清蛋白等。胶体溶液羟乙基淀粉、明胶、右旋糖酐等，能提高渗透压，不仅能扩容，也可降低血液黏滞度及疏通微循环，但应注意出血风险及肾功能受损。

3. 积极处理原发疾病 这是抗休克治疗的根本措施，但处理原发疾病应在有效扩容的同时积极准备和治疗，切忌因长时间抗休克治疗而延误原发病的抢救和治疗。如由于腹膜炎引起的休克，应在扩容的基础上迅速引流腹腔，减少细菌及毒素的吸收。

4. 纠正酸碱平衡失调 休克时由于微循环障碍组织缺氧，产生大量酸性产物，导致代谢性酸中毒。在休克早期积极扩容改善微循环障碍情况下，一般酸中毒较易自行纠正。但重度休克时酸性产物堆积结果机体发生严重酸中毒，可先静滴 5% 碳酸氢钠（1g $NaHCO_3$ 含有 $11.9mmolHCO_3^-$） $100 \sim 200ml$，$2 \sim 4$ 小时后视酸中毒程度和血气分析结果来确定是否继续静滴。注意事项：①严重酸中毒不宜将 pH 纠正到正常，一般先将 pH 纠正至 7.20 即可。②过快纠正酸中毒可使 $PaCO_2$ 上升，因 CO_2 很易通过血脑屏障，使脑脊液中 pH 下降，故可加剧中枢神经系统症状，并可使血红蛋白解离曲线左移，组织缺氧进一步加重。③代谢性酸中毒容易引起细胞内低钾，故即使血钾正常仍应注意补钾。

5. 应用血管活性药物 在充分液体复苏的前提下需

应用血管活性药物，以维持脏器灌注压。随着对休克发病机制和病理生理变化的深入研究，对血管活性药物的应用和疗效也不断进行评价。血管活性药物辅助扩容治疗，可迅速改善微循环和升高血压，尤其是感染性休克患者，提高血压是血管活性药物的首要目标。理想的血管活性药物应能迅速提高血压，改善心脑血液灌注，又能改善肾和肠道等内脏器官的血液灌注。一般包括血管收缩剂、血管扩张剂和强心剂。休克时选用血管活性药物应结合当时主要病情，如休克早期主要病情和毛细血管痉挛有关，后期则与微静脉和小静脉痉挛相关。因此应采用血管扩张剂辅助扩容治疗。在扩容尚未完成时，如果有必要也可适量使用血管收缩剂，但剂量不宜太大、时间不能太长，应抓紧时间扩容。

6. 治疗 DIC 改善微循环　对于诊断明确的 DIC，可用肝素抗凝，一般 1.0mg/kg，6 小时一次。有时也可选用抗纤溶药物如氨甲苯酸、抗血小板黏附的阿司匹林和低分子右旋糖酐。

7. 糖皮质激素和其他药物　糖皮质激素可以用于感染性休克和其他严重休克。一般主张大剂量静脉滴注，一次滴完。为防止不良反应一般只用 1~2 天。

其他如钙阻滞剂、吗啡阻滞剂、自由基清除剂等也可使用。

第二节　休克的血流动力学监测

休克时机体有效循环血量锐减，组织灌注不足，不能将足够的氧运输到组织器官，从而引起细胞氧利用障碍，并伴乳酸水平升高。由此可见，在休克的发生发展过程中，必伴有血流动力学的障碍。因此，对休克患者及时进行血流动力学监测，不仅有利于休克的早期诊断、分型和判断其严重程度，且对指导治疗、疗效考核和预后判断均有重要意义。在重症医学科不断发展过程中，血流动力学监测技术在休克中的应用价值也不断得到提

9

升。关于休克的血流动力学监测，本书将其分为一般临床监测、有创监测和灌注指标的监测。

一、一般临床监测

休克一般伴有组织灌注不足的临床体征。目前对于以下 3 个器官能够较为容易地进行组织灌注的临床评价：皮肤（表皮灌注程度）、肾脏（尿量）、脑（意识状态）。同时脉率及血压在休克监测中也有重要作用。

1. 意识状态　意识状态可以反映大脑的灌注情况，临床观察较为容易。如患者神志清楚，对外界的刺激能正常反应，说明患者循环血量已基本足够；相反，若患者表情淡漠、不安、谵妄或嗜睡、昏迷，反映大脑功能因循环不良而发生障碍。

2. 皮肤温度、色泽　皮肤温度及色泽可以反映体表灌注情况。休克时患者末梢发绀，皮温降低。如患者四肢温暖、皮肤干燥，轻压指甲或口唇时，局部暂时缺血呈苍白，松开后色泽迅速转为正常，表明休克好转；反之则说明休克情况仍存在，治疗效果不佳。

3. 血压　通常认为收缩压 < 90mmHg、脉压 < 20mmHg 是休克的表现；血压回升、脉压增大则是休克好转的征象。但要注意休克时低血压并不是微循环障碍的必备条件，机体的生理代偿机制可以通过血管收缩维持血压在正常范围，但组织灌注和氧合情况可能已经出现显著降低。

4. 脉率　脉率变化多出现在血压变化之前。常用脉率/收缩压（mmHg）计算休克指数，帮助判定休克的有无及轻重。指数为 0.5 多提示无休克；> 1.0 ~ 1.5 提示有休克；> 2.0 为严重休克。

5. 尿量　是反映肾血液灌注情况的指标。尿少通常是早期休克和休克复苏不完全的表现。尿量 < 0.5ml/（kg·h）、比重增加者表明仍存在肾血管收缩和供血量不足；血压正常但尿量仍少且比重偏低者，提示有急性肾衰竭可能。当尿量维持在 0.5ml/（kg·h）以上时，则

常常提示休克已纠正。

上述指标虽然在一定程度上反映了机体血流动力学变化，对人体无创伤，所需费用也较低，但是缺点是影响因素多、精确性不佳，经过治疗干预后的临床指标的变化也可在组织灌注与氧合未改善前趋于稳定。因此，对于患者一般临床监测不能很好地反映组织器官的灌注情况，所以建议对休克患者应持续动态监测，同时结合其他监测参数，从中及时发现问题。

二、有创监测

目前常用的血流动力学监测手段为肺动脉漂浮导管（Swan-Ganz 导管）及脉搏指示连续心排血量监测技术（PiCCO）。PiCCO 是继肺动脉漂浮导管后目前常用的血流动力学监测手段，与肺动脉漂浮导管相比，PiCCO 具有以下优点：①PiCCO 多数经股动脉途径，无需置管到肺动脉及肺小动脉，留置时间 7~10 天。Swan-Ganz 导管操作技术性高，并发症多，PiCCO 导管直径小，操作简单，几乎无并发症，极大地减轻了对人体的损伤。②Swan-Ganz 导管测定容量主要使用压力指标中心静脉压（CVP）和肺动脉楔压（PAWP）间接反映容量，易受到心室顺应性改变、血管张力、心内瓣膜功能和胸腔、腹腔内压力增高（如机械通气）的影响，不能准确反映前负荷的变化和预测液体反应，而 PiCCO 采用容量监测指标［主要为血管外肺水（EVLW）、胸腔内血容量（ITBV）、每搏量变异度（SVV）］，预测判断更为准确。③大量研究表明连续监测 ITBV 及 EVLW 能够更准确、及时地反映体内液体的变化，PiCCO 引入 ITBV 及 EVLW 这两个指标的测定，Swan-Ganz 导管不能反映血管外肺水的量，使其准确性备受质疑。④PiCCO 整合了有创血压监测，减少了患者医疗费用，而且顺应了技术医学发展的潮流。

常规有创血流动力学监测包括体循环的监测参数：CVP 与心排血量和体循环阻力（SVR）等；肺循环监测

9

参数：肺动脉压（PAP）、PAWP 和肺循环阻力（PVR）等；氧动力学与代谢监测参数：氧输送（DO$_2$）、氧消耗（VO$_2$）等；氧代谢监测参数：血乳酸、脉搏氧饱和度、混合静脉血氧饱和度（SvO$_2$）或中心静脉血氧饱和度（ScvO$_2$）的监测等。SVR 为监测左心室后负荷的指标，肺循环阻力（PVR）为监测右心室后负荷的指标，每搏量、心室每搏做功指数、射血分数等指标反映了心肌收缩力的变化情况。

（一）心脏前负荷参数

临床上，CVP、PAWP、EVLW、ITBV、每搏量变异度（SVV）和全心舒张末容积指数（GEDVI）是常用的反映心脏前负荷的参数。

1. CVP 和 PAWP　CVP 监测的是右心房及腔静脉的压力，它可判断心功能与血管张力的综合情况。正常值为 5 ~ 10cmH$_2$O。体循环血容量改变、右心室射血功能异常或静脉回流障碍均可使 CVP 发生变化，胸、腹腔内压变化亦可影响 CVP 测定结果。在无条件测定 PCWP 时，CVP 对血容量的估计及输液的监测有一定价值。一般 CVP 增高见于补液过多、右心衰竭、严重三尖瓣反流、心脏压塞。CVP 低反映血容量不足，但补液时需考虑左心功能。PAWP 正常值：6 ~ 12mmHg。反映肺静脉压状况，一般情况下肺循环毛细血管床阻力较低，故 PAWP 能较准确地反映左心室舒张末压（LVEDP），从而反映了左心室前负荷。要注意在下列情况下 PAWP 可能高于 LVEDP：①二尖瓣狭窄或左心房黏液瘤梗阻左心室流入道。②肺静脉阻塞。③肺泡内压增高（如持续正压通气）。在左心室壁病变僵硬时，PAWP 可能低于LVEDP。

PAWP 升高见于左心衰竭、心源性休克、二尖瓣狭窄、二尖瓣关闭不全、左心室顺应性下降和血容量过多时；当血容量不足时，则降低。监测目的在于，给左心室一个最适宜的前负荷，使之保持在不足以引起肺充血的范围内，同时又能使心肌纤维适当伸长以达到最大心排血量。临床上对心脏病患者，一般 PAWP 略高为正常值，这样可充分发挥 Frank-Starling 定律的代偿机制，维持心排血量的要求，又不至于发生肺淤血。

综上所述，监测 CVP 对血容量的调整起到了一定的指导作用，但在反映左心前负荷方面仍有较大的局限性。相比之下，PAWP 与左心前负荷的变化更具有相关性。但是，CVP 与 PAWP 都是通过以压力代容积的方法来反映心脏前负荷，会受到心室顺应性的影响。从理论上讲，直接监测心室舒张末容积是最理想的反映心脏前负荷的指标。对于 CVP 及 PAWP 应动态监测，其变化趋势对于临床可能更有意义。

2. GEDVI GEDVI 由左心房、左心室、右心房、右心室舒张末期容量组成。全心舒张末期容量指数变化和每搏输出指数呈正相关，是反映左心前负荷指标，休克患者全心舒张末期容量指数的数值对指导容量复苏有重要的意义。GEDVI 正常值为 $600 \sim 750 \mathrm{ml/m^2}$，小于低值为前负荷不足，大于高值为前负荷过重。左心室舒张末期容积（LVEDV）可以通过食管超声、核素扫描、CT 检查来准确反映，但对于休克等危重患者来说，其不能在床边检查，只能通过经胸超声心动图获取 LVEDV。而 GEDVI 和 LVEDV 其本身容易受到机械通气等因素的影响，导致数据结果不可靠，因此只能粗略地反映心脏前负荷。

3. ITBV ITBV 由 GEDVI 和肺血容量组成，是反映循环血容量的有效参数，不受呼吸运动和心肌顺应性影响。胸腔内血容量指数（ITBVI）可较准确地反映心脏前负荷，是比 PAWP 和 CVP 更好的心脏前负荷指标。ITBV 正常值为 $850 \sim 1000 \mathrm{ml/m^2}$，小于低值为前负荷不足，大于高值为前负荷过重。迄今 ITBV 已被许多学者证明是一项敏感、可重复，且比 PCWP、LVEDV、CVP 更能准确反映心脏前负荷的指标。很多研究也提示心脏功能更多地与容量指标（ITBV）而不是充盈压（CVP、PCWP）相关。

9

4. EVLW　EVLW 是研究肺水肿的定量指标，避免了过多目的补液，缩短病程，及早脱机，在休克患者的抢救中有较大的临床实用价值，有助于指导治疗及预后评估。患者及早进行液体复苏，是循环支持的重要措施之一，液体复苏是目前治疗各型休克的主要手段。液体复苏虽然能够改善组织灌注，但同时也可能使发生肺水肿及继发感染的概率明显增加，导致呼吸功能恶化。过去在液体复苏时主要观察 CVP 和尿量，现在在液体复苏的同时给予监测 EVLW 的变化已成为关注的重点，在休克中对于指导容量管理具有重要的临床指导作用，控制血管外肺水对于降低肺水肿的发生率、感染的控制及预防有重要意义。

5. SVV　SVV 已被证实是判断血管容积和液体反应性的有效指标，尤其在预测严重感染和感染性休克机械通气患者的容量反应性具有良好价值，反映胸膜腔内压力的变化。SVV 预测容量反应性有一定局限性，因为 SVV 极易受到呼吸机参数不同设置的影响。在临床监测中不推荐在压力控制模式下使用 SVV 来评估患者心脏前负荷及指导补液治疗。在人体 VT 设为 8 ~ 10ml/kg，PEEP 值控制在 10cmH_2O 以下，呼吸频率 < 20 次/分时，SVV 对前负荷和容量反应性的评估价值最大。

（二）心肌收缩力

反映心肌收缩力的参数有每搏量（SV）、心室每搏量指数（SVI）、实时监测心排血量（CO）、心排血量指数（CI）、左心做功指数（LVSWI）、右心做功指数（RVSWI）、全心射血分数（GEF）、左心收缩力指数（dPmax）。休克患者左右心室的功能受到明显抑制，可表现为心室射血分数下降，心肌顺应性下降。尤其是有心肺基础疾病的老年患者，通过对 CI、LVSWI、RVSWI、GEF 等指标监测心肌收缩力的变化评价心功能，指导液体复苏的速度，以及通过趋势追踪正性肌力药物的有效性。

（三）后负荷

后负荷参数有体循环阻力（SVR）或体循环阻力指数（SVRI）、肺循环阻力（PVR）或肺循环阻力指数（PVRI）。休克时微循环小动脉、微动脉可能处于痉挛状态，以上参数可以反映外周阻力，对指导血管活性药物使用有积极意义。

三、灌注指标监测

休克是以全身严重感染引起微循环障碍为特征的组织灌注不足所致的组织缺氧和体内主要脏器损害的临床综合征。反映全身灌注的指标有血乳酸（LAC）、氧输送（DO_2）、氧耗（VO_2）、混合静脉血氧饱和度（SvO_2）或中心静脉血氧饱和度（$ScvO_2$）、动静脉血二氧化碳分压差值（$Pcv\text{-}aCO_2$）。

（一）全身灌注指标

1. LAC　LAC作为反映组织灌注和细胞水平代谢的重要指标，其升高反映了低灌注情况下无氧代谢的增加，高提示患者预后不良。LAC浓度反映了组织缺氧程度，与病情的严重程度呈正相关。休克患者LAC≥4mmol/L时，病死率升高。单纯监测某一时刻的LAC浓度并不能充分反映组织氧合状态、疾病的严重性和对治疗的反应。目前认为连续监测LAC水平，监测其乳酸清除率尤其是6小时乳酸清除率对疾病预后的评价更有价值。6小时内乳酸清除率≥10%的患者，血管活性药用量明显低于乳酸清除率低者，且病死率也明显降低。动态持续监测血乳酸浓度能反映患者早期的组织灌注情况，同时也是一个评价休克治疗VO_2效果的指标之一，对判断病情严重程度及预后有重要的临床意义。

2. DO_2和VO_2　DO_2是指单位时间里（每分钟）心脏通过血液向外周组织提供的氧输送量，VO_2是指组织细胞实际消耗氧的量。VO_2与组织需氧量是两个不同的概念。氧摄取率（O_2ER）是指每分钟氧的摄取率，即组织从血液中摄取氧的能力，反映组织呼吸与微循环灌注及细胞内线粒体的功能，为组织氧摄取能力的主要指标。正常基础状态为 $0.25 \sim 0.33$。$O_2ER = VO_2/DO_2$。VO_2 在一定程度上可以不受 DO_2 的影响，但是，当 DO_2 下降到一个临界值时，VO_2 依赖于 DO_2 的变化，而 O_2ER 是比 DO_2 和 VO_2 更敏感的评价氧供需平衡指标。

3. SvO_2　SvO_2 反映 DO_2 和 VO_2 的平衡，组织器官对氧的摄取状态，当机体氧输送降低或氧需求超过氧输送时，SvO_2 降低并提示机体无氧代谢增加。在休克早期，全身组织灌注已发生改变，即使血压、心率、尿量和 CVP 仍处于正常范围，这时已经出现 SvO_2 降低，提示 SvO_2 能较早反映病情变化和预后，监测 SvO_2 对指导早期复苏有重要价值。以往脓毒症患者液体复苏的评价指标为动脉血气分析中氧分压或氧饱和度等，均不能反映组织器官的灌注和氧供、氧利用情况。目前以上腔静脉血氧饱和度（$ScvO_2$）作为脓毒症患者液体复苏的指标已经成为公认标准，$ScvO_2$ 与 SvO_2 有一定相关性，通常测量的 $ScvO_2$ 值要比 SvO_2 值高 $5\% \sim 15\%$，但它们所代表的趋势是相同的，均反映组织灌注状态。

4. $Pcv\text{-}aCO_2$　血液和组织中的 CO_2 是机体有氧代谢和无氧代谢的最终产物，静脉血 CO_2 含量一定比动脉血中 CO_2 含量高，正常情况下 $Pcv\text{-}aCO_2$ 在 $2 \sim 5mmHg$。其 CO_2 含量取决于 CO_2 的产生速率和血流灌注情况。休克患者组织灌注减少，发生 CO_2 积蓄与清除障碍，即使在 $ScvO_2$ 达标后仍然可能存在组织灌注不足，尤其是在 $Pcv\text{-}aCO_2 \geqslant 6mmHg$ 时提示复苏不充分。$Pcv\text{-}aCO_2$ 可以作为脓毒症早期液体复苏的指标进一步指导液体治疗，其对预后的影响及具体评价数值有待进一步研究。

（二）反映局域组织灌注的微循环监测指标

休克时血液重新分布，胃肠道血流低灌注，导致胃黏膜细胞缺血缺氧，使胃肠黏膜局部无氧代谢大量增加，H^+ 释放增加及 CO_2 积聚。因此，胃黏膜张力测定（测定消化道黏膜 pHi）和舌下二氧化碳浓度（$PtCO_2$）能直接、精确地反映胃黏膜局部组织氧供的早期改变。

各种类型的休克都是发生在严重致病因子的基础上，进而引起的急性循环障碍，有效循环血容量减少，组织血流灌注不足而导致的复杂症候群，休克的病理生理基础是微循环障碍、毛细血管扩张和通透性增加，使血容量减少，导致心排血量降低、组织灌流量减少。休克时血流动力学的变化极其复杂，使支持目标的实现更为困难，因此，血流动力学的监测与分析并根据血流动力学指标的变化给予及时支持就显得尤为重要。综上所述，血流动力学监测在休克的发展及转归的诊断、治疗上有很高的价值，通过心脏前、后负荷，心肌收缩力以及全身、局部灌注指标的监测，对休克的早期诊断、预后的判断以及治疗过程中效果的观察、方案的调整至关重要。

第三节　低血容量性休克

低血容量性休克（hypovolemic shock）常因大量出血或体液丢失，或液体积存于第三间隙，导致有效循环血量降低引起。由大血管破裂或脏器出血引起的称失血性休克（hemorrhagic shock）。各种损伤或大手术后同时具有失血及血浆丢失引起的称创伤性休克（traumatic shock）。

一、失血性休克

失血性休克是指因较大的血管破裂丢失大量血液，引起循环血量锐减所致的休克。特点为中心静脉压降低、外周血管阻力增高和心动过速。失血性休克系最具有代表性的低血容量性休克。

【病因】

失血性休克在外科休克中很常见。失血后是否产生休克不仅取决于失血量，还取决于失血的速度，通常在迅速失血超过全身血容量的20%时，即可出现休克。常见病因如下：

1. 严重创伤、骨折、挤压伤等所致的外出血和内脏

（如肝脾）破裂引起内出血。

2. 各种原因如消化性溃疡、急性胃黏膜病变、食管胃底静脉曲张破裂等所致的消化道大出血。

3. 支气管扩张等原因导致的呼吸道大咯血。

4. 泌尿系统急性出血。

5. 宫外孕等妇产科疾病所致大出血。

6. 腹腔、腹膜后、纵隔、动脉瘤破裂等急性失血。

【临床表现】

失血性休克的临床表现无特异性，一般失血性休克除了原发损伤外可有意识状态改变、口渴、呼吸急促、皮肤湿冷、尿量 $< 0.5ml/(kg \cdot h)$、心率 > 100 次/分、收缩压下降 $< 90mmHg$ 或较基础血压下降 $> 40mmHg$ 或脉压减少（$< 20mmHg$）。血流动力学指标：CVP $< 5cmH_2O$ 或 PAWP $< 8mmHg$ 等指标。

【诊断】

在很多情况下，对出血做出诊断并不太困难。病史和体征都能反映血容量不足和机体的代偿性反应。然而，实验室检测却不完全如此。因为在急性失血后短时间内，体液移动还不可能很明显，难以通过血液检测指标反映出来。若失血过程稍长，体液移动逐步增多，就会使血液呈现浓缩，表现为血红蛋白增高、血细胞比容上升、尿素氮与肌酐的比例增大。如果失血过程较长，失血量较大，特别是自由水丢失逐步增多，还会发生血清钠增高。总之，对休克的失血量应予以充分估计，临床上往往估计不足，值得注意。

当失血量较大，引起严重低容量性休克，而在临床上还难以掌握切实和规律性变化，特别是复苏补液治疗还难以显示积极效果，则应该考虑进行有创血流动力学的监测。

【治疗】

1. 病因治疗　尽快纠正引起出血的病因是治疗失血性休克的基本措施。对于出血部位明确、存在活动性失血的休克患者，应尽快进行手术介入或其他止血措施。

应迅速利用包括超声和 CT 等在内的各种必要手段，检查与评估出血部位不明确、存在活动性失血的患者。

2. 液体治疗 液体治疗是稳定失血性休克的基本措施之一。液体治疗时可以选择晶体溶液（如生理盐水和等张平衡盐溶液）和胶体溶液（如清蛋白和人工胶体）。由于 5% 葡萄糖溶液很快分布到细胞内间隙，因此不推荐用于液体治疗。

（1）晶体液：液体治疗常用的晶体液为生理盐水和平衡盐溶液。生理盐水的特点是等渗，但含氯高，大量输注可引起高氯性代谢性酸中毒；平衡盐溶液的特点在于电解质组成接近生理，含有少量乳酸。一般情况下，其所含乳酸可在肝脏迅速代谢，大量输注平衡盐溶液应该考虑到其对血乳酸水平的影响。

（2）胶体液：临床上休克液体治疗中应用的胶体液主要有羟乙基淀粉和白蛋白、明胶和右旋糖苷，都可以达到容量复苏的目的。由于理化性质以及生理学特性不同，在应用过程中需注意胶体液对凝血功能和肾功能损伤的影响。

（3）液体治疗时液体的选择：目前，尚无足够的证据表明晶体液与胶体液用于休克液体治疗的疗效与安全性方面有明显差异。胶体液并未显示出液体复苏的优势，所以当前在液体治疗时首选晶体液。

3. 输血治疗 输血及输注血制品在失血性休克中应用广泛。失血性休克时，丧失的主要是血液，但是并非需要补充全部失血，可以部分输注晶体液或胶体液。浓缩红细胞临床输血指征为血红蛋白 ≤70g/L；血小板输注主要适用于血小板数量减少或功能异常伴有出血倾向的患者，血小板计数 $<50 \times 10^9$/L，或确定血小板功能低下可考虑输注；输注新鲜冰冻血浆的目的是补充凝血因子的不足，大量失血时输注红细胞的同时应注意使用新鲜冰冻血浆；冷沉淀内含凝血因子 Ⅴ、Ⅷ、Ⅻ、纤维蛋白原等，适用于特定凝血因子缺乏所引起的疾病以及肝移植围术期肝硬化食管静脉曲张等出血。对大量输血后并

发凝血异常的患者及时输注冷沉淀可提高血液循环中凝血因子及纤维蛋白原等凝血物质的含量，缩短凝血时间、纠正凝血异常。

4. 血管活性药与正性肌力药　失血性休克患者一般不常规使用血管活性药。临床通常仅对于足够的液体治疗后仍存在低血压或者输液还未开始的严重低血压患者，才考虑应用血管活性药，首选多巴胺。

5. 肠黏膜屏障功能的保护　肠黏膜屏障功能的保护包括循环稳定、尽早肠内营养、微生物内稳态调整等。

6. 体温控制　严重失血性休克合并低体温是一种疾病严重的临床征象，低体温（＜35℃）可影响血小板的功能、降低凝血因子的活性、影响纤维蛋白的形成，增加创伤患者严重出血的危险性，是出血和病死率增加的独立危险因素。但是，合并颅脑损伤的患者控制性降温有一定的积极效果。

7. 复苏评估指标　传统临床指标对于指导失血性休克治疗有一定的临床意义，但是，不能作为复苏的终点目标。

（1）氧输送与氧消耗：心脏指数 $>4.5L/(min \cdot m^2)$、氧输送 $>600ml/(min \cdot m^2)$ 及氧消耗 $>170ml/(min \cdot m^2)$ 可作为包括失血性休克在内的创伤高危患者判断预后的指标。

（2）混合静脉氧饱和度（SvO_2）：$SvO_2 \geqslant 65\%$ 的变化可反映全身氧摄取，在理论上能表达氧供和氧摄取的平衡状态。

（3）血乳酸：持续 48 小时以上的高水平血乳酸提示患者预后不佳。血乳酸清除率比单纯的血乳酸值能更好地反映患者预后。复苏的第一个 24 小时血乳酸浓度恢复正常（$\leqslant 2mmol/L$）极为关键。

（4）胃黏膜内 pH 和胃黏膜内 CO_2 分压：降低提示组织灌注不足，组织缺氧。

二、创伤性休克

创伤性休克是由于机体遭受剧烈暴力打击后重要脏

器损伤、大出血等使有效循环血量锐减、微循环灌注不足，以及创伤后剧烈疼痛、恐惧等多种因素综合形成的机体代偿失调的综合征。创伤性休克发生率与致伤物性质、损伤部位、致伤能量、作用时间、失血程度、患者平时生理状况和伤后早期处理均有关。随着高速公路的发展及暴力犯罪的增加，严重创伤及多发伤的发生率日益增多，创伤性休克发生率也随之增高，多发伤中休克的发生率可高达 50% 以上。

【发病机制】

1. 严重的外伤如大血管破裂、复杂性骨折、挤压伤或大手术等，引起血液或血浆丧失，损伤处炎性肿胀和体液渗出，可导致低血容量。

2. 受损机体内可出现组胺、蛋白酶等血管活性物质，引起微血管扩张和通透性增高，使有效循环血量进一步降低。

3. 创伤可刺激神经系统，引起疼痛和神经-内分泌系统反应，影响心血管功能；有的创伤如胸部伤可直接影响心肺，截瘫可使回心血量暂时减少，颅脑伤有时可使血压下降等。所以创伤性休克的病情常比较复杂。

【治疗】

由于创伤性休克也属于低血容量性休克，故急救也需要扩充血容量，与失血性休克时基本相同。但由于损伤可有血块、血浆和炎性渗液积存在体腔和深部组织，必须详细检查以准确估计丢失量。创伤后早期因患者疼痛所致的过度换气以及神经-内分泌反应所致的保钠排钾，常会发生碱中毒。但在后期，由于组织缺氧和继发感染，产生大量酸性产物，代谢性酸中毒代替早期的碱中毒。临床上对创伤患者早期应用碱性药物以对抗酸中毒的做法是不合理的，因为当时实际上很可能并不存在酸中毒。有一个必须强调的原则：凡是应用碱性药物，都应用动态血气分析为依据。创伤后疼痛刺激严重者需适当给予镇痛镇静剂；妥善临时固定（制动）受伤部

9

位；对危及生命的创伤如开放性或张力性气胸、连枷胸等，应作必要的紧急处理。手术和较复杂的其他处理，一般应在血压稳定后或初步回升后进行，但不能因稳定休克而延误手术的最佳时机。创伤或大手术继发休克后，还应使用抗生素，避免继发感染。

第四节　脓毒性休克

脓毒症（sepsis）系由致病微生物所引起的全身炎症反应综合征（SIRS）。严重脓毒症（severe sepsis）是指脓毒症伴有器官功能不全、组织灌注不良或低血压。脓毒性休克可以被认为是严重脓毒症的一种特殊类型。脓毒性休克属于分布性休克，过去叫做感染性休克，指由于脓毒症引起组织灌注不足，即经积极液体治疗后仍存在持续低血压或血乳酸堆积。

【病因】

通常是由革兰阴性杆菌引起，主要见于急性化脓性梗阻性胆管炎、坏疽性胆囊炎、肾盂肾炎、急性胰腺炎及其他一些院内感染，亦称为内毒素性休克。

【发病机制】

在感染所致的脓毒性休克中，起作用的主要是内毒素而并非细菌本身。内毒素在体内出现主要通过以下三个途径：①创伤导致网状内皮系统功能损害和免疫功能下降；②胃肠黏膜屏障破坏，导致细菌和内毒素移位；③组织、器官感染。

内毒素参与休克病理过程的主要机制是：①通过内毒素的主要成分直接损伤组织细胞和器官功能；②内毒素具有活化补体，刺激巨噬细胞释放多种炎症因子的能力，因此造成全身剧烈的炎症反应；③激活凝血系统、损伤血管内皮，加上微循环血流缓慢、粘滞度高，因此极易促使微血栓形成；④内毒素可以直接刺激交感-肾上腺轴释放儿茶酚胺，并提高循环系统对儿茶酚胺的易感性。

【临床表现】（表9-4-1）

脓毒性休克的血流动力学有高动力型和低动力型两种。前者外周血管扩张、阻力降低，心排血量正常或增高（又称高排低阻型），有血流分布异常和动静脉短路开放增加，细胞代谢障碍和能量生成不足。患者皮肤比较温暖干燥，又称暖休克。低动力型（又称低排高阻型）外周血管收缩，微循环淤滞，大量毛细血管渗出致血容量和心排血量减少。患者皮肤湿冷，又称冷休克。实际上，暖休克较少见，仅是一部分革兰阳性菌感染引起的早期休克。冷休克较多见，可由革兰阴性菌感染引起，而且革兰阳性菌感染的休克加重时也成为冷休克，至晚期，患者的有效循环血量急剧减少，心排血量明显下降、外周血管塌陷，就成为低排低阻型休克。

表9-4-1 脓毒性休克的临床表现

临床表现	冷休克 （低动力型）	暖休克 （高动力型）
神志	躁动、淡漠 或嗜睡	清醒
皮肤色泽	苍白、发绀或 花斑样发绀	淡红或潮红
皮肤温度	湿冷或冷汗	比较温暖、干燥
毛细血管充盈时间	延长	1~2秒
脉搏	细速	慢、搏动清楚
脉搏（mmHg）	<30	>30
尿量（ml/h）	<25	>30l

【诊断】

在确诊脓毒性休克患者，很多并未发现明显感染病灶，但出现SIRS，如出现两种或两种以上的下列表现，可以认为有这种反应的存在：①体温 > 38℃ 或 < 36℃；

②心率 >90 次/分；③呼吸频率 >20 次/分，或 $PaCO_2$ < 32mmHg；④血白细胞计数 > 12×10^9/L，< 4×10^9/L，或幼稚型细胞 >10%。

脓毒性休克的标准：①临床上有明确的感染；②存在 SIRS；③收缩压 <90mmHg 或较原基础值下降的幅度 >40mmHg，至少　小时，或血压依赖输液或药物维持；④有组织灌注不良的表现，如少尿，< 0.5ml/（kg·h）超过一小时，或有急性意识障碍。

【治疗】

脓毒性休克的病理生理变化比较复杂，治疗也比较困难。首先是病因治疗，原则是在休克未纠正以前，应着重治疗休克，同时治疗感染；在休克纠正后，则应着重治疗感染。

1. 液体治疗　首先以输注平衡盐溶液为主，配合适当的胶体液、血浆或全血，恢复足够的循环血量。目前多数指南推荐进行 3 小时和 6 小时集束化治疗，可以降低死亡率。感染性休克 3 小时集束化治疗，是指感染性休克诊断后 3 小时内完成：①测量乳酸浓度；②抗菌药物治疗前进行血培养；③给予广谱抗菌药物；④低血压或乳酸 ≥4mmol/L 给予 30ml/kg 晶体液进行目标复苏。感染性休克 6 小时集束化治疗，是指在 3 小时集束化治疗的基础上加上：①低血压对目标复苏效果差立即予以升压药；②脓毒症休克或乳酸 ≥4mmol/L 容量复苏后仍持续低血压，需立即测量 CVP 和 $ScvO_2$；③初始乳酸高于正常患者需重复测量乳酸水平。应用天然胶体或晶体液进行液体复苏，但没有证据支持哪一种类型液体更好。对可疑低血容量患者的补液试验推荐开始时 30 分钟以上至少 1000ml 晶体液或 300 ~ 500ml 胶体液，对脓毒症诱发组织低灌注的患者可能需要更多更快地补液。当心脏充盈压升高而血流动力学没有同时改善时，推荐应减慢补液速度。

2. 控制感染　主要措施是应用抗菌药物和处理原发感染灶。应在抗感染治疗前留取细菌学标本（血、痰、穿刺液等），血标本至少两份，一份取自经皮穿刺，一份取自超过 48 小时的血管通路。即刻进行鉴别感染源的诊断学检查，并取得标本。感染病灶必须充分引流或清除，对于不易手术引流的部位也应强调有效引流。如肺部感染给予充吸痰、翻身拍背，促进体位引流；泌尿系感染给予膀胱冲洗、补液、利尿，取出导尿管等。如果血管通路是潜在的感染源，建立另一通路后即刻拔除。快速进行影像学检查以明确潜在的感染病灶。

在诊断为脓毒性休克后 1 小时之内应用广谱抗生素进行治疗，对病原菌尚未确定的患者，可根据临床判断最可能的致病菌应用抗菌药，或选用广谱抗菌药。在适当时机，在临床以及微生物学的指导下重新选择应用窄谱抗生素；抗生素应用 7～10 天后进行临床疗效判断。

3. **纠正酸碱平衡** 感染性休克患者，常伴有严重的酸中毒，且发生较早，需及时纠正。一般在纠正、补充血容量的同时，经另一静脉通路滴注 5% 碳酸氢钠 200ml，并根据动脉血气分析结果，再作补充。

4. **心血管药物的应用** 经补充血容量、纠正酸中毒而休克未见好转时，应采用血管活性药物治疗，维持平均动脉压（MAP）≥65mmHg，脓毒症休克时推荐去甲肾上腺素作为首选升压药纠正低血压。脓毒性休克时，心功能常受损害，改善心功能可给予强心苷。不提倡增加心指数高于正常预期水平的策略。

5. **皮质激素治疗** 严重感染和脓毒性休克患者可考虑应用小剂量糖皮质激素。一般宜选用氢化可的松，每日补充量不超过 300mg，分为 3～4 次，持续输注不超过 3～5 天。当患者不再需要血管升压药时，建议停用糖皮质激素治疗。

6. **营养支持** 脓毒性休克患者处于严重的分解代谢状态，应进行代谢支持和营养支持治疗，以保证正氮平衡。病情允许尽早开始肠内营养，目标热量 1/3 的肠内营养能促进胃肠道功能和黏膜完整性的恢复，减少肠道菌群及毒素的移位。

7. 强化胰岛素治疗　脓毒性休克患者高血糖和胰岛素抵抗发生率可高达75%。无论是否有糖尿病病史，强化胰岛素治疗可降低死亡率。血糖调整原则：①根据血糖变化成比例调整，应用输液泵控制营养液和胰岛素的输入速度，使血糖<8.0~10mmol/L；②出现与感染有关的血糖升高时，密切监测血糖水平；③应用较高剂量的糖皮质激素时应酌情增高胰岛素用量；④血糖监测初始每隔30~60分钟测定一次，稳定后每隔3~4小时测定一次，持续监控血糖水平，避免血糖过低带来的损伤。

8. 血液净化治疗　对于伴有急性肾功能不全或衰竭的脓毒性休克患者要及时应用血液净化治疗。持续静脉-静脉血液滤过（CVVH）与间断血液透析治疗效果相同，但对于血流动力学不稳定的全身感染患者，持续血液滤过能过去除血浆中的各种炎性介质，能够更好控制液体平衡，使血流动力学参数均有不同程度的改善。

9. 其他治疗　包括应激性溃疡的预防、深静脉血栓形成的预防、机械通气的通气策略、器官功能障碍的防治等。

第五节　心源性休克

心源性休克的始动环节是心脏泵功能障碍导致的心排血量迅速减少。此型休克特点为血压在休克早期就显著下降，其微循环变化过程，基本与低血容量休克相同，死亡率高达80%。

【病因】

心源性休克的基本机制为心泵功能衰竭，心排血量下降导致组织低灌注。该型休克主要的直接原因为心肌损害，如心肌梗死、心力衰竭等，也可在脓毒性休克后期与脓毒性休克并存。心源性休克的病因大致可分为以下5类。

1. 心肌收缩力极度降低　包括大面积心肌梗死、急性暴发性心肌炎、原发性及继发性心肌病、心瓣膜病晚期、严重心律失常（如心室扑动或颤动），以及各种心脏病的终末期。

2. 心室射血障碍　包括大块或多发性大面积肺梗死、乳头肌或腱索断裂、瓣膜穿孔所致严重的心瓣膜关闭不全、严重的主动脉口或肺动脉口狭窄。

3. 心室充盈障碍　包括急性心脏压塞、心室内占位性病变、限制型心肌病等。

4. 混合型　即同一患者可同时存在两种或两种以上的原因，如急性心肌梗死并发室间隔穿孔或乳头肌断裂，其心源性休克的原因既有心肌收缩力下降因素，又有心室间隔穿孔或乳头肌断裂所致的血流动力学紊乱。

5. 心脏直视手术后低心排综合征　多数患者是由于手术后心脏不能适应前负荷增加所致，主要原因包括心功能差、手术造成对心肌的损伤、心内膜下出血，以及低血容量等导致心排血量锐减而休克。

【临床表现】

1. 临床分期　根据心源性休克发生发展过程，大致可分为早、中、晚三期。①休克早期：由于机体处于应激状态，儿茶酚胺大量分泌，交感神经兴奋。患者常处于烦躁不安、精神紧张，但神志清醒、面色或皮肤稍苍白或轻度发绀，肢端湿冷，大汗，心率增快，可有恶心、呕吐，血压尚正常甚至可轻度增高，但脉压变小，尿量减少。②休克中期：休克早期若不能及时纠正，则休克症状进一步加重，患者表情淡漠，反应迟钝，意识模糊，全身软弱无力，脉搏细速无力或不能触及，心率常超过 120 次/分，收缩压 < 80mmHg，脉压 < 20mmHg，面色苍白、发绀，皮肤湿冷或出现大理石样改变，尿量更少或无尿。③休克晚期：可出现 DIC 和多器官功能衰竭的症状。前者可引起皮肤、黏膜和内脏广泛出血；后者可表现为急性肾、肝和脑等重要器官功能障碍或衰竭的相应症状。

2. 休克程度划分　按休克严重程度大致可分为轻、中、重和极重度休克。①轻度休克：表现为患者神志尚

301

清，但烦躁不安，面色苍白，口干，出汗，心率 >100 次/分，脉速有力，四肢尚温暖，但肢端稍发绀、发凉，收缩压 ≥80mmHg，尿量略减，脉压 <30mmHg。②中度休克：面色苍白，表情淡漠，四肢发冷，肢端发绀，收缩压在 60～80mmHg，脉压 <20mmHg，尿量明显减少。③重度休克：意识模糊或昏迷，面色苍白、发绀，四肢厥冷、发绀，皮肤出现花斑，心率 >120 次/分，心音低钝，脉搏无力，收缩压降至 40～60mmHg，尿量明显减少或无尿。④极重度休克：神志不清、昏迷，呼吸浅慢，口唇皮肤发绀，四肢厥冷，脉搏极弱或不可触及，心音低钝或呈单音心律，收缩压 <40mmHg，无尿，可有广泛皮下、黏膜及内脏出血，并出现多器官衰竭征象。必须指出，上述休克的临床分期和严重程度的划分是人为的，其相互之间并非一刀切，可有过渡类型，只能作为临床工作中判断病情的参考。

9

3. **其他临床表现**　由于心源性休克病因不同，除上述休克的临床表现外，还有相应的病史、临床症状和体征。

【诊断】

1. 有急性心肌梗死、急性心肌炎、原发或继发性心肌病、严重恶性心律失常、具有心肌毒性的药物中毒、急性心脏压塞以及心脏手术等病史。

2. 早期患者烦躁不安、面色苍白，诉口干、出汗，但神志尚清；后逐渐出现表情淡漠、意识模糊、神志不清直至昏迷。

3. 体检心率增快，一般 >120 次/分，收缩压 <80mmHg，脉压 <20mmHg，以后逐渐降低，严重时血压测不到。脉搏细弱，四肢厥冷，肢端发绀，皮肤出现花斑样改变。心音低钝，严重者呈单音律。尿量减少甚至无尿。休克晚期出现广泛性皮肤、黏膜及内脏出血，即 DIC 的表现，以及多器官功能障碍综合征（MODS）。

4. **血流动力学监测**　提示心指数（CI）降低、左室舒张末压（LVEDP）升高等相应的血流动力学异常。

【治疗】

1. 一般治疗

（1）绝对卧床休息，胸痛由急性心肌梗死所致者，应有效镇痛，如吗啡 3～5mg，静注或皮下注射，可同时予地西泮、苯巴比妥。

（2）建立有效的静脉通道，必要时行 Swan-Ganz 导管。持续心电、血压、血氧饱和度监测。留置导尿管监测尿量。

（3）氧疗：持续鼻导管或面罩吸氧，一般为 4～6L/min，必要时气管插管或气管切开，人工呼吸机辅助呼吸。

2. 补充血容量　首选低分子右旋糖酐 250～500ml 静滴，或 0.9% 氯化钠液、平衡液 500ml 静滴，最好在血流动力学监测下补液，前 20 分钟内快速补液 100ml，如中心静脉压上升不超过 1.5mmHg，可继续补液直至休克改善，或输液总量达 500～750ml。

3. 血管活性药物的应用　在心源性休克时，应静脉滴注多巴胺 5～15μg（kg·min），使血压升至 90mmHg 以上。大剂量多巴胺无效时，也可静脉滴注去甲肾上腺素 2～8μg/min。在此基础上根据血流动力学参数选择血管扩张剂。

（1）肺充血而心排血量正常，PAWP > 18mmHg，而心脏指数 > 2.2L/（min·m^2）时，宜选用静脉扩张剂，如硝酸甘油 15～30μg/min 静滴或泵入，并可适当利尿。

（2）心排血量低且周围灌注不足，但无肺充血，即心指数 < 2.2L/（min·m^2），PAWP < 18mmHg 且肢端湿冷时，宜选用动脉扩张剂，如酚妥拉明 0.1～0.3mg/min 静滴或泵入，必要时增至 1.0～2.0mg/min。

（3）心排血量低且有肺充血及外周血管痉挛，即心指数 < 2.2L/（min·m^2），PAWP > 18mmHg 而肢端湿冷时，宜选用硝普钠，10μg/min 开始，每 5 分钟增加 5～10μg/min，常用量为 40～160μg/min，也有高达 430μg/min 才有效者。急性冠脉综合征者应慎用。

4. 正性肌力药物的应用

（1）洋地黄制剂：一般在急性心肌梗死 24 小时内，尤其是 6 小时内应尽量避免使用洋地黄制剂，在经上述处理休克无改善时可酌情使用毛花苷丙 0.2~0.4mg，稀释后静注。

（2）拟交感胺类药物：对心排血量低，PAWP 不高，体循环阻力正常或低下，合并低血压时选用多巴胺，用量同前；而心输出量低，PAWP 高，体循环血管阻力和动脉压在正常范围者，宜选用多巴酚丁胺 5~10μg/(kg·min)。

（3）磷酸二酯酶抑制剂：常用氨力农 0.5~2.0mg/kg，稀释后静注或静滴，或米力农 2~8mg，静滴。

5. 其他治疗

（1）纠正酸中毒：常用 5% 碳酸氢钠，根据血气分析结果计算补碱量。

（2）机械性辅助循环：经上述处理后休克无法纠正者，可考虑主动脉内气囊反搏（IABP）、左室辅助泵等机械性辅助循环。

（3）原发疾病治疗：如急性心肌梗死患者应尽早行再灌注治疗，溶栓失败或有禁忌证者应在 IABP 支持下进行急诊冠状动脉成形术（PCI）；急性心脏压塞者应立即心包穿刺减压；乳头肌断裂或室间隔穿孔者应尽早进行外科修补等。

（4）心肌保护：1,6-二磷酸果糖 5~10g/d，或磷酸肌酸 2~4g/d，静脉滴注。酌情使用血管紧张素转换酶抑制剂（ACEI）等。

6. 防治并发症

（1）呼吸衰竭：包括持续氧疗，必要时人工呼吸机辅助呼吸；保持呼吸道通畅，定期吸痰，加强感染预防和控制等。

（2）急性肾衰竭：注意纠正水、电解质紊乱及酸碱失衡，及时补充血容量，酌情使用利尿剂如呋塞米 20~40mg 静注。必要时可进行血液透析、血液滤过或腹膜透析。

（3）保护脑功能：酌情使用脱水剂及糖皮质激素，合理使用镇静剂。

（4）防治 DIC：休克早期应积极应用低分子右旋糖酐等抗血小板及改善微循环的药物，有 DIC 早期征象时应尽早使用肝素抗凝，后期适当补充消耗的凝血因子。

第六节　梗阻性休克

梗阻性休克的基本机制为血流的主要通道受阻，导致心排血量减少，氧输送下降而引起循环灌注不良，组织缺血缺氧。根据梗阻部位的不同，对回心血量和心排血量分别产生影响。

【病因】

常见于腔静脉的梗阻、肺动脉栓塞、张力性气胸、心瓣膜狭窄和心室流出道的梗阻（如主动脉夹层动脉瘤）。

9

【临床表现】

梗阻性休克中，心包缩窄或心脏压塞者多由慢性疾病进行性恶化所致，多有心包积液史，或胸壁穿透性损伤所致；张力性气胸者可有胸闷、呼吸困难，胸部叩诊可发现鼓音，听诊患侧呼吸音消失，纵隔向健侧移位，气管移位伴颈静脉怒张等；腔静脉梗阻可见水肿；肺动脉栓塞可有胸痛、咳嗽、呼吸急促；心瓣膜狭窄可以在心脏瓣膜听诊区听到相应的杂音。

【诊断】

有梗阻性病因和相应的临床表现，符合休克的诊断标准即可诊断为梗阻性休克。

【治疗】

常见的梗阻性休克包括大面积肺动脉栓塞、心脏压塞和张力性气胸。治疗梗阻性休克时，首先要强调病因治疗，对于心脏压塞和（或）张力性气胸患者需要尽快接受心包或胸腔闭式引流，对于肺动脉栓塞导致的梗阻

性休克，必要时进行溶栓治疗。此外，需要进行积极的
输液治疗，并在此基础上应用升压药物维持血压。尽管
患者此时心排血量降低，但并不建议使用 β 受体兴奋剂
如多巴酚丁胺。这是由于存在梗阻因素，即便使用 β 受
体兴奋剂，心排血量也难以增加。此时反而表现出 β 受
体兴奋剂的血管扩张作用，可能导致血压降低。

（赵鸣雁）

9

第十章 ●●●●

心肺脑复苏

心肺脑复苏是研究各种原因引起的心脏和（或）呼吸骤停时机体病理生理变化规律、诊断与预后评价、复苏方法与并发症防治等内容的一门学问。心肺复苏的实质就是一系列救生措施、可以提高心搏骤停后患者的存活率和存活质量，心肺复苏的基本挑战是如何早期有效的心肺复苏术（CPR）。大量实践证明，在呼吸、心脏骤停后4分钟内进行复苏者，可能有50%的存活率；4~6分钟开始复苏者有10%的存活率；而超过10分钟开始复苏其存活率仅为4%。

心搏骤停（cardiac arrest）是指心脏泵血功能突然停止，全身血液循环即刻中断，进而导致呼吸停止、脑功能丧失的一种濒临死亡的状态。

第一节 基础生命支持

基础生命支持（BLS）是心搏骤停现场急救的最初抢救形式和最基本的常规操作技术。包括识别心脏骤停（指心脏病患者或非心脏病患者，在未能估计的时间内，心搏呼吸突然停止）、心脏事件、卒中、气道异物梗阻，心肺复苏（CAB）和体外自动除颤器的（D）应用。因在院内和院外救治顺序不同，2015年心肺复苏指南把院内和院外心脏骤停的生存链加以区分。（图10-1-1）

院内心脏骤停

监测和预防　　识别和启动应急反应系统　　即时高质量心肺复苏　　快速除颤　　高级生命维持和骤停后护理

初级急救人员　　　　　高级生命支持团队　　　　　导管室　重症监护室

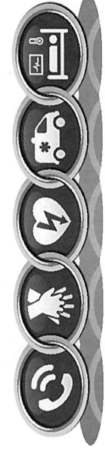

院外心脏骤停

识别和启动　即时高质量　快速除颤　基础及高级　高级生命维持和
应急反应系统　心肺复苏　　　　　　急救医疗服务　骤停后护理

非专业施救者

120急救团队　急诊室　导管室　重症监护

图 10-1-1　院内心脏骤停（IHCA）与院外心脏骤停（OHCA）生存链

10

一、心骤停的判定

(一)判断要点

根据这两项即可作出临床判定。

1. 意识突然丧失。

2. 颈动脉摸不到搏动。

(二)其他临床表现

1. 呼吸停止或抽搐样呼吸。

2. 瞳孔散大固定。

3. 全身发绀。

4. 心电图表现为心室颤动、无脉性电活动或心室停搏。

(三)注意事项

1. 要判断及确定环境安全。

2. 不宜花时间详细询问病史。

3. 扼要询问目击者发作到就诊时间患者发作前症状,当时所处环境;有无外伤史、心脏病史、药物、化学品中毒史。

二、心脏骤停的病因和心电图分型

(一)常见原因及高危因素

1. 心脏骤停病因包括心脏病变与非心脏病变(表10-1-1)。

2. 心脏骤停的高危因素　临床上常见的危险因素有室上性心律失常、冠心病的易患因素如高血脂、高血压、高血糖及吸烟、过度劳累、情绪激动、饱餐、饮酒等。心搏骤停先兆心电图表现有:缓慢心律失常、室性心律失常、心动过速、QT 间期延长、ST-T 改变、U 波异常、束支传导阻滞、尖端扭转型室速。

(二)心电图分型

临床上根据心脏骤停后心电图变化,可分为四型。

表 10-1-1　心脏骤停原因

心脏病变	非心脏病变
冠心病、心肌梗死	阻塞性肺疾病、肺栓塞
风湿性心脏病、心肌病	颅内疾病如脑出血、蛛网
先天性心脏病如法洛四	膜下腔出血、颅内感染
联症、艾森曼格综合征	消化道出血、穿孔、重症
及先天性传导障碍	胰腺炎
严重心律失常如恶性室	严重的酸碱平衡失调、离
性期前收缩、室性心动	子紊乱
过速、心室颤动、长 QT	各种中毒、电击
综合征	各种类型休克
细菌性心内膜炎、心脏	医疗意外如麻醉意外等
肿瘤如左心房球形血栓	
及黏液瘤	

10

1. 心室颤动　在临床一般死亡中占 30%，在猝死中占 90%。此时心肌发生不协调、快速而紊乱的连续颤动（图 10-1-2）。心电图上 QRS 波与 T 波均不能辨别，代之以连续的不定型心室颤动波。心室扑动也是心搏骤停的心电图表现，单纯心室扑动少见，且很快转变为心室颤动或两者同时存在。心室扑动心电图表现为振幅相同、快慢规则、顶端及下端均成钝圆形，无法区别 QRS 与 ST-T 波。

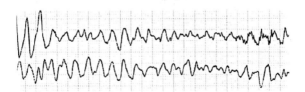

图 10-1-2　心室颤动

2. 无脉性室性心动过速　心电图表现无脉性室性心动过速会迅速恶化为心室颤动。

3. 无脉性电活动（PEA）　为没有脉搏的规则心律，甚至没有监测到脉搏的窦性心律，包括心室自身心律、室性逸搏心律、除颤后心室自身心律、窦性心律。这种表现是机械停搏而非心电静止，常见病因是低容量和缺氧，PEA 预后不良。

4. 心室停搏　心肌完全失去电活动能力，心电图上表现为一条直线。

三、气道阻塞的常见病因、判断

（一）气道阻塞的病因

呼吸道阻塞系指呼吸器官（口、鼻、咽、喉、气管、支气管、细支气管和肺泡）的任何部位发生阻塞或狭窄，阻碍气体交换，或呼吸道邻近器官病变引起的呼吸道阻塞，以致发生阻塞性呼吸困难的总称。常见气道阻塞的病因如下。

1. 舌后坠

2. 气道内分泌物潴留　呼吸道出血或大量痰液未能咳出或胃内容物反流误吸。

3. 气道腔内病变：以气道内异物多见，少见有带蒂气管内息肉或肿瘤和炎性肉芽肿。

4. 气道壁病变　如喉炎、咽后壁脓肿、扁桃体肿大、声带麻痹、喉或气管肿瘤。

5. 气道外部压迫　气道周围占位性病变如甲状腺癌、脓肿、血肿或气体压迫。

6. 气道狭窄　多为气管插管或气管切开术等治疗所致。

（二）气道阻塞的判断

临床上根据气道阻塞的程度，将气道阻塞分为气道完全阻塞和部分阻塞两种。完全性阻塞时，如不立刻予以纠正，在 5~10 分钟内即可引起呼吸停止和心搏骤停。部分性阻塞应立即查明阻塞部位和阻塞的原因，及时进行纠正，避免导致脑水肿和肺水肿，进而引起的心跳呼吸骤停。中度部分气道阻塞如支气管痉挛（哮喘危象），当患者呼吸肌严重疲劳或阻塞加剧时出现窒息，随着低氧血症与高碳酸血症的加剧，必将导致继发性呼吸暂停及心搏骤停。

昏迷患者，由于舌肌松弛，覆盖于气道口上，可造成气道完全阻塞。此外，应认真检查口腔有无异物，是否由于误吸造成了呼吸道阻塞。如昏迷患者有自主呼吸，呼吸时有锁骨上区和肋间区的内陷，但肺部听不到呼吸音，无胸廓扩张，可判断呼吸道完全阻塞。当以上体征不明显时，可试行正压通气，如吹气时阻力很大，且无胸廓起伏运动，说明气道完全阻塞。

吸气性呼吸困难是大气道阻塞的重要表现。严重者烦躁不安，出冷汗、脉细速、苍白发绀等；固定的吸气性喘鸣为梗阻的显著症状；可出现吸气性软组织凹陷，声音嘶哑等。结合病史及血气不难做出诊断。必要时气道阻塞原因可通过间接喉镜、鼻镜、支气管镜检查以及咽部、气管、胸部摄片、断层扫描及 CT 辅助检查。

与成人不同，儿童呼吸道梗阻最常见为异物，以不完全性梗阻较多见。此外小儿会厌炎和喉炎时由于喉头水肿也可以引起呼吸道梗阻。儿童在进食或玩耍时突然噎住并有咳嗽、呕吐或呼吸时有高音调嘈杂声，说明有异物进入气管。较大的儿童还可以表现呼吸道哽噎时普遍特有的"窘迫姿势"，即用拇指或示指抓住颈部、面部通红、颈静脉怒张等。气道部分阻塞时，患儿表现为咳嗽，并有喘息声及吸气时三凹征。鸡鸣音说明存在喉痉挛，哮喘音提示支气管狭窄，特殊的咯咯声说明有气道异物。

四、心肺复苏术——基础生命支持

心肺复苏中 A、B、C、D 分别指的是气道、通气、循环和除颤。如果只有 1 名急救者，发现患者没有反应，必须立即就近呼救，然后判断患者呼吸及循环体征，后尽快启动急救医疗服务（EMS）系统。如果有 2 名急救者，发现患者没有反应，必须立即就近呼救，一名立即实施 CPR，另一名快速求救，有条件时，可考虑实施 D，即除颤。基础生命支持的主要目的是提供大脑和其他主要脏器所需的血供，使其不致发展为不可逆损伤。

（一）循环支持

循环支持又称人工循环，是指用人工的方法促使血液在血管内流动，并使人工呼吸后带有新鲜氧气的血液从肺部血管流向心脏，再经动脉供给全身主要脏器，以维持重要器官的功能。

1. 判断意识心脏是否停止

（1）轻敲并呼喊"您还好吗？"

（2）观测胸部运动，检查呼吸是否缺失或异常，同时判断颈动脉搏动是否消失。可用示指及中指指尖先触及气管正中部位，然后向旁滑移 2～3cm，在胸锁乳突肌内侧轻轻触摸颈动脉搏动。如触摸不到颈动脉搏动，说明心跳已经停止（判断过程 5～10 秒内），立即呼救并拨打 120，同时进行胸外心脏按压。

2. 胸外心脏按压操作要领

（1）患者仰卧于硬板床或地上，保证按压有效。但不要为了找木板而延误抢救时间。

（2）抢救者体位：抢救者应紧靠患者胸部一侧，一般为其右侧，为保证按压时力量垂直作用于胸骨，抢救者可根据患者所处位置的高低采用跪式或用脚凳等不同体位。

（3）按压部位：正确的按压部位是一手掌根置于胸骨正中双乳头之间的胸骨上，另一只手重叠压在其背上。肘关节伸直，借助身体之力向下按压。抢救者双肘关节伸直，双肩在患者胸骨上方正中，肩、臂和手保持垂直用力向下按压，肘关节不能弯曲。按压深度：5～6cm。按压频率：按压频率 100～120 次/分，按压与放松时间大致相等。按压间隙不能倚靠在患者胸部上，按压/呼吸比例30:2。

（4）儿童心脏按压标准：按压部位与按压频率与成人相同。但按压深度为5cm，动作要平稳，不可用力过猛。按压法的对象是婴儿，操作与成人及儿童有一定区别。婴儿的按压部位在胸骨上两乳头连线与胸骨正中线交界点下一横指，抢救者用中指与环指按压，按压深度胸部前后径的1/3，按压频率100～120次/分。按压/呼吸比例30:2，如为双人复苏按压/呼吸比例15:2。

（二）开放气道

1. 徒手开放气道方法　昏迷患者气道阻塞的常见原因为舌后坠，所以要使呼吸道畅通，关键是解除舌肌对呼吸道的阻塞。具体做法：首先，将患者置于合适的体位，正确的抢救体位是仰卧位，患者头、颈、躯干平卧，双手放于躯干两侧。如患者摔倒时面部朝下，应小心转动患者，并保持轴向翻身。转动时尤其要注意保护头部，可以一手托住颈部，另一手扶着肩部，使患者平稳地转动至仰卧位，防止可能出现的颈椎损伤。

10

体位摆好后即可按照下列两种方法施行徒手开放气道术，使头适度后仰。对疑有颈椎骨折者，保持头颈脊柱一直线，并使头适度后仰张口。徒手畅通气道手法有两种。

（1）仰头举颏法：抢救者左手掌根放在伤病员前额处，用力下压使头部后仰，右手示指与中指并拢放在伤员下颌骨处，向上抬起下颌（图10-1-3）。操作时注意手指不要压迫患者颈部前端部颌下软组织，以免压迫气管。此方法不适合于有可疑颈椎骨折的患者。

（2）推举下颌法：抢救者在伤病员的头侧，双肘位于伤病员背部同一水平上，双手抓住伤病员两侧下颌角，向上牵拉，使下颌向前（图10-1-4）。同时避免头部后仰，两手拇指可将下唇下推，使口腔打开。此方法适合怀疑颈椎外伤患者。

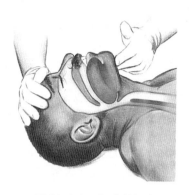

图 10-1-3 仰头举颌法

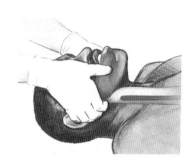

图 10-1-4 推举下颌法

2. 徒手清除气道异物 当清醒患者突然不能讲话、咳嗽，并有窘迫窒息症状，考虑气道异物阻塞时应采用成人呼吸道梗阻急救法（图 10-1-5）。

对异物阻塞气道的昏迷（卧位）患者，在头后仰或开放气道后，仍不能进行有效正压通气，吹气有阻力或胸廓不能抬起，应考虑气道异物或分泌物阻塞。抢救者应首先将患者摆放为仰卧位，然后跪在患者左侧或骑跪在患者两股外侧，一手掌跟顶住患者脐上 2cm，远离剑突，另一手放在第一只手手背上，连续向上向腹内猛压 6～10 次，再用拇指与其他四指撬起舌颌，另一手沿颊内侧探入咽喉取出异物。

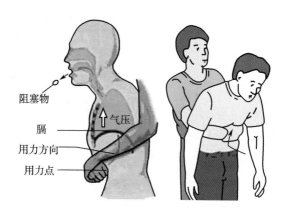

阻塞物

膈

用力方向

用力点

气压

图 10-1-5　成人呼吸道梗阻急救法

（三）呼吸支持

如呼吸道畅通，判断患者呼吸停止，30 次胸外心脏按压后应立即做口对口人工呼吸或口对鼻、口对防护装置，无论何种人工呼吸（口对口、口对鼻口对防护装置）均应吹气 1 秒以上，保证有足够量的气体进入并使胸廓有明显的提高。

1. 口对口人工呼吸

（1）在保持呼吸道畅通和患者口部张开的位置进行。

（2）抢救者用按于前额一手的拇指和示指，捏闭患者鼻孔。

（3）抢救开始时先缓慢吹气两口，以扩张萎陷的肺脏，并检查气道开放效果。

（4）抢救者深吸一口气，张开口紧贴患者口部，以封闭患者的嘴周围（婴幼儿可连同鼻一块包住，不使漏气）。

（5）用力向患者口内呼气，直至患者胸部上抬。

（6）一次呼气完毕，应立即与患者口部脱离，轻轻抬起头部，视患者胸部，吸入新鲜空气，以便做下一次人工呼吸，同时放松捏患者鼻部的手，便于患者从鼻孔

10

出气。此时患者胸部向下塌陷，有气流从口鼻呼出。

如果患者有脉搏，成人吹气频率为 10 ~ 12 次/分，儿童 12 ~ 20 次/分，婴儿 20 次/分。2015 年国际心肺复苏指南提出成人不论单人还是双人复苏胸外按压与人工呼吸的比例均为 30∶2。儿童按压/呼吸比例 30∶2，如为双人复苏儿童按压/呼吸比例 15∶2。每次吹起要持续 1 秒以上，让气体完全排出后再重新吹气。2 分钟后检查颈动脉搏动和节律，直至患者复苏成功或死亡，或准备做气管插管。

2. 口对鼻呼气　当患者有口腔外伤或其他原因导致口腔不能打开时，可采用口对鼻吹气。操作方法：首先开放患者气道，头后仰，用手托住患者下颌使其口闭住。深吸一口气，用口包住患者鼻部，用力向患者鼻孔内吹气，直到胸部抬起，吹气后将患者口张开，让气体呼出。如吹气有效，则可见到患者胸部随吹气而起伏，并能感觉到气体呼出。

3. 口对防护装置（呼吸过滤器 + 麻醉面罩）吹气　操作时让患者头后仰，下压下唇使口张开，将面罩覆盖整个口和鼻部并用双手固定好，抢救者深吸一口气，经呼吸过滤器吹入面罩至患者胸廓抬起为止，然后将嘴离开面罩（图 10-1-6）。

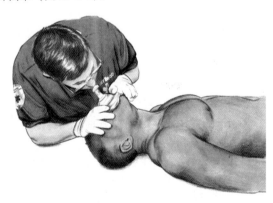

图 10-1-6　口对防护装置吹气

4. 口对口通气如何防止胃胀气 口对口或口对鼻吹气时如吹气量过小，特别是每次吹气量＜800ml时，通气量则不足，不能有效解决患者供氧问题。但如吹气量过大（＞1200ml）\吹气时间过快,则可造成咽部压力过大，使气体进入食管和胃，为防止胃胀气，可采取以下措施：

（1）吹气时间要长，气流速度要慢，使最大吸气压降低。

（2）提倡用2次慢吹气代替传统的4次递增吹气。

（3）环状软骨加压法，即吹气时轻压环状软骨，使食管闭塞，阻止气流经食管进入胃。

（4）相对来说，由于口对鼻吹气较口对口吹气气流速度要慢、吹气时间长，所以发生胃胀气的情况较少，故情况允许时可用口对鼻吹气代替口对口吹气。假如患者已发生胃胀气，抢救者可用手按压腹部，利于胃内气体的排出。如有反流或呕吐，要将患者头部侧向一旁，防止呕吐物误吸。

（四）自动体外除颤（AED）

基础生命支持现在包括进行AED治疗心室颤动和无脉性室性心动过速，是提高急救存活率最重大的进步之一。及时电除颤是治疗心脏骤停最重要的决定性因素。据报道，发达国家实施公众除颤后，心搏骤停患者存活率可达到49%，这是以往最有效急救医疗服务（EMS）系统救治存活率的2倍。在发达国家把自动体外除颤（AED）也作为一项基本生命支持（BLS）技术，那么BLS就包括链前三个环节：早期到达现场、早期CPR、早期电除颤。AED作为新的复苏观念和技术，扩大了除颤器使用人员范围，缩短了心脏骤停至除颤所需要的时间，并使除颤真正成为BLS的一项内容。发达国家公共场所广泛设有AED，在我国仅在大型机场备有AED，未来将在公共场所普及。2015年指南指出：当可以立即取得AED时，对于有目击的心搏骤停，应尽快使用AED，若成人在未受监控的情况下发生心搏骤停，或不能立即

10

取得 AED 时，应尽早启动心肺复苏，而且视患者情况，应在设备可供使用后尽快尝试进行除颤。

（五）操作步骤

1. 打开携带箱或 AED 的盖子。开启 AED（当您打开盖子或箱子时，有些 AED 将自动"开启"）。

2. 将电极片连接至裸露的患者胸部。选择适于患者体积/年龄的电极片（成人型 vs. 儿童型），撕去电极片背面。如果患者胸部有水或汗液，则应立即擦干（但不应耽误连接电极片和施予电击）。将除颤电极片连接至裸露的患者胸部。将一块电极片放置于裸露胸部的右上方，即胸骨右侧锁骨正下方。将另一块电极片放置于乳头左侧，使电极片的上边缘位于左侧锁骨下数厘米。将 AED 连接电缆接到 AED 盒上（有些已预先连接好）。

3. 分析心律。分析期间经常清洁患者。确保无人接触患者，即使是给予人工呼吸的人员也不能接触。一些 AED 会指导您按下一个按钮使 AED 开始分析心律，有的 AED 则会自动进行该步骤。AED 心律分析耗时 5~15秒。AED 心律分析将确定患者是否需要一次电击。

4. 如果 AED 推荐进行一次电击，它会告知确保离开患者（即不要接触患者）。施以电击前离开患者：确保无人接触患者。大声并快速地发出"离开患者"的信息，如"离开，我将在数三声之后开始电击""一、二、三、电击"、或简单地说"离开"进行目视检查，以确保无人接触患者。按下电击按钮电击会使患者肌肉突然收缩。电击后立即继续 CPR，由胸外按压开始，CPR 两分钟后 AED 会自动提示，重新分析心律（图 10-1-7）。

成人基础生命支持流程图（图 10-1-8）。

AED简单操作四步骤

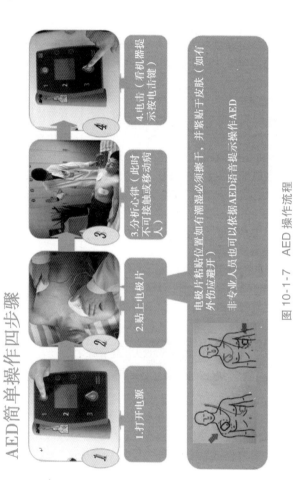

1.打开电源

2.贴上电极片

3.分析心律（此时不可接触或移动病人）

4.电击（看机器提示按电击键）

电极片粘贴位置如有潮湿必须擦干，并紧贴于皮肤（如有外伤应避开）

非专业人员也可以依据AED语音提示操作AED

图 10-1-7　AED 操作流程

10

10

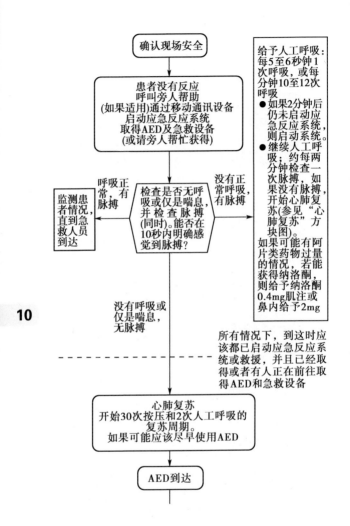

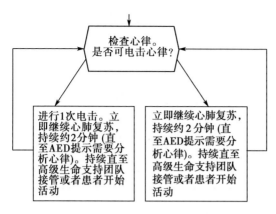

图 10-1-8 成人基础生命支持（BLS）流程

第二节 高级生命支持

高级生命支持（advanced life support，ACLS）是一种急救医疗程序，该程序采用药物治疗以及运用辅助设备和特殊技术为 CPR 的基础生命支持提供补充，尽最大努力恢复患者的自主心跳与呼吸。

心搏骤停期间最优先步骤为高质量的 CPR 和早期除颤，其次是建立高级气道，建立静脉通路与给药。在院内可同时给予心电监护、机械通气、呼气末二氧化碳监测以及其他监测和辅助措施。成人高级生命支持流程见图 10-2-1。

一、支持措施

（一）人工气道的建立

人工气道包括基础气道技术和人工高级气道。基础气道包括仰头提颌法、推举下颌法、口对口通气、口对鼻通气、口对防护装置通气、球囊面罩通气、（方法见基础生命支持）、高级气道包括喉罩、喉导管或食管-气管联合插管、气管插管。

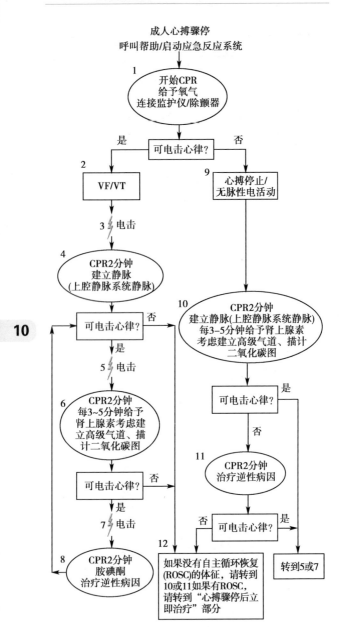

图 10-2-1 成人高级生命支持（ACLS）流程

应权衡建立高级气道的益处与中断胸外按压所产生的不良反应。如果球囊面罩通气充分，医务人员可推迟至患者对初始 CPR 和除颤无反应或自主循环恢复后再建立高级气道，在持续胸外按压的同时，可以建立高级气道。

（二）机械通气

呼吸停止或昏迷患者仅靠口对口或口对鼻人工通气是不够的。口对口或口对鼻人工通气的目的是解决患者紧急供氧问题，避免因长时间缺氧造成心、脑等重要器官的不可逆损伤。一旦条件具备，应立即建立人工气道并使用呼吸机进行机械通气，确保机体对氧的需求。目前临床上使用的呼吸机种类繁多，究竟什么类型的呼吸机更适合心肺复苏的患者。概括起来说，所有用于心肺复苏的呼吸机必须可以提供准确的气体量和吸入气氧浓度，同时有可靠的监护报警系统来保证患者的安全。高级气道建立后，如果患者无自主呼吸，机械通气的呼吸频率应设置为 10 次/分，避免过度通气。如果患者自主呼吸逐渐恢复，应结合临床情况设置呼吸频率及潮气量。

10

（三）非同步直流电除颤

心脏骤停的流行病学研究显示，80% 左右的心脏骤停类型为心室颤动，而终止心室颤动最迅速、最有效的方法是电除颤，故院内心电监护患者一旦发现室颤，即应先行电除颤，后行胸外按压。1 次电除颤后立即恢复 CPR，室颤的除颤能量（单向波除颤器）360J，（双向波）200J。操作过程如下：

1. 心搏骤停患者在不能判断是否为可电除颤心律前或除颤后均可给予肾上腺素 1mg，每 3 ~ 5 分钟一次，但已经判断为可电除颤心律者首选除颤。

2. 将适量导电糊涂到除颤器电极板上和患者胸部（也可用盐水纱布，但不要太湿）。打开除颤器电源除颤器会默认到非同步位置，调节除颤器能量至所需读数并开始充电。

3. 将一个电极板置于右锁骨下胸骨右侧，另一电极板放在左乳头的左下方，尽量使胸壁与电极板紧密接触，以减少肺容积和电阻。

4. 充电至所需能量后两手同时按压放电开关。

5. 不应在电除颤后立即进行心律及脉搏的评估，而应是重新恢复 CPR，5 组 CPR（2 分钟）后再检查心律及脉搏，必要时再进行下一次电击除颤。

6. 两次除颤后仍未恢复心律可使用胺碘酮。

（四）复苏药物

1. 给药途径

（1）静脉内给药：心肺复苏开始后，应尽快建立外周静脉通路，以供输液及用药之需。初期复苏期间一般多采用上腔静脉系统内静脉给药。中心静脉置管通路并非必需，因在置管过程可能导致 CPR 中断，但外周静脉给药需要 1～2 分钟进入中央循环。

（2）经气管支气管内给药：如静脉通道一时不能建立而气管插管已成功时，可将复苏药物以静脉用量的 2.0～2.5 倍加等渗盐水稀释至 10ml 左右经气管插管注入气管支气管树。

2. 复苏药物

（1）肾上腺素：为世界公认的有效复苏药物，应用最广泛，兼有 α 及 β 受体的兴奋作用，适用于各种类型的心搏骤停。

标准用法：心室颤动和无脉性室速时，标准剂量 1mg/次，（10ml 的 1∶10000 溶液）每次给药后用 20ml 生理盐水冲管，给药完毕后抬高手臂 10～20 秒。如未建立静脉通路，气管内给药 2～2.5mg，2～2.5mg 用 10ml 生理盐水稀释。每 3～5 分钟重复。一项针对不可电除颤心律的心搏骤停非常大型的观察性研究发现，及早给予肾上腺素可以增加自主循环恢复（ROSC）、存活出院率和神经功能完好存活率。

（2）升压素和激素：升压素和肾上腺素相比治疗心搏骤停没有优势，但激素和升压素与肾上腺素一起做综合干预，治疗院内心搏骤停可能有益，医护人员在治疗院内心搏骤停时仍可使用。用法：升压素 40U 可替代第一或第二剂肾上腺素，激素可选用甲泼尼龙 80~120mg 或地塞米松 10~20mg 静注，可能提高心肌和血管平滑肌细胞对复苏药物的敏感性。

(3) 阿托品：无脉性电活动和心脏骤停不大可能通过治疗获得改善，对有症状窦性心动过缓的一线药物，对房室传导阻滞可能有效。对于Ⅱ型二度或三度房室传导阻滞不大可能有效。用法：每 3~5 分钟注射 0.5mg，但总量不得超过 3mg，注意如剂量小于 0.5mg，可能导致心率反常减慢。

(4) 胺碘酮：静脉使用胺碘酮可用于房性和室性心律失常。首选用于初始治疗的血流动力学稳定的宽 QRS 心动过速，也用于有心功能不全的患者。用于顽固性心室颤动可提高除颤成功率，用法：首剂 300mg，静脉注射，如无效可追加 150mg。后 6 小时内按 1mg/min，18 小时内静脉输注 0.5mg/min。

(5) 利多卡因：目前证据不足以支持心搏骤停后利多卡因的常规使用。但若是因室颤/无脉性室性心动过速导致心搏骤停，恢复自主循环后，可以考虑立即开始或继续给予利多卡因。用法：首剂 1~1.5mg/kg，间隔 5~10 分钟增加 0.5~0.75mg/kg，最大 3mg/kg，静脉注射。

(6) β 受体阻滞剂：因心室颤动或无脉性室速导致心搏骤停而入院后，患者意识清楚循环稳定，心功能正常时，可考虑尽早开始口服或静脉注射 β 受体阻滞剂。

(7) 硫酸镁：仅当尖端扭转型室速疑似低血镁时或由于洋地黄中毒导致的致命性室性心律失常。用法：1~2g，用 5% 葡萄糖 10ml 稀释，5~20 分钟内，静脉注射。

(8) 碳酸氢钠：用药目的主要是纠正组织内酸中毒。但现在的观点认为，在心搏呼吸骤停早期，主要是由于呼吸停止所继发的呼吸性酸中毒，除非在有效通气

10

327

及胸外心脏按压 10 分钟后 pH 仍低于 7.1 或心搏骤停前即已存在代谢性酸中毒或伴有严重的高钾血症。用法：根据 pH 值和具体病情决定用量，一般初始剂量 1mg/kg 静脉滴注。

（五）紧急心脏起搏

人工心脏起搏系统是利用外源性电流尖端发放电脉冲，导致心肌除极，促进心脏机械性收缩。在心搏停止的患者和难治性无脉性电活动患者不推荐起搏治疗。在严重心动过缓、有节律的低电压刺激能保持心脏搏动尤其是高度房室传导阻滞发生在希氏束以下时，则应该立即实施起搏治疗。

（六）体外技术和有创灌注装置

对于选定的心搏骤停患者，若进行传统心肺复苏后没有反应，而 ECPR 又能够快速实施，则可考虑 ECPR。"ECPR"一词是指在对心搏骤停患者进行复苏时，启动体外循环和氧合。ECPR 涉及在大静脉或动脉（如股动静脉）中紧急置管。ECPR 的目标是在治疗潜在的可逆病情时为心搏骤停患者提供支持。ECPR 是一个复杂的过程，需要训练有素的团队、专业的设备，以及当地医疗系统的跨学科支持。没有关于 ECPR 的临床试验，而且目前已发表的系列研究在选择使用 ECPR 的患者时都有严格的纳入和排除标准。尽管这些纳入标准之间差别很大，但多数仅包括年龄在 18～75 岁、合并症较少的患者，患者发生了心源性心搏骤停，并在接受了超过 10 分钟的传统心肺复苏后仍未恢复自主循环。医护人员在选择潜在 ECPR 候选患者时，应该考虑这些纳入标准。

（七）阻力阀装置（ITD）和机械胸外按压装置

不建议常规使用 ITD 辅助传统心肺复苏，当有可用设备和经过适当培训的人员在场时，可以用 ITD 搭配主动按压-减压心肺复苏替代传统心肺复苏；机械活塞装置不能作为传统心肺复苏的替代品，但在特殊情况下可以使用，如急救人员不足、环境危险、或在移动的 120

车内。

二、监测措施

(一) 心电监测

为常规监测手段，院内应在 C、A、B 后立即进行以判断是否为可电除颤心律。及时发现并处理各种心律失常。

(二) 血氧饱和度监测

自主循环恢复前尽量维持较高的血氧水平，自主循环恢复后应降低给氧浓度，调整到最低浓度，以实现动脉血氧饱和度≥94%，其目的是确保充足给氧同时避免高血氧。

(三) 体温监测与管理

对于院内心搏骤停的严重低体温 <30℃患者，高级心脏血管救命术（ACLS）治疗应旨在快速核心复温，对于中度低体温患者（30～34℃）应开始 CPR、尝试除颤及长周期给药，如果是在院内，还应进行积极的核心复温。所有在心搏骤停后恢复自主循环的昏迷（即对语言指令缺乏有意义的反应）的成人患者，应将体温冷却到 32～36℃，至少维持 24 小时。对于任何初始心律的院内心搏骤停，或初始心律为无脉性电活动或心搏停止的院外心搏骤停，之后恢复自主循环的昏迷成人患者，也可以考虑诱导性低温治疗。不建议把入院前在患者恢复自主循环对其快速输注冷静脉注射液降温作为常规做法。在亚低温治疗复温后患者会出现发热应积极预防。

(四) 血流动力学目标

自主循环未恢复前，有创动脉舒张压是冠脉灌注压的合理替代，可用动脉导管测量，如果动脉舒张压 <20mmHg，（图 10-2-2）则有必要设法改善胸外按压和加强血管加压药治疗，如果动脉舒张压 >40mmHg，（图 10-2-3）按压充分合理。

10

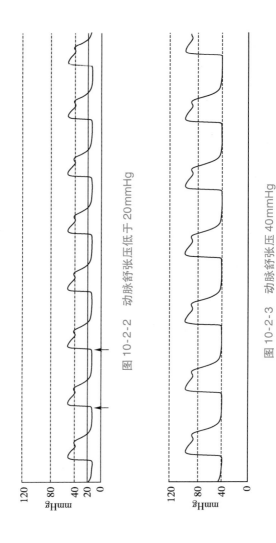

图 10-2-2 动脉舒张压低于 20mmHg

图 10-2-3 动脉舒张压 40mmHg

自主循环恢复后，应纠正低血压（收缩压 < 90mmHg，平均动脉压 < 65mmHg）。对心搏骤停后患者的研究，由于患者的基线血压各不相同，不同患者维持最佳器官灌注的要求可能不同，需要结合临床情况综合判断患者血压是否能达到器官的有效灌注。

（五）呼气末 CO_2

在院内 CPR 期间应同时建立呼气末 CO_2 监测，呼气末 CO_2 的主要决定因素是肺内的供血量。在对插管患者进行 CPR 时，如果在 CPR 期间，呼气末 CO_2 < 10mmHg，（图 10-2-4），则必须设法改善胸外按压和血管加压药治疗；如果呼气末 CO_2 的值持续 < 10mmHg，则说明不太可能出现自主循环恢复；如果呼气末 CO_2 达到 20mmHg（图 10-2-5），按压有效；如果呼气末 CO_2 突然增加到正常值 35 ~ 40mmHg，则可以认为这是自主循环恢复的一个指标。对于插管患者，如果 20 分钟心肺复苏后，二氧化碳波形图检测的呼气末 CO_2 仍不能达到 10mmHg 以上，可将此作为决定停止复苏的多模式方法中的一个因素，但不能单凭此点就做决定。

（六）中心静脉血氧饱和度

当耗氧量，动脉血氧饱和度和血红蛋白恒定时，中心静脉血氧饱和度的变化通过心排血量的改变来反映供氧变化。可以将头端带血氧测量仪的中心静脉导管放置在上腔静脉内持续测量中心静脉血氧饱和度。正常值是 60% ~ 80%。如果中心静脉血氧饱和度 < 30%，则有必要设法改善胸外按压和血管加压药治疗。

（七）肺动脉漂浮导管的血流动力学监测

肺动脉漂浮导管进行血流动力学监测，一般监测项目包括：中心静脉压、肺动脉压、PCWP、心排血量（详见第十九章第六节）。

患者自主循环恢复后应按以下流程操作（图 10-2-6）。

10

10

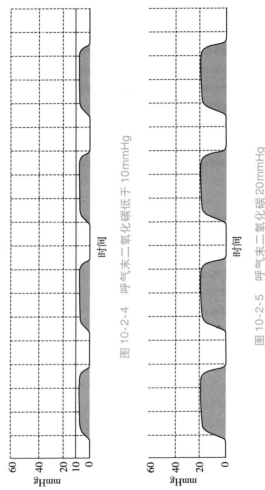

图 10-2-4 呼气末二氧化碳低于 10mmHg

图 10-2-5 呼气末二氧化碳 20mmHg

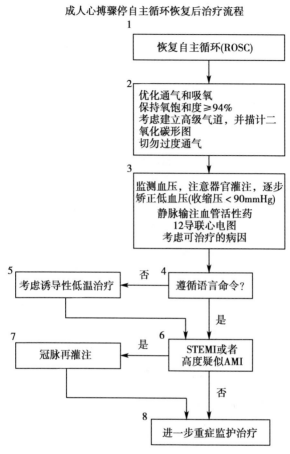

成人心搏骤停自主循环恢复后治疗流程

图 10-2-6　成人自主循环恢复后治疗流程

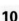

第三节　脑复苏

　　心搏骤停时全脑立即处于一种完全缺血缺氧状态，心脏自主循环恢复后再灌注损伤，脑组织则又发生一系列继发性病理生理改变，都可造成脑功能损害。因此，从复苏开始就应不失时机地加强脑复苏，并贯穿于心肺

333

复苏的全过程，脑复苏是心肺复苏最后成败的关键。脑复苏预后与心肺复苏的预后密切相关。

脑复苏：防治心搏骤停后缺氧性脑损伤的工作称为脑复苏。主要是防治脑组织肿胀和水肿，阻断再灌注损伤进程，促进脑细胞功能恢复。

一、心搏骤停后神经系统功能受损的基础

大脑严重依赖脑血流持续提供氧气和葡萄糖，脑血流与脑代谢密切相关，维持神经细胞电生理功能和细胞内稳态。在心搏骤停后几秒内，脑氧储备耗尽，导致氧化磷酸化作用和电生理功能停止；几分钟后开始无氧酵解，在此期间乳酸水平显著增高，导致细胞内酸中毒。由此，正常的细胞代谢被打破，大量复杂的生化反应引起细胞内钙增加、细胞外兴奋性氨基酸递质增加、细胞膜破裂，形成一个易产生自由基和破坏细胞的环境。

如果在心搏骤停后 5 分钟内开始心肺复苏恢复脑血流，运用现代的复苏技术和复苏后监护，患者可恢复正常的神经系统功能，把脑组织学损害降到无或最低限度。然而如心搏骤停持续较长时间，细胞缺血性损害和神经系统功能障碍将接踵而至。

自主循环恢复后，作为复苏后综合征的一部分——将出现显著的继发性神经系统功能损害。主要由于以下四个原因：①尽管体循环自主循环恢复正常，但局部和全脑血流仍处于紊乱状态。②氧相关兴奋性毒性、自由基、钙介导神经元损害。③其他原因导致全身紊乱对大脑产生负影响，如反复心搏骤停、其他心肺功能异常、代谢紊乱等。④血管内皮素和血液系统固有成分相互反应，导致脑血管微循环紊乱。

对缺血缺氧损害，大脑中各成分的易脆性并非一致，一般而言，神经元较其他类型细胞更易受损，总体来说缺血缺氧程度越深，脑损伤和神经功能障碍程度越广泛、越严重；同时缺血缺氧对患者造成神经功能损害存在个体差异性。

二、心搏骤停后神经系统受损的临床表现

(一) 生命体征改变

1. 意识障碍 意识障碍程度的准确判定对心搏骤停的诊断和心肺复苏后患者预后的分析非常重要。心肺复苏后缺血缺氧性脑病可引起不同程度的意识障碍，轻则患者烦躁、嗜睡，重则出现深昏迷。意识障碍是脑水肿急性颅内压增高的危险信号，一般来说昏迷越深说明脑水肿越重，但因心搏骤停原发病因不同，也不能完全按昏迷的深浅来判断预后。

2. 呼吸功能障碍 大脑广泛性损害出现陈式呼吸；中脑被盖部损害可表现为中枢神经源性过度呼吸（深快而均匀的过度通气）；脑桥受损出现长吸气式呼吸（表现为充分吸气后呼吸暂停）或丛集式呼吸（4～5 次不规则呼吸后呼吸暂停）；延髓呼吸中枢受损时表现为共济失调式呼吸（呼吸变浅变慢而且不规律，不规则的呼吸暂停，严重时为叹息样呼吸，最后呼吸停止）。

3. 循环障碍 脑水肿伴有严重颅内高压时会加重脑组织缺血缺氧，常有血压升高，脉搏变慢而洪大。收缩压可上升至 200mmHg，心率可减慢至 40 次/分，后期则出现血压下降、脉速而弱。

4. 体温调节障碍 严重脑水肿和颅内压增高时，由于下丘脑受损出现体温调节障碍，往往体温升高；若体温调节中枢遭到破坏，则出现中枢性高热。

(二) 神经系统受损体征

1. 脑干反射 评价脑干反射对预测神经病学结局非常有用，瞳孔对光反射是其中最重要的预测指标，即使在心搏骤停早期瞳孔对光反射消失也提示患者预后较差。同样，心搏骤停后 2～3 天其他脑神经反射消失也提示患者预后不佳。

2. 瞳孔改变 除外麻醉镇静药等对瞳孔的影响，瞳孔大小的改变对脑疝的形成判断有重要价值。两瞳孔等大，但有扩大或缩小，光反射迟钝或消失常提示脑干病

10

变。若两侧瞳孔不等大，出现一侧扩大多提示脑干损伤严重或天幕疝。脑疝早期由于动眼神经刺激性损害，瞳孔可缩小，或忽大忽小，天幕疝形成早期此改变尤为明显；一旦天幕疝形成，同侧动眼神经损害麻痹时则瞳孔扩大，对光反射消失。双侧瞳孔同时持续扩大，光反射消失提示枕骨大孔疝形成。

3. 眼球的位置及运动　眼球运动测定方法包括眼手动试验、眼前庭反射等。当中脑上、下丘水平眼球垂直运动中枢受损，则出现双眼球向上或向下凝视麻痹。当第二额回后端或对侧脑桥侧视中枢毁坏性病变时，则双眼向一侧注视。双眼球呈钟摆样运动提示脑干受损，双眼球浮动说明脑干水肿。如果眼球运动消失则是预后不良的征兆。

4. 眼外肌麻痹　脑水肿颅内高压时，脑组织压迫展神经使之麻痹，则眼球为向内凝视，视物成双相（复视）。急性颅内高压影响到海绵窦或因海绵窦血栓性静脉炎时，患侧眼球突出，各眼外肌麻痹，眼球居中间位置，瞳孔扩大，同时出现球结膜充血水肿，前额静脉怒张。

5. 脑膜刺激征　昏迷患者必须检查脑膜刺激征。当急性枕骨大孔疝形成时，则出现颈项强直，头位固定，但凯尔尼格征可不明显。在检查脑膜刺激征时值得注意的是：对颅内高压昏迷患者屈颈时力量要轻，适度而止，否则有枕骨大孔疝形成时，过度屈颈会引起呼吸停止。

6. 锥体束征　脑水肿和（或）颅内高压时肢体可出现一些不典型锥体束征，如肌张力改变、不恒定的病理反射。病理征从无到有并非表示病情恶化，有时为昏迷解除过程中出现的过渡状态，表示皮质下抑制解除而皮质尚处于抑制状态，是病情好转的表现。病理反射从有到无提示病情好转。当皮质运动区受损时则出现偏瘫，部分患者出现癫痫发作。

7. 运动反应　在心肺复苏早期，运动反应在预测神经系统预后中的价值没有脑干反射那么重要，但这一体征在后期显得越来越重要，刺痛伸直者预后极差。

8. 缺氧后肌阵挛　是心搏骤停后常见体征，以四肢或躯干肌肉短暂、不同步抽搐为特征。一旦肌阵挛发作无显著特点且抽搐强而有力，则提示患者脑功能损害严重、预后很差。

9. 颅内高压综合征和脑疝形成　①颅内高压综合征：颅内高压三联症为头痛、呕吐、视盘水肿。另外头晕、眩晕、复视、反应性脉搏变慢、血压增高、意识障碍也较常见。②脑疝形成：临床上以小脑幕切迹疝和枕骨大孔疝多见。这两种脑疝多在颅内压急剧增高的情况下形成，生命体征可立即发生显著改变。

三、脑复苏措施

(一) 全身支持疗法

心肺复苏术的各个环节均是脑复苏的基本措施，心搏骤停后必须尽快进行标准心肺复苏，保证脑组织代谢所需最低血供。复苏成功后要采取有效措施使颅外器官功能保持相对稳定，是脑复苏的基本措施。

1. 循环支持　改善脑组织血液灌注提高脑组织的血液灌注压，是改善脑组织的血液灌注的关键。可通过快速补液，适当应用血管活性药物来提高血压，且可避免脑组织产生灶性无血现象。关于最适血压水平及维持时间，目前尚无定论。

2. 呼吸支持及控制　低动脉血气 CO_2 分压可引起脑血管收缩。据估计动脉血气 CO_2 分压每下降 1mmHg，可使脑血流下降 2%，可进一步减少血流使脑缺血恶化。心搏骤停时间短暂的患者，若自主呼吸功能完善，不需要进行气管插管和机械通气，但短时间内应继续经面罩或鼻导管给氧。对复跳后存在不同程度脑功能障碍患者，均应进气管插管，以保障气道通畅及便于机械通气。已插管者应予保留，并检查导管位置是否正确。避免过度通气，为预防过度通气引起的颅内压增高和脑缺血恶化，故对神志不清的患者使用机械呼吸时，应充分镇静，血气维持在 pH 7.35 ~ 7.45，PCO₂ 25 ~ 35mmg，PaO₂ > 100mmHg，并注意镇静药物引起低血压。

3. 血糖的控制 复苏后高血糖与不良神经学预后之间有强烈相关性，但目前还没有专门就心搏骤停后患者的血糖控制，进行随机对照的临床研究。故尚不能肯定将此类患者血糖控制在何种目标水平最为恰当。值得注意的是，复苏后昏迷患者存在低血糖后不容易被及时发现的风险。一般认为，可参考普通危重患者的强化胰岛素治疗策略。

4. 维持酸碱平衡 心搏骤停后可出现混合型酸中毒，既有呼吸性因素，又有代谢性因素。恢复酸碱平衡的最有效方法是通过良好的胸外按压以支持组织灌注和心排血量，争取迅速恢复自主循环，同时进行恰当的人工通气，很少有资料支持心搏骤停期间应用碱剂治疗，应用碳酸氢钠反而有许多不良反应。仅在严重代谢性酸中毒时才进行纠酸治疗，复苏后动脉血气分析显示 pH < 7.10（BE < −10mmol/L）时可考虑应用碳酸氢钠。有以下情况时可以考虑积极应用：①存在危及生命的高钾血症或高钾血症引起的停搏。②原有严重的代谢性酸中毒。③三环类抗抑郁药中毒。应用碳酸氢钠的初始剂量为1mmol/kg 静脉滴注，是否需要重复应根据血气分析的结果决定。也不必要完全纠正酸中毒，以免发生医源性碱中毒。

5. 防治急性肾衰竭 急性肾衰竭是复苏中经常遇到问题，特别是心肺复苏后长时间呈低血压状态和既往有肾损害患者。在复苏早期即应留置导尿管，观察尿量及尿比重，积极改善肾脏灌注，如已发生急性肾衰竭应早期给予肾替代治疗。

6. 防治继发感染和其他并发症 心搏骤停后，机体受到严重损害，对细菌侵袭的抵抗力降低，常易发生肺部感染、尿路感染、败血症等，应及早使用抗生素。另外，亦应加强护理，严密观察病情变化，防止其他并发症的发生。

7. 营养治疗 如患者血流动力学稳定，应早期给予营养支持治疗。

(二) 脑组织支持疗法

1. 亚低温疗法 复苏后仍处于昏迷的患者采取的一种轻度降温措施，数分钟至数小时内，将体温控制在32~36℃，持续 12~24 小时，可以改善神经学结局和提高存活率。临床上常用降温要求：①降温开始的时间越早越好，尽量赶在脑水肿形成之前。②全身体表降温与头部重点降温相结合，体表降温一般利用降温毯或冰帽进行，身下置冰毯，然后可在前额、颈部、腋窝和腹股沟处放置冰袋来降温。静脉注射冷却晶体溶液已不提倡。③中心体温达低温（32~36℃）为宜，体温过低可引起心律失常和血压降低。④降温的持续时间至少 24 小时，在实际应用中应根据患者具体情况来决定。如复苏成功，患者意识恢复，当然没有必要继续进行降温，但如仅自主呼吸和心跳恢复而患者处于昏迷之中，则降温时间不妨长一些。⑤低温治疗期后应使体温逐步恢复正常，每小时回升 0.25~0.50℃为宜，复温过程中应始终避免出现高热。

2. 防治脑水肿 脱水剂的选择和应用一般以甘露醇、山梨醇为首选药物，对于严重脑水肿或伴有心功能不全、肺水肿者，宜用呋塞米等利尿剂，呋塞米 40~80mg 稀释后静推，每 12 小时一次，也可与甘露醇交替使用，伴有血容量不足或低蛋白血症者，可选用 25% 人体白蛋白或 706 代血浆等，血浆已不允许常规用于纠正低蛋白血症。糖皮质激素争议较大，已不建议常规使用。

3. 防治抽搐/肌阵挛 成人心搏骤停自主循环恢复后，抽搐/肌阵挛发生率为 5%~15%，抽搐时脑代谢增加 4 倍，癫痫发作时颅内压升高，均加重脑损伤。故复苏期间任何时候发生的抽搐/肌阵挛均应积极控制。通过应用冬眠药物（目前要求冬眠合剂不能混合在同一注射器使用，须三种药物分别肌注）可控制缺氧性脑损害引起的抽搐，以及降温过程的寒战反应，其他药物可选用

10

巴比妥类、苯二氮䓬类如咪达唑仑、苯妥英钠、丙泊酚等药物，但上述药物均可导致低血压，尤其是丙泊酚仅用于顽固性癫痫，须恰当应用，并加强循环监测。不主张常规使用肌肉松弛剂。

4. 高压氧治疗 高压氧能极大提高血氧张力，显著提高脑组织与脑脊液的氧分压，增加组织氧储备，增强氧的弥散范围，纠正脑缺氧，减轻脑水肿，降低颅内压；还具有促进缺血缺氧损害的神经组织和脑血管床修复作用。在 2～2.5 个大气压下吸入高浓度的氧，血氧分压较吸空气明显提高，氧弥散力大为增加，改善脑组织缺氧，使脑血管收缩，脑体积缩小。早期持续或一天多次高压氧治疗，有较好的疗效。

5. 钙拮抗剂的应用 可减缓胞质游离钙升高，减轻细胞内钙超载，减少 ATP 耗竭。此外，在解除血管痉挛、减轻细胞内酸中毒、缩小脑梗死范围等方面发挥作用。然而，尼莫地平脑复苏的临床有效性验证困难。因此通常在脑复苏早期予以尼莫地平治疗，每小时 1～2mg，静脉泵入，连续 10 天。

6. 游离基清除剂及 Fe^{2+} 螯合药 临床常用的有超氧化物歧化酶（SOD）、过氧化氢酶、维生素 E、去铁胺及 EMHP，其应用效果各家评价不一。

7. 莨菪类药物的应用 具有抗游离基效应并可扩张微血管，改善微循环。心肺复苏开始即在常规治疗的基础上加用大剂量的山莨菪碱 4mg/（kg·d）持续静脉滴注 7 日，可改善心肺脑复苏后患者的神经功能状况，部分提高患者的生活质量。

四、脑复苏过程中预后的评判

（一）观察生命体征

生命体征与脑干功能密切相关。大脑及不同部位脑干损害可引起特殊的呼吸节律，脉搏、血压的变化与下丘脑自主神经中枢以及脑干心血管中枢等功能相关。故观察生命活动是否平稳，了解中枢神经系统的功能状态及其恢复水平，有利于判断预后、指导抢救。延髓中枢，特别是呼吸中枢的恢复是脑功能恢复的先决条件，心搏恢复后，在人工呼吸支持下，自主呼吸恢复与否是决定复苏成功的关键因素。

(二) 判断意识障碍程度

意识障碍程度的判定是脑复苏后临床观察的重点，可分为嗜睡、意识模糊、昏睡、浅昏迷、中度昏迷、深昏迷、持续植物状态及脑死亡。持续植物状态和脑死亡对于患者预后判定具有重要意义，诊断标准如下。

1. 植物状态 是指具有睡眠-觉醒周期、丧失自我和环境意识，但保留部分或全部下丘脑-脑干自主功能一种临床状态。该状态可以是急慢性脑损害的恢复过程中暂时表现，也可能是脑损害不可逆永久性结局。植物性状态持续 1 个月以上称持续植物状态。

植物状态的诊断标准包括：①没有自我和环境意识的任何表现，不能与他人交流。②对视觉、听觉、触觉、或伤害性刺激，不能发生持续的、可重复的、有目的或自发的行为反应。③没有语言理解或表达的证据。④存在具有睡眠觉醒周期的间断觉醒状态。⑤下丘脑-脑干自主功能保留充分，足以保障在医疗和护理下生存。⑥大小便失禁。⑦不同程度的存在脑神经反射（瞳孔对光反射、头-眼反射、角膜反射、前庭-眼反射和呕吐反射）和脊髓反射。

2. 脑死亡 定义是全脑（包括脑干）功能不可逆性丧失的状态。诊断包括先决条件、临床判定、确认实验和观察时间 4 个方面。①先决条件：昏迷原因明确、排除各种原因的可逆性昏迷。②临床判定：深昏迷、脑干反射全部消失和无自主呼吸。③确认实验：脑电图呈电静息、颈颅多普勒超声无脑血流灌注或体感诱发电位 P_{36} 以上波形消失，其中至少两项阳性。④观察时间：成人首次判定后，12 小时复查无变化可判定；儿童判定首次判定后，24 小时复查无变化可判定。

（三）脑功能分级（CPC）

根据格拉斯哥-匹兹堡脑功能表现计分（CPC）划分为5级。

1. 脑功能完好　患者清醒警觉，有工作和正常生活能力；可能有轻度心理及神经功能缺陷、轻度语言障碍、不影响功能的轻度偏瘫、或轻微颅神经功能异常。

2. 中度脑功能残障　患者清醒，可在特定环境中部分时间工作或独立完成日常活动。可能存在偏瘫、癫痫发作、共济失调、构音困难、语言障碍、永久性记忆或心理改变。

3. 严重脑功能残障　患者清醒，因脑功能损害依赖他人的日常帮助，至少存在有限的认知力。脑功能异常的表现各不相同：可以活动、严重记忆紊乱或痴呆，瘫痪而仅靠眼睛交流，如闭锁综合征。

4. 昏迷及植物性状态　无知觉，对环境无意识。无认知力，不存在与周边环境的语言或心理的相互作用。

5. 死亡　确认的脑死亡或传统标准认定的死亡。其中脑功能完好和中度脑功能残障被认定为良好神经学结局。

（四）神经系统查体

脑为中枢神经系统的重要组成部分。大脑与皮质下和周围神经系统联系广泛，脑功能异常即可出现特征定位征象和神经系统损害表现。因此，通过神经系统检查可了解脑功能损害的部位、性质和程度。

1. 角膜反射　角膜反射是衡量意识障碍的重要指标，长时间角膜反射消失，常提示预后不良。

2. 瞳孔改变　两瞳孔等大，但有扩大或缩小，光反射迟钝或消失，常提示脑干病变，若瞳孔不等大，出现一侧扩大多提示脑干损伤严重或海马钩回疝；两侧瞳孔持续扩大，光反射消失，表示脑干损伤严重或有枕骨大孔疝。

3. 眼球运动测定　方法有眼手动试验及眼前庭反射，如果眼球运动消失则是预后不良的征兆，故其为判定预后的有力指标。

4. 眼底检查　心搏骤停后即刻检查可见视网膜静脉有节段形成或伴有节段移动等特征；脑水肿严重，颅内压增高，可出现视盘水肿及出血等改变。

5. 病理反射检查　病理反阳性常提示锥体束病变，病理征从无到有并非均表示病情恶化，有时为昏迷解除过程中出现的过渡状态，表示皮质下抑制解除而皮质尚处于抑制状态，是病情好转的表现；病理反射从有到无，表示病情好转。

（五）辅助检查

1. 脑电图（EEG）　脑电图能反映大脑血供和氧供情况，它不但可以通过脑电活动变化反映脑部本身疾病，还可根据异常脑电图呈弥散性或局限性以及脑节律变化等估计病变范围和性质。因此连续监测是了解意识障碍患者大脑功能情况的良好指标。对于缺氧性脑病脑电图可见 α 节律抑制或消失，以及出现对称弥漫性慢波等改变。昏迷脑电图除出现 α 波型、β 波型、纺锤波型和发作波型外，最常表现为广泛 δ 活动或 θ 活动的慢波型，昏迷越深，慢波频率越慢，波幅也越低。深度昏迷的患者脑电图常由 δ 活动逐渐转变为平坦活动。去大脑皮质状态时大多数患者表现为广泛性慢活动，严重者显示平坦活动。脑死亡脑电图表现为脑电活动消失，即呈平坦直线型。现已发现，脑电图连续描记，如果早期转为典型的睡眠图则说明预后良好，而"双相"或"多相"活动，不伴有睡眠图则提示损伤严重。

2. 诱发电位（EP）　诱发电位是中枢神经系统在感受外或内在刺激过程中产生的短暂的电兴奋现象，是测定脑功能的常用方法之一。诱发电位可用于了解脑损害情况、复苏效果以及有无脑死亡等。常用的有脑干听觉诱发电位、视觉诱发电位、运动诱发电位，视觉、脑干、事件相关和体感诱发电位被试验证实对预测患者预后有益。其中体感诱发电位（SSEPs）应用最广，似乎也最有预测价值。SSEPs 是指通过刺激外周神经，记录

10

不同平面一直到脑皮质感觉区的电活动，来评价感觉通路的完整性。昏迷患者 SSEPs 双侧 $N_{20} \sim P_{25}$ 复合波消失提示预后不良。特别是连续测试几天均呈相同改变，其后果不是死亡便是持续植物状态。如一侧 $N_{20} \sim P_{25}$ 复合波消失患者可能醒转，但受累肢体功能难以恢复。脑死亡患者不能查出 $N_{20} \sim P_{25}$ 复合波。昏迷患者脑干听觉诱发电位可用于评估脑干功能的完整性，当排除周围听觉器官的病损后，脑干听觉诱发电位仍明显异常时提示预后不良。

3. 脑血流相关检查　脑功能需要依赖足够的血供才能维持，一旦脑血流中断或脑血氧供应障碍，脑功能就难以维持而发生一系列病理生理改变。因此可通过血流监测反映脑功能状态。

（1）数字减影脑血管造影：可瞬时观察到血管收缩运动的动态影像，较清楚地显示脑血管动态变化对脑功能的影响，提高诊断的准确性。

（2）经颅多普勒超声检查（TCD）：在心肺脑复苏时 TCD 对探测颅内压增高、脑死亡有重要临床意义。随颅内压增高的程度不同，TCD 频谱改变也不同。当颅内压高于动脉压时舒张期和收缩期血流信号均消失。TCD 对快速、准确地判断脑循环停止和脑死亡的全过程有肯定价值。

4. 计算机断层扫描（CT）和磁共振（MRI）　心搏骤停患者复苏术后头部 CT 和 MRI 可用于评价患者有无脑实质密度降低的脑水肿改变或梗死表现。MRI 还能提供脑功能和代谢过程等生理生化信息的"化学性图像"，可清晰鉴别脑灰质和白质。

（陈汇喜）

第十章

连续性肾脏替代治疗

第一节 概　述

连续性肾脏替代治疗（continuous renal replacement therapy，CRRT）是重症监护病房（ICU）主要脏器支持技术之一，是危重症救治中不可或缺的重要手段。CRRT原指每天连续24小时或接近24小时连续性血液净化治疗以替代受损肾脏功能。但近年来，随着CRRT技术的发展，不断衍生出一系列适用于不同临床疾病的技术方法，应用范围也不再局限于单纯的肾脏替代治疗，而是扩展至多脏器功能的支持。目前，国内大多数县级医院甚至部分发达地区的乡镇级医院均已开展CRRT技术，但有的相关医护人员未接受系统化、规范化培训，技术水平参差不齐，既影响重症患者的救治成功率，又严重阻碍了我国重症血液净化事业的全面发展。因此，本章节立足于CRRT实施过程中的主要关键问题，希望给广大基层重症医护人员规范化学习血液净化技术提供参考。

一、CRRT定义与发展史

1854年，苏格兰化学家Thomas Graham首次提出透析的概念，指出晶体物质可通过半透膜弥散，并开创了渗透学说，被称为现代透析之父。1913年，美国人John

Abel 等用火棉胶制成管状透析器，并命名为人工肾脏，成功用于动物实验。1924 年，德国人 Georg Haas 首次将透析技术用于人类，但未能获得成功。荷兰的 Willem Johan Kolff 在 20 世纪 30 年代末期，设计出转鼓式人工肾，并在 1943—1945 年期间用于 15 例肾衰竭患者的抢救，虽然仅 1 例存活，但却开启了医学史上血液净化治疗的篇章。同时期的加拿大和瑞典的专家又相继研制出第一台蟠管型人工肾脏和正压超滤装置并应用于临床，从此以后血液净化技术进入快速发展时期。

早期血液净化治疗以间歇性血液透析（intermittent hemodialysis，IHD）、腹膜透析（peritoneal dialysis，PD）为主，局限于肾脏疾病领域，且技术不成熟，治疗效率差，并发症多。为了克服这些不足，Scrihner 等在 1960 年首次提出了连续性血液净化治疗的概念，但这并不是传统意义的 CRRT。直至 1977 年，Kramer 等首次将连续性动静脉血液滤过（continuous arteriovenous hemofiltration，CAVH）应用于临床，标志着一种新的连续性血液净化技术——CRRT 的诞生。CAVH 与传统 IHD 相比，更接近人正常肾脏的生理功能，使得其在临床上迅速推广，相继衍生出连续性动静脉血液透析（continuous arteriovenous hemodialysis，CAVHD）、动静脉缓慢连续超滤（continuous arteriovenous slow continuous ultrafiltration，CAVSCUF）、连续性动静脉血液透析滤过（continuous arteriovenous hemodiafiltration，CAVHDF）等多种治疗模式，并于 1982 年 4 月获得美国食品和药品监督管理局（FDA）批准，CAVH 可在 ICU 应用。但 CAVH 存在许多缺陷，比如需行动脉插管、并发症多，依靠血压作为驱动力、纠正尿毒症效果有限等，因此又衍生出了一系列新的治疗模式——连续性静脉静脉血液滤过（continuous venovenous hemofiltration，CVVH）、缓慢连续性超滤（slow continuous ultrafiltration，SCUF）、连续性静脉静脉血液透析（continuous venovenous hemodialysis，CVVHD）、连续性静脉静脉血液透析滤过（continuous

11

venovenous hemodiafiltration，CVVHDF）、高容量血液滤过（high volume hemofiltration，HVHF）等。新的治疗模式以双腔静脉导管分别作为引血端和回血端，借助血泵驱动血液循环，容量平衡控制系统控制液体入出，克服了此前 CAVH 的不足。1995 年，在美国圣地亚哥召开的首届国际 CRRT 会议学术会议上，CRRT 正式被定义为采用每天连续 24 小时或接近 24 小时的一种连续性血液净化疗法以替代受损肾脏功能。1996 年，CRRT 开始应用于 ICU 中急性肾衰竭患者的抢救治疗。

CRRT 与 IHD 相比，具有血流动力学稳定，能持续、稳定地控制氮质血症和水电解质代谢，不断清除体内毒素及炎症因子，保障患者营养支持治疗等优点，使得该项技术在重症抢救领域迅速广泛的开展。随着 CRRT 技术的不断成熟和进步，其临床应用范围远远超过了肾脏替代治疗领域，不仅仅是替代改善肾功能，而是于多器官功能的恢复提供支持，在危重症救治中的地位愈发重要。鉴于此，黎磊石和季大玺等于 2000 年提出，CRRT 更应称为连续性血液净化治疗（continuous blood purification，CBP），即所有缓慢、连续清除水分和溶质的一组治疗方式的总称，包括 CVVH、CVVHD、CVVHDF、SCUF、连续性高通量透析、HVHF、连续性血浆滤过吸附（continuous plasma filtrationadsorption，CPFA）、日间连续性肾脏替代治疗等多项治疗技术。

二、CRRT 的基本原理

了解 CRRT 的基本原理前，先要知道如何根据分子量大小区分血液中物质。①小分子物质：分子量 <500，如血肌酐、尿素氮、电解质、胍类、胺类、酚类等；②中分子物质：分子量 500~5000，如多肽（炎症介质等）、维生素 B_2、细胞和细菌产物；③大分子物质：分子量 >5000，如白蛋白、免疫球蛋白、β_2 微球蛋白、部分激素（甲状旁腺激素、生长激素、胰岛素等）。

CRRT 清除溶剂和溶质的原理主要包括以下几种

方式。

(一)超滤

当膜一侧液体压力大于另一侧时，水从高压侧向相对低压侧移动，从而被清除。水在压力差下做跨膜运动，称为超滤。此压力差，称为跨膜压（TMP）。这是肾脏替代治疗时清除水分的主要原理。

影响超滤因素很多，包括滤过膜的特性（通透性、膜孔径大小等）、TMP、血液黏滞度、超滤液收集装置距滤器高度等，其中主要以 TMP 影响最大。TMP = 血流速对滤器的静水压-超滤液或透析液静水压-血浆蛋白胶体渗透压。由于血液侧压力从滤器的入口（动脉端）到出口（静脉端）是递减的，而超滤液或透析液侧压力从入口到出口也是递减的，所以在实际计算上跨膜压不是简单的两者相减，TMP =（血液侧滤器入口压力 + 出口压力）/2-血浆蛋白胶体渗透压-（超滤液或透析液侧入口压力 + 出口压力）/2。因此，TMP 的大小受血流速、滤液侧负压、血浆清蛋白等因素影响。

(二)弥散

溶质通过半透膜从高浓度一侧向低浓度侧移动，称为弥散。弥散是分子运动的结果，受压力、热能及浓度等因素影响。在给定的温度和压力条件下，弥散率可用如下公式表示：$J = -DA \times \triangle C/X$，其中 J 是溶质流量（mg/min）；D 为常数，亦称弥散系数（cm^2/min），与分子量大小成反比；A 是膜面积（cm^2）；$\triangle C$ 为膜两侧的浓度差（mg/ml）；X 为膜的厚度（cm）；减号代表溶质由透析侧向其他侧移动。考虑膜的面积和厚度对某一滤器而言是固定的，弥散率主要与半透膜两边的浓度差及溶质的分子量大小相关。小分子物质如尿素氮、肌酐等很容易透过半透膜，而中大分子如炎症介质、蛋白等则弥散很慢或没有弥散，很难通过弥散运动清除。弥散是血液透析时溶质清除的主要方式。

(三)对流

溶质通过半透膜两侧的压差随水的跨膜移动而移动，

称为对流。对流清除率（K_c）= $Q_f \times S$，其中 Q_f 为超滤率，S 为滤过膜的筛选系数。S 值的大小取决于膜的孔径、溶质分子大小和膜的选择通透性。通常尿素的 S 为 1，白蛋白的 S 为 0。另外，随着超滤的进行，可不断有蛋白吸附到膜上，形成浓度极化现象，使膜的通透性下降或消失，因此滤器具有一定寿命，需及时更换。当滤器的膜固定时，对流清除率主要与超滤率相关，增加超滤率可使溶质经对流清除率同步增加。

溶质通过对流作用行跨膜移动较弥散快，清除率受分子量大小影响比弥散小，因此对流对中大分子物质的清除能力要显著高于弥散，而对小分子物质清除能力则不如弥散运动。对流是血液滤过时溶质清除的主要方式。

（四）吸附

溶质通过吸附在半透膜的表面或滤器的吸附剂上，从而达到清除的作用。吸附通常对某些溶质或特定溶质起清除作用，清除率与溶质和吸附物质的化学亲和力和吸附面积有关，而与溶质的分子量大小无关。吸附是血液灌流或血浆吸附时溶质清除的主要方式，考虑部分大分子物质无法通过对流或弥散清除，临床上主要用于中、大分子物质的清除。

三、CRRT 的治疗模式

根据患者病情及治疗目的不同，可选择不同的 CRRT 治疗模式，不同的治疗模式代表着不同的溶质清除方式。目前临床上常用的 CRRT 治疗模式主要包括以下几种（表 11-1-1）。

（一）缓慢持续性超滤（SCUF）

通过单纯超滤缓慢清除体内过多的液体，具有操作简单、对设备要求低，不需借助 CRRT 机器，不需额外补充置换液，甚至只要有一台血泵就可以在床旁实施治疗等优点，但对溶质几乎无法清除。目前主要用于液体负荷过度但血流动力学不稳定患者的治疗，如顽固性充血性心力衰竭患者（图 11-1-1）。

11

表 11-1-1　各种 CRRT 模式的要点和主要特点

| 模式 | 治疗原理 | | | 滤器超滤系数 | 血流速 Qb(ml/min) | 置换（透析）液速率 | | 主要特点 |
	对流	弥散	吸附			Qf[ml/(kg·h)]	Qd(ml/min)	
CVVH	√			高通量	100~250	20~35	无	血流动力学稳定，可连续有效清除水分和中大分子溶质
CVVHD		√		高或低通量	100~250	无	20~40	清除小分子溶质
CVVHDF	√	√		高通量	100~250	20~35	20~40	清除中、小分子溶质
SCUF				高或低通量	50~100	无	无	仅清除液体

注：1. 高通量滤器（Lp>20）；低通量滤器（Lp<10）；Lp 系单位面积膜超滤系数，单位为 ml/（h·mmHg·m²）；

2. 置换（透析）液速率和血流速率可根据实际情况调整；

3. Qb 为血流速，Qf 为置换液流速，Qd 为透析液流速

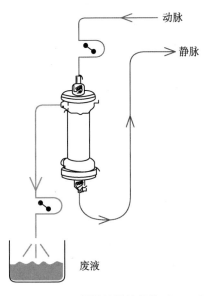

图 11-1-1　缓慢持续性超滤（SCUF）

（二）连续性静脉静脉血液透析（CVVHD）

分别通过弥散和超滤的原理清除溶质和水分，需要透析液，不需要置换液，透析液流速常常为 $1 \sim 2.5$L/h，比血流速缓慢，且与血流方向相反。小分子物质如电解质、代谢产物等可通过半透膜做跨膜移动，以达到膜两侧的动态平衡，而中大分子物质则无法通过CVVHD有效清除。CVVHD 的溶质清除率除与溶质分子大小有关外，还与血流量、透析液流量及膜的通透性有关。当透析器及血流量固定时，其清除率随透析液流量的增大而增加，但增加到一定程度后将到达一个平台。因此，CVVHD 有利于降低血液中过高的电解质水平、清除过剩的代谢产物或有害物质，且一些有益物质如碳酸氢根等也可通过透析液弥散至血液中。临床上主要用于高分解代谢仅需要清除大量小分子物质的患者（图 11-1-2）。

11

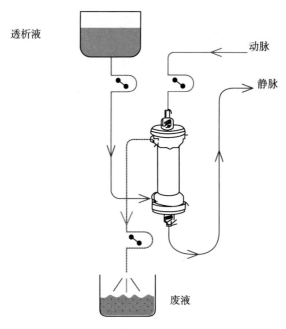

透析液

动脉

静脉

废液

图 11-1-2　连续性静脉静脉血液透析（CVVHD）

（三）连续性静脉静脉血液滤过（CVVH）

　　最大限度模拟正常人肾小球的滤过原理，以对流方式清除血液中溶质的 CRRT 治疗模式，为等渗滤过。CVVH对溶质的清除率与超滤量、血流量及膜对溶质的筛系数等因素相关。因溶质是随着溶剂拖曳而出，当血流速度和滤器恒定时，其清除率主要与超滤量相关。所以要达到有效清除溶质的目的必须加大超滤量。因此，为补偿过多的滤出液和电解质丢失，保持机体内环境的稳定，需要同步补充置换液，以此模仿肾小管的重吸收功能。置换液的补充方式有前稀释、后稀释和前稀释＋后稀释三种方式。前稀释即为置换液在滤器前补充；而置换液在滤器后补充，即为后稀释。置换液中的电解质及碱基配比应接近正常人血浆中相应水平。CVVH 在清除中分子物质（如炎性介质等）的作用上优于 CVVHD，

11

但在清除小分子物质作用上劣于 CVVHD。因此，临床上 CVVH 主要用于以清除过多液体或中分子物质为主要目的的患者（图 11-1-3）。

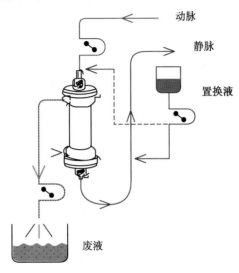

动脉

静脉

置换液

废液

图 11-1-3 连续性静脉静脉血液滤过（CVVH）

11

置换液前稀释和后稀释的比较：前稀释法即置换液在滤器前输入，而置换液在滤器后输入即为后稀释法。前稀释法可降低血液黏滞度，血流阻力小，不易形成蛋白覆盖层，从而降低滤器内凝血发生的可能，有利于 CRRT 的持续进行。但该方式因置换液输入稀释了进入滤器内血浆溶质的浓度，结果使溶质清除率下降。因此，为保证溶质的有效清除，必须加大置换液量。后稀释法因经过滤器内血浆溶质未被稀释，清除率高，且置换液量相对前稀释量较小，但超滤时增加了滤器血液侧血液黏滞度，易发生滤器内凝血，限制了实际超滤速率。为了克服两者缺点，目前临床上多使用前稀释 + 后稀释的混合型稀释方法。

（四）连续性静脉静脉血液透析滤过（CVVHDF）

CVVHDF 是在 CVVH 基础上发展而来，顾名思义，是 CVVHD 和 CVVH 两种模式的组合，兼具弥散和对流两种溶质清除方式的治疗模式。CVVHDF 同时需透析液和置换液，既保留了 CVVH 对中分子物质的清除能力，又克服其对小分子物质清除不足的缺点。理论上在同等置换液量和透析液量的前提下，CVVHDF 的溶质清除能力优于 CVVH 或 CVVHD，但因弥散和对流之间存在影响，总的溶质清除率要小于两者之和。在一项回顾性研究（2014 年）和一项多中心前瞻性研究（2012 年）中，均未发现 CVVH 和 CVVHDF 在改善患者病死率之间的差异。据调查显示，目前在欧洲，临床医生更倾向于使用 CVVH，在澳大利亚和新西兰，主要以 CVVHDF 为主，而在北美，两者使用比例相当。而我们在临床应用 CRRT 时，该选择何种模式，应结合具体情况具体分析，如以清除何种溶质为主要治疗目的？考虑到 CVVHDF 对溶液的利用效率并不是最高，是否需控制治疗成本？（图 11-1-4）

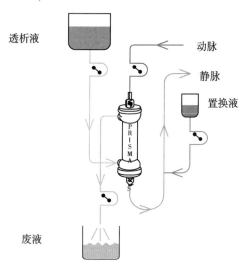

图 11-1-4　连续性静脉
静脉血液透析滤过（CVVHDF）

（五）其他

如连续性血浆滤过吸附（continuous plasma filtration adsorption，CPFA），指全血从体内引出后先由血浆分离器分离出血浆，血浆流经吸附器经吸附后（清除中大分子）返回与血细胞混合，再经血液滤过或血液透析后回输到体内。CPFA 具有溶质筛选系数高、生物相容性好、兼有清除细胞因子和调整内环境功能等特点，能较好的清除炎症物质及内毒素，同时可根据病情需要选择不同的吸附器特异性清除某些物质，临床上可用于脓毒症和多脏器衰竭等危重患者的抢救，但操作相对复杂，对设备要求高。

四、适应证与禁忌证

（一）适应证

CRRT 支持治疗的目的除了替代受损的肾脏，在一些非肾脏疾病的救治中也发挥着越来越重要的作用。因此，CRRT 的适应证主要归类于两个方面：一是肾性疾病，主要指存在肾功能损害的重症患者；二是非肾脏疾病或肾功损害的重症状态，主要用于器官功能不全支持、稳定内环境、免疫调节等。

1. 肾性疾病　急性肾损伤（AKI）或慢性肾衰竭的重症患者，何时开始 CRRT 治疗，至今仍无明确定论。Ronco 和 Bellomo 在 2000 年提出急性肾衰竭患者行 CRRT 的指征包括①非梗阻性少尿（尿量 < 200ml/12h）；②无尿（尿量 < 50ml/12h）；③重度代谢性酸中毒（pH < 7.1）；④氮质血症（BUN > 30mmol/L）；⑤药物应用过量且可被透析清除；⑥高钾血症（血 K^+ > 6.5mmol/L）或血钾迅速升高；⑦怀疑与尿毒症有关的心内膜炎、脑病、神经系统病变或肌病；⑧严重的钠离子紊乱（血 Na^+ > 160mmol/L 或 < 115mmol/L）；⑨临床上对利尿剂无反应的水肿（尤其是肺水肿）；⑩无法控制的高热（直肠温 > 39.5℃）；⑪病理性凝血障碍需要大量血制品。符合上述标准中任何 1 项，即可开始 CRRT，而符

11

合 2 项时必须开始 CRRT。2001 年由 Glassock 提出的肾脏替代治疗指征包括①液体过负荷导致肺水肿；②高钾血症（血清钾 > 6.5mmol/l）；③代谢性酸中毒（pH < 7.15）；④严重低钠血症（血清钠 < 120mmol/L）并伴有明显的低钠症状；⑤尿毒症心包炎；⑥尿毒症脑病；⑦尿毒症症状；⑧高分解代谢（血清尿素氮升高 > 10.7mmol/l.d，或血清肌酐 > 176.8μmol/L）；⑨清除素（乙二醇、水杨酸等毒物中毒）；⑩严重尿毒症导致出血。但是这些传统的 CRRT 指征因没有确切的循证医学依据，并没有得到广泛的认可。

根据 2010 年我国血液净化标准操作规程，CRRT 的肾性适应证包括：①重症 AKI 患者需要持续清除过多水分或毒性物质，同时伴血流动力学不稳定，如 AKI 合并严重电解质紊乱、酸碱代谢失衡、心力衰竭、肺水肿、脑水肿、外科术后、严重感染等。②慢性肾衰竭合并急性肺水肿、尿毒症脑病、心力衰竭、血流动力学不稳定等。而根据 2012 年 KDIGO-AKI 临床实践指南，对血流动力学不稳定，或伴有急性脑损伤及其他原因导致颅内压增高、脑水肿的 AKI 患者，建议使用 CRRT 而非 IHD。因为 CRRT 有更好的血流动力学耐受性，而且 CRRT 为缓慢持续的清除水分及溶质，不易引起低血压（降低脑灌注压）或透析失衡综合征（增加颅内压或脑水肿风险），避免加重神经系统损伤。

2. 非肾脏疾病或肾功损害的重症状态　主要包括多器官功能障碍综合征（MODS）、严重脓毒症或脓毒性休克、急性呼吸窘迫综合征、横纹肌溶解综合征（rhabdomyolysis，RM）、乳酸酸中毒、重症急性胰腺炎（severe acute pancreatitis，SAP）、心肺体外循环手术、慢性心力衰竭、肝性脑病、药物或毒物中毒、严重液体潴留、需要大量补液、电解质和酸碱代谢紊乱、肿瘤溶解综合征、过高热等。

（1）严重脓毒症与脓毒性休克、MODS：正常情况下，机体的促炎反应和抗炎反应处于动态平衡状态，以保证免疫功能正常。严重感染时，此平衡状态被打破，机体释放大量炎症介质，形成逐级放大的瀑布连锁反应，导致炎症反应失控，最终损害多脏器功能，进入 MODS 状态，这是严重脓毒症和脓毒性休克发生发展的重要发病机制之一。因此，对脓毒症患者，除积极抗感染治疗外，有效的调控炎症反应，尽早阻断其级联反应过程，对改善预后同样显得至关重要。

大部分炎症介质分子量在 10 000 ~ 30 000，属于中大分子物质，因此无法通过弥散清除，而根据对流和吸附的原理，高通透性滤器最大截留分子量可达 50 000，因此可以通过 CRRT 清除。既往认为 CRRT 可非特异性清除炎症因子，缓解全身炎症反应，稳定血流动力学，从而改善患者预后。但目前此作用受到质疑，CRRT 在脓毒症患者的治疗中，更多的作用为脏器支持以及维持内环境稳定。目前推荐当脓毒症患者不伴 AKI 时，不需采用 CRRT；而当脓毒症患者合并肾衰竭时，如需肾脏替代治疗，应采用 CRRT。

（2）急性呼吸窘迫综合征（ARDS）：ARDS 的主要病理生理学改变为各种原因导致肺泡上皮和肺毛细血管通透性增加，体液和血浆蛋白渗出血管外至肺间质和肺泡腔内，引起弥漫性肺泡和肺间质水肿。引起肺泡-毛细血管膜通透性增加的机制较为复杂，炎症反应过度可能发挥着主要作用，因为在 ARDS 患者中肺泡灌洗液中的炎症介质浓度明显高于血浆浓度。因此，如何有效调控炎症反应，改善患者肺泡和肺间质水肿，是 ARDS 患者治疗的关键。

目前认为，CRRT 治疗 ARDS 的作用机制主要包括①调整液体平衡状态、改善肺水肿；②有效清除体内过多的炎症介质，调控炎症反应；③清除体内多余的代谢产物、纠正酸碱及电解质紊乱，且大量低温置换液的补充，可降低患者体温，从而降低氧耗。

（3）重症急性胰腺炎（SAP）：SAP 是由多种原因导致胰酶在胰腺内被激活，引起胰腺组织自身消化、出血、

11

水肿甚至坏死的炎症反应。炎症介质在急性胰腺炎由轻症向重症以及 MODS 的发展中具有重要作用。CRRT 能有效清除炎性介质、改善全身炎症反应，纠正水电解质及酸碱失衡，降低高分解代谢，清除过多水分、减轻组织水肿、改善微循环，是近年来 SAP 重要的治疗方式，且 2013 年中华医学会消化病学分会急性胰腺炎指南中也推荐 SAP 早期应用 CRRT 以清除炎症介质。另对高脂血症导致的 SAP，可以通过血浆置换或血液灌流联合 CVVH 等血液净化方式清除过多的甘油三酯，从而减轻对胰腺的损伤。

然而目前关于 CRRT 对 SAP 疗效的临床研究，样本量多较小，研究质量较差，且极少以病死率为研究终点。同时也尚缺乏充分证据支持 CRRT 清除炎症介质的作用能够影响 SAP 患者的临床预后。但由于腹膜炎症反应、麻痹性肠梗阻、大量复苏液体漏出等病理生理因素的影响，60% ~ 85% 的 SAP 患者可合并腹腔间隔室综合征（abdominal compartment syndrome，ACS），病死率则高达 50% ~75%。目前推荐对于合并 ACS 的 SAP 患者，在入院 48 小时内进行 CRRT，可以较好地管理液体平衡，显著降低腹内压和感染率，缩短住院时间。因此，对于液体负荷过多的 SAP 患者，尤其对于合并急性肾损伤的患者，早期应用 CRRT 可能通过更好的液体管理，改善生理指标和器官功能。

（4）横纹肌溶解综合征（RM）：创伤和非创伤因素均可引起骨骼肌损伤、细胞破坏、细胞内容物（如酶类、钾、磷、肌酐和肌红蛋白等）释放入血，引起一系列临床综合征，称为 RM。常见创伤因素包括挤压伤、电击伤、烧伤等，非创伤因素包括酗酒、药物滥用、运动不当、中暑、感染等。

其主要特征是血清肌酸激酶、肌红蛋白增高，以及肌红蛋白尿，常合并 AKI 和 MODS。肌红蛋白从骨骼肌细胞中大量溢出是导致 AKI 的主要原因。肌红蛋白可在肾小管内形成肌红蛋白管型造成肾小管堵塞，且来源于

11

肌红蛋白的亚铁血红素可诱发 OH⁻ 自由基形成，引起肾小管上皮氧化损伤。另外，Huerta-Alardín 等研究发现横纹肌溶解可引起机体细胞和免疫系统过度活化，从而造成炎症介质生成增多，炎症介质参与了 RM 的病理过程，引发 MODS，这是 RM 的主要死亡原因。因此 CRRT 一方面可以通过对流及吸附作用清除分子量为 17 000 的肌红蛋白以及炎症介质，另一方面还可允许患者少尿期接受充分的营养支持治疗，纠正高分解代谢状态，改善细胞生存环境和摄氧能力，为肾小管上皮细胞的修复创造条件。

（5）乳酸酸中毒：乳酸的生成和代谢是一个连续的过程，任何原因导致乳酸生成过多和（或）乳酸代谢障碍，引起乳酸蓄积，严重可致乳酸酸中毒。根据有无组织灌注不足，乳酸性酸中毒临床上一般分为 A、B 两型。A 型发生于各种原因导致的组织灌注不足或急性缺氧所致；B 型为无组织灌注不足和氧合不足的临床证据时有乳酸中毒存在，为一些常见病（肝硬化、恶性肿瘤、糖尿病）、药物（双胍类降糖药物、果糖、水杨酸、异烟肼等）或毒物（甲醇等）及某些遗传性疾病（葡萄糖-6-磷酸酶缺乏症、1,6-二磷酸果糖酶缺乏症等）所致。乳酸酸中毒病死率很高，治疗难度大，因此以预防为主。一旦发生乳酸酸中毒，治疗原则主要为积极治疗原发病，及时处理危及生命的紧急情况、纠正酸中毒和并发症的防治。但是否需积极纠正酸中毒、清除体内过多乳酸等问题上目前仍存在争议。

血液净化是抢救乳酸酸中毒的重要治疗方法。其治疗作用主要体现在两个方面，一方面能有效治疗患者乳酸酸中毒的病因，如纠正休克、改善循环，清除二甲双胍、甲醇等药物、毒物；另一方面直接清除体内过多的乳酸，并纠正酸中毒，同时避免大剂量碳酸氢盐的输入，减少液体过负荷的风险，有效维持内环境稳定。但需注意的是对乳酸酸中毒患者行 CRRT 时，置换液或透析液宜选用碳酸氢盐或枸橼酸盐配方，不宜选用乳酸盐配方，

11

防止进一步升高血乳酸水平。

（6）心肺体外循环手术：心肺体外循环手术时可通过 CRRT 清除过多的容量负荷，减少肺内分流。此外，心肺旁路也可激活机体炎症反应，而通过 CRRT 可改善患者的炎症反应，有利于手术的进行及恢复。

（7）慢性心力衰竭：慢性心力衰竭患者全身有效循环血容量减少，激活神经内分泌系统，如交感神经系统、肾素-血管紧张素-醛固酮系统等，造成小动脉收缩，水钠潴留，引起心脏前后负荷增加和组织水肿。因此对此类患者，最基本治疗目的包括清除多余的水分及扩张血管以改善心功能，最常用的药物为利尿剂与血管扩张剂。但对终末期心力衰竭患者，上述药物治疗多反应不佳，而 CRRT 是理想的替代方式，目前已被充血性心力衰竭指南列为重要的辅助手段。超滤较利尿剂能更快的缓解肺部和全身的水肿，且对电解质、氮质血症、酸碱平衡、大分子物质没有影响。而袢利尿剂会有神经激素激活、低血容量、肾功能恶化的风险，对体重减轻、钠和液体清除的效果不如超滤。

但利尿剂仍是首选治疗，只有当出现以下情况之一时，可考虑采用超滤治疗：①高容量负荷如肺水肿或严重的外周组织水肿，且对利尿剂抵抗；②低钠血症（血钠 <110mmol/L）且有相应的临床症状如神志障碍、肌张力减退、腱反射减弱或消失，呕吐及肺水肿等。而当患者存在肾功能进行性减退（心肾综合征等），尤其是伴有血流动力学不稳定，可结合实际情况选择合适的 CRRT 治疗模式。

（8）肝性脑病：肝性脑病发病机制不明，一般认为与血中氨、假性神经递质、芳香族氨基酸含量增高、支链氨基酸/芳香族氨基酸比例失衡等因素有关，且肝性脑病患者颅内压往往升高。CRRT 虽不能逆转肝脏的病理变化，但可以缓慢持续的清除大量的毒性物质，调整支链氨基酸/芳香族氨基酸比例，增加脑脊液中 cAMP 含量，改善脑组织能量代谢，并可联合血浆置换增加肝衰竭有关毒素的清除，从而提高患者清醒率，为肝组织再生或肝移植创造条件。

（9）重度血钠异常：患者发生低钠血症时，高渗盐水溶液是治疗主要手段，然而在某些高容量状态如充血性心力衰竭、肾功能不全利尿效果差等情况时，传统方法可能反而会加重患者高血容量状态，进而加重病情。此外，传统治疗还存在效果不确切，难以按预期速度纠正血清钠水平，会产生过快或过慢现象，如同时使用利尿剂，利尿的同时易发生其他电解质紊乱等缺点。而 CRRT 是对严重低钠且传统治疗无效患者，最为有效、安全的治疗模式。CRRT 能持续、缓慢地消除体内的水分和溶质，能最大限度地模拟肾脏对水和溶质的清除模式。对低钠血症患者，可通过配制不同浓度的置换液来逐步调整血钠的浓度，同时清除多余水分，改善机体的内环境，并具有血流动力学稳定，颅内压影响小，可调控患者体温减少脑细胞损伤等优点。因此，对严重低钠血症患者，尤其是伴有容量过多、心功能不全、不能耐受较大量液体输入、合并肾功能不全利尿效果差的患者，可采用 CRRT 的方式纠正血清钠不足，而血清钠 < 115mmol/L，是紧急 CRRT 的指征。治疗时要注意血清钠上升的速度，通常对急性严重低钠血症患者，要求 1 小时后血钠上升 5mmol/L，第 1 个 24 小时血钠上升 ≤ 10mmol/L，随后每 24 小时血钠升高 < 8mmol/L，直至血钠升至 130mmol/L。

严重高钠血症患者，传统疗法通常难以达到理想的效果，且纠正速度无法控制，影响危重患者的预后。如颅脑外伤患者常继发急性高钠血症，大量补充低渗盐水的纠钠措施一方面疗效不理想，另一方面与控制颅内压相矛盾，易加重颅脑损伤。而 CRRT 恰能弥补传统疗法的不足，是治疗严重高钠血症患者的重要方法。大多学者认为，当血清 Na^+ > 160mmol/L，是 CRRT 的指征。CRRT 治疗时关键要合理配置置换液血钠浓度，避免血钠下降速度过快，超过脑细胞的适应性反应，可引起脑

11

水肿，加重神经系统损害。一般来说，每小时血钠下降的速度应控制在 0.5mmol/L，不超过 1mmol/L，每 24 小时血钠下降幅度应≤12mmol/L 或 <10% 基础血钠水平。因此，通常将置换液钠浓度设定为基础血钠水平的 90%，治疗 24 小时后血钠水平下降幅度 <10%。

（10）其他：药物或毒物中毒时，可根据毒物或药物的性质以及病情严重程度，选择不同的血液净化方式，或者采用联用的方式，如血液灌流＋CRRT，或者血液灌流＋IHD 等；针对超高热且传统降温方法无效的患者，CRRT 可以通过体外循环散发热量，且输入大量低温置换液，从而达到快速降温的目的。

（二）禁忌证

CRRT 无绝对禁忌证，但存在以下情况时应综合考虑利弊，谨慎使用。

1. 颅内出血或颅内压升高 对颅内出血或颅内压升高伴严重急性肾损伤或存在其他需行肾脏替代治疗指征的患者，应选择 CRRT 而非 IHD，同时在 CRRT 治疗时应注意循环的维持以及液体的管理，既保证有效的脑灌注，又避免加重脑水肿；而对存在抗凝禁忌的脑出血患者，可采取无肝素抗凝或枸橼酸局部抗凝等方式进行 CRRT 治疗。

2. 严重的活动性出血及严重凝血功能障碍 同样可通过采取无肝素抗凝或枸橼酸体外局部抗凝等方式进行 CRRT 治疗，并在治疗过程中严密监测患者凝血功能及出血情况。

3. 药物难以纠正的严重休克 对休克患者，考虑 CRRT 开始治疗时可能会加重低血压，因此在 CRRT 治疗开始前应适当补液扩容、加大血管活性药物剂量以维持有效循环，并在 CRRT 开始治疗时降低血流速度及超滤速度，在治疗过程中应加强液体平衡的管理。

五、并发症及处理

CRRT 治疗时可有以下四大类并发症。

（一）抗凝相关并发症

如出血（胃肠道、穿刺点、尿道）、滤器内凝血、血小板减少等。

处理原则：①穿刺部位出血或局部血肿形成。按压是首选且简单有效的方法，如按压无效，必要时需外科或介入治疗，如血肿位于颈部且压迫气管致使患者呼吸受阻时，需紧急气管插管。②CRRT治疗过程中出现全身性出血或血小板显著下降。立即停止全身抗凝，监测患者凝血功能，必要时使用拮抗药物，如鱼精蛋白对抗过量肝素，可根据具体情况改无抗凝或局部枸橼酸抗凝。

（二）血管导管相关并发症

如导管相关感染、栓塞、动静脉瘘、心律失常、穿刺不当引起气胸或血胸、血管撕裂、导管移位等。因此，在留置CRRT导管时，应严格遵守操作规范，操作前可先借助超声评价患者血管条件，并在超声引导下穿刺置管，置管后再行B超或X线检查以确保导管在位。

导管相关感染是最重要的并发症，包括：①穿刺部位感染；②隧道感染；③皮下感染；④导管相关血流感染（catheter related bloodstream infection，CRBSI），以CRBSI最为凶险及受到重视。CRBSI的诊断有赖于临床表现及导管、血培养结果。当临床怀疑CRBSI时，其治疗原则：①导管的处理。当患者仅有发热等临床表现，导管局部无明显感染征象，且血流动力学稳定时，CRBSI可能性较小，可保留导管或原位更换，但需留取导管及外周血培养进一步明确诊断。而当患者病情危重（血流动力学不稳定、MODS等）或存在局部导管周围感染的征象或严重感染但无法用其他原因解释等情况时，需立即拔除导管。此外，病原学检查结果在是否需拔除导管上具有一定参考价值，如病原菌为金黄色葡萄球菌、革兰阴性菌或真菌，需立即拔除。②抗生素治疗。早期予经验性抗感染治疗，一旦病原学明确后，应立即转为目标性抗感染治疗。

11

（三）体外管路相关并发症

如缓激肽释放致低血压、气体栓塞、滤器内漏血等。

处理原则：①在 CRRT 治疗早期，由于缓激肽的释放，引起血管扩张，有效循环血量相对不足，致低血压发生，因此可在 CRRT 之前补充一定的血容量以预防低血压的发生。②气体栓塞常与管路各连接处衔接不紧密、泵前管路破损或补液、空气回血等因素相关，因此要保证管路衔接紧密，避免空气回血，严格遵守操作规范。③滤器内漏血为滤器破膜导致，此时膜外液体颜色变红，并会出现漏血报警，应立即停止 CRRT，更换滤器。

（四）CRRT 治疗相关并发症

如低体温、低血容量或低血压、酸碱和电解质异常（低磷血症、低钾血症、酸中毒、碱中毒）、微量元素和激素等物质丢失、药物动力学改变等。

处理原则：①CRRT 时低体温发生，一方面对高热或需保持低温的患者而言是一项有效的降温措施；另一方面，低体温可掩盖患者的发热症状，延误感染的诊断和治疗。临床上可通过管路加热装置或加温毯进行预防和治疗。②低血压除与缓激肽释放有关，还与治疗时超滤率过大、液体平衡管理不当等因素相关。因此，对血流动力学不稳定的患者，在 CRRT 治疗开始时应适当降低血流速度，补充血容量，在治疗过程中应加强液体平衡的管理。③在酸碱和电解质失衡方面，钾、钠、钙、碳酸氢根指标易监测，且较受医护人员的关注，临床上较少发生严重的平衡紊乱。而血镁、血磷却易受忽视，常常在出现严重不良反应时才引起重视。因此，在 CRRT 过程中，临床医生除关注血钾、钠等水平外，也需监测患者血镁和血磷的水平，合理配置置换液中镁离子的浓度，对低磷血症进行积极预防和及时处理。④CRRT还可造成患者营养物质、治疗药物的丢失，因此，需在治疗过程中适当补充营养物质，药物的给药方法应结合其药代药动力学改变做相应的调整。

六、CRRT 与 IHD 优缺点比较

（一）优点

1. 有利于血流动力学稳定　与 IHD 相比，CRRT 为连续、缓慢、等渗地清除水和溶质，容量波动小，能根据病情需要随时调整液体平衡策略，且等渗地超滤有利于血浆再充盈、维持肾素-血管紧张素系统及细胞外液渗透压稳定，更符合人自身的生理情况，从而有利于维持血流动力学稳定。另外，CRRT 时因输入了大量未加温的置换液，可使血液温度降低，但体温降低是否有利于血流动力学稳定，尚无定论。而血流动力学稳定能保证肾脏有效灌注，减少缺血再灌注的发生，对肾功能的恢复以及机体的其他脏器都有很好的保护作用。

2. 溶质清除率高　研究发现，与 IHD 相比，CRRT 具有更高的尿素清除率，IHD（7 次/周）的每周 Kt/V 值与置换量 1L/h 的 CRRT 相当，如将置换量增加至 2L/h，则 IHD 必须 7 次/周、6~8 小时/次才能达到相同的尿素清除率。另 CRRT 通过多种方式清除溶质，通过对流和吸附作用清除中、大分子溶质，通过对流和弥散作用清除小分子溶质，因此，CRRT 除了能清除血肌酐、尿素氮、电解质等小分子溶质外，还可以清除多种炎性介质或毒性物质等中、大分子溶质，如 TNF-α、IL-1、IL-6、IL-8、PAF、心肌抑制因子等，阻断炎症介质所介导的级联反应，减轻脏器损害。

3. 有利于营养支持和液体平衡　CRRT 为模拟人正常肾脏的生理功能，持续进行，有利于水、氮平衡的调控，能满足患者大量液体输入的需要，可以不断补充水分及营养物质，保证患者每日能量及各种营养物质所需，维持正氮平衡。

4. 有利于维持血浆溶质浓度和细胞外液容量的稳定　接受IHD 治疗的患者其血浆内尿素氮等溶质浓度呈波浪形改变，透析前最高，而透析后达到最低水平，之后逐步上升，容易出现尿素氮等代谢产物浓度的反弹；

11

而 CRRT 为持续、缓慢、等渗地清除溶质，不会引起血浆内溶质的巨大波动。同样，IHD 治疗时细胞外液容量也在透析前后波动较大，而 CRRT 不但有助于维持细胞外液容量的稳定，还能根据治疗需要随时调整液体平衡策略。

5. 生物相容性佳　CRRT 滤器膜多采用高分子合成膜，具有高通量、超滤系数高、生物相容性好等优点，而 IHD 滤器膜多采用纤维素膜，生物相容性差，能激活补体系统、白细胞、血小板和内皮细胞，诱发"氧化应激反应"和"炎症反应"，加重肾功能损伤，促进全身炎症反应综合征，甚至导致多脏器功能障碍。

（二）缺点

1. 需要连续抗凝，因此出血的风险相对较大。

2. 毒素清除较慢，且滤过作用可能造成一些有益物质的丢失，如抗炎性介质、营养物质等。

3. 加重患者脏器功能损伤。如肝功能不全患者，采用乳酸盐配方的置换液，可能会加重肝功能损伤。

4. 患者长时间无法移动，使得外出行 CT 等检查受限。

5. 低体温。

6. 目前尚无充分确实证据证实 CRRT 较 IHD 可以改善患者预后，降低死亡率，但 CRRT 费用高，工作量大。

第二节　连续性肾脏替代治疗的抗凝

血液在体外循环回路中持续流动是维持连续性肾脏替代治疗（CRRT）持续进行的前提。因此，有效抗凝是保证 CRRT 顺利实施的重要条件。正常情况下，血液在人体血管内保持流体状态有赖于凝血系统、抗凝血系统及纤维蛋白溶解系统之间维持动态平衡，而当血液流经体外循环时，此平衡易受打破，产生凝血紊乱。如此时未给予有效的抗凝措施，不仅 CRRT 治疗无法进行，同时还会导致血液丢失、血栓形成等不良反应。

一、CRRT 时抗凝的目的

CRRT 时抗凝治疗的主要目的包括以下几个方面。

1. 维持体外循环回路内血液的流体状态，维持滤器的有效滤过功能，保证 CRRT 的顺利实施。

2. 避免因体外循环凝血导致血液丢失。

3. 预防因体外循环所激发的凝血活化，导致血栓形成、栓塞性并发症的发生。

4. 体外循环引起的凝血活化，可进一步导致补体和细胞因子激活，产生炎症反应，而抗凝可提高血液净化的生物相容性，保障血液净化的有效性和安全性。

二、CRRT 时抗凝的影响因素

1. 机体自身的凝血功能状态　重症患者常常存在凝血功能障碍，影响体外循环凝血的发生。凝血功能障碍与严重疾病状态激活外源性凝血途径、抗凝物质的丢失或消耗、抑制纤维蛋白溶解系统、血小板数量和功能异常、血制品的输注等因素相关。

2. 体外循环回路

（1）血滤置管：血滤置管的形状、长短、管径及血管内位置、有无扭曲等因素均会影响体外抗凝的效果。如血滤管管径大、长度短则对抗凝要求小，而血滤管在血管内位置不当或扭曲，回血不畅，则会导致血液停滞，凝血发生。

（2）管路、滤器膜材料及几何特性：患者的血液与体外血管通路、滤器膜材料接触，诱发组织因子的表达，单核细胞、血小板黏附及聚集，产生血栓素 A2，激活凝血级联，致凝血酶形成，纤维蛋白沉积，凝血发生。此反应以滤器膜更为显著。因此，生物相容性好的滤器膜材料如聚砜膜、AN69 等合成膜，凝血反应较小，临床使用寿命更长。另外，滤器膜的几何形状对凝血也有一定影响。研究表明，平板型滤器较空心纤维滤器更少发生

11

凝血，但目前使用的滤器绝大部分为空心纤维滤器。

（3）静脉壶和气血交接界面：静脉壶和气血交接界面是体外循环回路中另外两个易发生凝血的常见部位。其原因主要存在这两个部位，气体与血液接触，从而激活凝血系统。

3. CRRT 治疗过程中的相关因素

（1）血流速：血流速过慢可导致血流停滞，但过快也可导致湍流，两者都会加重凝血的发生。

（2）稀释方法：后稀释的 CRRT 方式由于滤器中的血液浓缩，其凝血因子浓度升高，增加了血液与滤器膜的接触面积，加重滤器的凝血。

（3）滤过分数：滤过分数过高，血液流经滤器后的血液浓缩越明显，更易发生凝血，通常滤过分数不应超过 30%。

（4）其他：如对 CRRT 报警处理不及时，系统中断工作，血液停滞。这也是导致凝血发生的常见原因。

三、CRRT 时抗凝的方法

CRRT 的抗凝治疗是指在评估患者凝血状态的基础上，个体化选择合适的抗凝剂和剂量，定期监测、评估和调整，保证 CRRT 的顺利进行。理想的抗凝方法，应为仅在体外发挥有效的抗凝作用，而不会增加患者体内出血风险及脏器负担。但遗憾的是，我们仍未找到上述理想的抗凝方法。目前，临床上常用的抗凝方法主要分为全身性抗凝、体外局部抗凝和无抗凝三大类。

（一）全身性抗凝

适用于临床上无出血风险或出血风险小的患者，主要包括普通肝素和低分子肝素全身性抗凝两种方式。

1. 普通肝素（unfractionated heparin，UFH） 为常规未裂解肝素，是一种分子量为 3000～56 000 的硫酸黏多糖。目前仍是临床上应用范围最广的抗凝措施。

（1）作用机制：与抗凝血酶Ⅲ（AT Ⅲ）高度结合，加速凝血酶的失活，但不能灭活与血凝块结合的凝血酶，这是 UFH 发挥抗凝作用的主要机制。此外，UFH 还可激活肝素辅因子 Ⅱ 而直接灭活凝血因子 Ⅱa，抑制血小板的黏附、聚集，增强蛋白 C 的活性，刺激血管内皮细胞释放抗凝物质和纤溶物质。

（2）适应证和禁忌证

适应证：无急性出血、出血风险小或无且血小板计数 $>60 \times 10^9/L$ 的患者。

禁忌证：肝素过敏；既往有明确肝素诱导血小板减少症（heparin-induced thrombocytopenia，HIT）病史；存在严重的活动性出血或 48 小时内有严重出血史；治疗前 72 小时内有脑、眼、脊柱或腹部手术史；两周内有颅内出血史；凝血功能严重障碍，包括国际标准化比值（INR）>2 或活化凝血时间（APTT）>60 秒或血小板计数 $<60 \times 10^9/L$）；恶性高血压。

（3）给药方法：通常采用含 UFH 12500U 的生理盐水 1L 预冲管路和滤器，使部分 UFH 吸附到滤器膜和管路表面，引血前完全排空预冲液。治疗开始后，先予负荷剂量，再给予维持剂量。不同出血风险患者的剂量推荐如下表 11-2-1 所示。

表 11-2-1　不同出血风险患者的 UFH 剂量推荐

出血风险	负荷剂量（U/kg）	维持剂量[U/(kg·h)]	APTT（s）	ACT（s）
无	15～25	10～20	60	<250
小	10～15	5～10	45	160～180
大	5～10	2.5～5.0	30	120

（4）优缺点

UFH 的优点：价格低廉、易获得；起效快、易检测；有明确的拮抗剂——鱼精蛋白，中和比例为鱼精蛋白 1mg：普通肝素 100U；临床医生较为熟悉。

UFH 的缺点：蛋白结合率个体差异大，导致剂量差别大；出血风险较高，尤其是持续使用肝素，可出现肝

11

素蓄积；对血小板作用机制复杂，可引起 HIT；AT Ⅲ 缺乏者不适用。

2. 低分子肝素（low molecular weight heparin, LMWH）

（1）作用机制：LMWH 是由普通肝素经酶解后纯化得到的中分子片段，分子质量小于 7000D。AT Ⅲ 的结合力增强可迅速灭活凝血因子 Xa，但无法同时与 AT Ⅲ 和凝血酶结合，使得抗凝血酶作用减弱。因此，有较强的抗栓作用，而抗凝作用较弱。

（2）适应证和禁忌证：基本同肝素。

（3）给药方法：常规肝素稀释液冲洗管路。LMWH 首次剂量为 15~20U/kg，维持剂量一般为初始剂量的 1/2 或 2/3，5~10U/（kg·h）。由于其半衰期较肝素长，治疗时间越长，给予的追加剂量应逐渐减少。治疗过程中应监测其抗凝血因子 Xa 的活性，要求其活性维持在 0.25~0.35U/ml 的水平，根据监测结果调整治疗剂量。但目前国内外极少有医疗单位能进行此项检查。

（4）优缺点

LMWH 的优点：抗栓作用强于抗凝作用，因此出血风险较普通肝素小；药物代谢及抗凝效果的个体差异小；诱发 HIT 的可能性较小，但对已经发生的 HIT 仍禁忌使用。

LMWH 的缺点：半衰期长，肾功能不全患者易蓄积；无完全的拮抗剂，鱼精蛋白的作用只有 30%~50%；价格也比普通肝素高；临床上未常规开展抗 Xa 因子的活性，不易监测抗凝效果；由于不同厂家生产的 LMWH 的分子质量不同，抗凝效果及安全性存在很大差异，难以有统一的推荐剂量。

（二）体外局部抗凝法

适用于高出血风险患者，可采用局部抗凝法。包括枸橼酸体外局部抗凝法和肝素 + 鱼精蛋白体外局部抗凝法。

1. 枸橼酸体外局部抗凝法（Regional citrate anticoagulation, RCA）

（1）作用机制：枸橼酸又称柠檬酸，在人体内少量存在，但参与三羧酸循环，发挥着重要生理作用。钙离子是凝血因子Ⅳ，参与凝血过程。实验表明，当血中钙离子浓度下降至0.5mmol/L以下时，正常凝血功能受影响，下降至0.2mmol/L以下时，凝血几乎完全受阻，而当下降至0.35mmol/L以下时，已可发挥明显的抗凝效果。枸橼酸是钙离子的螯合剂，枸橼酸抗凝剂通过CRRT体外循环的引血端（动脉端）输入，与血液中钙离子螯合成难以解离的可溶性复合物枸橼酸钙，使血液中有活性的钙离子明显减少，干扰正常的凝血级联反应，从而达到充分的体外抗凝作用。但此反应为可逆的，只要再补充足够的钙离子，便可恢复正常凝血功能。因此，在体外循环的回血端（静脉端）处补充相应剂量的钙剂，恢复体内正常的凝血功能。因此，抗凝作用仅局限于体外循环的管路，对体内凝血无明显影响。另外，部分枸橼酸钙复合物通过CRRT清除，而未被清除的部分随血流进入体内，在肝脏、骨骼肌及肾皮质通过三羧酸循环迅速进行代谢，产生水和碳酸氢根。

（2）适应证和禁忌证

适应证：①存在出血风险的患者，如活动性或近期胃肠道出血；严重凝血功能障碍（血小板计数 < 60 × 10^9/L，INR > 2，APTT > 60秒）；近期手术、创伤病史；颅内病灶；尿毒症性心包炎；严重糖尿病性视网膜病；恶性高血压。②肝素诱导性HIT和血栓形成。③高钙血症。而2012版KDIGO-AKI指南中更是推荐对无枸橼酸抗凝禁忌证的患者均应优先选用此抗凝方法。

禁忌证：严重肝功能衰竭和肌肉灌注量降低；严重肝硬化；枸橼酸不耐受（进行性代谢性酸中毒）。

（3）给药方法：目前尚无统一的RCA操作规范。不同医疗单位采用不同的操作规范，在枸橼酸制剂或钙剂的选择、采用何种CRRT模式或RCA目标等方面均可存在差异。但无论采用何种规范，目标均为使枸橼酸仅在体外循环内充分抗凝作用，而不会加重患者体内代谢负担，同时补充足够钙剂保证患者体内钙含量正常（图11-2-1）。

11

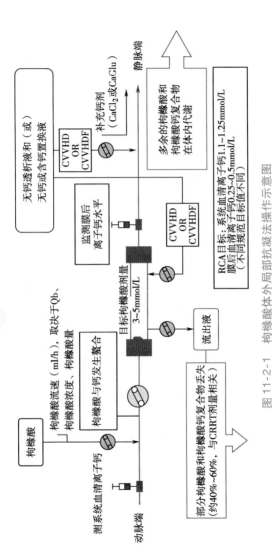

11

图 11-2-1　枸橼酸体外局部抗凝法操作示意图

RCA 为枸橼酸体外局部抗凝法；Qb 为血流速；CaCl₂ 为氯化钙；CaGlu 为葡糖酸钙；CVVH 为连续性静脉-静脉血液滤过；CVVHD 为连续性静脉-静脉血液透析；CVVHDF 为连续性静脉-静脉血液透析滤过

以下操作步骤中，枸橼酸与钙剂量、目标膜后和系统离子钙水平及调整、置换液及透析液配置参照德国洪堡和自由大学附属夏洛特（Charite）医院 RCA 操作规范（Charite 规范）。

1）常规稀肝素盐水预冲。

2）根据病情需要选择模式及参数设置：理论上 RCA 抗凝适用于所有 CRRT 模式，根据选择模式及治疗剂量等因素，设定合适的血流速（通常 $Qb = 100 \sim 200ml/min$）。但在 Charite 规范中，考虑过高的置换液剂量，对血流速要求更高，而枸橼酸剂量与血流速联动，从而对枸橼酸的输注剂量也要求更多，因此，为降低体内枸橼酸负荷，暂时仅推荐使用 CVVHD 或 CVVHDF 两种模式，而血流速的设置要求与透析液流速按 20∶1 的比例进行设置，且 CVVHDF 采用置换液后稀释的方式。

3）置换液及透析液配置。

钙水平：可为无钙或标准含钙配方。但考虑透析液流经滤器，前稀释置换液在滤器前输注，而滤器是抗凝主要部位，因此透析液或前稀释置换液宜为无钙配方，以最大限度地减少枸橼酸需要量，降低体内枸橼酸的负荷。后稀释置换液可为无钙或标准含钙配方，但需注意的是当选用含钙标准置换液时，静脉端钙剂的补充量需减去通过置换液所补充的钙剂量。

钠水平：取决于枸橼酸抗凝剂内的钠含量。根据枸橼酸含量不同，目前各医疗单位采用的枸橼酸抗凝剂可分为高浓度枸橼酸抗凝剂（高渗）和低浓度枸橼酸抗凝剂（等渗）。高浓度枸橼酸抗凝剂如血液保存液 [3% 或 4% 枸橼酸-枸橼酸钠（ACD-A）]、4% 枸橼酸三钠抗凝剂等，钠含量高。因此，如采用此类枸橼酸抗凝剂，置换液或透析液宜为低钠配方（$130 \sim 133mmol/L$）。而低浓度枸橼酸抗凝剂多通过将上述高浓度枸橼酸抗凝剂稀释成等渗溶液，此时抗凝剂内钠水平接近正常人体内血清钠水平。因此，置换液或透析液可为标准含钠

11

配方。

碳酸氢盐水平：1mmol枸橼酸可代谢产生3mmol碳酸氢盐，因此当选用高浓度枸橼酸抗凝剂，置换液或透析液宜为低碳酸氢盐配方（20mmol/L）。当选用低浓度枸橼酸抗凝剂时，可为标准配方或低碳酸氢盐配方。

镁水平：因镁离子亦会与枸橼酸结合，置换液或透析液宜为高镁（0.75mmol/L）配方。

总之，RCA时置换液/透析液的配置仍应根据实际体内电解质及酸碱平衡情况及时调整。当选用高浓度枸橼酸抗凝剂时，无钙置换液或透析液配方举例说明如表11-2-2所示。

表11-2-2 置换液/透析液配置举例

	用量 (ml)	浓度 (mmol/L)						
		钠	氯	镁	碳酸氢根	钙	钾	糖
生理盐水	2500	110.2	110.2					
注射用水	850							
50%葡萄糖	10							7.2
5%氯化钙	0				0			
5%碳酸氢钠	120	20.5			20.5			
10%氯化钾	10		3.8				3.8	
25%硫酸镁	2.6			0.76				
总液体量/浓度	3492.6	130.7	114	0.76	20.5	0	3.8	7.2

4）准备枸橼酸抗凝剂及输液泵，在最接近动脉端处，即血泵前，将枸橼酸抗凝剂的输液管路与体外循环

管路相连接。

枸橼酸的剂量：要求与血液中离子钙充分螯合，因此由血流速（Qb）决定。

根据 Charite 规范，当使用无钙透析液和置换液时，初始枸橼酸的量（mmol/h）/Qb(L/h) =4mmol/L，注意不同枸橼酸制剂所含枸橼酸量不同。根据膜后离子钙水平做相应的调整。

举例说明：以 4% 枸橼酸三钠抗凝剂为例（分子量294.1）

枸橼酸摩尔数 =200ml ×4%/294.1 =27.2mmol

枸橼酸浓度 =27.2mmol/200ml =136mmol/L

当 Qb =100ml/min =6L/h，为达到枸橼酸/Qb =4mmol/L 的初始目标剂量，枸橼酸流速 =4 ×6/136 =0.176L/h =176mL/h。不同血流速时枸橼酸的初始剂量如表 11-2-3 所示。

表 11-2-3　不同血流速时枸橼酸的初始剂量

初始目标值（枸橼酸/Qb）	3% 枸橼酸-枸橼酸钠	4% 枸橼酸三钠抗凝剂
	3mmol/L	4mmol/L
Qb	(1.2 ~1.5) ×Qb	1.76 ×Qb
100ml/min	120 ~150ml/h	176ml/h
120ml/min	144 ~180ml/h	211ml/h
150ml/min	180 ~225ml/h	264ml/h

注：Qb 为血流速

5）准备钙剂及输液器泵，将输液管路连接至体外循环管路静脉端。

钙剂量定义为每升流出液中钙的毫摩尔数，和从患者体内清除的钙离子一致。因此，钙的输注和流出液量成比例，流出液量 =置换液量 +透析液量 +净超滤量。

根据 Charite 规范，当后稀释置换液为无钙配方时，初始钙剂量（mmol/h）/流出液（L/h）= 1.7mmol/L，注意不同钙制剂所含钙剂量不同。而后根据全身离子钙水平做相应的调整。

举例说明：以 5% $CaCl_2$ 90ml + 注射用水 180ml 为例（$CaCl_2$ 分子量 147）。

钙摩尔数 = 90 × 5%/147.02 = 30.6mmol

钙浓度 = 30.6/270ml = 113mmol/L

当流出液为 3L/h 时，为达到钙剂/流出液 = 1.7mmol/L 的初始目标剂量，钙剂流速 = 1.7 × 3/113 = 0.044L/h = 44ml/h

值得一提的是，考虑流出液设置通常与血流速呈一定比例，而枸橼酸泵速与血流速联动。目前，为简化起见，大多医院参考的钙剂量设置多换算成枸橼酸泵比例（表 11-2-4）。

表 11-2-4　不同钙剂的初始剂量

5% $CaCl_2$	10% $CaCl_2$	10% CaGlu	5% $CaCl_2$ 90ml + 注射用水 180ml
枸橼酸泵速的 8%	枸橼酸泵速的 4%	枸橼酸泵速的 12%	枸橼酸泵速的 25%

注：$CaCl_2$ 为氯化钙；CaGlu 为葡萄糖酸钙。

6）监测方法：治疗开始前监测动脉血气、生化、全血细胞计数、总钙及血清离子钙水平。

系统血气（含血清离子钙）及膜后离子钙监测频率：开始治疗后 1 小时；第一天内前 8 小时内每 2 小时一次，后 16 小时内每 4 小时一次；第二天后，因枸橼酸和钙剂剂量趋于稳定，监测频率可延长至每 6 ~ 8 小时一次。根据实际监测结果调整枸橼酸和钙剂的流速（表 11-2-5、表 11-2-6）。

表 11-2-5 枸橼酸泵速调整

滤器后离子钙 (mmol/L)	4%枸橼酸三钠抗凝剂	4%枸橼酸三钠抗凝剂（当 Qb = 100ml/min 时，剂量换算）
<0.20	降低 0.2mmol/L，并通知医生	降低 9ml/h，并通知医生
0.20~0.24	降低 0.1mmol/L	降低 4.5ml/h
0.25~0.34	不变	不变
0.35~0.40	增加 0.1mmol/L	增加 4.5ml/h
>0.40	增加 0.2mmol/L，并通知医生	增加 9ml/h，并通知医生

注：Qb 为血流速

表 11-2-6 钙剂泵速调整

外周离子钙 (mmol/L)	5% $CaCl_2$	10% CaGlu	5% $CaCl_2$ 90ml + 注射用水 180ml
>1.35	降低 4ml/h	降低 6ml/h	降低 10ml/h
1.21~1.35	降低 2ml/h	降低 3ml/h	降低 5ml/h
1.12~1.20	不变	不变	不变
1.00~1.11	增加 2ml/h	增加 3ml/h	增加 5ml/h
<1.00	增加 4ml/h	增加 6ml/h	增加 10ml/h

注：$CaCl_2$ 为氯化钙；CaGlu 为葡萄糖酸钙。

总钙：测总钙每 12~24 小时一次，要求总钙≤3mmol/L，总钙/离子钙≤2.5，且与系统血清离子钙同时点采血。

酸碱平衡（pH 值和碳酸氢根浓度）：开始治疗后 1 小时，后每 4~8 小时一次。

血清钠和镁水平：每天测血清钠和镁水平。

乳酸：在治疗开始前测血乳酸基础值，治疗开始后测乳酸每 6～12 小时一次，以便及时发现患者有无枸橼酸蓄积。

（4）优缺点

RCA 的优点：具有局部抗凝优势，抗凝仅发生在体外，且抗凝效果佳，能显著延长滤器寿命，并且对体内凝血功能无影响，不会导致机体出血风险的增加。同时，RCA 还具有生物相容性好、不会诱导发生 HIT，同时能抑制 CRRT 过程中的补体激活等特性，是当前最理想的抗凝方法。

RCA 的缺点：需频发监测钙离子浓度、电解质等，因此工作量较大；枸橼酸会代谢为碳酸氢盐，有致代谢性碱中毒的风险；高钠负荷，发生高钠血症的风险增加；如枸橼酸输入量过大或患者存在代谢障碍，可发生枸橼酸中毒。

2. 肝素 + 鱼精蛋白体外局部抗凝法

（1）作用机制：利用鱼精蛋白可有效拮抗肝素的原理，在滤器前持续输入肝素，并在滤器后输注鱼精蛋白，鱼精蛋白在 1 分钟内迅速与肝素结合形成稳定的复合物，使肝素失去抗凝活性，从而既保证肝素在体外循环内管路内发挥抗凝活性，而在回输体内前被鱼精蛋白有效拮抗，实现体外局部抗凝。

（2）适应证和禁忌证

适应证：活动性出血；48 小时内有出血史；严重凝血功能障碍（血小板计数 $< 60 \times 10^9/L$，INR > 2，APTT > 60 秒）。

禁忌证：肝素过敏；鱼精蛋白过敏或有鱼精蛋白不良反应史；HIT。

（3）给药方法：在滤器前持续输注肝素，剂量（mg/h）$= 0.003 \times$ 血流速（ml/min）$\times 60$，监测滤器前血液 ACT，根据监测结果调整肝素用量，使得滤器前血液 ACT > 250s。同时在滤器后以鱼精蛋白 1mg：普通肝素

100～130U 的比例持续输注中和，监测外周血 ACT，目标外周血 ACT ＜180 秒。

（4）优缺点

优点：理想情况下，抗凝发生在体外，而对体内凝血功能无影响，不易导致机体出血风险的增加。

缺点：①易出现肝素反跳现象。首先，由于 CRRT 滤过作用与肝素体内复杂代谢的过程，难以准确估算鱼精蛋白的中和剂量；其次，鱼精蛋白-肝素复合物的结构不稳定，在机体血液中蛋白酶的作用下，鱼精蛋白代谢速度快于肝素，导致肝素抗凝作用再现。②大量鱼精蛋白的输注，可导致血小板功能异常、炎症反应加重及低血压事件等不良反应的发生。

考虑肝素＋鱼精蛋白体外局部抗凝法，疗效不确切且不良反应发生率高，目前已不再推荐使用。

（三）无抗凝法

当患者存在高出血风险或严重凝血功能障碍时，可采用无肝素抗凝。无抗凝法使用安全，但滤器寿命相对较短，增加医疗成本，中断治疗进行，且反复使用生理盐水冲洗管路，护理工作量增加，溶质清除率下降。

无抗凝法具体操作方法如下：

（1）稀肝素生理盐水预冲体外循环管路及滤器，保留 10～15 分钟，引血前完全排净稀肝素预充液。

（2）目前大多医疗单位在治疗过程中不再使用生理盐水反复冲洗滤器和体外管路；但仍有部分医疗单位选择治疗过程中予以生理盐水反复冲洗，具体操作如下：在滤器前连接生理盐水输注泵，治疗过程中每隔 30～60 分钟阻断滤器的动脉端血流，给予 100～200ml 生理盐水冲洗滤器和管路。需注意的是在冲洗过程中应严格无菌操作，避免医源性污染。

（3）要求血流速维持在 150～200ml/min，置换液采用前稀释法。

（4）注意事项：治疗时不宜停止血泵；尽可能选用

11

生物相容性好、膜面积大的滤器，以避免凝血的发生；管路滤器冲洗充分，彻底排气；应将冲洗液体计算入液体平衡中避免管路中进入空气。

（四）其他抗凝法

如直接凝血酶抑制剂、前列环素、蛋白酶抑制剂等药物，临床应用较少，很多药物还仅停留在研究阶段，是否在未来能广泛用于 CRRT 的抗凝治疗，还有待研究进一步明确。

四、CRRT 时抗凝方式的选择流程

根据 2012 年 KDIGO-AKI 指南，对重症患者行 CRRT 时抗凝方式推荐如下（图 11-2-2）。

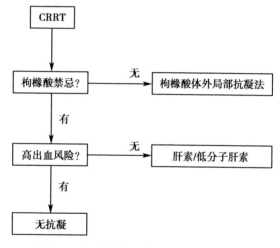

图 11-2-2　CRRT 时抗凝方式选择示意图

1. 对无高出血风险或凝血功能障碍且未接受全身系统性抗凝治疗的患者，如无枸橼酸使用禁忌，推荐在 CRRT 时，首选枸橼酸体外局部抗凝法；如存在枸橼酸使用禁忌，则推荐使用普通肝素或低分子肝素全身抗凝法。

2. 对存在高出血风险患者，同样若无枸橼酸使用禁

忌，推荐在行 CRRT 时，首选枸橼酸体外局部抗凝法而非无抗凝法，且应避免使用肝素-鱼精蛋白体外局部抗凝法。

五、CRRT 抗凝并发症

在 CRRT 过程中，使用不同的抗凝方式会引起不同的并发症。

1. 肝素、低分子肝素全身抗凝或肝素局部抗凝时，出血是最常见也是最严重的并发症，另肝素诱导 HIT 也不少见。HIT 最大的风险不是出血，而是诱导血管内血栓形成，多见于下肢深静脉和肺栓塞。

2. 因此，一旦出现 HIT，其处理原则：①立即停用肝素治疗，使用静脉非肝素抗凝剂替代治疗，如阿加曲班、达那肝素等，动态监测血液中血小板数量的变化，待血小板恢复后，予序贯口服华法林抗凝治疗；②行 H-PF4 抗体、联合血小板聚集试验等实验室检查；③行下肢深静脉或其他可疑部位血管超声检查，排除血栓形成；④避免预防性输注血小板。

3. 在使用枸橼酸体外局部抗凝时，可发生枸橼酸中毒、高钠血症、代谢性碱中毒、低钙血症及高钙血症等并发症，其中以枸橼酸中毒最为危重（表 11-2-7）。

表 11-2-7　枸橼酸体外局部抗凝时常见并发症及处理

并发症	发生机制	处理方法
代谢性碱中毒	缓冲碱负荷过大：①枸橼酸输注过多或清除减少；②置换液或透析液内碳酸氢根浓度配置不当	①降低血流速，减少枸橼酸输注或降低枸橼酸目标剂量；②增加流出液量，增加碳酸氢根的清除；③降低置换液碳酸氢根浓度

续表

并发症	发生机制	处理方法
代谢性酸中毒	缓冲碱负荷过低：①枸橼酸输注过少或清除增多；②置换液或透析液内碳酸氢根浓度配置不当	①增加血流速，增加枸橼酸输注或提高枸橼酸目标剂量；②减少流出液量，减少碳酸氢根的清除；③增加置换液碳酸氢根浓度；④额外补充碱基
	枸橼酸中毒：①枸橼酸体内负荷超过肝脏代谢及 CRRT 清除能力，产生蓄积，主要见于肝脏代谢障碍、休克的患者。此外，需注意是否忽略大量输血引起的枸橼酸过负荷；②诊断依据：血液 pH 值下降，乳酸上升，总钙 >3mmol/L，总钙/离子钙 >2.5（过量的枸橼酸会与钙离子螯合，而操作者亦会增加钙剂输注以保证体内离子钙水平正常，因此患者体内总钙增加，而离子钙浓度不变或降低。因此，此比值是诊断枸橼酸中毒最简便有效的指标）	①患者肝功能正常。停止枸橼酸输注 4 小时，复查总钙/离子钙浓度比值≤2.5，按照之前 50%～70% 的枸橼酸剂量重新开始；如复查此比值仍高，则继续通过 CRRT 清除，4 小时后再复查；②患者肝功能异常，则需更换抗凝方案

11

续表

并发症	发生机制	处理方法
高钙血症	排除枸橼酸中毒后，主要由钙剂补充过量所致	降低钙剂输注速度
低钙血症	钙剂补充不足	增加钙剂输注速度，同时需检查钙剂输注泵以排除机械性因素，如钙剂未回输至体内
高钠血症	使用高钠枸橼酸抗凝剂，而未降低透析液或置换液内钠的配比	降低透析液或置换液内钠的配比
低镁血症	镁补充不足	提高透析液或置换液内镁的配比，或额外输入镁剂

11

第三节　连续性肾脏替代治疗的实施

连续性肾脏替代治疗（CRRT）作为 ICU 中常见治疗手段之一，从最初用于各种疾病导致的肾功能不全，到如今应用于脓毒症、重症急性胰腺炎等疾病，CRRT 的应用指征逐渐拓宽。CRRT 实施前首先因明确应用的目的，是单纯肾脏替代，用于减轻容量过负荷，纠正酸中毒、水电解质紊乱、氮质血症，还是用于清除炎症介质、免疫相关因子及毒物等，根据治疗目的选择相应的模式。在实施过程中结合患者原发疾病、容量状态、内环境、凝血功能等情况在容量管理、置换液配方、治疗剂量、抗凝方案等开出个体化的"处方"。下面结合 CRRT 实施时需考虑的几方面问题逐一阐述。

一、CRRT 的应用指征及禁忌证

在肾衰竭患者中，若出现高钾血症、酸中毒、严重液体过负荷等情况时需紧急行 CRRT。但疾病早期诊断与治疗有助于改善患者预后，CRRT 作为 ICU 常见治疗手段之一，早期行 CRRT 能够改善 AKI 患者预后，有助于肾功能恢复，缩短 ICU 住院时间、机械通气时间及 CRRT 持续时间，降低病死率。以尿素氮、肌酐及尿量等指标可作为开始 RRT 开始的参考，但尚缺乏统一的标准，应结合患者病情危重程度、心功能状态等做出个体化选择。

另外在 CRRT 实施前需明确是否存在 CRRT 的相对禁忌证，如无法建立合适的管路、严重凝血功能障碍及严重活动性出血等。在权衡收益及风险后，实施 CRRT 时采取相应措施减少并发症，如严重活动性出血患者采取局部抗凝，血流动力学不稳定患者初始血流速相应降低等。

二、CRRT 管路建立

良好的血管通路是 CRRT 顺利实施的前提条件，需提供充分的血流量并要求持续提供，不易打折、阻塞或血栓形成。长期肾脏替代治疗者可选用动静脉内瘘或长期静脉置管，ICU 中常用血管通路为临时中心静脉置管，股静脉、颈内静脉及锁骨下静脉均能达到预计的血流量，但由于重症患者颈内静脉及锁骨下静脉常需行中心静脉压监测等，且由于气道开放，颈内静脉置管感染风险增加，因此重症患者常选用股静脉置管作为 CRRT 通路。

目前临床上常采用 Seldinger 技术进行穿刺，对于肥胖、存在血管变异的患者在超声引导下穿刺可提高穿刺成功率、减少穿刺次数及穿刺相关并发症。穿刺成功后使用 20ml 注射器连接动脉腔，若 6 秒内被充满，说明血流速为 200ml/min 以上，能够满足需求。导管尖端位置需行 X 线片确定，导管尖端应位于大静脉内，颈内及锁骨下静脉置管理想位置为上腔静脉与右心房交界上方 1～2cm。

血管通路在使用中需密切监测有无管路阻塞、血栓

11

形成及导管相关性感染等并发症出现。在穿刺过程中注意无菌操作，尽量减少穿刺次数，穿刺时避免角度过大，若引血不畅，将导致频繁报警、中断，影响滤器使用寿命；在使用中注意对穿刺部位的护理，尽量限制导管开放的次数，若无需使用尽早拔除。

三、机器及滤器的选择

不同厂家的机器在模式、容量范围、抗凝要求等方面存在区别，使用前应仔细了解其特点，如行 CVVHDF 模式时有的只能做前稀释或者后稀释加透析，有的可以前稀释加后稀释加透析，低体温患者需考虑机器能否加热，根据实际需求选择合适的机器及滤器。

四、治疗模式的选择

我们在临床应用 CRRT 时，该选择何种模式，应根据使用目的并结合患者血流动力学状态、各种模式的原理及特点等做出正确判断。以清除何种溶质为主要治疗目的，例如 CVVH 模式主要用于清除过多水分及中分子物质，CVVHD 模式主要用于仅需清除大量小分子物质如肌酐、尿素氮等，CVVHDF 模式既保留了 CVVH 对中分子物质的清除能力，又克服其对小分子物质清除不足的缺点，但同时需透析液和置换液，治疗成本高且利用效率不高。若仅需清除过多的液体，但患者血流动力学不稳定，可选用 SCUF 模式；若用于严重脓毒症、重症胰腺炎等患者，主要目前是清除炎症介质，可选用高容量血液滤过（HVHF）。

五、治疗参数的设置

治疗参数的设置是 CRRT 实施时的重要组成部分及难点，包括血流速、治疗剂量、滤过分数及液体平衡等方面。初始血流速宜缓慢，尤其是血流动力学不稳及心功能不全患者初始血流速可设置为 $80 \sim 100 \text{ml/min}$，之后逐渐增加至目标速度。

11

CRRT 清除液体的主要机制是超滤，CVVH 是最常用的以超滤为基础的模式，超滤率（UFR）和滤过分数（FF）是常用的评价 CVVH 剂量的指标。UFR 指单位时间内通过超滤作用清除血浆中的溶剂量，单位是 ml/(kg·h)；FF 指单位时间内从流经滤器的血浆中清除的液体量占血浆流量的百分数，治疗时应保证 FF < 30%，避免血液过度浓缩导致滤器及管路凝血。

根据置换液输注的方式，CVVH 可分为前稀释和后稀释两种，前稀释指置换液在滤器前与血液混合进入滤器，后稀释指置换液在滤器后与血液混合进入患者体内。计算前稀释的 UFR 时需考虑置换液的稀释作用。等量置换液采用后稀释时 UFR 高于前稀释，但血液浓缩易凝血，采用前稀释时血液被稀释不易凝血，但溶质清除效率下降，临床上常采用前后稀释混合的治疗，既保证溶质清除效率又减少滤器内凝血。另在治疗的实际过程中，由于滤器凝血或各种原因导致的治疗中断，而使 UFR 和 FF 的设置值和实际值存在差异。因此，我们既要了解如何计算 CVVH 时 UFR 和 FF 的设置值，又要根据实际情况计算其实际值，公式如下（BFR：血流速；HCT：血细胞比容）：

后稀释：

按照设置：UFR =（置换液量 − 每小时平衡）/体重

$\qquad$ FF =（置换液量 − 每小时平衡）/[BFR × (1-HCT) × 60]

实际：UFR = 每小时滤出液/体重

$\qquad$ FF = 每小时滤出液/[BFR × (1-HCT) × 60]

前稀释：

按照设置：UFR = [BFR 稀释比例 ×（置换液量 − 每小时平衡）]/体重

$\qquad$ FF = 每小时负平衡/[BFR × (1-HCT) × 60]

实际：UFR = BFR 稀释比例 × 每小时滤出液/体重

$\qquad$ FF = 每小时实际负平衡/[BFR × (1-HCT) × 60]

前稀释 + 后稀释：

按照设置：UFR = [BFR 稀释比例 × (置换液总量 − 每小时平衡)] / 体重

FF = (后稀释置换液量 − 每小时平衡) / [BFR × (1-HCT) × 60]

实际：UFR = (BFR 稀释比例 × 每小时滤出液) / 体重

实际 FF 较难计算。

当透析与超滤联合使用时，透析液的量不参与治疗剂量的计算。

稀释比例 = BFR × (1-HCT) / [BFR × (1-HCT) + 前稀释/60]

在治疗过程中根据目标剂量及凝血状态合理分配前稀释及后稀释置换液量。如脓毒性休克患者行 CRRT 时拟行高容量血液滤过，需计算 UFR；若滤器易堵塞，可通过增加前稀释，降低 FF 的方法进行处理。

六、管路预冲及置换液的配制

管路预冲的目的主要是排出滤器及管路中的空气并充分抗凝，应按照管路预冲说明进行。目前大多采用肝素生理盐水进行预冲，根据患者容量状态及凝血功能情况等选择预冲液是否进入患者体内。

CRRT 时滤液中的溶质成分与血浆相近，因而需补充与细胞外液相似的液体，CRRT 时透析液与置换液配制相同，统称为置换液。目前临床上商品置换液较少，各单位多自行配制。由于置换液是直接进入血液，另外 CRRT 时使用的滤器为高通透膜，因此置换液与透析液均要求无菌。

置换液成分应接近于血浆成分，根据患者个体化情况进行调节。置换液按照缓冲系统的不同分为碳酸氢盐、枸橼酸盐、乳酸盐及醋酸盐四类，目前临床多采用碳酸氢盐置换液。由于重症患者往往存在酸中毒，碳酸氢根水平应高于生理水平，推荐量为 35mmol/L。在患者出现低钠血症或高钠血症时应调整置换液中钠浓度，需注意血清钠离子浓度避免纠正速度过快，引起失衡综合征。

11

钙、镁离子因容易结晶，常通过外周静脉通道补充，目前多数置换液不含磷，可通过外周补充，也有学者提出在置换液中加入 0.7～1.0mmol/L 的磷。另临床患者往往存在高血糖，高糖配方致使血糖进一步难以控制，建议配方中血糖浓度略高或接近于正常血糖水平（附表11-3-1 中由于医院无灭菌注射用水，配方仅供参考）。

七、抗凝方式的选择

CRRT 过程中抗凝方式的选择因根据患者基础疾病、凝血功能等进行个体化选择。在治疗过程中严密监测患者凝血功能，警惕继发出血及肝素相关性 HIT 等的发生。

八、终止的时机

当原发疾病得到控制、肾功能逐步恢复时，按照经验选择 CRRT 撤离时机。尿量、肌酐、尿素氮水平可作为参考指标，有研究显示在没有利尿剂干预下 24 小时尿量 >400ml 或利尿剂干预下 24 小时尿量 >2300ml 时，80% 患者可成功撤离 CRRT。

九、其他

CRRT 是一把双刃剑，改善患者预后的同时，也存在增加感染风险，引起血液成分丢失、凝血功能障碍及有益物质丢失等并发症，在治疗过程中还需注意营养支持的调整、容量管理及抗生素剂量调整等方面情况。

CRRT 清除有害物质的同时，也可清除维生素 C、维生素 B_1 等水溶性维生素及硒、铜等微量元素，应予额外补充，另 CRRT 时血液与管路接触可进一步激活蛋白质分解代谢及清除氨基酸，在应用支持时需增加补充量。脂溶性维生素，如维生素 A 不被清除，可导致蓄积，另脂肪乳亦不被清除，无需额外补充。

CRRT 亦可导致患者治疗药物被清除，包括血管活性药物、抗生素等。CRRT 对药物的清除受药物清除途径、药物分子量、分布容积、蛋白结合率、筛过系数、CRRT 治疗模式及超滤率等多方面因素影响。通过药物浓度监测，调整药物剂量是最合理的给药方式，但目前临床并未常规开展药物浓度监测。在 CRRT 时一般负荷剂量无需调整，给予维持剂量时因根据肌酐清除率及CRRT 治疗剂量等进行调整（表 11-3-1）。

重症患者 CRRT 时容量管理往往由于感染性及失血性等因素导致有效血容量不足，过度的液体复苏及肾衰竭等又容易引发液体过负荷，另外存在基础心功能不全及老年患者代偿和自我调节能力差，对容量失衡的耐受性差，轻微容量超负荷即可诱发急性左心衰竭、肺水肿，而稍有容量不足又会表现为低血压，重症患者容量管理极具挑战性。重症患者治疗及管理上的小偏差，极易引起病情的极大波动，对容量管理高要求亦是显而易见的。血液净化治疗时进行最佳的体液平衡管理，应结合患者疾病严重程度及基础心功能等制定个体化治疗处方，并在治疗过程中密切监测并避免并发症的发生。

11

CRRT 时应确定患者液体平衡目标，对患者的容量状况进行正确评估，确定当日容量管理的目标。列出当天治疗所需液体的总入量，并估算当日总出量，包括尿量、各种引流管的丢失以及胃肠道的丢失量（可参考前 1 天的各种引流量），继而根据机体液体总平衡的目标，确定净出超量。净出超量＝目标平衡量 +（总入量 - 总出量）。确定净出超率：净出超量/拟进行血滤的时间。

CRRT 液体管理水平根据管理频度及强度可分为三级。①一级水平一般以 8 ~ 24 小时作一时间单元，此级水平的液体管理从整个时间单元来看，患者达到预定容量控制目标，但可能在某一时间点容量状态存在一定波动，故一级水平的液体管理适用于治疗变化小，血流动力学稳定，能耐受暂时性容量波动的患者。②二级水平

11

表 11-3-1 常用抗生素药动学参数及 CRRT 时剂量的调整

药物	相对分子量	蛋白结合率(%)	表观分布容积(L/kg)	常用剂量	CRRT 时剂量调整	
					CVVH	CVVHD 或 CVVHDF
头孢他啶	546.6	17	0.28	1~2g q8h	1~2g q12h	1g q8h,2g q12h
头孢曲松	554.6	96	0.12~0.28	1~2g q24h	1~2g q12~24h	1~2g q12~24h
头孢噻肟	455.5	37	0.35	1~2g q4~12h	1~2g q8~12h	1~2g q6~8h
头孢哌酮	645.7	90	0.14	1~2g q12h	1~2g q24h	1~2g q24h
头孢吡肟	480.6	<20	0.71	1~2g q8~12h	1g q8h,2g q12h	1g q8h,2g q12h
头孢唑啉				1~1.5g q8h	1~2g q12h	1g q8h,2g q12h
头孢呋辛	424.4	50	0.19	0.75~1.5g q6~8h	0.5g q8h	0.5g q8h
氨曲南	435.4	55	0.25	1~2g q8~12h	1~2g q12h	1g q8h,2g q12h
氨苄西林/舒巴坦(2:1)	349.4	20	0.22	1.5~3g q6h	1.5~3g q8~12h	1.5~3g q6~8h
哌拉西林-他唑巴坦(8:1)	516.5	30	0.3	4.5g q6~8h	2.25~3.375g q6~8h	2.25~3.375g q6h

续表

药物	相对分子量	蛋白结合率(%)	表观分布容积(L/kg)	常用剂量	CRRT 时剂量调整	
					CVVH	CVVHD 或 CVVHDF
替卡西林/克拉维酸(30:2)	384.4	45~60	0.14~0.22	3.2g q4~6h	2g q6~8h	3.2g q6h
亚胺培南/西司他丁	299.3	13~21	0.23	0.5g q6h	0.5g q6~12h	0.5g q6~12h
美罗培南	383.5	2	0.35	1g q8h	0.5~1g q12h	0.5~1g q8~12h
环丙沙星	331.3	20~40	1.9~2.8	400mg q12h	200mg q12h	200~400mg q12h
左氧氟沙星	361	24~38	1.09~1.26	250mg q12h	500mg q48h	250~750mg q24h
莫西沙星	401.4	47	3.3	400mg q24h	400mg q24h	400mg q24h
庆大霉素	477.6	<5	0.26~0.4	7mg/kg q24h	首剂 3mg/kg 维持	2mg/kg q24~48h
妥布霉素	467.5	<5	0.26~0.4	7mg/kg q24h	首剂 3mg/kg 维持	2mg/kg q24~48h
阿米卡星	585.6	11	0.25~0.4	15mg/kg q24h	首剂 10mg/kg 维持	7.5mg/kg q24~48h

11

续表

11

药物	相对分子量	蛋白结合率(%)	表观分布容积(L/kg)	常用剂量	CRRT 时剂量调整	
					CVVH	CVVHD 或 CVVHDF
万古霉素	1449.3	10~55	0.64	10~25mg/kg q12h	10~15mg/kg q24~48h	7.5~15mg/kg q12~24h
替考拉宁	1879.7	>90	0.34~0.89	400mg q24h	200mg q48h	200mg q48h
利奈唑胺	337.3	31	0.6~0.8	600mg q12h	600mg q12h	600mg q12h
氟康唑	306.3	12	0.7	200~400mg q24h	200~400mg q24h	400~800mg q24h
伊曲康唑	706.6	99.8	10	100~200mg q12h	100~200mg q12h×4 then 200mg q24h	100~200mg q12h×4 then 200mg q24h
伏立康唑	349.3	58	4.6	6mg/kg q12h×2 then 4mg/kg q12h	6mg/kg q12h×2 then 4mg/kg q12h	6mg/kg q12h×2 then 4mg/kg q12h

注:CRRT:连续性肾脏替代治疗;CVVH:连续性静脉～静脉滤过;CVVHD:连续性静脉～静脉血液透析;CVVHDF:连续性静脉-静脉血液透析滤过

要求在每一时间段都能达到容量控制目标，以保证每小时患者都达到液体平衡，避免患者在某一时间点出现明显容量波动的现象，需要每小时进行计算和调整，以完成每小时的液体平衡，最终实现 24 小时的液体平衡。二级水平的液体管理适用于治疗计划变化大，血流动力学不稳定，难以耐受容量波动的患者。③三级水平调节每小时液体的净平衡，达到要求的血流动力学指标。此级水平根据血流动力学指标，如中心静脉压、肺动脉压等来调整液体出入量，以使患者达到更符合生理的最佳容量状态，在 ICU 中应尽量使用 2 或 3 级体液管理水平。

CRRT 时除常见的反映患者容量状态的临床症状体征如心率、血压、肺部啰音、尿量等外，临床上常用的容量监测手段有中心静脉压（CVP）及肺动脉楔压（PAWP）等压力指标，可间接反映患者的有效循环血容量负荷，但受到静脉压、左心室顺应性、胸腔内压、腹内压等的影响，不能准确反映机体的容量状态，观察其动态改变更具有指导意义。CRRT 时由于患者的血温和容量状态改变，它可能会对 Swan-Ganz、PICCO 等利用温度稀释法原理监测血流动力学产生干扰，影响监测指标的准确性。但相关研究显示 PICCO 容量指标（ITBVI、GEDV 等）可以评估重症感染患者 CRRT 期间容量状况，有效的指导重症感染患者 CRRT 容量管理。另外容量负荷实验及重症超声观察腔静脉变异率、左室流出道流速变异率等均可指导重症患者 CRRT 时容量评估与管理。

CRRT 如同机械通气等其他治疗手段一样，实施前需掌握其基本原理，根据适应证及患者机体状态选择个体化的模式、治疗参数、抗凝方法，并根据 CRRT 带来的容量状态、凝血功能、药物剂量改变及氨基酸等有益物质丢失等，在治疗时作出相应调整，避免继发感染、出血、血栓形成、低血压、失衡综合征及内环境紊乱等并发症的发生（表 11-3-2）。

11

表 11-3-2　CRRT 医嘱单

ICU		姓名		床号	
持续肾脏替代治疗医嘱单		性别		日期	
		年龄		时间	
		住院号		体重	

诊断	
	患者情况评估
意识	□清醒　□嗜睡　□浅昏迷　□深昏迷
出血倾向	□无　□有
水肿	□无　□轻　□中　□重
治疗前	BP ___/___ mmHg；P ___次/分；R ___次/分；
血管通路：□临时导管部位 _____　　□长期导管部位 _____	
□内瘘　__部位__　　　　□直接穿刺部位 _____	
留置时间 _____	
通路出血：□良好　□欠佳　□不畅　□正向接　□反向接	

11

续表

	适应证	
适应证	□ 充血性心功能不全、急性肺水肿	□ 严重酸碱及电解质紊乱
	□ 药物中毒	□ 急慢性肾衰竭合并血流动力学不稳定
	□ 急性重症胰腺炎	□ 肝性脑病、肝肾综合征
	□ 感染性休克脓毒症	□ 急性呼吸窘迫综合征
	□ 多器官功能障碍综合征	□ 其他
禁忌证		相对禁忌证
	□ 无　□ 无法建立合适的血管通路	□ 严重凝血功能障碍　□ 严重活动性出血

11

续表

1. 机器型号			2. 治疗模式	
Aquarius	☐		CVVH	☐
Multifilter	☐		CVVHD	☐
Gambro	☐		CVVHDF	☐
ACH～10	☐		SCUF	☐
MP300	☐		PE	☐
其他	☐		HP	☐
			其他	☐

3. 滤器	HF1200	☐	M100☐	AEF10S ☐	F60 ☐	碳肾☐	其他☐
	AV1000	☐					

4. 管路预冲	预充液是否进入体内	☐是	☐否		
		0.9% NS		2000	ml
		UFH			U

11

续表

		注意事项
5. 置换液配方	0.9% NS ____3000ml	1. 根据上机后复查电解质水平调整钾镁用量
	5% GS ____1000ml	2. NaHCO₃ 单独输注
	5% NaHCO3 ____250ml	3. 使用枸橼酸抗凝时不加 CaCl₂
	25% MgSO4 ____3.2ml	4. 视患者血 K 水平决定 KCl 用量
	5% CaCl2 ____20ml	5. 我科目前使用标准配方浓度(因我院暂无
	10% KCl ____10ml	无菌注射用水):
	10% NaCl ____ml	Na⁺ 142.8mmol/L, CL⁻ 108mmol/l
	50% GS ____ml	0.8mmol/l
	注射用水 ____ml	HCO₃⁻ 34.8mmol/L, 血糖 65.6mmol/l
	总计 4273.2ml	
	频率	q1h□ q1.5h□ q2h□ q3h□ q4h□ 每6小时一次□
		泵速(单独输注): ____ml
	□ 5% NaHCO3	
	若血 K⁺ <3.0mmol/L, 加 10% KCl 10~20ml	若血 K5.0~5.5mmol/L, 加 10% KCl 3.5ml
	若血 K⁺ 3.0~4.0mmol/L, 加 10% KCl 10ml	若血 K≥5.5mmol/L 不加 KCl
	若血 K⁺ 4.0~5.0mmol/L, 加 10% KCl 5ml	

续表

			血流速目标值	ml/min
6.	血流速　初始	建议初始血流速为100ml/min		ml/min
7.	稀释方式	前稀释 后稀释 前稀释 + 后稀释 透析 + 稀释（前□　后□）		□ □ □
8.	置换液流速（RFR） Replacement Flow Rate	前稀释　　　　　ml/h 后稀释　　　　　ml/h 是否更改速度　　□是　□否		ml/kg ml/kg
9.	透析液流速（DFR） Dialysate Flow Rate	ml/h 建议初始流速为20ml/（kg·h）	ml/kg	
10.	超滤率（UFR）Ultra- filtration Rate	HCT ____% 高流量时间____ h　超滤率（UFR）____ ml/（kg·h）滤过分数（FF）____% 常规流量　　　　超滤率（UFR）____ ml/（kg·h）滤过分数（FF）____% 液体负荷平衡（第一小时）____ ml/h 净超滤目标：____ ml/d		

11

11.	抗凝方式	UFH □　LMWH □　枸橼酸 □　无抗凝 □				
	UFH	负荷剂量 _____ IU				
		维持剂量 _____ IU				
	抗凝剂量	出血危险	负荷剂量（I/kg）	维持剂量（IU/kg）		ACT（s）
		无	15～25	10～20	60	<250
		小	10～15	5～10	45	160～180
		大	5～10	2.5～5	30	120
12.	LMWH	抗凝剂量				
	枸橼酸	抗凝剂量 5% CaCl₂ 90ml + 注射用水 180ml				
		初始泵速 _____ ml/h　_____ mmol/L				
		建议初始泵速（ml/h）：血流速（ml/min）为 1.76:1				
		初始泵速 _____ ml/hr　_____ mmol/L				
		建议初始泵速为枸橼酸流速的 25%				

11

续表

滤器后离子钙	枸橼酸	外周离子钙	5% CaCl₂
<0.20	降低 0.2mmol/L(9.0ml/h)并通知医生	>1.35	降低 0.4mmol/L(10ml/h)并通知医生
0.20~0.24	降低 0.1mmol/L(4.5ml/h)	1.21~1.35	降低 0.2mmol/L(5ml/h)
0.25~0.34	不变	1.12~1.20	不变
0.35~0.40	增加 0.1mmol/L(4.5ml/h)	1.00~1.11	增加 0.2mmol/L(5ml/h)
>0.40	增加 0.2mmol/L(9.0ml/h)并通知医生	<1.00	增加 0.4mmol/L(10ml/h)并通知医生

注:以上剂量调整时 mmol/L 与 mL/h 之间的换算仅限于 BFR=100ml/L,流出液泵速率(EFR)为 3000ml/h;

枸橼酸/BFR 每上调 0.1mmol/L,其流速(ml/h)随之上调=4.5% BFR(mL/min);

5% CaCl₂/流出液泵速率(EFR)每上调 0.1mmol/L,其流速(mL/h)随之上调=0.08% EFR(mL/h),钙剂增加总量≤3mmol/L

13. 监测	血气+电解质	常规每4~6小时一次,根据病情可每1~3小时一次监测
	APTT/ACT	常规每天每4小时一次,根据病情可每1小时一次~每天/每1~6小时一次监测
	枸橼酸抗凝	动态监测体内和滤器离子钙,pH、Na⁺、HCO₃⁻水平
		血气监测频率:治疗开始后5分钟,调整后1小时,稳定后后6小时一次
		测总钙,每天,目标:总钙≤3mmol/L,总钙/离子钙≤2.5

(孙仁华)

第十二章

重症心脏

第一节　急性心力衰竭

急性心力衰竭（acute heart failure, AHF）是指由于急性心脏病变引起心排血量显著、急骤降低导致的组织器官灌注不足或急性淤血综合征。急性右心力衰竭即急性肺源性心脏病，主要为肺栓塞引起。临床上急性左心力衰竭较常见，以肺水肿或心源性休克为主要表现。

【诊断要点】

1. 临床特点　①安静时心率增快，心率增加 15 ~ 20 次/分，伴原因不明的疲乏或运动耐力明显下降；②严重呼吸困难，强迫坐位，安静时呼吸达 30 ~ 50 次/分；③心音明显低钝，或出现奔马律，两肺满布湿啰音和哮鸣音；④突然烦躁不安，面色灰白，大汗，频繁咳嗽、咳粉红色泡沫痰，而不能用原有疾病解释；⑤尿少、下肢水肿，除外营养不良、肾炎、维生素 B_1 缺乏等原因所造成；⑥严重者可出现心源性休克。

2. 辅助检查

（1）心电图：不能表明有无心力衰竭，但有助于病因诊断及指导洋地黄的应用。

（2）胸部 X 线检查：心影多呈普遍性扩大，搏动减弱，肺门血管影增强，呈"蝴蝶状"，肺野可见大量融合影。

（3）超声心动图：可见心室和心房腔扩大，M 型超声心动图显示心室收缩时间期延长，左室射血分数降低。心脏舒张功能不全时，二维超声心动图对诊断和引起心力衰竭的病因判断有帮助。

（4）动脉血气分析：常伴低氧血症和酸中毒，与肺淤血和组织灌注不足有关。

（5）心力衰竭标志物：脑钠肽（BNP）及其 N 末端脑钠肽前体（NT-proBNP）的浓度增高对心力衰竭的诊断有一定价值。

【鉴别要点】

1. 支气管哮喘 多见于青少年有过敏史者，发作时双肺闻及典型哮鸣音，咳出白色黏痰后呼吸困难常缓解。血浆 BNP 水平测定对两者鉴别有重要价值。

2. 心包积液、缩窄性心包炎 根据病史、心脏及周围血管体征鉴别，超声心动图可确诊。

3. 其他 与急性大块肺栓塞、肺炎、严重的慢性阻塞性肺疾病（COPD）尤其伴感染鉴别，还需与其他原因所致的非心源性肺水肿（如急性呼吸窘迫综合征）以及非心源性休克等疾病相鉴别。

【治疗要点】

1. 一般治疗 吸氧，休息，补充营养，控制体力活动。避免过度紧张，必要时可适当应用镇静剂，吗啡（2.5~5mg 静脉注射）或哌替啶（50~100mg 肌内注射），但伴 CO_2 潴留者不宜应用。必要时每间隔 15 分钟重复 1 次，共 2~3 次。

2. 洋地黄类药物 此类药物能轻度增加心排血量（CO）和降低左心室充盈压；对急性左心力衰竭患者的治疗有一定帮助。一般应用毛花苷丙 0.2~0.4mg 缓慢静脉注射，2~4 小时后可再用 0.2mg，注意洋地黄剂量要个体化。

3. 利尿剂 当使用洋地黄类药物而心力衰竭仍未完全控制，或伴有钠、水潴留和显著水肿者，宜加用利尿剂。如呋塞米、托拉塞米、布美他尼可以在短时间里迅速降低容量负荷，应列为首选。噻嗪类利尿剂、保钾利尿剂（阿米洛利、螺内酯）等仅作为辅助或替代药物，或在需要时作为联合用药。

4. 血管扩张剂

（1）硝酸酯类药物：特别适用于急性冠状动脉综合征伴心力衰竭的患者，应注意避免血压过度下降。硝酸甘油起始剂量 $5 \sim 10\mu g/min$。

（2）硝普钠：临时应用宜从小剂量 $10\mu g/min$ 开始，可酌情逐渐增加剂量至 $50 \sim 250\mu g/min$，静脉滴注。因强效降压作用，应密切监测血压、根据血压调整合适的维持剂量。

（3）血管紧张素转换酶抑制剂：急性心肌梗死后的急性心力衰竭可以试用，但须避免静脉应用，口服起始剂量宜小。不能耐受 ACEI 者可以应用 ARB。

（4）奈西利肽（重组人 BNP）：具有扩张静脉和动脉（包括冠状动脉）、利尿、抑制肾素-血管紧张素-醛固酮系统（RASS）和交感活性的作用。

（5）其他：心力衰竭伴有血压下降时可应用多巴胺，每分钟 $5 \sim 10\mu g/kg$。必要时剂量可适当增加，一般不超过每分钟 $30\mu g/kg$。如血压显著下降，给予肾上腺素每分钟 $0.1 \sim 1.0\mu g/kg$ 持续静脉滴注，这有助于增加心排血量、提高血压而心率不一定明显增快。

5. 支气管解痉剂　一般应用氨茶碱，亦可应用二羟丙茶碱静脉滴注。不宜用于冠心病如急性心肌梗死或不稳定型心绞痛所致的急性心力衰竭患者，不可用于伴心动过速或心律失常患者。

6. 病因治疗　感染是急性心力衰竭最常见原因，积极抗感染，治疗原发病；心肌病患者内科治疗可使患者症状获得暂时缓解；由甲状腺功能亢进、重度贫血或维生素 B_1 缺乏、病毒性或中毒性心肌炎等引起心力衰竭者需及时治疗原发疾病。

12

【注意要点】

1. 应用镇静药物时，应密切观察疗效和呼吸抑制等不良反应，伴明显和持续低血压、休克、意识障碍、COPD 等患者禁忌使用。老年人慎用或减量。

2. 低血压（收缩压 <90mmHg）、严重低钾血症或酸中毒患者不宜应用利尿剂，且对利尿剂反应甚差；大剂量和较长时间的应用可发生低血容量和低钾血症、低钠血症，且增加其他药物如血管紧张素转化酶抑制剂（ACEI）、血管紧张素Ⅱ受体拮抗剂（ARB）或血管扩张剂引起低血压的可能性；应用过程中应检测尿量，并根据尿量和症状的改善状况调整剂量。

3. 收缩压水平是评估血管扩张剂是否适宜的重要指标，收缩压 >110mmHg 的急性心力衰竭患者通常可以安全使用；收缩压 90~110mmHg 的患者应谨慎使用；而收缩压 <90mmHg 的患者则禁忌使用。

4. 下列情况下禁用血管扩张药物 ①收缩压 <90mmHg，或持续低血压尤其伴有肾功能不全的患者，以避免重要脏器灌注减少；②严重阻塞性心瓣膜疾病患者，例如主动脉瓣狭窄，有可能出现显著的低血压；二尖瓣狭窄患者也不宜应用，有可能造成心排血量明显降低；③梗阻性肥厚型心肌病。

5. 注意洋地黄毒性反应 ①洋地黄用药安全窗很小，轻度中毒剂量为有效治疗剂量两倍。心肌缺血、缺氧情况下更易引起中毒，肝肾功能障碍、电解质紊乱、低钾、高钙、心肌炎和大剂量利尿之后均易发生洋地黄中毒，上级医师查房时应特别强调。②洋地黄中毒最常见的表现为心律失常，如房室传导阻滞、室性期前收缩和阵发性心动过速等；其次为恶心、呕吐等胃肠道症状；神经系统症状如嗜睡、头晕、头痛、黄视、绿视等较少见。③洋地黄中毒时应立即停用洋地黄和利尿剂，同时补充钾盐。小剂量钾盐能控制洋地黄引起的室性期前收缩和阵发性心动过速。轻者每日用氯化钾 0.075~0.1g/kg，分次口服；严重者每小时 0.03~0.04g/kg 静脉滴

12

注，总量不超过 0.15g/kg，滴注时用 10% 葡萄糖稀释成
0.3% 浓度。肾功能不全和合并房室传导阻滞时忌用静脉
给钾。④电复律一般禁用。

第二节　严重心律失常

严重心律失常是指心脏冲动的起搏部位、节律、频
率及冲动传导顺序、速度或途径发生异常，也称恶性心
律失常或致命性心律失常。按心率快慢可分为快速性心
律失常和缓慢性心律失常。其中快速性心律失常有窦性
心动过速、室上性心动过速、心房颤动、室性期前收缩、
室性心动过速、心室颤动和心室扑动。严重心律失常是
重症监护病房常见的急危重症。

一、快速性心律失常

【诊断要点】

1. 临床特点　①心动过速常表现为心悸、胸闷、焦
虑不安、头晕、晕厥、心绞痛、充血性心力衰竭等明显
血流动力学障碍或心肌缺血症状，听诊特点为心率快；
②心室颤动患者表现为意识丧失、呼吸停止、抽搐、面
色苍白、发绀，血压测不到，脉搏消失，心音听诊消失；
③可出现持续性低血压、休克、进行性缺血性胸痛、急
性心力衰竭、晕厥、意识模糊或者丧失、昏迷等血流动
力学不稳定状态。

2. 辅助检查　心电图：室性心动过速主要表现为：
①连续 3 个或 3 个以上宽大畸形的 QRS 波；②心室率
多在 100～250 次/分，心律规则，也可稍不齐；③P 波
与 QRS 波无固定关系；④偶尔发生心房夺获与室性融
合波，在 P 波之后提前发生一次正常的 QRS 波。心室
扑动呈正弦波，连续快速、相对规则的大波幅波动，频
率为 150～300 次/分，通常超过 200 次/分。心室颤动
为 QRS 波消失，以波形、振幅、频率均极不规则，频
率为 200～500 次/分。

12

【治疗要点】

1. 一般治疗　吸氧、心电监护，明确心律失常的分类；对引起严重血流动力学障碍或不可耐受的症状时应首先尽快终止心律失常，而对于不易立刻终止的心律失常则控制心室率，避免血流动力学状态恶化或加重症状。

2. 急诊处理　心室颤动发作时，尽早进行 CPR，一旦取到除颤仪，立即给予非同步直流电复律（单项波360J，或双向波200J），电复律后立即重新 5 个循环的CPR，再判断是否已恢复循环及是否需再次电除颤；若 1次电除颤和 2 分钟 CPR 后心室颤动仍持续时，考虑应用肾上腺素等药物；室速发作时立即给予同步直流电复律（单向波150～200J，无效时可递增）。对伴有血流动力学障碍的心房颤动患者应行急性电复律，而血流动力学稳定但发生不能耐受的临床症状患者若无转复的禁忌证也应复律。

3. 根据心律失常的分类及基础疾病进行选择抗心律失常药物　持续性单形性心动过速不伴有器质性心脏病患者可给予电复律；对于起源于右室流出道的持续性单形性心动过速可选用维拉帕米、普罗帕酮、β 受体阻滞剂或利多卡因；对左室持续性单形性心动过速首选维拉帕米，也可应用普罗帕酮。伴有器质性心脏病的持续性单形性心动过速，要纠正诱发因素、治疗基础心脏病，血流动力学稳定者可电复律，或选用抗心律失常药物胺碘酮、利多卡因。①维拉帕米 2.5～5.0mg 稀释后缓慢静推超过 2 分钟，无效者每隔 15～30 分钟后可再静推 5～10mg，累积剂量 20～30mg，用药时注意心率、血压，避免引起心动过缓或低血压；②普罗帕酮1～2mg/kg 缓慢静推 10 分钟，单次最大剂量140mg，无效者 10～15 分钟后可重复用药，总剂量不超过210mg，室上性心动过速停止后立即停药，但对肝肾功能不全者禁用，其不良反应可加重室内传导障碍，引起头痛、头晕、恶心、口干、舌唇麻木；③β 受体阻滞剂如美托洛尔 5mg 缓慢静推 5 分钟，无效者 5~15 分钟后可重复用药，总剂量不超过 10~15mg，对支气管哮喘、阻塞性肺疾病、低血压患者禁用，其不良反应为低血压、心动过缓、诱发心力衰竭；④胺碘酮负荷量为 150mg，稀释后缓慢静推 10 分钟，然后以 1mg/min 持续泵入，6 小时后改为 0.5mg/min 持续泵入，必要时重复静脉推注负荷量，24 小时最大用量不超过 2.2g。病情稳定后可逐渐减量，若减量时出现反复，可再次静脉负荷剂量推注并适当增加维持量，其不用于 QT 间期延长的尖端扭转型室性心动过速，其不良反应为心动过缓、低血压、肝功能损害；在胺碘酮无效或不适用时可选用利多卡因。⑤利多卡因 1~1.5mg/kg 缓慢静推 2~3 分钟，必要时 5~10 分钟可重复用药，最大量不超过 3mg/kg，对老年人、肝肾功能不全者应减少用量，可引起眩晕、低血压、心动过缓、意识改变、语言不清、舌麻木及肌肉搐动。

心室颤动患者进行 1 次电复律和 2 分钟 CPR 后颤动仍持续时，可考虑应用肾上腺素，之后再电复律；若给予 2~3 次电复律、CPR、肾上腺素后仍持续心室颤动，可考虑给予抗心律失常药物胺碘酮、利多卡因。在心室颤动终止后处理基础疾病及心律失常的诱因。

伴有快速心室率的心房颤动患者在急性发作期应控制心室率在 80~100 次/分。对于无心力衰竭、低血压的心房颤动患者可选择 β 受体阻滞剂、地尔硫䓬、维拉帕米控制心室率，伴有心功能不全或低血压者可选择胺碘酮、洋地黄类。地尔硫䓬 15~20mg 稀释后缓慢静推大于 2 分钟，无效者 10~15 分钟可重复给药 1 次，然后根据需要 1~5μg/(kg·min) 静脉泵入，易引起低血压、心动过缓、诱发心力衰竭；洋地黄类药物西地兰首剂对于静脉用药者为 0.4~0.6mg 稀释后缓慢静推，无效者可在 20~30 分钟后再次给药 0.2~0.4mg，最大剂量为 1.2mg，而对于口服者一般给药 0.2mg，毛花苷丙可引起心动过缓，可发生洋地黄中毒。

12

4. 基础疾病及诱因的处理　血流动力学稳定者应考虑对基础疾病的治疗及远期治疗。如急性心肌缺血需重建冠状动脉血运、心力衰竭改善心功能、休克及时纠正血压、酸中毒纠正酸碱失衡、电解质紊乱者应尽快纠正消除诱因、呼吸衰竭及时气管插管呼吸机应用。

二、缓慢性心律失常

【诊断要点】

1. 临床特点　①患者出现黑蒙、晕厥前兆、晕厥、心绞痛、心力衰竭、低血压等血流动力学不稳定状态；②脉搏 <60 次/分，出现心、脑、肾等脏器供血不足的症状，如疲倦、乏力、头晕、黑蒙、尿少、皮肤湿冷等；③三度房室传导阻滞患者听诊第一心音强弱不定，可闻及大炮音。

2. 辅助检查　心电图：缓慢性心律失常是以心率或心室率减慢为特征的窦性心动过缓、窦性静止、严重的室内传导阻滞、三度房室传导阻滞等。

【治疗要点】

1. 急诊处理　对于心脏停搏、无脉性电活动等导致血流动力学紊乱者应立即进行心肺复苏，心动过缓者可急诊植入临时起搏器。

2. 急性期抗心律失常药物的应用　对于症状性心动过缓用药物治疗，如阿托品、多巴胺、肾上腺素、异丙肾上腺素。①阿托品首剂量为 0.5mg 静推，必要时重复用药，总剂量不超过 3mg，可引起视物模糊、排尿困难，禁用于青光眼、前列腺肥大者；②多巴胺 2 ~ 10μg/(kg·min) 静脉泵入用于阿托品无效或者禁用的心动过缓，可引起胸痛、呼吸困难、血压升高、手足发凉等；③肾上腺素 2 ~ 10μg/min 静脉泵入用于阿托品无效或禁用的心动过缓，可引起心悸、胸痛、高血压及心律失常；④异丙肾上腺素 2 ~ 10μg/min 静脉泵入，用于阿托品无效或禁用的心动过缓，可引起恶心、呕吐及心律失常。多巴胺、肾上腺素、异丙肾上腺素也可用于起搏治疗前的过渡。

3. **病因治疗** 因基础疾病与心律失常的发生可互为因果，所以处理心律失常同时应兼顾基础疾病的治疗。如电解质紊乱者应尽快纠正诱因，抗心律失常药物中毒者立即停用相关药物。

【注意要点】

1. 重症患者可并发各种心律失常，处理的首要原则是分析心律失常的原因和诱因，积极处理原发病，解除诱因，对血流动力学影响不大的心律失常，可观察病情，暂不处理。如严重多发伤、休克、液气胸、急性重症胰腺炎、ARDS 等情况，多合并窦性心动过速、室上性心动过速，处理多发伤、纠正休克、处理液气胸、清除炎症介质、呼吸机辅助呼吸是首要的治疗措施，而不是紧急处理心律失常。

2. 对急性心肌梗死引起的交感风暴，频发心室颤动患者，应该静脉应用 β 受体阻滞剂、胺碘酮，积极心肺复苏、电除颤。有条件医院可行急诊冠状动脉介入（PCI）治疗，开通梗死相关血管。对急性下壁心肌梗死并三度房室传导阻滞，可植入临时起搏器治疗，1 周后视情况移除临时起搏器或植入永久起搏器。

3. 对于宽 QRS 波心动过速患者，鉴别诊断有室性心动过速、室上性心动过速伴室内差异传导，鉴别诊断困难时，可给予胺碘酮持续静脉应用，合并血流动力学障碍者，可行紧急电复律。高钾血症合并宽 QRS 波心动过速，此时处理的主要原则是降血钾，稳定血流动力学，抗心律失常药物可以引起心搏骤停，避免使用。

4. 对有器质性心脏病的患者，发生室上性心动过速，尽量避免应用普罗帕酮，有引起心室颤动、心脏骤停风险。发作时间超过 24 小时的心房颤动，不予复律治疗，控制心室率、抗凝是较好的选择。对预激综合征合并房颤患者，β 受体阻滞剂、非二氢吡啶类钙离子拮抗剂、洋地黄类药物可减慢房室结传导，导致旁道前传增加，利多卡因可加速预激综合征合并房颤时旁道传导，

12

引起快速心室率，诱发心室颤动，在预激综合征合并房颤均为禁用药物。

第三节　急性心肌梗死

急性心肌梗死（acute myocardial infarction，AMI）是心肌缺血性坏死，是在冠状动脉病变的基础上，发生冠状动脉血供急剧减少或中断，使相应的心肌严重而持久地急性缺血导致心肌坏死。心肌梗死包括急性 ST 段抬高型心肌梗死（STEMI）和非 ST 段抬高型心肌梗死，前者病情凶险，而后者类似不稳定型心绞痛。本文就 ST 段抬高型心肌梗死的诊断与治疗进行介绍。

【诊断要点】

1. 常见症状　①胸痛：AMI 最常见的首发症状，此胸痛具有一定的特征性，常表现为胸骨后或心前区剧烈的压榨性或窒息性疼痛。含服硝酸甘油不能完全缓解。②胸闷、气短：阵发性的、范围叙述不详的胸闷，伴有明显气短症状可能是急性冠状动脉综合征仅次于胸痛的一种主诉。③呼吸困难：阵发性或持续性呼吸困难也是急性冠状动脉综合征常有的主诉之一。④消化道症状：恶心、呕吐常见。

2. 心电图　对疑诊急性心肌梗死的患者应迅速描记 18 导联心电图（常规 12 导联加 $V_7 \sim V_9$，$V_3R \sim V_5R$），典型的 STEMI 早期心电图表现为 ST 段弓背向上抬高（呈单向曲线）伴或不伴病理性 Q 波、R 波减低（正后壁心肌梗死时，ST 段变化可以不明显）。超急期心电图可表现为异常高大且两支不对称的 T 波。首次心电图不能明确诊断时，需在 10 ~ 30 分钟后复查。定位诊断方法见表 12-3-1。

3. 心肌酶学　①肌钙蛋白 I 或 T 起病 3 ~ 4 小时后升高；肌钙蛋白 I 于 11 ~ 24 小时达高峰，7 ~ 10 天降至正常；肌钙蛋白 T 于 24 ~ 48 小时达高峰，10 ~ 14 天降至正常。②肌酸激酶同工酶（CK-MB）升高。在起病后 4

小时内增高，16～24 小时达高峰，3～4 天恢复正常。其增高的程度能较准确地反映梗死的范围，高峰出现时间是否提前有助于判断溶栓治疗是否成功。③肌红蛋白测定有助于 STEMI 早期诊断，但特异性较差。

表 12-3-1　急性心肌梗死定位诊断方法

部位	导联	病变血管
前壁	$V_3 \sim V_5$	左前降支
前间壁	$V_1 \sim V_3$	左前降支
前侧壁	$V_5 \sim V_7$、Ⅰ、aVL	左前降支或左回旋支
广泛前壁	$V_1 \sim V_5$、Ⅰ、aVL	左冠脉主干
下壁	Ⅱ、Ⅲ、aVF	右冠状动脉或左回旋支
下间壁	Ⅱ、Ⅲ、aVF、$V_1 \sim V_3$	右冠状动脉或左回旋支
下侧壁	Ⅱ、Ⅲ、aVF、$V_5 \sim V_7$	右冠状动脉或左回旋支
高侧壁	Ⅰ、aVL	右冠状动脉或左回旋支
后壁	$V_7 \sim V_9$	右冠状动脉或左回旋支
右室	$V_3R \sim V_5R$	右冠状动脉或左回旋支

12

【鉴别要点】

超声心动图等影像学检查有助于对急性胸痛患者的鉴别诊断和危险分层。

1. 主动脉夹层　向背部放射的严重撕裂样疼痛伴有呼吸困难或晕厥，但无典型的 AMI 心电图变化者，应警惕主动脉夹层。

2. 肺栓塞 肺栓塞可发生胸痛、咯血、呼吸困难和休克，同时有右心负荷急剧增加的表现如发绀、肺动脉瓣区第二心音亢进、颈静脉充盈、肝大、下肢水肿等。心电图示 I 导联 s 波加深，Ⅲ 导联 Q 波显著 T 波倒置，胸前导联过渡区左移，右胸前导联 T 波倒置等改变，可资鉴别。

3. 急腹症 急性胰腺炎、消化性溃疡穿孔、急性胆囊炎、胆石症等均有上腹部疼痛，可能伴休克。仔细询问病史、行体格检查、心电图检查、血清心肌酶和肌钙蛋白测定可协助鉴别。

4. 急性心包炎 表现发热、胸膜刺激性疼痛，向肩部放射，前倾坐位时减轻，部分患者可闻及心包摩擦音。

【治疗要点】

1. 一般治疗

（1）疑诊患者应卧床休息，保持环境安静，对有呼吸困难和血氧饱和度降低者，最初几日间断或持续通过鼻导管或面罩吸氧。

（2）建立静脉通道保持给药途径畅通。

（3）镇静与镇痛首选地西泮 10mg 肌注，如效果不佳或已肯定的 AMI 者可使用：吗啡 3～5mg 静脉注射或 5～10mg 皮下注射；哌替啶 50～100mg 肌注，或曲马多 50～100mg 肌注。

（4）阿司匹林：无禁忌证者立即口服水溶性阿司匹林或嚼服肠溶阿司匹林 150～300mg。

（5）他汀类药物：无禁忌证者立即开始应用使低密度脂蛋白胆固醇（LDL-C）达到 <100mg/dl。

2. 急性心肌梗死的处理

（1）再灌注心肌：起病 3～6 小时最多在 12 小时内，使闭塞的冠状动脉再通，可选择 PCI 或溶栓治疗。

（2）溶栓常用药物：①尿激酶：2 万 U/kg，一小时内快速滴注。②链激酶：（100～150）万 U，一小时内快速滴注。③rt-PA（组织型纤溶酶原激活剂）：负荷量：10mg，2 分钟内静脉推注；然后以 50mg 静脉滴注 1 小时，再减至 20mg/h 静脉滴注 2 小时，3 小时用药总量 100mg。此药常需与肝素合用，用药前先以肝素 5000U 静脉推注，继以 800~1000U/h 静脉滴注。

（3）阿司匹林：无禁忌证提倡早期用药，AMI 急性期，阿司匹林使用剂量应 150~300mg/d，首次服用时应选择水溶性阿司匹林，或肠溶阿司匹林嚼服以达到迅速吸收的目的。3 天后改为小剂量 50~150mg/d 维持。

（4）氯吡格雷：直接 PCI 患者，应给予负荷量氯吡格雷 300mg，以后 75mg/次，每日 1 次，至少 12 个月。静脉溶栓患者，年龄≤75 岁，应给予氯吡格雷 300mg 负荷量，以后 75mg/d，维持 12 个月；年龄>75 岁，则用氯吡格雷 75mg，以后 75mg/d，维持 12 个月。未接受再灌注治疗的患者可给予氯吡格雷 75mg/d，维持至少 12 个月。

（5）β受体阻滞剂：早期用药可减少或控制梗死面积，降低严重心律失常发生率，预防猝死。

（6）血管紧张素转换酶抑制剂（ACEI）：早期用药可预防梗死面积扩展，减少再灌注心律失常，改善 AMI 后的生存率，常用药物：①卡托普利：首次 6.25mg 口服，2 小时后加服 12.5mg，10~12 小时后再给 50mg，随后以 50mg 每日 2 次，口服；②伊那普利：2.5mg/d 口服；③赖诺普利：2.5~5.0mg/d 口服；④雷米普利：1.25mg/d 口服。对无并发症的心肌梗死患者可连续用药 4~6 周。

（7）抗凝治疗用药：①肝素，可以降低 AMI 患者的病死率和再梗死发生率，5000~7500U 皮下注射，2 次/天，连续 24~48 小时。②低分子肝素：5000U 皮下注射，每 12 小时一次，连续 5~7 天。

（8）硝酸酯类：AMI 发生后的前 24~48 小时可静脉输注硝酸甘油，特别对大面积前壁梗死，伴发高血压、肺水肿或心肌缺血者有较好效果，用药注意事项同不稳定型心绞痛。

12

【注意要点】

1. 心肌梗死溶栓治疗适应证 胸痛符合 AMI 特点，持续时间 >30 分钟；心电图至少 2 个相邻导或多个导联 ST 抬高 >0.2mV；距离症状发作时间 ≤12 小时；年龄 <65 岁。

2. β 受体阻滞剂 剂量应采用缓慢递增方法，逐渐达到有效的治疗量。

3. 对心肌梗死合并心源性休克患者不论发病时间也不论是否曾溶栓治疗，均应紧急冠状动脉造影，若病变适宜，立即直接 PCI。

4. 症状和心电图能够明确诊断 STEMI 患者不需等待心肌损伤标志物和（或）影像学检查结果，而应尽早给予再灌注及其他相关治疗。

第四节 高血压危象

高血压危象是指原发性或继发性高血压患者，在某些诱因作用下，血压突然和显著升高（一般超过 180/120mmHg）。高血压危象包括高血压急症及亚急症。

【诊断要点】

血压舒张压 >120mmHg 同时伴有急性或进行性靶器官损害即可诊断为高血压急症，当不伴有靶器官损害时应诊断为高血压亚急症。靶器官损害主要通过临床表现评估，包括胸痛（心肌缺血或心肌梗死、主动脉夹层）、胸背部撕裂样疼痛（主动脉夹层）、呼吸困难（肺水肿或充血性心力衰竭），以及神经系统症状，如癫痫发作或意识改变（高血压性脑病）。

【鉴别要点】

高血压急症的临床表现除血压增高外常因受累靶器官的不同而异。

1. 脑出血 脑出血急性期时血压明显升高多数是由于应激反应和颅内压增高，原则上实施血压监控与管理，不实施降压治疗。因为降压治疗有可能进一步减少脑组织的血流灌注，加重脑缺血和脑水肿。只有在血压极度升高情况时，才考虑严密血压监测下进行降压治疗。血压控制目标不能低于 160/100mmHg。

2. 脑梗死　脑梗死患者在数天内血压常自行下降，而且波动较大，一般不需要作高血压急症处理。

3. 急性冠脉综合征　部分患者在起病数小时内血压升高，大多见于前壁心肌梗死，主要是舒张压升高，可能与疼痛和心肌缺血的应激反应有关。血压升高增加心肌耗氧量，加重心肌缺血和扩大梗死面积；有可能增加溶栓治疗过程中脑出血发生率。可选择硝酸甘油或地尔硫草静脉滴注，也可选择口服 β 受体阻滞剂和 ACEI 治疗。血压控制目标是疼痛消失，舒张压 <100mmHg。

4. 急性左心室衰竭　降压治疗对伴有高血压的急性左心室衰竭有较明显的独特疗效，降压治疗后症状和体征能较快缓解。应该选择能有效减轻心脏前、后负荷又不加重心脏工作的降压药物，硝普钠或硝酸甘油是较佳的选择。需要时还应静脉注射袢利尿剂。

5. 主动脉夹层　应及时把收缩压降至 100 ～ 110mmHg，同时，无论是否有收缩期高血压或疼痛均应给予 β 受体阻滞剂，使心率控制在 60 ～ 75 次/分。

12

【治疗要点】

应当及早准确评估病情风险，对于高血压急症，应选择快速、平稳降压，减轻靶器官损害。对于高血压亚急症，可选择密切监测，调整口服降压药、逐渐控制血压。常用快速降压药物如下。

1. 硝普钠　可选择 50mg 加入 5% 葡萄糖溶液 500ml 中，以 $0.5 ～ 8\mu g/(kg \cdot min)$ 静脉滴注，根据血压调整剂量。硝普钠在体内红细胞中代谢产生氰化物，长期或大剂量使用应注意可能发生硫氰酸中毒，尤其是肾功能损害者。

2. 硝酸甘油　25 ～ 50mg 加入 5% 葡萄糖溶液 250ml 中，5 ～ 10μg/min 静脉滴注，并逐渐递增剂量，有效剂量为 50 ～ 100μg/min。降压起效迅速，停药后数分钟作用消失。硝酸甘油主要用于急性心力衰竭或急性冠脉综合征时高血压急症。不良反应有心动过速、面部潮红、头痛和呕吐等。

3. 乌拉地尔　25～50mg 加入 5% 葡萄糖溶液 250ml 静脉滴注，速度为 100～300μg/min。乌拉地尔对静脉的舒张作用大于对动脉的作用，在降压时并不影响颅内血压。乌拉地尔可降低心脏前后负荷和平均肺动脉压，改善每心量和心排血量，对心率无明显影响。

4. 硝苯地平　10～20mg 即刻舌下含服。

【注意要点】

1. 降压速度不宜过快。一般情况下，初始阶段（数分钟到 1 小时内）血压控制的目标为平均动脉压的降低幅度不超过治疗前水平的 25%。在随后的 2～6 小时内将血压降至较安全水平，一般为 160/100mmHg 左右。如果可耐受这样的血压水平，临床情况稳定，在以后 24～48 小时逐步降低血压达到正常水平。

2. 对于某些高血压急症应边急救处理边进行辅助检查，应抓紧一切可以利用的急救时机。

3. 对高血压史明确的患者如无明显原因的头痛和呕吐一定要警惕高血压危象。

4. 靶器官损害而非血压水平是区别高血压急症与高血压亚急症的关键。患者血压的高低并不完全代表患者的危重程度，是否出现靶器官损害以及哪个靶器官受累不仅是高血压急症诊断的重点，也直接决定治疗方案的选择，并决定患者预后。

5. 高血压急症病情稳定后寻找血压异常升高的可纠正原因或诱因是预防再次复发的关键。

第五节　重症心脏与心外器官

一、心脑综合征

各类心脏疾病引起心排血量减少、系统血压下降导致突发性晕厥、抽搐、昏迷，局灶性神经征，精神智力障碍等脑症状者谓之心脑综合征。常见疾病为 AMI、各类心律失常、风湿性心脏病、心导管检查、人工瓣膜置换等心脏手术。老年人则以前两者常见。

【诊断要点】

1. 临床特点

（1）AMI：AMI 引起的脑症状分为 5 型：①晕厥型：可无心前区疼痛但有晕厥发作，应从速作心电图检查；②偏瘫型：二者可同时发生或在 AMI 后数小时到数天内发生，心电图示心前、侧壁心肌梗死。③高血压危象型：可无心前区疼痛。④脑干型：心电图示前壁广泛性心肌梗死。⑤大脑型：突然起病、头痛、意识障碍、抽搐、视力减退、精神运动性兴奋、濒死感和谵妄状态。对发病不典型，以脑血流循环障碍为主者，患者未出现心脏症状即陷入昏迷者占 29.7%。亦有在 AMI 初期，血压可正常或暂时性升高应急做心电图和各种血清酶检测以明确诊断。

（2）风湿性心脏病：二尖瓣狭窄并心房颤动是脑栓塞的最主要原因。心房壁尤其左心耳外肌肉几乎无收缩，血流迟缓，易形成附壁血栓，血栓脱落随颈内动脉入脑，大脑中动脉及其分支栓塞最多。

（3）细菌性心内膜炎：瓣膜上细菌性赘生物脱落入体循环引起脑栓塞，常为多发性，往往引起栓塞性脑炎、脑脓肿、脑膜炎、细菌性动脉瘤、颅内出血等。临床上有时脑症状为细菌性心内膜炎首发症状。

（4）非细菌性血栓性心内膜炎：主要发生于癌症及许多慢性消耗性疾病患者，又名消耗性心内膜炎。瓣膜上赘生物不含细菌，其碎片脱落可致脑栓塞，亦常为多发性。

（5）心律失常：病态窦房结综合征可有失神、眩晕发作；完全性房室传导阻滞可致阿斯综合征（心源性脑缺血综合征）；室性或室上性心动过速可致一过性意识障碍、抽搐和局灶性神经症等。

12

（6）心肌病：多为扩张型心肌病引起，血栓样物质堆积在左、右心室顶点心肉柱上，另心肌病易并发充血性心力衰竭和心房颤动，致血栓样物质脱落引起脑栓塞。缺血性脑卒中，尤其青年患者找不到病因，无动脉粥样硬化及瓣膜损害，亦无心律失常者，应注意是否有心肌病。

（7）心房黏液瘤：心房黏液瘤好发于左房侧房间隔卵圆窝区，当阻塞二尖瓣口时引起晕厥。瘤的碎片或瘤表面血栓脱落，引起脑栓塞。

2. 辅助检查

（1）心电图：可有 AMI、心律失常等相应表现。

（2）超声心动图：可发现二尖瓣狭窄、心肌肥厚等表现。

（3）头部 CT：脑梗死急性和亚急性期可出现动脉高密度征、局部脑肿胀征和脑实质密度减低征；慢性期呈低密度，与脑脊液密度近似。脑出血时首选 CT 检查，可显示圆形或卵圆形均匀高密度血肿，边界清楚，并可确定血肿部位、大小、形态，以及是否破入脑室，血肿周围水肿带和占位效应等；如脑室大量积血可见高密度铸型，脑室扩张，1 周后血肿周围可见环形增强，血肿吸收后变为低密度或囊性变。

（4）头部 MRI：脑梗死可表现为 T1WI 呈低信号，T2WI 呈高信号。

（5）其他：可检查心肌损伤标志物。

【鉴别要点】

心脑综合征是因心脏病变引起的脑部并发症，应和原发性脑部病变相鉴别，如脑血栓形成、脑出血、蛛网膜下腔出血、癫痫、中毒等进行鉴别，亦应和脑心综合征进行鉴别。

【治疗要点】

由于突发神经系统症状，往往造成原发心脏疾病疏忽，在治疗中，应在积极治疗原发心脏疾病，保证循环功能良好的同时，处理神经系统的病变。

12

脑梗死的治疗原则主要有 4 点：①增加对缺血周围半暗区的供血供氧；②改善侧支循环；③消除脑水肿；④防止梗死灶的进一步扩展。而脑出血的治疗首先在于区别有无外科手术指征；其次为消除脑水肿、降低颅内压防止脑疝形成，急性期后则应转入神经康复治疗，且越早越好。

二、脑心综合征

脑心综合征是指患者原无冠心病及相应的心电图改变，但在卒中发作时，特别在脑出血、蛛网膜下腔出血（SAH）及广泛性脑缺血坏死的患者中，引起类似的 AMI、心内膜下心肌缺血、心律失常或心力衰竭的统称。

【诊断要点】

1. 临床特点　患者原无冠心病及相应的心电图改变，但在卒中发作时，表现以下两种情况：①心电图出现类似心肌缺血、心肌梗死或心内膜下梗死的改变，当脑血管病好转后，心电图改变也随之消失。这种改变约占脑卒中患者心电图异常者中的 50% 以上，称为假性心肌梗死。②心脏发生心肌梗死和出血，主要见于室间隔、左室后壁和左侧壁，出血也可见于心内膜下，即使在意识稍清醒的患者中，也少有心前区疼痛的表现。此外，急性脑血管病变后，心律不齐相当多见，在此基础上常可发生猝死。

2. 辅助检查

（1）心电图：①心电图波形异常有显著 U 波在急性脑血管病（CVD）是特征性改变；早期出现其发生率占 30%，U 波的出现或消失和低钾血症无关，且在 AMI 中 U 波不突出。②QT 间期延长：和 U 波一起在 SAH 中阳性率高达 50%～60%，显著的 QT 间期延长可导致致命性的扭转型室性心动过速。③T 波倒置：在重度 SAH 中多见在胸导联可见 10mm 以上的巨大倒置 T 波，但 T 波上升支坡度常缓慢不对称。④P 波增高（Ⅱ导联 >2mm）：高尖 P 波并随 T 波增高而增高。

12

（2）超声心动图：有助于发现心肌损害的严重性。

（3）心电持续监护或 Holter 检查：有助于发现心律失常。

（4）其他：可发现血液心肌酶谱的增高，特别是磷酸肌酸激酶。

【鉴别要点】

1. AMI　心电图可见 ST 段压低或抬高倒置 T 波、异常 Q 波，可有血清 CK、乳酸脱氢酶（LDH）等酶活性异常。与 AMI 不同的是，脑心综合征患者心电图：ST 段很少下降 >2mm，T 波明显增大，左胸前导联、Ⅱ、Ⅲ、aVF 导联的 T 波倒置，U 波明显；CK-MB 活性升高多出现在发病后第 3 ~ 5 天，升高程度也不如 AMI 时明显。但需要结合临床病史和症状。

2. 急性可逆性心肌梗死　特点：①异常 Q 波多见于 V_1 ~ V_3 导联，可见 ST 段抬高、冠状 T 波等典型 AMI 波形；②持续时间 1 ~ 2 周后可转为正常；③心肌酶逸出轻；④尸检肉眼可见 AMI 改变，心肌组织学见附壁血栓、小血管血栓与周围心肌组织散在性坏死；⑤合并有弥散性血管内凝血、凝血功能亢进等冠状微小血管循环障碍等因素

【治疗要点】

治疗原则是优先原发病的治疗，兼顾合并症的处理。

1. 优先针对患者原发病进行处理　根据患者年龄、脑梗死、脑出血等情况决定相应需要量的甘露醇、利尿剂等脱水治疗以及进行脑室引流、颅内血肿引流、去骨瓣减压术等措施。

2. 脑心综合征表现为心律失常或心功能不全时，可按常规进行处理，注意脱水剂输注速度及控制入液量，其处理措施一般不会对原发病产生太大影响。

3. 表现为严重心肌缺血或急性心肌梗死时，其处理就需慎重。因单从心脏的角度出发，应该使用扩张血管、抗血小板聚集及抗凝药物，以改善心肌血供；但若脑部的原发病为脑出血、蛛网膜下腔出血或急性颅脑损伤，

并处于出血状态未稳定的急性期时，使用抗血小板聚集及抗凝药物就有可能导致颅内出血量增加进而加重原发病的病情，此时两者的处理措施互相矛盾。但本着优先原发病治疗的原则，处理应根据原发病的具体情况来决定。

三、心肾综合征

心肾综合征（cardiorenal syndrome，CRS）是指对于心脏和肾脏，一个器官的急性或慢性功能损害，能引起另一个器官的急性或慢性功能损害。

【诊断要点】

1. 临床分型　2008年欧洲学者提出了CRS的临床分型，共分为5型。

Ⅰ型（急性心肾综合征）：系指心功能突然恶化（如急性心源性休克、失代偿性心力衰竭等）引起的急性肾损害。此型最常见。

Ⅱ型（慢性心肾综合征）：系指慢性心功能异常（如慢性充血性心力衰竭）引起的进行性慢性肾脏病。约25%的慢性充血性心力衰竭患者可能发生此型心肾综合征。

Ⅲ型（急性肾心综合征）：系指肾功能突然恶化（如急性肾小管坏死、急进性肾小球肾炎等）引起的急性心功能损害（如心力衰竭、心律失常、心肌缺血）。此型较少见。

Ⅳ型（慢性肾心综合征）：系指慢性肾脏病（如慢性肾小球肾炎等）引起的心功能减退、心室肥厚、心室舒张功能不全和（或）心血管不良事件危险增加。此型也很常见。

Ⅴ型（继发性心肾综合征）：系统性疾病（如糖尿病、系统性红斑狼疮、淀粉样变病及败血症等）引起的心脏及肾脏功能损害。

2. 辅助检查

（1）血液：心力衰竭时可有脑钠肽（BNP < 100ng/L、

12

NT-proBNP < 300ng/L 为排除急性心力衰竭的截点）、心肌损伤标志物的升高；急性肾损伤时，可有胱抑素 C、中性粒细胞明胶酶相关脂质运载蛋白（NGAL）升高。

（2）尿液：可见尿肾损伤分子 1（KIM-1）、中性粒细胞明胶酶相关载脂蛋白（NGAL）、IL-18 升高。

（3）超声心动图：可表现为射血分数降低、左心室肥厚。

【治疗要点】

1. Ⅰ型 CRS 治疗 从防治 CRS 的角度：①首先需注重减少或避免急性心血管事件的发生，积极治疗心源性休克，以维持肾灌注，并早期识别急性肾损伤（AKI）。②Ⅰ型 CRS 的患者应慎用 ACEI/ARB 类药物，但已用 ACEI 者发生失代偿性心力衰竭不是停用 ACEI 的指征。③不推荐使用 β 受体阻滞剂，除非心排血量的降低已纠正。④对于急性心力衰竭有发生肾损伤风险的高危患者，要尽量避免使用对比剂，若确有必要，推荐使用等渗、非离子型对比剂，使用前后要进行扩容治疗。

2. Ⅱ型 CRS 治疗 ①由于 ACEI、ARB 类药物可扩张肾小球出球小动脉，降低肾小球囊内压，防止和延缓慢性肾脏病（CKD）进展，因此在慢性心力衰竭防治慢性肾功能不全持续进展中可能发挥重要价值。②低盐饮食和极低剂量的襻利尿剂能有效控制血钠和细胞外液容量。③应避免进一步增加肾损害的因素，如使用碘对比剂、非甾体类抗炎药及其他肾毒性药物。

3. Ⅲ型 CRS 治疗 治疗的关键是积极预防肾功能恶化的发生，早期识别心脏损伤。治疗上需严格控制入液量，注意纠正电解质紊乱和酸碱平衡失调，防止心律失常的发生，急性肾损伤严重时，应尽早行肾脏替代治疗。

4. Ⅳ型 CRS 治疗 治疗的目的是减缓 CKD 进展，从而减缓慢性肾心综合征进展。具体措施包括：①加强利尿，减轻水钠潴留。首选襻利尿剂，静脉输注比间歇性口服有效，对利尿无效时可考虑超滤治疗。②纠正贫血。③控制透析间期体重，防止容量负荷过多和心力衰竭的发生。

5. V 型 CRS 治疗　治疗的措施包括：①治疗原发疾病。②清除炎性细胞因子，免疫调节。③治疗心肾功能不全。首先是心功能支持：正性肌力药中去甲肾上腺素被认为是比较好的血管收缩剂；磷酸二酯酶抑制剂兼有收缩和舒张血管效应，且不会明显增加心肌耗氧量；最近，研究显示左西孟坦对于失代偿性心力衰竭能改善心功能、达到利尿效果。其次是肾脏支持：应避免使用肾毒性药物，保持充足的灌注压；肾脏替代治疗尤其是肾脏连续性替代治疗需尽早进行；保持酸碱平衡，提供充足的"液体空间"来进行营养支持。

（孙同文）

12

第十三章

重症呼吸

第一节 重症肺炎

肺炎是严重危害人类健康的一种疾病,占感染性疾病中死亡率之首。重症肺炎除具有肺炎常见呼吸系统症状外,兼有呼吸衰竭和其他器官系统明显受累的表现,既可发生于社区获得性肺炎(community acquired pneumonia,CAP),亦可发生于医院获得性肺炎(hospital acquired pneumonia,HAP)。在 HAP 中以 ICU 内获得的肺炎、呼吸机相关肺炎(VAP)和健康护理(医疗)相关性肺炎(health care-associated pneumonia,HCAP)更为常见。

【诊断要点】

1. 有明确的易感因素重症肺炎的易感因素包括 COPD、慢性心脏疾病如充血性心力衰竭、酗酒、糖尿病、高龄等,免疫抑制剂的使用、严重营养不良、慢性误吸、吸烟也是重要的易感因素之一。

2. 相关定义

(1)CAP 是指在医院外罹患的感染性肺实质(含肺泡壁,即广义上的肺间质)炎症,包括具有明确潜伏期的病原体感染而在入院后平均潜伏期内发病的肺炎。也就是住院 48 小时以内及住院前出现的肺部炎症。CAP 临床诊断依据包括：①新近出现的咳嗽、咳痰，或原有呼吸道疾病症状加重，并出现脓痰；伴或不伴胸痛。②发热。③肺实变体征和（或）湿啰音。④白细胞计数 $> 10 \times 10^9/L$ 或 $< 4 \times 10^9/L$，伴或不伴核左移。⑤胸部 X 线检查示片状、斑片状浸润性阴影或间质性改变，伴或不伴胸腔积液。

以上①~④项中任何一项加第 5 项，并除外肺结核、肺部肿瘤、非感染性肺间质性疾病、肺水肿、肺不张、肺栓塞、肺嗜酸性粒细胞浸润症、肺血管炎等，可建立临床诊断。

重症肺炎通常被认为是需要收入 ICU 的肺炎，关于重症肺炎尚未有公认的定义。在中华医学会呼吸病学分会公布的 CAP 诊断和治疗指南中将下列症状列为重症肺炎的表现：①意识障碍；②呼吸频率 > 30 次/分；③$PaO_2 < 60mmHg$，氧合指数（PaO_2/FiO_2）< 300，需行机械通气治疗；④血压 < 90/60mmHg；⑤胸片显示双侧或多肺叶受累，或入院 48 小时内病变扩大 ≥50%；⑥少尿：尿量 < 20ml/h，或 < 80ml/4h，或急性肾衰竭需要透析治疗。HAP 中晚发性发病（入院 > 5 天、机械通气 > 4 天）和存在高危因素者，即使不完全符合重症肺炎规定标准，亦视为重症肺炎。

美国胸科学会（ATS）2001 年对重症肺炎的诊断标准：主要诊断标准包括①需要机械通气；②入院 48 小时内肺部病变扩大 ≥50%；③少尿（每日 < 400ml）或非慢性肾衰患者血清肌酐 > 177μmol/L（2mg/dl）。次要标准包括：①呼吸频率 > 30 次/分；②PaO_2/FiO_2 < 250；③病变累及双肺或多肺叶；④收缩压 < 90mmHg（12kPa）；⑤舒张压 < 60mmHg（8kPa），符合 1 条主要标准或 2 条次要标准即可诊断为重症肺炎。

2007 年 ATS 和美国感染病学会（IDSA）制订了新的《社区获得性肺炎治疗指南》，对重症 CAP 的诊断标准进行了新的修正。主要标准：①需要创伤性机械通气；②需要应用升压药物的脓毒性血症休克。次要标准：

13

①呼吸频率 > 30 次/分；②氧合指数（PaO_2/FiO_2）< 250；③多肺叶受累；④意识障碍；⑤尿毒症（BUN > 20mg/dl）；⑥白细胞减少症（白细胞计数 < $4 \times 10^9/L$）；⑦血小板减少症（血小板计数 < $100 \times 10^9/L$）；⑧体温降低（中心体温 < 36℃）；⑨低血压需要液体复苏。符合1条主要标准，或至少3项次要标准可诊断。

（2）重症医院获得性肺炎（SHAP）的定义与 SCAP 相近。2005 年 ATS 和美国感染病学会（IDSA）制订了《成人 HA，VAP，HCAP 处理指南》。指南中界定了 HCAP 患者范围：在 90 天内因急性感染曾住院 ≥2 天；居住在医疗护理机构；最近接受过静脉抗生素治疗、化疗或者 30 天内有感染伤口治疗；住过一家医院或进行过透析治疗。因为 HCAP 患者往往需要应用针对多重耐药（MDR）病原菌的抗菌药物治疗，故将其列入 HAP 和 VAP 的范畴内。

3. 临床诊断

（1）临床特点：重症肺炎一般急性起病，患者常见症状有发热、咳嗽、咳痰、呼吸困难等呼吸系统症状，还可在短时间内出现意识障碍、休克、肾功能不全、肝功能不全等其他系统表现。少部分患者也可没有典型的呼吸系统症状，容易引起误诊。有时患者也可起病时较轻，但病情逐步恶化，最终达到重症肺炎的标准。

（2）病原学：包括血培养、痰涂片和培养、血清学检查、胸腔积液培养等。此外，可以考虑侵入性检查，包括经皮肺穿刺活检、经过防污染毛刷（PSB）经过支气管镜检查或支气管肺泡灌洗（BAL）。

1）血培养：一般在发热初期采集，如已用抗菌药物治疗，则在下次用药前采集。采样以无菌法静脉穿刺，防止污染。成人每次 10～20ml，婴儿和儿童 0.5～5ml。血液置于无菌培养瓶中送检。24 小时内采血标本 3 次，并在不同部位采集可提高血培养的阳性率。

在大规模非选择性因 CAP 住院的患者中，抗生素治疗前的血细菌培养阳性率为 5%～14%，最常见的结果为肺炎球菌。假阳性的结果常为凝固酶阴性的葡萄球菌。

抗生素治疗后血培养阳性率减半，所以血标本应在抗生素应用前采集。但如果有菌血症高危因素存在时，初始抗生素治疗后血培养的阳性率仍高达15%。因重症肺炎有菌血症高危因素存在，病原菌极可能是金黄色葡萄球菌、铜绿假单胞菌其他革兰阴性杆菌，这几种细菌培养的阳性率高，重症肺炎时每例患者都应行血培养，这对指导抗生素的应用有很高的价值。另外，细菌清除能力低的患者（如脾切除患者）、慢性肝病患者、白细胞减少患者也易有菌血症，也应积极行血培养。

2）痰液细菌培养：嘱患者先行漱口，并指导或辅助患者深咳嗽，留取脓性痰送检。约40%患者无痰，可经气管吸引术或支气管镜吸引获得标本。标本收集在无菌容器中。痰量的要求，普通细菌 >1ml，真菌和寄生虫 3～5ml，分枝杆菌 5～10ml。标本要尽快送检，不得超过2小时。延迟将减少葡萄球菌、肺炎链球菌以及革兰阴性杆菌的检出率。在培养前必须先挑出脓性部分涂片作革兰染色，低倍镜下观察，判断标本是否合格。镜检扁平上皮 >10个/低倍视野就判断为不合格痰，即标本很可能来自口咽部而非下呼吸道。多核细胞数量对判断痰液标本是否合格意义不大，但是纤毛柱状上皮和肺泡巨噬细胞的出现提示来自下呼吸道的可能性大。

痰液细菌培养的阳性率各异，受各种因素的影响很大。痰液培养阳性时需排除污染和细菌定植。与痰涂片细菌是否一致、定量培养和多次培养有一定价值。在气管插管后立即采取的标本不考虑细菌定植。痰液培养结果阴性也并不意味着无意义：合格的痰标本分离不出金黄色葡萄球菌或革兰阴性杆菌就是排除这些病原菌感染的强有力的证据。革兰染色阴性和培养阴性应停止针对金黄色葡萄球菌感染的治疗。

3）痰涂片染色：痰液涂片革兰染色可有助于初始的经验性抗生素治疗，最大优点是可以在短时间内得到结果并根据染色结果选用针对革兰阳性或阴性细菌的抗

13

生素；涂片细菌阳性时常常预示着痰培养阳性；涂片细菌与培养出的细菌一致时，可证实随后的痰培养出的细菌为致病菌。结核感染时抗酸染色阳性。真菌感染时痰涂片可多次查到霉或菌丝。痰液涂片在油镜检查时见到典型的肺炎链球菌或流感嗜血杆菌有诊断价值。

4）其他：在军团菌的流行地区或有近期2周旅行的患者，除了常规培养外，需要用缓冲碳醇母浸膏作军团菌的培养。尿抗原检查可用肺炎球菌和军团菌的检测。对于成人肺炎球菌肺炎的研究表明敏感性50%～80%，特异性90%，不受抗生素使用的影响。对军团菌的检测，在发病第一天就可阳性，并持续数周，但血清型1以外的血清型引起的感染常被漏诊。快速流感病毒抗原检测阳性可考虑抗病毒治疗。肺活检组织细菌培养、病理及特殊染色是诊断肺炎的金标准。

（3）病原学检查结果（通常细菌、非典型病原体）诊断意义的判定如下。

1）确诊：①血或胸腔积液培养到病原菌。②经纤维支气管镜或人工气道吸引的标本培养到病原菌浓度≥10^5cfu/ml（半定量培养＋＋）、支气管肺泡灌洗液（BALF）标本≥10^4cfu/ml（半定量培养＋＋＋）、防污染毛刷样本（PSB）或防污染BAL标本10^3cfu/ml（半定量培养＋）。③呼吸道标本培养到肺炎支原体或血清抗体效价呈4倍以上提高。④血清肺炎衣原体抗体效价呈4倍或4倍以上提高。⑤血清中军团菌直接荧光抗体阳性且抗体效价4倍升高，或尿中抗原检测为阳性可诊断军团菌。⑥从诱生痰液或支气管肺泡灌洗液中发现卡氏肺孢子虫。⑦血清或尿的肺炎链球菌抗原测定阳性。⑧痰中分离出结核分枝杆菌。

2）有意义：①合格痰标本培养优势菌中度以上生长（≥＋＋＋）。②合格痰标本少量生长，但与涂片镜检结果一致（肺炎链球菌、流感杆菌、卡他莫拉菌）。③入院3天内多次培养到相同细菌。④血清肺炎衣原体抗体效价≥1∶32。⑤血清中嗜肺军团菌试管凝聚试验抗体效价一次高达 1：320 或间接荧光试验≥1：320 或 4 倍增高达 1：128。

3）无意义：①痰培养有上呼吸道正常菌群的细菌（如草绿色链球菌、表皮葡萄球菌、非致病奈瑟菌、类白喉杆菌等）。②痰培养为多种病原菌少量生长。

4. 影像学检查 影像学检查是诊断肺炎的重要指标，也是判断重症肺炎的重要指标之一。肺炎影像学表现：片状、斑片状浸润性阴影或间质性改变，伴或不伴胸腔积液。影像学出现多叶或双肺改变，或入院 48 小时内病变扩大≥50%，提示为重症肺炎。由于表现具有多样性，特异性较差，但影像改变仍对相关病原菌具有一定的提示意义（表 13-1-1）。

表 13-1-1 肺炎常见的 X 线表现和相关病原菌

X 线表现	相关病原菌
肺叶或肺段实变	肺炎链球菌、肺炎克雷伯杆菌、流感嗜血杆菌、其他革兰阴性杆菌
有空洞的浸润影	金黄色葡萄球菌（多个时）、结核菌、革兰阴性杆菌
浸润影加胸腔积液	肺炎链球菌、金黄色葡萄球菌、厌氧菌、革兰阴性杆菌、化脓性链球菌
多种形态的浸润影（斑片状或条索状）	肺炎支原体、病毒、军团菌
弥漫性间质浸润影	军团菌、病毒、卡氏肺孢子虫

5. 血常规和痰液检查 细菌性肺炎血白细胞计数多增高，中性粒细胞多在 80% 以上，并有核左移；年老体弱及免疫力低下者白细胞计数常不增高，但中性粒细胞比率仍高。痰呈黄色、黄绿色或黄褐色脓性混浊痰，痰

中白细胞显著增多，常成堆存在，多为脓细胞。病毒性肺炎白细胞计数一般正常，也可稍高或偏低。继发细菌感染时白细胞总数和中性粒细胞比率可增高。痰涂片所见的白细胞以单核细胞为主；痰培养常无致病菌生长；如痰白细胞核内出现包涵体，则提示病毒感染。在重症肺炎时可因骨髓抑制出现白细胞减少症（白细胞计数 < 4×10^9/L）或血小板减少症（血小板计数 < 100×10^9/L）。二者均提示预后不良，是诊断重症肺炎的 2 个次要标准。在感染控制、病程好转后可恢复。

6. 血气分析　肺炎时由于发热、胸痛或患者焦虑可出现呼吸次数加快，可出现呼吸性碱中毒，$PaCO_2$ 降低。重症肺炎时由于通气-血流比例失调、肺内分流增加、弥散功能异常等可出现严重的低氧血症，PaO_2 < 60mmHg，出现 I 型呼吸衰竭。痰液过多致气道堵塞、呼吸浅慢或停止、以往有 COPD 时可表现为 II 型呼吸衰竭，PaO_2 降低，< 60mmHg，并伴有 $PaCO_2$ > 50mmHg。

7. 其他检查　可有血沉增快、C 反应蛋白水平升高、血清碱性磷酸酶积分改变等提示细菌感染的变化。肾功能不全时可有尿改变及血清尿素氮、肌酐升高，尿量 < 20ml/h 或 < 80ml/4h、血清肌酐 > 177μmol/L（2mg/dl），血 BUN > 20mg/dL 可提示为重症肺炎。另外也可有肝功能异常；由于患者进食差、消耗增加，常可有低蛋白血症存在。心肌损害可有心肌酶的增高及心电图的改变。

【鉴别要点】

重症肺炎可以表现不典型，而许多非肺炎的疾病的表现可类似典型肺炎，鉴别诊断具有重要意义。

（一）表现不典型的重症肺炎的鉴别

1. 脑炎或脑膜炎等　老年人的重症肺炎可无典型的肺炎表现，可无咳嗽，甚至无发热，仅表现为意识障碍，如谵妄、淡漠或昏迷，易被误诊为脑炎或脑膜脑炎。胸片应作为常规检查，以明确是否肺炎、是否有肺部并发症。早期的粟粒性肺结核、部分卡氏孢子虫肺炎胸片可正常，应提高警惕，仔细除外。脑CT、脑脊液检查也是必须的，出现异常支持脑炎、脑膜炎的诊断。但结核性脑膜炎常有肺结核存在，脑隐球菌感染常有肺部隐球菌感染，应引起注意。患者有头痛、呕吐时也可误诊为脑血管病，脑CT检查可助鉴别。

2. 急腹症　肺炎累及膈胸膜可引起上腹痛，易被误诊为急性胆囊炎、急性胰腺炎、消化性溃疡等。病情重时才就诊检查可出现淀粉酶升高、肝功损害、黄疸、麻痹性肠梗阻等，使鉴别更困难。对于多系统损害患者应警惕重症肺炎，胸片检查必不可少。

（二）同肺炎表现相似的疾病的鉴别

1. 肺栓塞　有发热的肺栓塞因有胸痛、多发肺部阴影、呼吸困难、低氧血症、白细胞增高等很容易误诊为重症肺炎。诊断要点关键在于对有肺栓塞高危因素的患者提高警惕，对有下肢深静脉血栓形成、卧床、手术后患者应行心脏超声肺动脉压估测、CT肺动脉造影、肺通气-灌注扫描等明确诊断。

2. 风湿性疾病引起的肺病变　如皮肌炎、SLE、类风湿关节炎、血管炎等，有时全身表现不明显，影像学表现同肺炎不能区别。有关抗体检测或组织活检病理有助于鉴别。

3. 肿瘤　肺肿瘤、淋巴瘤、白血病肺浸润等都可表现为发热、肺浸润影，必要时行病理学、骨髓细胞学等检查。

13

【治疗要点】

判断病情对治疗极为重要。判断病情的轻重有不同的方法，比较简便有效的是CURB-65评分。由意识障碍（confusion）、尿素氮升高（BUN > 20mg/dl）、呼吸频率加快（respiratory rate > 30次/分）、低血压（blood pressure < 90/60mmHg）和年龄 > 65岁5条组成，每项评1分。评分为0、1、2分时30天的死亡率分别为0.7%、2.1%、9.2%。当评分为3、4、5分时30天死亡率分别为14.5%、40%、57%。临床符合重症肺炎的标准，也提示病情重，需在 ICU 病房监护下治疗。一些研究表明，在住院后 24~48 小时才转到 ICU 的 CAP 患者死亡率和致残率高于直接收住 ICU 的 CAP 患者。相反地，不能从 ICU 治疗中直接获益的患者被收入 ICU，资源也常可被不适当占用。判断 CAP 的严重程度，确定哪些患者需要入住 ICU 仍旧是一个问题。但强调应动态评估病情：急性肺炎是病情发展变化较快的疾病，特别是起病初期和应用抗生素治疗后。应分别在入院时、入院前 24 小时内、在疾病过程中（24 小时后）对病情进行评估。重症肺炎死亡率居高不下，有人认为对重症肺炎重视程度应等同于心肌梗死、脑卒中。

重症肺炎的治疗包括抗菌药物治疗、呼吸支持、营养支持、加强痰液引流，以及免疫调节、防治多器官系统功能衰竭等。重症肺炎易出现多器官系统功能衰竭，有效的抗生素初始治疗是治疗的核心，可预防出现多器官系统功能衰竭。

（一）抗生素的治疗

1. CAP 的抗生素治疗　第一次抗生素应在急诊科留取细菌培养标本后尽早给予。制定早期经验性抗生素治疗方案必须根据总的流行病学类型来制定，即基本的抗生素初始方案应该根据具体患者的风险因素来进行调整，然后再根据微生物学调查结果调整：

（1）在肺炎链球菌的耐药率低（<5%）的地区，常规抗生素治疗应包括以下联合治疗：二代头孢菌素（如头孢呋辛）或氨基青霉素加 β 内酰胺酶抑制剂加红霉素，或者选用三代头孢菌素（如头孢噻肟或头孢曲松）。

（2）当在特殊合并情况时，抗生素的基本方案应做相应调整。

1）对于存在肺脏合并症，如 COPD 或支气管扩张的患者，治疗中应包括革兰阴性肠杆菌（GNEB）或铜绿假单胞菌。四代头孢菌素如头孢吡肟和头孢匹罗可以覆盖这些病原体，也能覆盖青霉素耐药性肺炎链球菌，而且联用红霉素时，是合理选择。如果高度怀疑铜绿假单胞菌感染，应考虑给预抗假单胞菌的联合治疗，如 β 内酰胺类（头孢他啶、头孢吡肟、亚胺培南）和加氨基糖苷类（妥布霉素或阿米卡星）加红霉素或用一种 β 内酰胺类加环丙沙星。

2）对于长期卧床患者，存在吸入性肺炎的风险，尤其是神经系统病变的患者，抗生素治疗应覆盖金黄色葡萄球菌和厌氧菌。此时不应选用二代头孢菌素，而应选择氨基青霉素加 β 内酰胺酶抑制剂或克林霉素。重症患者碳氢酶烯类抗菌药物如亚胺培南可以达到广覆盖的效果。

3）当存在特殊病原体的风险因素时，也应考虑修改抗生素的基本方案：先前抗生素治疗超过 48 小时，应考虑 GNEB 感染。对于从护理院收入的老年患者，治疗也应覆盖 GNEB。应选择三代头孢菌素，而不是二代头孢菌素。尤其是在青霉素和头孢菌素耐药率高的地区更是如此。另外，四代头孢菌素也是不错的选择。在军团菌发病率高的地区，应考虑加用利福平。在冬春季节，当由流感病毒引起的肺炎较多时，应考虑到金黄色葡萄球菌感染，因此应使用二代头孢菌素或氯唑西林。

4）如果已知当地的微生物类型和易感性，应根据这些类型调整抗生素用药。

2. 医院获得性肺炎的抗生素治疗　初始经验性治疗选择抗生素要根据 HAP 患者的分组，一组为住院后早发的、没有多重耐药菌（MDR）病原体感染危险因素者，其可能的病原体包括肺炎链球菌、流感嗜血杆菌、甲氧西林敏感金黄色葡萄球菌（MSSA）、敏感的肠杆菌科阴性杆菌（大肠埃希菌、肺炎克雷伯杆菌、变形杆菌和沙雷杆菌），可分别选用头孢曲松、左氧氟沙星（或莫西沙星、环丙沙星）、氨苄西林/舒巴坦、艾他培南治疗；另一组则为晚发的、有 MDR 感染的危险因素者，其可能病原体包括铜绿假单胞菌、产超广谱 β 内酰胺酶（ES-BLs）的肺炎克雷伯杆菌、不动杆菌属、MRSA、军团菌，怀疑为前三者，可选用具有抗绿脓活性的头孢菌素

13

（头孢吡肟、头孢他啶），或具有抗绿脓活性的碳青霉烯类（亚胺培南或美洛培南），或 β 内酰胺类/β 内酰胺酶抑制剂（哌拉西林/他唑巴坦）+ 具有抗绿脓活性的氟喹诺酮类（环丙沙星或左氧沙星）或氨基糖苷类（丁胺卡那、庆大霉素、妥布霉素）联合治疗，后两者可分别选用利奈唑烷或万古霉素、大坏内酯类或氟喹诺酮类治疗。重度 HAP 常见病原体包括铜绿假单胞菌、不动杆菌、肺炎克雷伯杆菌、肠杆菌科细菌和 MRSA。怀疑这些病原体感染者，在初始治疗时应联合用药，具体使用哪一种抗生素应依据当地或本单位的抗生素敏感性情况、药物的不良反应、患者过去两周内用药情况等因素综合考虑，尽量不选择已经使用过的抗生素。治疗中要尽可能增加对不同病原体的覆盖，联合应用碳青霉烯类、阿米卡星和万古霉素是覆盖面最广的用药方案。如果要覆盖 ICU 内引起 VAP 最常见的两种病原体 PA 和 MRSA，需联合应用万古霉素、一种碳青霉烯类和一种氟喹诺酮类，这种方案可覆盖 90% 以上的病原体。如果患者是在应用抗生素治疗其他部位感染期间发生了 HAP，经验性选药应选择另一种不同类型的抗生素。

3. 对抗生素疗效的评估和处理　如果微生物培养结果证实为耐药菌或是没有预计到的病原体感染，并且患者对治疗没有反应，则应对已选择的抗生素进行调整。如果培养结果与预计的 MDR 病原体不符，也不是铜绿假单胞菌或不动杆菌感染，或细菌对更窄谱抗生素敏感，则应降阶梯或选用窄谱抗生素治疗。初始治疗有效时，通常在治疗 48 ~ 72 小时后临床有改善，不应调整用药。如治疗没有反应，且病情恶化较快，则要调整抗生素，增加对病原体的覆盖面，等待培养结果和其他诊断数据。治疗 3 天后临床情况没有改善，可认为治疗无效，应对病情重新评估：对病原体的估计是否错误，是否系耐药病原体，诊断是否有误，是否为非感染因素所致，有无肺外感染的证据（肺不张、肺栓塞、ARDS、肺出血症、基础疾病、肿瘤），是否出现了并发症（肺脓肿、机会菌感染、药物热等)。影像学检查有助于发现治疗失败的原因,侧卧位 X 线胸片、超声、肺 CT 能发现可能的胸腔积液,除外肺脓肿等。对于低血压、需液体复苏的重症 CAP 患者需要警惕隐性肾上腺功能不全。

(二) 其他治疗

1. 机械通气 机械通气用于治疗严重低氧血症通过吸氧不能改善者。在需要机械通气的重症肺炎中,严重低氧血症的主要病理生理机制是存在肺内分流和通气-血流比例失调,通气-血流比值降低。轻到中度肺炎的患者分流量达到心排血量的 10% 以上,低通气-血流比值的区域达到血流量的 10% 以上。需要机械通气的患者,肺内分流量和低通气-血流比值的区域都达到心排血量的 50%。死腔增加到肺泡通气量的 60%。平均肺动脉压可能轻到中度增高 (35mmHg)。这些气体交换障碍,部分是由于精氨酸等舒血管性代谢产物的释放,部分地抵消了缺氧性肺血管的收缩。对不需要立即插管的低氧血症或呼吸窘迫患者,可试用无创通气 (NIV)。在 COPD 患者可减少 25% 的插管需要。咳痰无力、痰多限制了 NIV 的应用。在最初 1 ~ 2 小时内,呼吸次数、氧合未改善,$PaCO_2$ 未下降,需及时改用有创通气。对需要插管的患者,延长 NIV 时间会增加不良结局。NIV 对 ARDS 没有益处,而双肺肺泡浸润的 CAP 患者与 ARDS 几乎不能鉴别。对于有严重低氧血症的患者 ($PaO_2/FiO_2 < 150$) 也不适合 NIV。因此,对 $PaO_2/FiO_2 < 150$、双肺肺泡浸润患者应及时插管,行有创通气。对双侧弥漫性肺炎和 ARDS 应低潮气量通气 (6ml/kg 理想体重)。

2. 器官功能支持治疗 包括治疗休克、心功能不全、肾功能不全、凝血功能障碍等。

【注意要点】

1. 感染性休克的治疗 迅速补充血容量,必要时建立中心静脉通路,以维持收缩压 90 ~ 100mmHg 或与平素血压水平一致,尿量 > 30ml/h,中心静脉压 8 ~ 12mmHg;应用血管活性药物,如多巴胺、间羟胺、去甲

13

肾上腺素；应用糖皮质激素，在病情重、经补液升压药治疗血压不恢复者，可在应用适合抗生素的基础上使用氢化可的松 200mg 或其他等效激素静滴，病情好转后停药。

2. 良好的气道引流是治疗重症肺炎的关键 鼓励患者咳嗽、咳痰，如行无创正压通气则需间断拿下面罩让患者充分咳痰后再继续机械通气，对于单侧肺炎，调整患者体位到"健侧肺向下"的高侧卧位有助于通气好的区域增加血流量，从而改善氧合。对于病变经供氧和机械通气仍难以缓解的严重或难治的低氧血症可进行俯卧位通气。

第二节　呼吸衰竭

呼吸衰竭（respiratory failure）是由各种原因导致严重呼吸功能障碍，引起动脉血氧分压（PaO_2）降低，伴或不伴有动脉血二氧化碳分压（$PaCO_2$）增高而出现一系列病理生理紊乱的临床综合征。呼吸衰竭本身是一种功能障碍状态，而不是一种疾病。

【诊断要点】

1. 临床特点 ①呼吸困难：是呼吸衰竭最早出现的症状，主要表现为呼吸频率、节律和幅度的改变。②发绀：发绀是缺氧的典型表现，当动脉血氧饱和度低于 90% 时，可在口唇、指甲等处出现发绀。③精神神经症状：可出现精神错乱、躁狂、昏迷、抽搐等症状，如合并 CO_2 潴留，还可出现嗜睡、淡漠、扑翼样震颤，甚至呼吸停止。④心动过速：由于缺氧导致心率代偿性加快，往往会出现窦性心动过速，严重低氧导致心肌损害时还可出现各种类型的心律失常甚至心搏骤停。

2. 动脉血气分析：呼吸衰竭的诊断主要依靠动脉血气分析，静息状态吸空气时动脉血氧分压（PaO_2）< 8.0kPa（60mmHg）动脉血二氧化碳分压（$PaCO_2$）> 6.7kPa（50mmHg）为 II 型呼吸衰竭，单纯动脉血氧分压降低则为Ⅰ型呼吸衰竭。

3. 辅助检查

（1）胸部 X 线、CT 检查：肺源性，例如肺炎导致的呼吸衰竭可有相应疾病导致的肺部影像学改变；非肺源性因素导致的呼吸衰竭则肺部影像学改变不甚明显，可有不典型的肺间质改变、渗出增多等。

（2）肺功能检测：可通过对肺功能判断通气功能障碍的性质及是否合并换气功能障碍，并对通气和换气功能障碍的严重程度进行判断。

【鉴别要点】

1. Ⅰ型呼吸衰竭　由于换气功能障碍所导致，有明显的缺氧，$PaO_2 < 8.0kPa$（60mmHg），但不伴有二氧化碳潴留，$PaCO_2$ 正常或下降。

2. Ⅱ型呼吸衰竭　由于通气功能障碍所导致，既有缺氧，$PaO_2 < 8.0kPa$（60mmHg），又伴有二氧化碳潴留，$PaCO_2 > 6.7kPa$（50mmHg）。

【治疗要点】

呼吸衰竭的总体治疗原则：加强呼吸支持，包括保持呼吸道通畅、纠正缺氧和改善通气等；呼吸衰竭病因和诱因的治疗；加强一般支持治疗及对其他重要脏器功能的检测与支持。

1. 保持呼吸道通畅　神志清楚的患者，如气道分泌物较多，鼓励其主动咳痰，必要时给予雾化吸入，湿化痰液，促进排出；昏迷患者应使其处于仰卧位，头后仰，托起下颌并将口张开，清除气道内分泌物及异物，必要时建立人工气道。如患者有气道痉挛，则需应用支气管扩张药物，如 β_2 肾上腺素受体激动剂、抗胆碱药、糖皮质激素、茶碱等药物，急性呼吸衰竭时需迅速静脉给药，例如 0.5% 沙丁胺醇 1～5mg 或特布他林 2.5～10mg 静脉或雾化吸入给药，多索茶碱或氨茶碱 0.25～0.5g + 生理盐水 250～500ml 静脉滴注。

2. 氧疗

（1）增加吸氧浓度：Ⅰ型呼吸衰竭主要表现为氧

13

合障碍，提高吸氧浓度可在一定程度上缓解低氧血症，而不会引起二氧化碳潴留。对于 II 型呼吸衰竭的患者，由于高氧分压可导致二氧化碳潴留进一步加重，往往需要根据实际病情及既往二氧化碳水平综合判定吸氧浓度。

（2）选择合适的吸氧装置：鼻导管吸氧简单方便，不影响咳痰但氧浓度不稳定；面罩吸氧装置包括简单面罩，储氧面罩、文丘里面罩等，吸氧浓度相对稳定，可按需调节，且对鼻黏膜刺激较小，但不利于咳痰和进食。

3. 增加通气量、改善 CO_2 潴留

（1）呼吸兴奋剂：在气道通畅的情况下使用，剂量不易过大，常用 5% 葡萄糖或生理盐水 500ml + 洛贝林 15mg 或尼可刹米 1.125mg 支静脉输注。

（2）机械通气：包括无创正压通气及气管插管后通气。无创正压通气无需建立有创人工气道，简便易行，并发症少，但要求患者神志清醒能够配合、有一定的自主咳痰能力并且能够耐受无创面罩。当患者出现昏迷甚至呼吸停止或气道分泌物无法咳出时，则需气管插管机械通气，根据血气分析结果调整呼吸机参数。但机械通气并发症较多，需要严密监测。

4. 一般支持疗法　电解质紊乱和酸碱平衡失调可以进一步加重呼吸系统及其他脏器功能障碍，影响呼吸衰竭的治疗效果，需及时纠正；加强液体管理，防止血容量不足或容量负荷，可以保证氧输送并防止肺水过多导致缺氧加重。保证充足的营养及热量供给，可以改善患者的呼吸功能。

5. 病因治疗　引起呼吸衰竭的原发疾病较多，在对症处理呼吸衰竭本身的同时，也需要积极找寻病因。如肺炎引起的呼吸衰竭，应尽快明确致病病原体并积极抗感染治疗，选择恰当的抗感染药物并加强气道分泌物引流；而非感染因素如创伤、休克导致的呼吸衰竭，则需积极治疗创伤、休克，维持循环功能稳定。

第三节 慢性阻塞性肺疾病急性发作

慢性阻塞性肺疾病（chronic obstructive pulmonary disease，COPD）是一种具有气流受限特征的肺部疾病，气流受限不完全可逆，呈进行性发展。COPD 急性发作是指患者咳嗽、咳痰、呼吸困难症状比平时加重或痰量增多、需要改变用药方案。

【主要原因】

COPD 急性加重常见原因有支气管-肺部感染、大气污染、肺栓塞、肺不张、胸腔积液、气胸、左心功能不全等，另外还有 30% 左右无明显诱因。其中，支气管-肺部感染为最常见的诱因。50% 的 COPD 患者在稳定期下呼吸道就存在着细菌定植，并且这种细菌定植与急性加重有关。

【诊断要点】

1. 临床特点 ①咳嗽、咳痰较稳定期加重，咳嗽频繁，痰量增多、痰液变得黏稠不易咳出、黄脓痰。②呼吸困难，呼吸急促且伴有肺部哮鸣音增多，严重者可出现胸腹矛盾运动或三凹征。③出现心功能不全表现，不能平卧，活动耐量较稳定期明显下降，心率增快，听诊可有心音明显低钝，或出现奔马律，部分患者还可出现血压下降。④可有头痛、嗜睡、神志恍惚等不典型症状，提示患者可能出现 II 型呼吸衰竭。⑤平时服药剂量不能有效控制咳喘症状。

2. 实验室和辅助检查

（1）胸部 X 线及 CT 检查：COPD 本身 X 线胸片及 CT 无特异性改变，但当急性加重时诊断意义较大，可以初步筛查急性加重的原因，如肺炎、气胸、胸腔积液等，并有助于排除其他具有相似症状的呼吸系统疾病。

（2）动脉血气分析：对确定发生低氧血症、高碳酸血症、酸碱平衡失调以及判断呼吸衰竭的类型有重要

13

价值。

（3）超声心动图检查：主要用来对 COPD 急性加重时心功能的评估，对于心源性因素引起的 COPD 急性加重有较强的指导意义。

（4）实验室检查：细菌感染引起的 COPD 急性加重，可有外周血白细胞总数增高、核左移；多次、合格的痰培养对抗感染治疗有一定的指导意义。此外降钙素原检查对于是否存在细菌感染有指导意义。真菌-D 葡聚糖实验、曲霉菌血清试验是筛查真菌感染的重要依据。

【鉴别要点】

1. 支气管哮喘　大多数哮喘患者气流受限具有明显可逆性，合理使用糖皮质激素、β_2 受体激动剂等药物可以有效控制病情。当然部分哮喘患者随着病程延长，可出现较明显的气道重构，导致与 COPD 难以鉴别。

2. 心功能衰竭　与 COPD 急性加重的原因相似，多种诱因如感染、肺栓塞等病因可导致心力衰竭，而此类患者往往心功能障碍表现较呼吸功能障碍明显，且部分患者并无 COPD 病史，详细询问病史及肺功能检查、血气分析等有助于鉴别诊断。

【治疗要点】

首先应当确定导致 COPD 急性加重的原因，最常见的是细菌或病毒感染，严重时并发呼吸衰竭和右心功能衰竭。

1. 氧疗　COPD 急性加重患者往往存在低氧血症，所以，氧气疗法对此类患者是有益的。在此期间，应对监测动脉血气分析指标，以及患者的血氧饱和度走势等指标，并及时对其氧疗参数做出相应调整。住院患者氧疗的目标是维持其动脉血氧分压（PaO_2）在 60mmHg，或血氧饱和度在 90%，防止组织缺氧，并维持患者细胞的氧化活动。但如果将此类患者的 PaO_2 提得过高（远远 >60mmHg），其所能提供的额外益处很少且可能增加患者发生二氧化碳潴留，乃至 Ⅱ 型呼吸衰竭的风险。

2. 抗生素　由于多数 COPD 患者急性加重由细菌感

染诱发，故抗感染治疗在 COPD 急性加重的治疗中具有重要地位。首先根据患者所在地的流行病学特征经验性选择抗感染药物，在应用抗感染药物前留取病原学标本并根据结果及时调整抗感染治疗方案。长期应用广谱抗生素和糖皮质激素易发生真菌感染，需要注意加强监测和预防。对于不存在病原菌高耐药风险的、简单的急性加重发作患者而言，可以选用大环内酯类抗生素或 β 内酰胺类药物治疗。然而由于耐药菌出现率的上升在选用 β 内酰胺类抗生素时，应该联用 β 内酰胺酶抑制剂，如头孢哌酮与舒巴坦、哌拉西林与他唑巴坦等。

如患者之前接受过抗生素和口服糖皮质激素治疗选用能有效对抗流感嗜血杆菌和肺炎链球菌耐药菌株的广谱抗生素，如新的氟喹诺酮类药物等会有较好的疗效。而对于存在潜在的结构性肺部疾病（如支气管扩张症）的患者，则应考虑选用对假单胞菌有效的抗生素。

如果患者有明显全身症状，甚至出现器官功能障碍表现时，建议选用更广谱抗生素如碳氢酶烯类抗菌药物进行治疗。

3. 支气管舒张药　如患者症状较轻，可选择气道吸入给药如沙丁胺醇 2500μg 或异丙托溴铵 500μg；而对于喘息症状较重甚至出现呼吸衰竭倾向的患者则可经静脉给药，氨茶碱或多索茶碱为常用治疗药物，但应注意控制给药剂量和速度，以免发生中毒，有条件者可以监测茶碱的血药浓度。

4. 糖皮质激素　目前对于全身性皮质类固醇激素在 COPD 急性加重发作治疗中的作用是存有争议的。有证据显示，当用于 COPD 急性加重期的治疗时，全身性糖皮质激素可加快患者的康复，并减少其治疗失败。指南推荐的剂量为，泼尼松龙 30～40mg/d（或等效量），最好是通过口服给药，持续 10～14 天。

5. 机械通气　无创正压通气（NIV）的实施，是 COPD 急性加重期患者通气支持治疗的一项重大进展。现已证实，NIV 技术可以改善此类患者急性呼吸性酸中

13

毒（增加患者 pH，并降低其动脉血二氧化碳分压）；降低其呼吸频率、呼吸做功，及其呼吸困难的严重程度；并能减少患者的住院时间，及其呼吸机相关性肺炎等并发症。

NIV 不仅可以避免患者接受插管治疗，而且还能大幅减少严重 COPD 急性加重期患者的死亡率。如果患者存在无创通气的禁忌证，或使用 NIV 的效果不佳，则可能需要对其进行气管插管和有创机械通气支持。

6. 其他治疗措施　合理补充液体和电解质以保持患者水电解质平衡，加强营养支持，保证热量和蛋白质、维生素等营养素的摄入，必要时配合肠外营养治疗。积极胸部物理治疗，保证痰液引流通畅，酌情应用化痰药物。

【注意要点】

1. COPD 急性加重的预防策略　COPD 急性加重对患者临床预后及其经济负担的重大影响，迫使临床医生必须尽力预防其急性加重的发生。目前的相关指南明确指出，预防 COPD 急性加重发生，应是 COPD 管理过程中的一个主要目标。

被建议用于预防 COPD 急性加重发作的方法已有很多，其中包括了药物和非药物的干预措施。非药物干预措施主要包括戒烟、疫苗、呼吸功能锻炼等，而药物干预措施主要包括支气管扩张剂、抗生素中的大环内酯类和氟喹诺酮类药物。

2. 注意茶碱中毒反应　①茶碱的治疗量和中毒量非常接近，易发生中毒，尤其是对于合并心功能不全的 COPD 患者，心力衰竭愈重、心功能愈差者，应谨慎应用并密切注意。②茶碱过量时患者易出现消化道反应（如恶心、呕吐、上腹痛）、中枢神经系统反应（如兴奋、烦躁、头痛、失眠）和心血管反应（如心悸、心动过速），在停用氨茶碱或减少其剂量后所有患者的症状均逐渐消退，通常 2~3 天后恢复。

3. COPD 急性加重患者应限制使用对感觉中枢有抑

13

制作用的药物，如麻醉药、苯二氮䓬及其他镇静安眠药等，防止出现呼吸抑制及气道保护能力下降等不良反应。

第四节 急性呼吸窘迫综合征

急性呼吸窘迫综合征（acute respiratory distress syndrom，ARDS）是指严重感染、创伤、休克等肺内外因素打击后出现的以肺泡毛细血管损伤为主要表现的临床综合征。

【诊断要点】

1. 临床特点 ①急性起病：已知临床发病或呼吸症状新发或加重后1周内。②呼吸窘迫：呼吸频率明显增快，且常规吸氧后难以纠正的低氧血症。③无法用心力衰竭或体液超负荷完全解释的呼吸衰竭。

2. 辅助检查 胸部X线、CT检查：双肺致密影，并且胸腔积液、肺叶/肺塌陷或结节不能完全解释。

3. 实验室检查 根据动脉血气分析的结果将ARDS分为三度。

（1）轻度：$PaO_2/FiO_2 = 201 \sim 300mmHg$，且呼气末正压（PEEP）或持续气道正压（CPAP）$\leqslant 5cmH_2O$。

（2）中度：$PaO_2/FiO_2 = 101 \sim 200mmHg$，且PEEP$\geqslant 5cmH_2O$。

（3）重度：$PaO_2/FiO_2 \leqslant 100mmHg$，且PEEP$\geqslant 10cmH_2O$。

【鉴别要点】

ARDS主要与心源性肺水肿相鉴别，两者临床表现有很多相似之处，但临床治疗方法则相差甚远，如不能及时鉴别，往往会延误病情，导致严重后果。

与ARDS不同，心源性肺水肿是由于肺毛细血管静水压升高导致肺水肿，患者多具有心血管疾病的基础，发作时患者有端坐呼吸、粉红色泡沫样痰、双肺大量湿啰音等表现。胸片、CT检查可见心脏增大、肺门影增宽等表现，强心利尿等改善心功能治疗有效，提高吸氧浓度低氧血症可明显改善。

13

【治疗要点】

1. 原发病治疗　全身性感染、创伤、休克、烧伤、急性胰腺炎等是导致 ARDS 的常见病因。目前认为，感染、创伤后的全身炎症反应时导致 ARDS 的根本原因，控制原发病、遏制其诱导的全身炎症反应，是预防和治疗 ARDS 的必要措施。

2. 呼吸支持治疗　ARDS 的严重缺氧，应用鼻导管和面罩吸氧一般很难奏效，机械通气治疗是纠正缺氧的主要措施。轻症患者可应用无创正压通气，重症患者则需气管插管或气管切开后机械通气。机械通气时选择合适的 PEEP 水平，且需要注意肺保护。ARDS 机械通气的通气策略主要包括肺保护性通气、肺复张、最佳 PEEP、俯卧位通气、体外膜氧合技术等等。

（1）肺保护性通气：由于 ARDS 患者大量肺泡塌陷，肺容积明显减少，大潮气量通气容易导致肺泡过度膨胀和气道平台压力过高，加重肺损伤。将机械通气时的潮气量在 6~8ml/kg，既能够保证足够的通气又能保护肺组织避免肺损伤，以气道平台压力不超过 30~35cmH$_2$O 为宜。由于将潮气量降低，PaCO$_2$ 常常会高于正常，但在 ARDS 患者中，允许这种情况的发生，也就是通常所说的允许性高碳酸血症。这并非治疗的目的，但亦需保持 pH>7.20，否则需要考虑调整治疗策略并适当纠正。

（2）肺复张策略：充分复张 ARDS 塌陷的肺泡是纠正低氧血症和保证 PEEP 效应的重要手段。目前常用的肺复张手法包括控制性肺膨胀、PEEP 递增法及压力控制法。其中实施控制性肺膨胀采用定压通气方式，推荐吸气压力为 30~45cmH$_2$O、持续时间 30~40 秒。研究证实，肺复张能够有效促进塌陷肺泡复张、改善氧合。

（3）PEEP 的选择：ARDS 最佳 PEEP 的选择目前仍存在争议，若有条件，应根据静态 P-V 曲线低位转折点压力 +2cmH$_2$O 来确定 PEEP。在临床上，能够维持最低吸氧浓度保证氧合及循环稳定的 PEEP 通常被看作最佳

13

PEEP。

（4）俯卧位通气：俯卧位通气通过降低胸腔内压力梯度、促进分泌物引流等作用改善氧合。ARDS 患者重力依赖区的肺泡塌陷通过俯卧位治疗，可以有效复张，有利于通气/血流比值失调和氧合的改善。

3. 严格控制输入液体量　严格液体管理，控制入液总量，尽量保持液体负平衡。

4. 适当的镇痛、镇静或肌松　ARDS 患者存在氧供与氧需的不平衡，为了减轻这种失衡，必要的镇痛、镇静甚至肌松十分重要，这有助于降低患者的氧耗，减少本就已经失代偿的心肺功能，同时也能保证患者的安全和治疗依从性，为临床治疗提供保障。镇痛是镇静的前提，恰当的镇痛可以减轻患者由于疾病和治疗带来的疼痛、焦虑。常用的药物有芬太尼、吗啡等，但吗啡的呼吸抑制作用较强，应慎重使用。镇静药物宜选用短效、对呼吸影响较小的药物，如右美托嘧啶、咪达唑仑、丙泊酚等，长效的苯二氮䓬药物在病情趋于平稳患者的睡眠管理中有重要作用。

5. 营养与代谢支持　尽早开始营养代谢支持，根据患者的肠道功能情况选择营养支持的途径，肠道功能障碍患者应采用肠外营养，包括糖、脂肪、氨基酸、微量元素、维生素等营养要素，根据基础疾病和全身状况选择合适的热量比例。肠道功能正常或部分正常的患者应尽早开始肠内营养，有助于恢复肠道功能和保持肠黏膜屏障，防止毒素及细菌易位加重 ARDS。

【注意要点】

1. 原发病治疗　①严重感染是引起 ARDS 的首要高危因素，又是影响 ARDS 的首要原因。因此，在危重患者的抢救过程中，应严格无菌操作，撤除不必要的血管内导管和尿管，预防皮肤溃疡，寻找并处理外科感染，以减少医院内感染。对 ARDS 并发感染征象的患者，应加强对感染部位的寻找并应结合血、尿、痰细菌培养和临床情况，选择强有力的抗生素。②积极治疗休克。

13

③输液速度避免过多过快，晶体液和胶体液比例在1∶1。

④尽量少用库存血。

2. 俯卧位通气有助于能够改善氧合，但需要注意：①俯卧位通气的时机，当合适的 PEEP 水平及较高吸氧浓度（$FiO_2 \geq 60\%$）条件下氧合仍不能改善时需要考虑俯卧位治疗。②俯卧位治疗也有其相关并发症，需要注意气道引流，保证气道通畅，同时要注意血流动力学监测，保证循环功能稳定；保证俯卧位时患者皮肤的完整性，应用俯卧位通气功能的治疗床或者是减压垫可以有效减少压疮的产生。③俯卧位治疗对患者依从性较高，需要较强的镇痛、镇静甚至肌松治疗，当俯卧位治疗结束时，需评估相关药物剂量。

第五节　哮喘持续状态

哮喘持续状态指的是常规治疗无效的严重哮喘发作，持续时间一般在 12 小时以上。哮喘持续状态并不是一个独立的哮喘类型，而是其病理生理改变较严重，如果对其严重性估计不足或治疗措施不适当常有死亡的危险。

【诊断要点】

1. 临床特点　患者不能平卧，心情焦躁，烦躁不安，大汗淋漓，讲话不连贯。呼吸 >30 次/分，胸廓饱满，运动幅度下降，出现三凹征。心率 >120 次/分，常出现奇脉（>25mmHg）。病情更危重者嗜睡或意识模糊、胸腹呈矛盾运动（膈肌疲劳）、哮鸣音可从明显变为消失。

2. 辅助检查　肺功能检查可出现成人 PEF 低于本人最佳值的 60% 或 <100L/min；X 线表现为肺充气过度、气胸或纵隔气；心电图可呈肺性 P 波、电轴右偏、窦性心动过速。

3. 实验室检查　血气分析 PaO_2 <60mmHg、$PaCO_2$ >45mmHg、血 pH 下降。

【鉴别要点】

哮喘持续状态应是在排除其他各种可能引起气喘或呼吸困难的疾病基础上诊断。

1. 心源性哮喘　常见于左心衰竭，发作时症状与哮喘相似，但心源性哮喘多有高血压、冠心病、风湿性心脏病、瓣膜病等病史和体征，发作时可有粉红色泡沫样痰，双肺大量水泡音和哮鸣音。心率增快，可出现奔马律。胸部 X 线检查可见心脏增大、肺淤血表现。若一时难以鉴别，可注射氨茶碱缓解症状后作进一步检查，禁用肾上腺素和吗啡治疗，以免造成危险。

2. 自发性气胸　常见于青年人或具有肺大疱的中老年患者，突然出现的呼吸困难，伴有大汗、心率增快、氧合下降。但该病多为单侧性，查体可发现患侧呼吸音减弱或消失，胸部 X 线有助于诊断。

3. 支气管肺癌　中央型肺癌导致支气管狭窄或伴有类癌综合征时，可出现喘鸣或哮喘样呼吸困难，肺部可闻及哮鸣音或喘鸣。但肺癌的呼吸困难及喘鸣加重多无诱因，咳嗽可有痰中带血，痰中可找到癌细胞，胸部 X 线、CT、MRI 检查或纤维支气管镜检查常可明确诊断。

【治疗要点】

1. 哮喘持续状态的一般综合治疗

（1）氧疗：哮喘持续状态常有不同程度的低氧血症存在，因此原则上都应吸氧。吸氧流量为 1 ~ 3L/min，吸氧浓度一般不超过 40%。此外，为避免气道干燥，吸入的氧气应尽量温暖湿润。

（2）β 受体激动药：对于重症哮喘患者不宜经口服或直接经定量气雾剂（MDI）给药，因为此时患者无法深吸气、屏气，也不能协调喷雾与呼吸同步。可供选择的给药方式包括：①持续雾化吸入：以高流量氧气（或压缩空气）为动力，雾化吸入 β$_2$ 受体激动药。一般情况下，成人每次雾化吸入沙丁胺醇或特布他林雾化溶液 1 ~ 2ml，12 岁以下儿童减半，在第 1 个小时内每隔 20 分钟重复 1 次。中高档呼吸机一般配备可进行雾化吸入的

13

装置，故对于插管的危重患者，雾化吸入也可经呼吸机相连的管道给药。②借助储雾罐使用 MDI：给予 β_2 受体激动药，每次 2 喷，必要时在第 1 个小时内每隔 20 分钟可重复一次。③静脉或皮下给药：沙丁胺醇 0.5mg（或特布他林 0.25mg）皮下注射，以后再将沙丁胺醇 1mg 加入 100ml 液体内缓慢滴注（每分钟 2～8µg）。无心血管疾病的年轻患者可皮下注射 1：1000 肾上腺素 0.3ml，1 小时后可重复注射 1 次。注意：高龄、严重高血压、心律失常的患者或成人心率 >140 次/分时应慎将 β 受体激动药静脉或皮下使用。

一旦确诊患者为重症哮喘，就应在应用支气管扩张剂的同时，及时足量从静脉快速给予糖皮质激素，常用琥珀酸氢化可的松每天 200～400mg 稀释后静脉注射，或甲泼尼龙每天 100～300mg，也可用地塞米松 5～10mg 静脉注射，每 6 小时可重复一次。待病情控制和缓解后再逐渐减量。

（3）静脉给予氨茶碱：首剂氨茶碱 0.25g 加入 100ml 葡萄糖液中静滴或静推（不少于 20 分钟），继而以 0.5～0.8mg/(kg·h) 的速度作静脉持续滴注，建议成人每天氨茶碱总量不超过 1g。对于老年人、幼儿及肝肾功能障碍、甲状腺功能亢进症或同时使用西咪替丁、喹诺酮或大环内酯类抗生素等药物者，应监测氨茶碱血药浓度。

（4）抗胆碱能药物：吸入抗胆碱能药物，如异丙托溴铵（溴化异丙托品），可阻断节后迷走神经传出支，通过降低迷走神经张力而舒张支气管，其扩张支气管的作用较 β_2 受体激动药弱，起效也较缓慢，但不良反应很少。可与 β_2 受体激动药联合吸入治疗，使支气管扩张作用增强并持久。尤其适用于夜间哮喘及痰多的患者。可用量吸入器（MDI），每次 2～3 喷，3 次/日，或用 100～150µg/ml 的溶液 3～4ml 加入雾化器持续雾化吸入。

（5）补液：哮喘持续状态患者由于存在摄水量不足，加之过度呼吸及出汗，常存在不同程度的脱水，使气道分泌物黏稠，痰液难以排出，影响通气。因此补液有助于纠正脱水，稀释痰液，防治黏液栓形成。根据心脏及脱水情况，一般每天输液 2000～3000ml。

（6）积极纠正碱失衡和电解质紊乱：哮喘持续状态时，由于缺氧、过度消耗和入量不足等原因易出现代谢性酸中毒。而在酸性环境下，许多支气管扩张剂将不能充分发挥作用，故及时纠正酸中毒非常重要。建议在 pH<7.2 时可使用碱性药物：每次 5% 碳酸氢钠溶液 150ml 静脉滴注。如果要立即实施机械通气，补碱应慎重，以避免过度通气又造成呼吸性碱中毒。由于进食不佳和缺氧造成的胃肠道反应，患者常伴呕吐，常出现低钾、低氯性碱中毒，故应予以补充。

（7）针对诱发因素和并发症或合并症进行预防及处理：如及时脱离致敏环境；对于感染导致哮喘加重的患者，应积极针对性抗感染治疗，包括使用抗生素，但抗生素的使用不能泛滥，除非有证据表明患者存在有肺部细菌性感染，否则不提倡常规使用抗生素。另外，也应对危重哮喘并发症或伴发症进行预防及处理，包括心律失常、颅内高压、脑水肿、消化道出血等。

2. 哮喘持续状态的机械通气治疗 哮喘患者行机械通气的绝对适应证为心跳、呼吸骤停，呼吸浅表伴神志不清或昏迷。一般适应证为具有前述临床表现，特别是 $PaCO_2$ 进行性升高伴酸中毒者。凡 $PaCO_2$ >45mmHg 又具有下列情况之一者可考虑机械通气：①以前因哮喘严重发作而致呼吸停止曾气管插管者；②以往有哮喘持续状态史，在使用糖皮质激素的情况下，此次又再发严重哮喘持续状态者。

（1）无创正压通气（NIPPV）：由于气管插管具有一定的并发症，且气道阻力可明显增加，重症哮喘者应尽早应用鼻或口（鼻）面罩机械通气。最理想的是先使用简易呼吸囊随患者的呼吸进行较高氧浓度的人工辅助呼吸，待患者适应，酸中毒缓解后再行呼吸机辅助通气，则更为安全。现提倡 CPAP 联合压力支持通气（PSV），

13

或应用双水平正压通气（BiPAP）。其方法：起始 CPAP 水平为 0，PSV 为 $10cmH_2O$。患者逐渐适应后，调节 CPAP 为 $5cmH_2O$，以后 PSV 逐步增加以达到最大呼气潮气量（VT）≥7ml/kg，呼吸频率<25 次/分。应用过程中需注意：①在危重哮喘，紧扣面罩，患者常觉憋气更严重而不能耐受。②由于患者呼吸频率快、焦虑烦躁，人机协调不好。③胃肠胀气时增加胃内容物吸入的危险性。④张口呼吸时，易出现气道分泌物干燥。另外，面罩不利于分泌物清除。⑤不利于气道给药。下列情况不宜进行 NIPPV：①收缩血压<90mmHg 或应用升压药物。②心电图显示心肌缺血或严重心律失常。③昏迷、抽搐或需建立人工气道以清除分泌物。④危及生命的低氧血症。

（2）气管插管进行机械通气：若经积极治疗无效，患者出现极度呼吸肌疲劳、低血压、心律失常、神志异常，应建立人工气道。为避免肺过度膨胀，甚至造成气压伤，故多主张低通气、低频率、可允许性高碳酸血症（PHC）的通气策略。呼吸机起始设置模式以容量控制通气（VCV）为宜，各参数可设置：潮气量 8～10ml/kg，频率 10～15 次/分，每分通气量≤115ml/kg（8～10L），PEEP=$0cmH_2O$，吸呼比 1∶3。通过调整吸气流速，或采用 auto-flow 方式，在保持较合适的每分通气量的前提下，尽可能保持吸气末平台<$30cmH_2O$。应强调 PHC 是为避免并发症的一个过渡阶段，待肺过度换气缓解，胸廓运动幅度增大，气道压力降低，则不必去追求允许性高碳酸血症的应用，所以要结合不同患者及其不同阶段的具体情况来妥善地应用机械通气。

（3）镇静药、肌肉松弛药的应用：对危重哮喘患者在使用气管插管或气管切开行机械通气时要重视镇静药及肌肉松弛药的应用。镇静药能给患者以舒适感，防止人机对抗，降低氧耗和二氧化碳的产生。常用的镇静药物有地西泮（安定）、咪达唑仑（咪唑安定）和丙泊酚（异泊酚）等。如地西泮常用剂量为 10mg 静脉注射；与地西泮比较，咪达唑仑是一种快速和相对短效的苯二氮䓬类药物，注射部位疼痛和血管刺激少，可产生更舒适的催眠作用，同时产生明显的抗焦虑作用。咪达唑仑达到中枢峰效应的时间为 2 ~ 4 分钟，其消除半衰期约 2 小时，多采用连续输注给药，先静注负荷量 0.025 ~ 0.050mg/kg 后，以 1.0 ~ 2.0μg/(kg·min) 维持。患者血压低时应慎用地西泮、咪达唑仑。丙泊酚具有起效快、过程平稳、不良反应少、镇静水平易于调节的特点，此外，该药还有一定支气管扩张作用，用法：连续输注给药约 50μg/(kg·min)，可根据患者镇静状态进行调节。有时尽管已用镇静药，但人机拮抗仍未解决，造成气道高压，甚至 PaO_2 下降，此时需应用肌肉松弛药，但肌肉松弛药不宜时间太长，特别是在合并使用大剂量糖皮质激素治疗的危重哮喘患者，以免产生甾类肌松药综合征，导致撤机困难。

（4）关于机械通气的撤离：一旦气道阻力开始下降及 $PaCO_2$ 恢复正常，镇静药及肌肉松弛药已撤除，症状也明显好转，则应考虑撤机。

【注意要点】

1. 严重缺氧可导致代谢性酸中毒，从而减低支气管对平喘药的反应性。可以应用 5% 碳酸氢钠注射液静脉滴注纠正酸中毒，但应避免过度补碱形成碱中毒，导致氧解离曲线左移不利于血氧在组织中的释放加重组织缺氧。

2. 当哮喘持续状态患者发作时，哮鸣音突然降低或消失时，千万不要简单认为症状改善或治疗有效，需要结合临床表现，观察患者缺氧症状是否减轻，如仍有发绀和呼吸困难则需考虑是否存在并发症如张力性气胸、气道梗阻、呼吸肌衰竭等。

第六节　肺栓塞

肺动脉栓塞（PE）是指内源性或外源性栓子堵塞肺

动脉或其分支引起肺循环障碍的临床和病理生理综合征。其中最主要、最常见的种类为肺动脉血栓栓塞（PTE），还包括其他以肺血栓性栓子栓塞为病因的类型，如脂肪栓塞、羊水栓塞、空气栓塞、异物栓塞和肿瘤栓塞。肺动脉栓塞后发生肺出血或坏死者称肺梗死。起源于肺动脉原位者称肺动脉血栓形成。

【诊断要点】

肺栓塞的临床表现多种多样实际是一较广的临床谱。临床表现主要决定于血管堵塞的多少、发生速度和心肺的基础状态，轻者仅累及 2~3 个肺段，可无任何症状；重者 15~16 个肺段，可发生休克或猝死。

1. 四个临床症候群

（1）急性肺源性心脏病，突然呼吸困难、濒死感、发绀、右心衰竭、低血压、肢端湿冷，见于突然栓塞二个肺叶以上的患者。

（2）肺梗死突然呼吸困难、胸痛、咯血及胸膜摩擦音或胸腔积液。

（3）不能解释的呼吸困难，栓塞面积相对较小，是提示无效腔增加的唯一症状。

（4）慢性反复性肺血栓栓塞起病缓慢，发现较晚，主要表现为重症肺动脉高压和右心功能不全，是临床进行性的一个类型。另外也有少见的矛盾性栓塞和非血栓性肺栓塞。前者多系与肺栓塞同时存在的脑卒中，由肺动脉高压卵圆孔开放，静脉栓子达到体循环系统引起；后者可能是由长骨骨折引起的脂肪栓塞综合征，或与中心静脉导管有关的空气栓塞。

2. 常见症状 无论是症状或体征对急性或慢性肺血栓栓塞的诊断都是非特异的和不敏感的。

（1）呼吸困难：是肺栓塞最常见的症状，占84%~90%，尤以活动后明显，常于排便后，上楼梯时出现，静息时缓解。有时患者自诉活动"憋闷"，需与劳力性心绞痛相区别。这常是正确诊断或误诊的起点，应特别认真询问。呼吸困难可能与呼吸、循环功能失调有关。

呼吸困难（气短）有时很快消失，数天或数月后可重复发生，系肺栓塞复发所致，应予重视。呼吸困难可轻可重，特别要重视轻度呼吸困难者。

（2）胸痛：约占 70%，突然发生，多与呼吸有关，咳嗽时加重，呈胸膜性疼痛者约占 66%，通常为位于周边的较小栓子，累及胸膜。胸膜性胸痛的原因尚有争论，但迄今仍认为这种性质的胸痛发作，不管是否合并咯血均提示可能有肺梗死存在。较大的栓子可引起剧烈的挤压痛，位于胸骨后，难以耐受，向肩和胸部放射，酷似心绞痛发作，约占 4%，可能与冠状动脉痉挛、心肌缺血有关。胸痛除需与冠心病心绞痛鉴别外，也需与夹层动脉瘤相鉴别。

（3）咯血：是提示肺梗死的症状，多在梗死后 24 小时内发生，量不多，鲜红色，数天后可变成暗红色，发生率约占 30%。慢性栓塞性肺动脉高压的咯血多来自支气管黏膜下支气管动脉系统代偿性扩张破裂的出血。

（4）惊恐：发生率约为 55%，原因不明，可能与胸痛或低氧血症有关。忧虑和呼吸困难不要轻易诊断为癔症或高通气综合征。

（5）咳嗽：约占 37%，多为干咳，或有少量白痰，也可伴有喘息，发生率约 9%。

（6）晕厥：约占 13%，较小的肺栓塞虽也可因一时性脑循环障碍引起头晕，但晕厥的最主要原因是由大块肺栓塞（堵塞血管在 50% 以上）所引起的脑供血不足。这也可能是慢性栓塞性肺动脉高压唯一或最早的症状，应引起重视，多数伴有低血压，右心衰竭和低氧血症。

（7）腹痛：肺栓塞有时有腹痛发作，可能与膈肌受刺激或肠缺血有关。

虽 90% 以上的肺栓塞患者可能有呼吸困难，但典型的肺梗死胸膜性疼痛、呼吸困难和咯血者"肺梗死三联征"仅占患者的不足 1/3。

3. 体征 肺栓塞的体征无特异性。除心肺体征外，特别需注意检查颈静脉和下肢静脉。

13

（1）一般情况：①体温可以正常，也可升高，多在38.5℃以下；也可高达39.5℃以上，系急性血栓性静脉炎引起。②呼吸急促（呼吸频率＞20次/分）即有诊断意义，也是病情变化的重要指标。③脉搏加快，通常＞90次/分。④血压下降，通常提示为大块肺栓塞。⑤发绀不多见，如出现提示病情严重，常为急性肺源性心脏病。

（2）肺：可无任何异常体征。如一侧肺栓塞范围较大，肺容积可缩小，气管移向患侧，膈肌抬高。肺可有干、湿啰音、胸膜摩擦音及胸腔积液体征，约26%可听到肺血管杂音，随吸气增强。

（3）心脏：可出现肺动脉高压和右心衰竭的系列体征，急性肺栓塞可听到心包摩擦音。重症慢性栓塞性肺动脉高压可并发心包积液。

（4）颈静脉：颈静脉充盈和异常搏动，结合病情对重症患者诊断和鉴别诊断颇有意义。

【辅助检查】

1. 心电图　70%以上的肺栓塞患者表现为心电图异常，但无特异性。多在发病后即刻出现，并呈动态变化。约50%的患者表现为 $V_1 \sim V_4$ 的 ST-T 改变，其他有右束支传导阻滞、肺性 P 波、电轴右偏、顺钟向转位等，经典的 $S_I Q_{III} T_{III}$ 仅在10%的急性肺栓塞中出现。心电图无异常仅说明肺栓塞可能性小，但不能除外肺栓塞。

2. 动脉血气　肺血管床堵塞15%～20%即可出现氧分压下降，常表现为低氧血症、低碳酸血症、肺泡-动脉血氧分压差增大，但这些改变在其他心肺疾病中亦可见到。10%～15%的肺栓塞患者这些指标可正常，故动脉血气改变对肺栓塞的诊断仅具有参考价值。

3. X线胸片　肺栓塞多在发病后12～36小时或数天内出现 X 线改变。肺栓塞诊断的前瞻性研究（PI-OPED）资料显示，80%肺栓塞患者胸片有异常，其中65%表现为肺实变或肺不张，48%表现为胸膜渗出。也可出现区域性肺血减少、中心肺动脉突出、右下肺动脉干增宽伴截断征、肺动脉段膨隆及右心室扩大征、患侧横膈抬高等。最典型的征象为横膈上方外周楔型致密影（Hampton 征），但较少见。尽管这些改变不能作为肺栓塞的诊断标准。但仍有助于与肺栓塞症状相似的其他心肺疾病的鉴别诊断。

4. D- 二聚体（D- dimer）检测　作为肺栓塞的首选筛选试验已得到公认。目前检测 D- 二聚体方法主要有乳胶凝集法和酶联免疫吸附法（ELISA）多数学者认为 ELISA 法的敏感性、特异性均优于乳胶凝集法。欧洲和我国急性肺栓塞诊断与治疗指南均使用 ELISA 法来检测血浆中 D- 二聚体。以 ELISA 法测定值 >500μg/L 为阳性结果。对急性肺栓塞的敏感性达 92% ~ 100%，但特异性低，仅为 40% ~ 43%。肿瘤、创伤、感染、心脑血管病及年龄等诸多因素均可使 D- 二聚体升高。文献报道 D- 二聚体升高的特异性在 30 ~ 39 岁年龄段为 72%，而在 80 岁以上年龄段特异性降至 9%。所以，D- 二聚体 >500μg/L 对肺栓塞的阳性预计值较低，不能用来诊断肺栓塞。血浆 D- 二聚体阴性结果，可基本除外肺栓塞。

5. 超声心动图　能发现肺栓塞引起的右心改变，在提示诊断和排除其他心血管病方面具有重要价值。经胸常规超声心动图可发现右室壁局部运动幅度降低，右心室和（或）右心房扩大。室间隔左移和运动异常，近端肺动脉扩张，三尖瓣反流速度增快等。这些征象仅说明右心室负荷过重，不能作为肺栓塞的确定诊断指标，只有在肺动脉近端发现栓子才能确诊肺栓塞。近年来研究证明经食管超声心动图（TEE）检查对肺栓塞的诊断具有重要价值，认为经食管超声较前者显像清晰，在约 80% 肺栓塞患者中可见到心内或中心肺动脉的栓子以及右室负荷过重的征象。比较 TEE 和螺旋 CT（SCT）诊断肺栓塞的敏感性和特异性，发现 SCT 的敏感性高于 TEE（97.5%∶70%），但二者特异性相近（100%∶90%）。

6. 深静脉血栓（DVT）检查　是同一疾病的两种表现形式，合称为静脉血栓栓塞征。50% ~ 60% 的下肢

13

DVT 可发生肺栓塞，而尸检资料显示 80% ~90% 肺栓塞栓子来源于下肢 DVT。因此，在肺栓塞诊断中进行 DVT 检查非常必要。静脉造影仍为 DVT 各项检查的金标准，其诊断敏感性和特异性均接近 100%。其他检查包括超声检查、阻抗体积描记法、放射性核素静脉造影等。超声检查仍是临床最广泛使用的诊断手段。对于有症状的近端 DVT，超声诊断的敏感性和特异性分别为 95% 和 98%，但对于腓静脉及无症状 DVT，其敏感性和特异性分别为 35% 和 99%。

7. 肺通气/灌注（V/Q）显像 V/Q 显像诊断肺栓塞的标准是肺叶、肺段或多发亚肺段显现灌注缺损，而通气显像正常。PIOPED 资料显示，通过 V/Q 显像与肺动脉造影对照研究，V/Q 显像诊断肺栓塞敏感性为 92%，特异性 87%。为更好解释 V/Q 显像结果，新近将显像结果分为三类：①高度可能，即灌注显像表现两处及以上灌注缺损，而通气显像正常，此时确诊肺栓塞的概率为 88%；②正常或接近正常，即肺灌注显像无灌注缺损存在，可以除外肺栓塞，此时发生肺栓塞的概率仅为 0.2%；③非诊断性异常，即 V/Q 显像灌注缺损与通气缺损并存，其征像介于高度可能与正常之间，包括以往的低度可能与中度可能，约 50% 的可疑肺栓塞患者为该无诊断意义的 V/Q 显像，此时发生肺栓塞的概率为 16% ~33%，对该部分患者尚需作进一步检查。

8. 螺旋 CT 可清晰探测到位于肺动脉主干、叶、段肺动脉内的栓子。表现为肺动脉内充盈缺损及血管截断。据此可作出肺栓塞诊断。但对于亚段及外周肺动脉的栓子其敏感性有限。螺旋 CT 诊断肺栓塞的总体敏感性为 72%，总体特异性为 95%；对段以上肺动脉内栓子的诊断敏感性和特异性分别为 75% ~ 100% 及 78% ~ 100%，而对亚段以下肺动脉内周围性栓子诊断敏感性和特异性明显降低，分别为 63% 和 89%，但这些周围性栓子只占肺栓塞的 6% ~10%，因此临床意义并不重要。新近出现的计算机断层血管造影（CTA）技术，即应用增强螺旋 CT 扫描获取原始图像，经重建可三维显示肺血管的一种影像技术。资料显示，CTA 对于所有血管内肺栓塞诊断的敏感性为 53%～100%，特异性为 75%～100%。

9. 磁共振成像（MRI）　普通 MRI 可显示段以上肺动脉内栓子，其诊断肺栓塞敏感性、特异性均较高，但对外周肺动脉显影不良，其临床诊断价值与螺旋 CT 相似。磁共振血管造影（MRA）与 CTA 成像原理类似，可显示外周肺动脉。近期 MRA 研究表明，其对段以下肺动脉栓子的敏感性为 75%～100%，特异性为 42%～100%。MRI 与螺旋 CT 相比具有 3 点优势：①不需使用造影剂，故适用于碘过敏者及老年人群；②同时可显像下肢血管，发现 DVT 的证据；③具有潜在识别新旧血栓的能力，为确定溶栓治疗提供依据。

10. 肺动脉造影（PA）　为目前诊断肺栓塞的金标准。直接征象为肺动脉腔内充盈缺损或完全阻断，间接征象为造影剂流动缓慢，局部低灌注，静脉回流延迟等。若缺乏肺栓塞的直接征象，不能诊断肺栓塞。PA 的敏感性超过 98%，特异性为 90%～98%，但随血管口径的变小，其准确性下降，在段以下血管仅为 66%。PA 为有创检查，其病死率和严重并发症的发生率分别为 0.1% 和 1.5%，通常认为所有非侵入性检查无法明确诊断的患者可选择 PA。

【鉴别要点】

除外冠心病、夹层动脉瘤、肺炎、支气管扩张、COPD 急性发作、大动脉炎、原发性肺动脉高压、肺动脉肿瘤、结缔组织病等疾病。

1. 急性心肌梗死　急性肺栓塞可出现心绞痛症状及心肌梗死心电图形，鉴别可根据病史、心电图及酶学演变结果相鉴别。

2. 心绞痛　部分老年肺栓塞者心电图可出现 II、III、aVF 导联 ST 及 T 改变，甚至 V_1～V_4 出现"冠状 T"，常因胸痛气短而误诊为冠脉供血不全或心内膜下心肌梗死。但急性肺栓塞者，心电图常有肺性 P 波、电轴

13

右偏、$S_I Q_{III} T_{III}$ 等改变，核素心肌显相及肺放射性核素扫描可资鉴别。

3. 夹层动脉瘤　急性肺栓塞出现胸痛、上纵隔增宽（上腔静脉扩张）伴休克者，可与之相混，但夹层动脉瘤者多有高血压病史、肢体脉搏改变，超声或 CT 检查有主动脉增宽现象。

4. 肺炎　胸痛、咳嗽、发热及肺部阴影可与肺梗死相混，但肺炎血气分析及 ECG 也多无改变，D-二聚体正常，抗炎有效，灌注扫描、胸部 CT 应能鉴别。

5. 肺不张　手术后肺不张可与术后肺梗死相混，血气改变也相近，但肺不张者肺灌注及下肢静脉检查正常。

【治疗要点】

1. 急性肺动脉栓塞　目的为帮助患者度过危急期，缓解栓塞所致的心肺功能紊乱，尽可能多的恢复和维持循环血量及组织供氧，并防止复发。病后二天最危险，应严密监护，监测呼吸、心率、血压、静脉压、心电图、血气变化，大面积 PTE 可收入监护病房。

（1）绝对卧床保持排便通常，避免用力。

（2）烦躁、惊恐者可予镇静剂，疼痛者给止痛剂。

（3）发热、咳嗽可予相应的对症处理。

（4）低氧血症者鼻导管或面罩吸氧，必要时 BiPAP \ 经气管插管行机械通气。尽量避免气管切开。

（5）右心功能不全使用多巴酚丁胺或多巴胺，维持收缩压在 90 ~ 100mmHg，尽可能不用或少用洋地黄类药物。

（6）抗休克休克者可补充液体（避免肺水肿），如仍无效可给多巴胺或间羟胺（阿拉明），如仍然无效者可加用糖皮质激素。

2. 溶栓治疗

（1）目的：溶解肺动脉内血栓，迅速降低肺动脉压，改善右心功能；减少或消除对左室舒张功能影响，改善左心功能及心源性休克；改善肺灌注，预防慢性肺动脉高压及远期预后；溶解深静脉血栓、防止反复栓塞。

13

（2）适应证：经 V/Q、CT、MRI、肺动脉造影确诊的大面积或次大面积肺栓塞，本次症状加重或证实栓子脱落在 30 天之内，年龄≤75 岁，无溶栓禁忌证。

（3）禁忌证：绝对禁忌证为 6 个月内有活动性内出血或自发性颅内出血。相对禁忌证：①2 周内大手术、器官活检或不易压迫的血管穿刺；②2 个月内的缺血性脑卒中；③10 天内胃肠道出血；④15 天内的严重创伤；⑤1 个月内的神经外科或眼科手术；⑥收缩压 >180mmHg 或舒张压 >110mmHg；⑦心肺复苏术后；⑧血小板计数 $< 100 \times 10^9/L$；⑨妊娠、分娩后 2 周内；⑩感染性心内膜炎；⑪严重肝肾功能不全；⑫糖尿病出血性视网膜病变；⑬明确慢性栓塞性肺动脉高压而无近期新发肺栓塞。

（4）主要并发症：皮肤出血、内脏出血、颅内出血。

预防措施：溶栓前留置导管针，治疗前避免注射和血管穿刺。严重出血者应停药并给予 6-氨基乙酸等治疗。

（5）治疗方案：常用药物为尿激酶、链激酶及组织型纤维蛋白溶酶原激酶（rtPA）。其作用均是激活体内纤维蛋白溶酶原，加速纤维蛋白溶解。rtPA 优点在于其选择性作用于已形成血栓内的纤维蛋白溶酶原，因而可减少出血几率。

3. 抗凝治疗

（1）目的：防止血栓发展和形成新血栓。

（2）适应证：经 V/Q、CT、MRI、肺动脉造影确诊的非大面积、非次大面积肺栓塞，本次症状加重或证实栓子脱落在 2 个月内，年龄≤75 岁，无溶栓禁忌证；临床疑诊 PTE 时也可先应用。

（3）禁忌证：年龄大于 75 岁；大面积 PTE，次大面积 PTE；妊娠；近期内脑出血、活动性内脏出血；肝素过敏；既往患肝素相关性血小板减少症；慢性栓塞性肺动脉高压无近期新发肺栓塞。妊娠前 3 个月的最后 6 周

13

禁用华法林。

（4）并发症为出血，出血发生率5% ～10%。出血常见部位是皮肤、消化道、腹膜后间隙及颅内。肝素引起小量出血者可停用肝素，出血量大者可静注鱼精蛋白对抗。

4. 经静脉导管碎解和抽吸血栓，球囊血管成形术，局部小剂量溶栓

适应证：肺动脉主干或主要分支大面积PTE并存以下情况者：溶栓和抗凝治疗禁忌；经溶栓或积极的内科治疗无效；缺乏手术条件。

5. 下腔静脉静脉滤器植入术

适应证：下肢近端静脉血栓，而抗凝治疗禁忌证或有出血并发症；经充分抗凝而仍反复发生PTE；伴血流动力学变化的大面积PTE；近端大块血栓溶栓前；伴有肺动脉高压的慢性反复性PTE；行肺动脉血栓切除术或肺动脉血栓内膜剥脱术。植入后，如无禁忌证，宜长期口服华法林，定期复查滤器上有无血栓。

6. 肺动脉血栓摘除术　适用于经积极保守治疗无效的紧急情况。

适应证：大面积PTE；肺动脉主干或主要分支次全堵塞，不合并固定性肺动脉高压者；有溶栓禁忌证；经溶栓或其他积极的内科治疗无效。

【注意要点】

1. 抗凝治疗的方案　可疑急性肺栓塞阶段，首先静脉注射肝素5000U，诊断确定后，每小时肝素持续静点500～1000U，将APTT比对照值延长1.5～2.0倍。为预防新的血栓形成和血栓延伸，肝素使用时间为7～10天。低分子量肝素与普通肝素比较，半衰期长，出血倾向低，在临床被广泛应用。低分子量肝素的不良反应除血小板减少比普通肝素少以外，其他与普通肝素基本相同，用药剂量一般在4000～8000U/12h皮下注射。肝素治疗后加用华法林的目的在于预防肺栓塞复发，预防静脉血栓的延伸。华法林起效时间为2～3天，因此肝素停药前

3~4 天开始给药，华法林使用剂量使 PT 值比对照值延长 1.5~2.5 倍，国际标准化比值（INR）2.0~2.5。华法林的不良反应也是出血，出血发生率可达 2.4%~10.0%，出血危险性增加的因素有 60 岁以上、舒张期高血压、消化道溃疡、肝肾疾病、影响华法林代谢和增加疗效的药物合用等。华法林通过胎盘影响妊娠初期胎儿发育，因此妊娠期间最好使用肝素代替华法林。华法林导致的出血，可以用维生素 K 拮抗。

2. 溶栓治疗方案　尿激酶负荷量 4400U/kg，静注 10 分钟，随后以 2200U/（kg·h），持续静滴 12 小时；也可用尿激酶 2 小时溶栓方案：20 000U/kg 持续静滴 2 小时。链激酶负荷量 250 000U，静注 30 分钟，随后以 100 000U/h 持续静滴 24 小时，链激酶具有抗原性，故用药前需肌内注射苯海拉明或地塞米松，防止出现变态反应。rtPA 用法是 50~100mg 持续静滴 2 小时。

第七节　呼吸机相关性肺炎

呼吸机相关性肺炎（VAP）是 ICU 内机械通气患者最常见的感染性疾病之一。是指机械通气（MV）48 小时后至拔管后 48 小时内出现的肺炎，是 HAP 的重要类型，其中 MV≤4 天内发生的肺炎为早发性 VAP，≥5 天者为晚发性 VAP。

13

【主要原因】

引起 VAP 的相关危险因素主要有：①年龄大，自身状况差；②有慢性肺疾病者，长期卧床，意识丧失；③有痰不易咳出；④机械通气时间长，上机前已使用抗生素，特别是广谱抗菌素引致菌群失调；⑤消化道细菌易位，长期使用 H 受体阻滞剂和质子泵抑制剂，胃酸缺乏，细菌易于在消化道定植。其中，机械通气时间长是医院肺炎发生的主要危险因素，连续机械通气者发生医院内肺炎的危险性比未用机械通气者高 6~12 倍。近来研究还将低血压作为判断 VAP 预后的一个独立危险因素。

【诊断要点】

VAP 作为 HAP 中最常见和最重要的类型，面临的诊断困难超过其他任何一种医院感染。通常将肺组织病理学显示和微生物学发现病原微生物且二者一致，认定为 VAP 诊断的金标准。该诊断标准需要创伤性检查不易被患者和医生接受，在临床上应用有一定困难。

1. 临床诊断

（1）胸部 X 线影像可见新发生的或进展性的浸润阴影，是 VAP 的常见表现。

（2）如同时满足下述至少 2 项可考虑诊断 VAP：①体温 > 38℃ 或 < 36℃；②外周血白细胞计数 > 10 × 10^9/L 或 < 4 × 10^9/L；③气管支气管内出现脓性分泌物。需除外肺水肿、急性呼吸窘迫综合征、肺结核、肺栓塞等疾病。

2. 病原学诊断　病原学诊断标准：①气管内抽吸物培养。以消毒吸管经气管导管吸取分泌物行细菌定量培养，如分离细菌浓度 ≥ 10^6 cfu/ml，则可诊断，敏感度为 93%、特异度为 80%。②经气管镜保护性毛刷。刷取分泌物定量培养，以 ≥ 10^3 cfu/ml 为诊断标准，是 VAP 最可靠的诊断方法。在未用抗生素时，其特异度为 90%，但敏感度仅为 40% ~ 60%，这与其取材区域大小有关，如预先使用了抗生素，其敏感性则更低。③经气管镜支气管肺泡灌洗。本法可克服气管镜保护性毛刷取样范围小的缺点，以分离细菌 ≥ 10^4 cfu/ml 为阳性，其敏感度和特异度为 50% ~ 90%，其阴性培养结果对确认无菌肺组织的敏感度为 63%、特异度为 96%，故在排除 VAP 时有重要作用。④阳性脓液或血培养结果。多项研究证实，非支气管镜下气管镜气管肺泡灌洗和气管镜保护性毛刷具有与气管镜同样的效果，而且费用低廉、操作简单。此 4 项中满足任何一项即可。

3. 组织学诊断　经皮肺穿刺活检和开放性肺活检，所采集的分泌物和肺组织，可作组织学检查、特殊病原检查和培养，确诊率很高，是诊断肺炎的金标准。但二者均为创伤性检查，并发症相对较多，且不能早期诊断。一般仅用于经初始治疗无效，用其他方法均未能明确诊断，且病情允许的患者。

【VAP 的预防】

主要措施包括如下。

1. 呼吸机清洁与消毒。

2. 建立人工气道患者应行声门下分泌物引流。

3. 抬高床头（30°~45°）使患者保持半坐卧位：尤其利于行肠内营养的患者，可减少胃内容物反流导致的误吸。

4. 机械通气患者选择经鼻肠管营养支持。

5. 保持气管插管套囊压在 20cmH₂O 左右，以确保其功效并减轻气管损伤监测套囊压力。

6. 加强医护人员手卫生。

7. 机械通气患者使用氯己定（洗必泰）进行口腔护理。

8. 选择性消化道去污染（selective digestive tractde-contamination，SDD）/选择性口咽部去污染（selectiveoropharyngeal decontamination，SOD）：SDD 是通过清除患者消化道内可能引起继发感染的潜在病原体，主要包括革兰阴性杆菌、MSSA 及酵母菌等，达到预防严重呼吸道感染或血流感染的目的。

9. 每日唤醒和评估能否脱机拔管。

10. 预防应激性溃疡和深静脉血栓。

【治疗要点】

VAP 治疗应以抗生素的使用最为重要，但原发病的治疗、导致 VAP 危险因素的预防和治疗、营养支持、免疫治疗及加强护理均能改善 VAP 的预后。

1. 抗感染治疗

（1）早期经验性治疗：早期正确的抗生素治疗能够使 VAP 患者的病死率显著。由于 VAP 的诊断非常困难，因此，在临床高度怀疑 VAP 时，应立即开始正确的经验性抗生素治疗。近年来随着病原菌的变迁和多重耐药菌

13

株的出现，对 VAP 抗生素的选择上发生了一些新的变化
和趋向。最初经验性治疗的抗生素其抗菌谱应选择足以
确保覆盖所有可能致病菌，包括革兰阴性菌和阳性菌
（MRSA），以提高首次用药成功率。

因此，在初始经验性抗感染治疗时选择单药治疗可
减少抗菌药物使用量及医疗费用，降低药物不良反应和
诱发耐药菌产生。单药治疗时可依据患者是否有混合感
染或 MDR 高危因素，结合当地病原菌流行病学资料选
择药物，并注意尽可能覆盖可能的病原菌；而联合用药
的抗菌谱则更广，可覆盖更多病原菌，故对混合感染或
可能为多重耐药菌感染者，可考虑联合用药。应用联合
方案治疗革兰阴性细菌加万古霉素以覆盖 MRSA 是常用
的治疗方案，待病原学培养结果回报后立即改用针对性
的、敏感的、相对窄谱的抗生素治疗，一般说最初的超
广谱治疗在 24～72 小时后即有可能改用窄谱治疗。

（2）目标性治疗：在 VAP 经验性抗感染治疗的基础
上，一旦获得病原学证据应及时转为目标性治疗。目前
研究资料表明，VAP 的致病菌，尤其是晚发 VAP 的致病
菌多为 MDR、泛耐药（extensively drug-resistant，XDR）
或全耐药（pandrug-resistant，PDR）细菌，包括铜绿假
单胞菌、鲍曼不动杆菌、MRSA 及 ESBLs 的大肠埃希菌
或肺炎克雷伯菌等。

对于多重耐药的铜绿假单胞菌可以选择头孢菌素类
药物（如头孢哌酮、头孢他啶、头孢吡肟）或碳青霉烯
类（如亚胺培南、美罗培南）或 β-内酰胺类/β-内酰胺
酶抑制剂复方制剂（如头孢哌酮/舒巴坦、哌拉西林-他
唑巴坦）亦可联合使用抗假单胞菌的喹诺酮类（如环丙
沙星、左氧氟沙星）或氨基糖苷类（如阿米卡星、庆大
霉素）。

对于多重耐药的鲍曼不动杆菌可以使用含舒巴坦的
β-内酰胺类复方制剂（如头孢哌酮-舒巴坦，氨苄西林-
舒巴坦）或碳青霉烯类（如亚胺培南、美罗培南）可联
合应用氨基糖苷类（如阿米卡星）或四环素类（如米诺

环素、多西环素、替加环素）或喹诺酮类（如左氧氟沙星、环丙沙星）或多黏菌素 E。

对于产 ESBIJs 肠杆菌可以选择 β-内酰胺类/β-内酰胺酶抑制剂复方制剂（如头孢哌酮-舒巴坦、哌拉西林-他唑巴坦）或碳青霉烯类（如亚胺培南、美罗培南）或四环素类（如替加环素）。

对于 MRSA 可以使用利奈唑胺或糖肽类（如万古霉素、替考拉宁）或四环素类（如替加环素）。

2. 积极治疗原发病　如果原发病不能祛除，ICU 内的一切工作都是徒劳的。任何治疗均应围绕祛除原发病作出努力，只有原发病得以解除，抗感染治疗才能有效进行。

3. 免疫治疗　虽然抗生素治疗 VAP 是最直接且有效的方法，但是由于当前抗生素应用不规范，导致越来越多的多重耐药菌株出现，促使人们去开辟另外的感染治疗途径。巨噬细胞集落刺激因子和干扰素作为感染治疗的辅助免疫调节剂，已引起了广泛的重视。近年来有学者提出了基因治疗，调节宿主的免疫力，优点是直接作用于感染细胞或组织，避免全身应用蛋白质可能引的不良反应。

4. 营养支持　加强营养对于机械通气患者，特别是 VAP 患者十分重要。营养不良患者，呼吸肌无力，很难脱机，这样患者并发 VAP 是很难避免的。营养支持治疗，包括全胃肠外营养、胃肠外营养和胃肠内营养同时进行或单纯胃肠内营养，纠正低蛋白血症，维持水电解质和酸碱平衡。

5. 加强护理工作　在 VAP 防治中护理工作起到了相当大的作用，护理工作做得好，在很大程度上可以减少 VAP 的发生，主要包括：清除口咽部的分泌物；充分引流痰液；防止院内交叉感染；呼吸机回路管道连续使用 48 小时后应予更换；回路管道上的冷凝水细菌浓度极高，清理时避免倒流入气道；保持室内良好的通风环境可减少呼出气带菌气溶胶对周围人群的影响；呼吸机上

13

的雾化器液所调温度不应低于 45℃，以减少细菌污染，使用后须彻底消毒。

【注意要点】

1. 抗菌药物的使用疗程　抗感染治疗疗程是否恰当极其重要。过短可因未能清除致病菌导致治疗失败或肺炎复发；过长不仅使病原菌清除效益下降，且增加诱发耐药机会，同时也会增加脏器负担，增加医疗费用及较多的药物不良反应。抗感染疗程需结合患者感染的严重程度、潜在的致病菌、临床疗效等因素做出决定。短疗程适用于初始经验性抗感染治疗恰当、单一致病菌感染、无脓肿及免疫功能正常者。而初始抗感染治疗无效、多重耐药菌感染、复发风险高及有免疫缺陷者，则不适合短疗程抗感染治疗。故指南推荐：VAP 抗感染疗程一般为 7~10 天，如患者临床疗效不佳、多重耐药菌感染或免疫功能缺陷则可适当延长治疗时间。

2. 抗感染治疗的降阶梯治疗　对 VAP 患者行抗菌药物初始经验性治疗 48~72 小时后，需及时评估患者临床情况，根据细菌学监测及药敏试验结果调整为可覆盖病原菌、窄谱、安全及经济效益比值高的药物。

3. 动态监测血清 PCT/CPIS　血清 PCT 在严重细菌感染时水平明显升高，动态观察其变化有助于评估抗菌疗效，连续监测可指导抗菌药物使用策略。血清 PCT < 0.25μg/L 时可不使用或停止使用抗菌药物；血清 PCT 0.25~0.5μg/L 或与治疗前相比下降幅度 ≥80% 可采取降阶梯或停止使用抗菌药物；血清 PCT > 0.5μg/L 或与治疗前相比下降幅度 <80% 可继续沿用原抗菌治疗方案；血清 PCT > 0.5μg/L 或高于治疗前水平，则应更换抗菌药物。运用血清 PCT 水平变化指导 ICU 严重细菌感染（包括 VAP）的抗菌治疗策略，可减少抗菌药物暴露及选择压力，有利于确定适宜的用药疗程。CPIS 是一项综合了临床、影像和微生物学指标，用于评估肺炎的严重程度、抗感染疗效和预后的评分系统。在 CPIS 指导下进行的抗感染治疗，不仅减少抗菌药物暴露和降低治疗费

13

用，还可显著减少抗菌药物耐药和二重感染的发生，但不影响病死率。可见，CPIS 对临床医师选择抗菌药物、决定抗感染疗程同样具有指导意义。CPIS > 6 分者可能需要继续抗感染治疗，CPIS ≤ 6 分时可以降低抗感染治疗的力度给予单药治疗，反复评分 CPIS ≤ 6 分者可以停止抗感染治疗并继续监测相关指标变化。

（徐拥庆）

13

第十四章

重症消化

第一节　消化道大出血

消化道大出血是指在数小时内失血量超过 1000ml 或循环血量的 20%，主要表现为呕血和（或）黑便，常伴有血容量减少引起的急性周围循环衰竭。人体消化道以 Treitz 韧带为界分为上消化道和下消化道，上消化道出血是指 Treitz 韧带以上的消化道包括食管、胃、十二指肠、胆管及胰管的出血，也包括胃空肠吻合术后的空肠上段出血、急性上消化道大出血以大量呕血或排大量柏油样便为主要症状。下消化道出血是指 Treitz 韧带以下的消化道出血，常表现为鲜血便。不明原因的消化道出血指常规消化内镜检查（上消化道内镜及结肠镜）和 X 线小肠钡剂检查（口服钡剂或钡剂灌肠造影）不能明确病因的持续或反复发作的出血。

【病因】

1. 上消化道出血

（1）食管：食管黏膜撕裂、食管破裂、食管静脉曲张破裂、食管肿瘤、食管炎。

（2）胃十二指肠疾病：消化性溃疡、急性胃黏膜病变、食管-胃底静脉曲张破裂、胃部肿瘤、贲门黏膜撕裂症、十二指肠憩室出血、动静脉畸形。

（3）胆管出血。

（4）全身性疾病的局部表现

1）血管性疾病：过敏性紫癜、遗传性出血性毛细血管扩张症等。

2）血液病：血友病等。

3）尿毒症。

4）急性感染：流行性出血热、钩体病等。

5）结缔组织病：系统性红斑狼疮或血管炎等。

2. 下消化道出血

（1）小肠：动静脉畸形、肠缺血、炎性肠病、Meckel憩室、肿瘤等。

（2）大肠：憩室、炎性肠病、缺血、肿瘤、感染等。

（3）肛管疾病：痔疮、肛裂、肿瘤等。

[诊断要点]

1. 临床特点　①呕血、黑便和便血：呕血是上消化道出血的特征表现，上消化道出血后均有黑便。下消化道出血一般为血便或暗红色粪便，不伴有呕血。出血量大的上消化道出血也可出现暗红色粪便，高位小肠出血及右半结肠出血，如果血液在肠腔停留较长时间也可出现柏油样便。②失血性周围循环衰竭的临床表现：出血量在400ml以内无症状，出血量中等可引起贫血、头晕、无力、口渴及血压偏低等表现。大量出血达全身血量30%～50%可出现神志改变、面色苍白、四肢湿冷、口唇发绀、脉压缩小、少尿等休克表现，严重时可导致死亡。③呕吐物或粪便潜血试验阳性；④血红蛋白、红细胞计数、血细胞比容下降；⑤氮质血症：分为肠源性（消化道大量出血后血红蛋白在肠道被吸收，致血中氮质升高，为肠源性氮质血症）、肾前性和肾性氮质血症；24～48小时达高峰，一般不超过14.3mmol/L，3～4天降至正常。若同时检测血肌酐水平正常，出血后血尿素氮浓度持续升高或一度下降后又升高，常提示活动性出血或止血后再出血。⑥发热：出血后24小时内常出现

14

低热，持续数日至一周。少数大量出血患者可出现难以
控制的高热，提示病情严重。发热可能与失血后血容量
减少导致体温调节中枢的功能障碍等因素有关。分析
发热原因要寻找其他因素，如是否呕吐物误吸并发肺
炎等感染性疾病。⑦直视、指诊或直肠镜发现内、外痔
或肛裂。

2. **活动性出血的判断** 若患者症状好转、脉搏及
血压稳定、尿量增多（>30ml/h），提示出血停止。下
述临床表现与化验提示有活动性出血：①呕血或黑便
次数增多，呕吐物呈鲜红色或排出暗红色粪便，并伴有
肠鸣音活跃；②经快速补液、输血后，周围循环衰竭的
表现未见明显改善，或虽暂时好转而又恶化，中心静脉
压仍有波动，或稍稳定后又再下降；③红细胞计数、血
红蛋白测定与血细胞比容继续下降，网织红细胞计数
持续增高；④补液与尿量足够的情况下，血尿素氮持续
或再次增高。⑤胃肠减压或胃管抽吸有较多新鲜血
引出。

3. **出血严重程度的估计和周围循环状态的判断** 成
人每日消化道出血如>5~10ml 粪便潜血试验可呈现阳
性反应，每日出血量 50~100ml 可出现黑便。胃内积血
量在 250~300ml 时可引起呕血。一次出血量不超过
400ml 时，一般不引起全身症状。出血量超过 400~
500ml 时，则可出现头晕、心悸、乏力等全身症状。短
时间内出血量超过 1000ml，可出现周围循环衰竭的表
现。血容量减少所导致周围循环衰竭是估计急性消化道
大出血严重程度的最有价值的指标。如果患者由平卧位
变为坐位时出现血压下降（下降>15~20mmHg）、心率
加快（上升>10 次/分），提示血容量明显不足，是紧急
输血的指征。如果出现心率>120 次/分、收缩压<
90mmHg，伴有面色苍白、烦躁不安或神志不清、四肢湿
冷等休克表现，提示存在大量出血，需积极抢救。

4. **出血病因和部位的诊断** 消化性溃疡患者多有慢
性、周期性、节律性上腹疼痛或不适史，并存在饮食不

当、精神疲劳等诱因下出现出血，出血后疼痛减轻，急诊或早期胃内镜检查即可发现溃疡出血灶。有服用非甾体类抗炎药或肾上腺皮质激素类药物史或处于严重创伤、手术、脓毒症等应激状态时急性胃黏膜病变引起出血可能性大。有慢性肝炎、酗酒、血吸虫病等病史，伴有肝掌、蜘蛛痣、腹壁静脉曲张、脾大、腹水等体征时，以门脉高压食管静脉曲张破裂出血为最大可能。45 岁以上慢性持续性粪便潜血试验阳性，伴有缺铁性贫血、持续上腹痛、厌食、消瘦者应考虑胃癌可能。50 岁以上原因不明的肠梗阻及便血，应考虑结肠肿瘤。60 岁以上有冠心病、心房颤动病史的腹痛及便血者，缺血性肠病可能大。突然腹痛、便血、休克者要立即想到动脉瘤破裂。黄疸、发热及腹痛者伴消化道出血时，胆管结石或胆管蛔虫症等引起的胆管源性出血不能除外。

5. 辅助检查

（1）一般性检查

1）血常规：在出血的早期因血管和脾脏代偿性收缩和血液浓缩可使红细胞计数和血红蛋白水平基本正常甚至升高，急性出血后 3～4 小时后开始下降，应注意治疗过程中快速大量输液造成的血液稀释对血常规结果的影响。白细胞、血小板可因出血后的应激反应而在短期内迅速增加，全血细胞减少时应注意肝硬化食管胃底静脉曲张出血合并脾功能亢进。

2）凝血功能：注意有无合并弥散性血管内凝血。

3）呕吐物潜血试验和粪便潜血反应强阳性。

4）血尿素氮、血肌酐：血尿素氮在出血后数小时内开始升高，24～48 小时内达高峰，3～4 天降至正常。应同时测定血肌酐浓度，以排除原有肾脏疾病或肾前性和肾性肾功能障碍。

（2）置入鼻胃管：能确定上消化道出血、监测出血速度及出血量，胃肠减压及给予止血药物。

（3）内镜检查

1）胃镜检查：可在直视下观察食管、胃、十二指

14

肠球部至降部,从而判断出血的病因及部位,是诊断上消化道出血最常用、准确的方法。出血后 24 ~ 48 小时内的紧急胃镜检查可发现 90% 以上的出血灶,并可根据病变特征判断是否继续出血或再出血的危险性,并可行内镜下止血治疗。

2)乙状纤维结肠镜:是诊断大肠及回肠末端出血的首选检查方法,但应慎用。

3)胶囊内镜:安全、创伤小,主要用于小肠病变的诊断。

4)小肠镜及双气囊小肠镜:操作熟练可检查整个肠道,可活检、可治疗。

(4)选择性血管造影:对于出血速度 > 0.5ml/min 的活动性出血可定位出血部位,并用于治疗(如栓塞)。

(5)放射性核素扫描:可发现 0.05 ~ 0.12ml/min 活动性出血的部位,创伤小,可起到初步定位作用,用于 Treitz 韧带以下、回盲部以上的小肠及高位结肠病变检查,对 Merkel 憩室合并出血有较大诊断价值。

(6)CT 血管造影(CTA):可查出并定位肠道血管性病变。

(7)剖腹探查:患者经各种检查仍不能找到出血病灶而又存在活动性大出血时,可在积极输血和其他抗休克处理的同时行剖腹探查术,必要时还可行术中内镜检查或选择性血管造影,帮助明确诊断。

【鉴别要点】

1. 排除消化道以外的出血因素 肺结核、支气管扩张、支气管肺癌、二尖瓣狭窄所致的咯血容易与上消化道出血混淆,口、鼻、咽喉部出血被吞咽后可出现黑便,容易误诊为消化道出血,注意基础疾病的鉴别及必要的辅助检查进行鉴别。

2. 进食某些食物或药物引起的黑便 进食动物血制品或某些药物如铋剂、药用炭片和某些中药可出现黑便,但粪便潜血试验阴性。

【治疗要点】

1. 一般急救措施 患者应卧位休息，保持安静，保持呼吸道通畅，避免呕血时血液阻塞呼吸道而引起窒息，吸氧，迅速建立静脉通路。严密监测生命体征，行心电监测，必要时行中心静脉压及有创动脉压监测。监测血红蛋白、红细胞计数、血细胞比容，监测血尿素氮、血肌酐。大出血时禁食、水，溃疡病出血停止后尽早进食有利于控制出血。

2. 积极抗休克治疗 尽快补充血容量、改善循环，防止微循环障碍引起脏器功能衰竭。

（1）立即配血。

（2）紧急输血指征：改变体位出现血压下降、心率增快、晕厥，失血性休克，收缩压 <90mmHg，或较基础收缩压降低幅度 >30mmHg，血细胞比容 <25%，血红蛋白 <70g/L，心率增快（ >120 次/分）应立即输血。

（3）在准备输血期间可先输入生理盐水、林格液、葡萄糖苷或其他血浆代用品迅速纠正低血容量状态，保证重要器官的灌注。

（4）根据中心静脉压和每小时尿量来调节输液速度和种类，避免输血、输液过快诱发肺水肿。

（5）血管活性药物：在已充分液体复苏的前提下，若血压仍不稳定，可适当地选用血管活性药物（如多巴胺）以改善重要脏器的血液灌注。

3. 上消化道大出血的止血处理

（1）急性非静脉曲张上消化道大出血的处理

1）抑制胃酸分泌、保护胃黏膜：常用药物有组胺 H_2 受体阻断剂，如雷尼替丁、法莫替丁、西咪替丁等，急性期给予作用更强的质子泵抑制剂，如奥美拉唑、泮托拉唑、埃索美拉唑等使胃内 pH >6.0 有助于消化性溃疡和急性胃黏膜病变的止血。无效时可加用生长抑素及其类似物收缩内脏血管，控制急性出血。

2）局部止血措施：可口服或经胃管注入硫糖铝混悬液；去甲肾上腺素 8mg 加在生理盐水或冰生理盐水

14

100~200ml，分次口服或经胃管注入；凝血酶或云南白药分次口服或经胃管注入。

3）止血药物：对急性非静脉曲张上消化道大出血的确切效果未能证实，一般不作为一线药物使用，对有凝血功能障碍的患者，可静脉注射维生素 K_1；可使用止血芳酸等抗纤溶药防止继发性纤溶亢进。

4）内镜直视下止血治疗：根据病变性质选用药物喷洒、注射，热凝和止血夹治疗。

5）选择性血管造影及栓塞治疗：患者无法行内镜治疗，又不能耐受手术治疗时可行选择性血管造影及栓塞治疗。可选择性胃左动脉、胃十二指肠动脉、脾动脉或胰十二指肠动脉血管造影，同时针对造影剂外溢或病变部位经血管导管滴注血管升压素或去甲肾上腺素，致小动脉和毛细血管收缩，使出血停止。对于无效者可用明胶海绵栓塞。

6）严重出血诊断明确但经正规药物治疗及介入治疗仍不能止血，诊断不明确、但无禁忌证者，可考虑手术结合术中内镜止血治疗。

(2) 食管-胃底静脉曲张破裂出血的处理

1）药物治疗：垂体后叶素（0.4U/min）持续静脉应用，垂体后叶素不良反应多，有腹痛、血压升高、心绞痛等，有心血管病的患者禁用，使用时加用硝酸甘油（舌下或静滴）可减少垂体后叶素副作用，同时增强降低门脉压力的作用；三苷氨酰赖氨酸加压素（特利加压素），首剂2mg，以后每隔4~6小时1mg静脉注射；生长抑素（首剂250mg静脉注射以后250mg/h滴注）或醋酸奥曲肽（善宁，100mg静脉注射以后20~50mg/h滴注）。

2）气囊压迫术：使用三腔两囊管对胃底和食管下段行压迫止血，用于药物止血失败者，为暂时止血措施，每6小时放松气囊一次，避免引起黏膜糜烂，使用不应超过24小时。

3）内镜治疗：经抗休克和药物止血治疗后血流动

力学稳定的患者应立即行急诊内镜检查明确上消化道出血部位及病因。内镜下套扎（橡皮圈或尼龙线）、注射硬化剂、注射组织黏合剂有助于急性出血的成功控制。

4）手术治疗：上述治疗措施后仍出血者，可急诊行断流术，通过手术阻断门静脉与体静脉之间的循环，以达到治疗出血目的。断流术操作简单，不降低门静脉压力，可保证肝脏的门静脉血供，术后不易出现肝损害及肝性脑病，缺点是术后再出血发生率较高。

5）介入治疗：经颈静脉肝内门体分流术（TIPS）是一种介入放射学技术，用于防治门静脉高压及其并发症。TIPS适应证包括：肝移植患者在等待供体期间发生食管-胃底静脉曲张破裂大出血，经内镜下注射硬化剂无效者；食管-胃底静脉反复出血，经内科及内镜治疗无效以及由于胃十二指肠静脉曲张、回肠或结肠附近静脉曲张引起的出血，又不宜进行外科分流者；外科分流术后通道阻塞者；手术风险极大的急诊胃食-管静脉曲张破裂大出血患者。TIPS作为挽救生命的措施，降低门脉压力和止血效果好，但容易出现肝性脑病和支架堵塞。

4. 下消化道大出血的止血处理

（1）一般急救措施：患者卧位休息，保持安静，保持呼吸道通畅，吸氧，迅速建立静脉通路。严密监测生命体征，行心电监护，必要时行中心静脉压及有创动脉压监测。监测血红蛋白、红细胞计数、血细胞比容，监测血尿素氮、血肌酐。大出血时禁食水。

（2）抗休克治疗：同上消化道出血。

（3）止血治疗

1）凝血酶保留灌肠有时对左半结肠出血有效。

2）内镜下止血：急诊结肠镜检查时若发现出血病灶，可在内镜下止血治疗。

3）介入治疗：选择性动脉造影后输注血管升压素可控制大部分憩室及血管发育不良所致出血，但存在心

14

血管方面副作用。对计划行肠管手术切除的患者可临时注射栓塞剂止血，但有引起肠梗阻的风险。

4）急诊手术治疗：经内科保守治疗仍存在活动性出血、危及生命时，无论出血病变是否确诊，均是紧急手术的指征。

（4）病因治疗：针对下消化道出血的病因进行处理，针对不同的病因采用药物治疗、内镜治疗及外科手术治疗。

5. 不明原因的消化道大出血的处理　可行血管造影检查，若血管造影发现出血部位则按病因给予相应的治疗；若血管造影阴性，则需要行小肠镜、胶囊内镜或小肠 CT 检查，发现病变部位给予相应的处理，如仍未发现病变部位，存在消化道大出血时则需外科手术探查，手术中胃镜、肠镜探查。

【注意要点】

1. 详细询问病史　既往有慢性上腹痛史，提示溃疡病、胃炎、胃癌及胃黏膜脱垂等。有肝硬化、黄疸、血吸虫病或慢性酒精中毒史，应考虑食管-胃底静脉曲张破裂出血。胆系疾病史，应怀疑胆管出血。剧烈呕吐者，应想到食管贲门黏膜撕裂综合征。有服用华法林、非甾体类抗炎药、糖皮质激素等药物史则有助于药物所致出血的诊断。

2. 注意有少数患者在出现呕血和黑便之前即已发生严重周围循环衰竭，此时行胃肠减压引出咖啡样液或进行直肠指检如发现黑便或血便则对诊断有帮助。

3. 呕血与黑粪的量与频率对出血量的估计有一定帮助，但由于呕血与黑粪分别混有胃内容物与粪便，且出血大部分积存于胃肠道，因此不可能据此对出血量做出精确的估计。患者的血红蛋白、红细胞计数及血细胞比容可估计失血的程度，但并不能在急性失血后立即反应，并受到出血前有无贫血的影响，因此只能作为估计出血量的参考。

4. 在失血性休克的早期，血压可因代偿而基本正常，甚至一时偏高，但此时有皮肤苍白、湿冷、脉搏细速，尿量减少等灌注不足的表现。老年人大量出血可引起心、脑、肾的并发症，应注意观察，尽快采取止血措施，保证重要脏器的灌注。

5. 肝硬化，食管-胃底静脉曲张破裂出血不宜过多使用库存血，亦不宜输液输血过多、过快以免诱发肝性脑病和再出血。

6. 大量输血患者应注意及时补充凝血因子。

第二节 胃肠功能障碍与衰竭

胃肠功能指消化、吸收、屏障、免疫及内分泌的功能，血流灌注、胃肠道的分泌及蠕动、肠道微生物的相互协调作用是保证肠道功能的重要因素。胃肠功能在全身炎症反应及多器官功能障碍的发生及发展中起重要作用，被认为是"应激反应的中心"及"多器官功能障碍的发动机"，危重患者常常合并存在胃肠功能障碍，但因胃肠道功能复杂，长期以来一直无胃肠功能障碍的明确诊断标准，给临床医生对病情的判断及研究工作带来困难。2012 年欧洲重症医学会（European Society of Intensive Care Medicine，ESICM）对"急性胃肠功能障碍"做了详细的定义及分级诊断。急性胃肠功能损伤（acute gastrointestinal injury，AGI）是指由急性疾病引起的重症患者胃肠道功能的损伤。若胃肠道本身病变引起的 AGI 称为原发性 AGI，胃肠系统损伤后在早期即可观察到，如腹膜炎、胰腺炎、肝脏疾病、腹部手术后及腹部外伤等；继发性 AGI 是危重病宿主反应的结果，无胃肠系统原发的病理损害，如肺炎、心脏疾患、非腹部创伤或手术、复苏后综合征患者的胃肠功能障碍等。

【急性胃肠功能损伤分级】

1. 急性胃肠损伤 I 级（AGI I 级） 存在胃肠道功能障碍和衰竭的危险因素，表现为暂时性、自限性胃肠

14

功能受损，临床上可以观察到，如腹部手术后最初几日恶心、呕吐及肠鸣音消失，休克早期的肠蠕动减弱、腹胀等。

2. 急性胃肠损伤Ⅱ级（AGIⅡ级） 存在胃肠功能障碍，并且消化吸收功能受到影响，不能满足机体对营养物质的需求，需要干预治疗来满足机体对营养与液体的需求，但未因胃肠损伤影响患者全身情况。表现为轻度胃瘫伴有胃潴留或反流、下消化道麻痹、腹泻、Ⅰ级腹腔内高压（intraabdominal hypertension，IAH），腹腔内压力（intraabdominal pressure，IAP）12～15mmHg。胃内容或粪便潜血阳性，喂养不耐受，经胃肠道途径喂养72小时内未达到20kcal/（kg·d）。

3. 急性胃肠损伤Ⅲ级（AGIⅢ级） 胃肠功能衰竭，给予干预处理胃肠功能仍不恢复，常合并多器官功能障碍。即使经过治疗肠内营养仍不能耐受，出现大量胃潴留、持续肠麻痹、肠管扩张，IAHⅡ级，IAP 16～20mmHg，腹腔灌注压（abdominal perfusion pressure，APP）<60mmHg。

4. 急性胃肠损伤Ⅳ级（AGIⅣ级） 胃肠功能衰竭伴有远隔器官功能障碍，AGI进展，出现MODS和休克，病情危急，可危及生命。常表现为肠道缺血坏死、胃肠道出血，IAP>20mmHg，出现腹腔间隔室综合征。

14

[诊断要点]

1. 临床特点 ①呕吐与反流；②胃潴留：单次胃液回抽超过200ml为大量胃潴留，24小时胃残留总量超过1000ml为异常胃排空；③腹泻：每天排稀水样便3次以上，且排便量>200～250g/d（或>250ml/d），ESICM建议在ICU中，将腹泻分为疾病相关性、药物相关性、食物/喂养相关性腹泻；④消化道出血：进入胃肠道内的出血，并经肉眼证实存在于呕吐液、胃内容物或粪便中；⑤下消化道瘫痪（麻痹性肠梗阻）：在没有机械性梗阻的情况下，肛门停止排便3天及3天以上，肠鸣音存在或消失；⑥异常肠鸣音：肠鸣音减弱、消失或者亢进；⑦喂养不耐受综合征（feeding intolerance syndrome，FI）：任何原因引起的不耐受肠内营养，连续肠内营养72小时未达到20kcal/（kg·d）的营养需求目标，或者任何临床原因需要中止肠内营养。

2. 辅助检查

（1）肠管扩张：腹部平片或CT显示结肠直径超过6cm（盲肠超过9cm）或小肠直径超过3cm。

（2）腹腔内压监测：腹腔内压升高（详见第14章第三节腹腔间隔室综合征）。

【治疗要点】

1. 治疗原则 急性胃肠功能损伤的治疗包括全身治疗和局部治疗。对原发性急性胃肠功能损伤的治疗应针对腹部原发疾病进行积极有效的治疗，对继发性急性胃肠功能损伤的治疗应加强对休克、创伤、感染等的早期处理，消除产生全身性炎症反应综合征的基础。

2. 常见胃肠道症状的处理

（1）呕吐：要针对导致呕吐的原因处理，如体位不合适、不恰当的喂养、胃动力下降、腹内压过高等均可引起呕吐。可抬高床头大于30°，呕吐时避免误吸，停止喂养，胃肠减压。注意肠内营养制剂的种类、浓度、温度、输注速度等，可给予胃动力药物，不能耐受胃内营养的给予置入鼻空肠营养管，纠正内环境紊乱。症状严重时可给予甲氧氯普胺（胃复安）、多潘立酮（吗丁啉）对症处理。

（2）胃潴留：胃潴留的原因为胃排空障碍，可静脉应用甲氧氯普胺或红霉素，中医针灸治疗，避免应用抑制胃肠蠕动的药物，如阿片类药物及肌肉松弛剂。胃潴留严重时给予胃肠减压，单次胃内残液量超过500ml，将胃内营养改为肠内营养。

（3）腹泻：腹泻的原因有肠内营养不耐受、胃肠蠕动过快、肠道感染、肠道菌群失调等。感染性腹泻不能使用止泻药物，需要使用抗生素。抗生素相关性腹泻需

14

要口服万古霉素及甲硝唑，使用肠道益生菌制剂。胃肠蠕动过快的腹泻需停用泻药及胃肠动力药，非感染性腹泻可以应用止泻药物。

（4）消化道出血：见消化道大出血章节对上消化道及下消化道出血的处理。

（5）下消化道麻痹：下消化道麻痹即便秘，指肠道蠕动功能受损，粪便不能排出体外。常见病因有胃肠蠕动减弱、电解质紊乱、药物影响、全身情况不稳定等。应去除引起下消化道麻痹的病因，如减轻胃肠道淤血、水肿，纠正电解质紊乱，使用胃肠动力药，针灸治疗，避免应用抑制胃肠蠕动的药物，适当应用通便药物。

（6）肠管扩张：肠管扩张的原因有机械性、动力学和血供障碍，病因不同、部位不同、程度不同、进展速度不同，治疗方法也不同。一般原则包括禁食，可放置鼻胃管或鼻肠管行胃肠减压，引流胃肠内气体及液体，防止反流及误吸、降低胃肠道内压力；防治水、电解质及酸碱平衡紊乱、防治感染。机械性肠梗阻做好手术的准备，单纯性不全肠梗阻可观察 24~48 小时，若出现生命体征不平稳，腹部体征加重，呕吐物或大便为血性，腹腔穿刺抽出血性液体应及时手术。麻痹性肠梗阻首先采用保守治疗，纠正电解质紊乱、静脉或足三里注射新斯的明。若盲肠直径超过 10cm，保守治疗 24~48 小时未改善者，可使用结肠镜进行非外科减压。若盲肠直径超过 12cm，保守治疗无效，容易发生穿孔，应外科手术治疗。肠管缺血坏死时可迅速出现休克、多器官功能障碍，保守治疗无效，应立即手术治疗。

3. 喂养不耐受综合征的处理

（1）治疗胃肠道器质性疾病：解除机械性肠梗阻、消化道大出血等。

（2）促进胃肠功能的恢复：减少使用抑制胃肠动力的药物，使用促进胃肠动力药物及通便药物。

（3）控制腹内高压。

（4）减少喂养量、种类，改变喂养方式，较长时间不能耐受目标喂养量的患者加用补充性的肠外营养。

4. AGI 的分级处理

（1）AGI Ⅰ级：除了通过静脉输注液体外，一般不需要特殊处理。推荐早期开始肠内营养，一般在肠损伤 24～48 小时给予，应尽量减少使用抑制胃肠动力的药物。

（2）AGI Ⅱ级：采取措施对症治疗，防止进展为急性胃肠功能衰竭；给予胃肠动力药物恢复胃肠道的动力；即使存在胃潴留、反流或轻度不耐受时也要开始或继续给予少量的肠内营养；患者存在明显的胃潴留、反流、肠道喂养不耐受时，可采取减少剂量、减慢滴注速度、加温、改变配方等方法；对于胃轻瘫的患者应用胃动力药无效时，应考虑在幽门以下给予营养，放置鼻空肠营养管或经皮内镜下胃/空肠造瘘术。

（3）AGI Ⅲ级：密切监测腹内压，对因处理腹内高压，阻止胃肠功能衰竭的进一步恶化，如胃肠减压、适当脱水、导泻、腹腔穿刺放液等，若非手术治疗效果差、出现腹腔脏器功能受损时应及时评估是否需手术治疗；排除其他腹腔疾病引起的 AGI，如胆囊炎、腹膜炎、肠道缺血性疾病；尽可能停用能导致胃肠麻痹的药物，如阿托品、氯丙嗪、阿片类药物、镇静肌松药等；住 ICU7 天以内一般不需要常规给予早期静脉营养，早期静脉营养增加院内感染的发生率；密切监护下可考虑给予少量肠内营养。

（4）AGI Ⅳ级：病情危重，内科治疗无效，常需要外科干预或结肠镜下结肠减压治疗。

5. AGI 患者的处理流程　2012 年 ESICM 推荐的急性胃肠功能障碍处理流程见图 14-2-1。

14

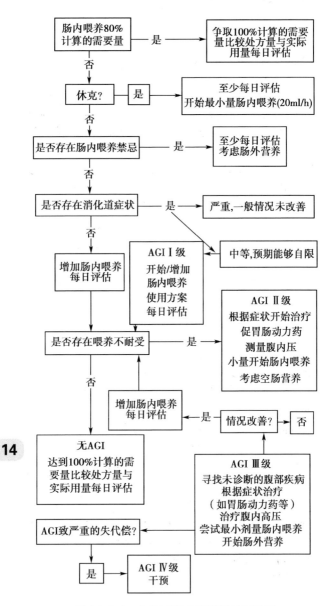

图 14-2-1　急性胃肠功能障碍处理流程

第三节　腹腔内高压与腹腔间隔室综合征

正常腹腔内压力（intraabdominal pressure，IAP）约为 0mmHg，当机械通气时约等于呼气末正压。凡能引起腹腔内容物体积增加的情况都可导致 IAP 的升高，当 IAP≥12mmHg 即为腹腔内高压（intraabdominal hypertension，IAH），当 IAP≥20mmHg 伴或不伴腹腔灌注压（平均动脉压 - 腹腔内压）<60mmHg，并有新发单个或多个器官功能不全或衰竭时称为腹腔间隔室综合征（abdominal compartment syndrome，ACS）。IAH 和 ACS 是同一病理过程的不同阶段，IAH 是 ACS 的早期阶段，急性 IAH 容易导致 ACS。

【病因】

1. 原发性 IAH　①创伤及腹腔出血；②腹腔内感染；③大量腹水；④麻痹性、机械性或假性肠梗阻；⑤急性胰腺炎；⑥腹腔肿瘤。

2. 继发性 IAH　①腹部手术及术后腹腔出血；②腹部受外部挤压（加压关闭腹腔、烧伤焦痂的挤压等）；③腹腔镜或胃镜检查的气腹；④巨大切口疝修复；⑤为预防切口疝而在术后使用尼龙绷带包扎；⑥脓毒症、毛细血管渗漏；⑦大量液体复苏时，液体量 >5L/24h。

【病理生理学影响】

1. 呼吸系统　腹内压急性升高时膈肌上抬，导致限制性通气障碍。吸气峰压力升高，肺泡受压、肺泡通气量明显降低，出现高碳酸血症。呼吸系统顺应性明显降低，容易发生肺不张，通气/血流比例失调，低氧血症，最终会引发呼吸衰竭。

2. 循环系统　IAH 或 ACS 的患者下腔静脉和门静脉直接受压，使其血流量减少，同时胸腔压力增加导致上、下腔静脉血流进一步减少，胸腔压力增加还使心脏受压，舒张末期心室容积下降、心排血量减少及代偿性心率增

14

快，常出现心功能不全。

3. 肠道功能不全　肠道对腹内压升高敏感，腹内压升高减少动脉血流，压迫肠系膜静脉、门静脉造成静脉高压及肠道水肿。内脏水肿又进一步升高腹内压，导致恶性循环，以致胃肠血流灌注减少，组织缺血，当 IAP > 15mmHg 可出现肠坏死，肠黏膜屏障受损，容易发生细菌易位。

4. 肾功能不全　当 IAP 升高时腹腔内静脉受压，肾脏灌注减少，出现肾功能不全。当 IAP 达到 15 ~ 20mmHg 时出现少尿；当 IAP 增加至 30mmHg 或更高时则导致无尿。

5. 肝脏功能障碍　IAP 急性升高时可减少肝动脉和门静脉血流，肝脏功能受损，出现乳酸清除率下降、葡萄糖代谢障碍和线粒体功能障碍。

6. 颅内压升高　IAP 升高后膈肌上抬，中心静脉压升高，使颅内压升高，脑灌注压下降。

【诊断要点】

1. 临床特点　①存在导致 IAH 的病因；②严重腹痛、腹胀；③发病初期腹膜刺激征明显；④腹腔内压力迅速升高，至少 > 20mmHg（一般发病后 72 小时内）；⑤腹腔前后径/左右径比例 > 0.8；⑥生命体征不稳定；⑦早期易出现多器官功能障碍或衰竭。

2. 辅助检查

（1）IAP 测定：临床监测 IAP 的方法有直接测量法和间接测量法。间接测量法通过测定内脏压力间接反映 IAP，且与直接测压有良好相关性。间接测量法包括膀胱测压法、胃内测压法和下腔静脉压测定等，膀胱测压法无创、安全、简单易行。膀胱测压法具体操作方法：在膀胱内置入一根 Foley 导管，患者平卧，腹肌放松，先排空膀胱内尿液。将测压管与导管相连接，戴无菌手套，用无菌注射器抽取 50ml 0.9% 氯化钠溶液，以 10ml 每分左右的速度注入膀胱，测量时测量尺子 0 点与耻骨联合同一水平面，开放导管，待测压管液面波动平稳，在患者呼气末读取数值（手测压力为厘米水柱，可按公式转换为毫米汞柱 $1mmHg = 1.33cmH_2O$，若导管与压力换能器连接测得压力为毫米汞柱），记录监测结果。依据 IAP 将 IAH 分为 4 级，Ⅰ级：IAP 12 ~ 15mmHg；Ⅱ级：IAP 16 ~ 20mmHg；Ⅲ级：IAP 21 ~ 25mmHg；Ⅳ级：IAP > 25mmHg。

（2）腹腔灌注压（APP）测定：APP = MAP − IAP，APP 至少应达到 60mmHg，APP > 60mmHg 具有良好的预后判断价值。

（3）CT：膈肌上升，下腔静脉受压、狭窄；圆腹征阳性（腹部前后径/横径 > 0.8），肾脏受压或移位，肠壁增厚（水肿），肠腔内外有液体积聚。

[治疗要点]

根据动态监测 IAP 对 IAH 采取分级治疗，IAH Ⅰ级时以密切监测和积极治疗原发病为主；IAH Ⅱ级时以积极液体复苏、维持心排血量和组织血液灌注为主；IAH Ⅲ级时需进行某种形式的非侵入腹腔减压治疗；IAH Ⅳ级时需采取腹腔减压术，以挽救患者生命。

1. 降低腹壁张力

（1）平卧位，床头抬高 < 30°。

（2）镇痛及镇静、必要时使用肌肉松弛剂。

2. 监测 IAP 动态监测 IAP，维持 APP > 60mmHg，及时发现并缓解 ACS。

3. 降低腹膜腔内压力

（1）胃肠减压，灌肠、肛管排气减压。

（2）应用胃肠动力药物，如莫沙必利、多潘立酮、新斯的明等，但机械性肠梗阻时避免应用。

（3）腹膜腔穿刺引流：腹腔积液量多者可考虑行腹膜腔穿刺引流。

（4）经皮穿刺引流及腹腔灌洗：游离性腹腔积液、积气、脓肿或积血等导致的 IAH 或继发性 ACS 可在 B 超或 CT 引导下经皮置管减压术，避免外科开腹减压术，必要时还可行腹腔灌洗，能将炎性介质、多种酶、腹腔内胰腺坏死物质连同渗液一起排出体外，减少毒素的吸

14

收，迅速降低腹腔内压力。

（5）器官支持治疗

1）肾功能不全及脓毒症可行血液净化治疗。

2）呼吸衰竭时可行机械通气。

（6）外科手术治疗：开腹减压是治疗 ACS 的最有效方法。当 IAP > 25mmHg，应评估开腹减压的必要性。有时尽管 IAP < 20mmHg，但出现肠道缺血、对氧治疗无反应及器官功能不全进行性加重时也考虑予以开腹减压。

（7）中医治疗：可采用复方大承气汤灌肠促进肠蠕动。

第四节　重症急性胰腺炎

急性胰腺炎（acute pancreatitis，AP）是指多种病因引起的胰酶激活，继以胰腺局部炎性反应为主要特征，伴或不伴有其他器官功能改变的疾病。急性胰腺炎病情轻重不一，临床表现多样性、可变性，轻者病情呈自限性；重症急性胰腺炎病情凶险，易出现多器官功能障碍，需要多学科诊治（multiple disciplinary teams，MDT），患者需入住 ICU 行监护及治疗。

【病理分型】

1. 间质水肿型胰腺炎　大多数急性胰腺炎患者由于炎性水肿引起弥漫性或局限性胰腺肿大，CT 显示胰腺实质均匀强化，胰周脂肪间隙模糊，可伴有胰周积液。

2. 坏死型胰腺炎　部分急性胰腺炎患者伴有胰腺实质和（或）胰周组织坏死，胰腺灌注损伤和胰周坏死的演变需要数天，早期增强 CT 有可能影像改变不明显，起病 1 周后的增强 CT 影像改变更明显。

【病情严重程度分级】

1. 轻症急性胰腺炎（mild acute pancreatitis，MAP）具备急性胰腺炎的临床表现和生物化学改变，既无器官功能衰竭，也无局部或全身并发症，病程呈自限性，不需特殊处理，通常在 1~2 周内恢复，病死率低。

2. 中度重症急性胰腺炎（moderately severe acute pancreatitis，MSAP） 具备急性胰腺炎的临床表现和生物化学改变，伴有局部或全身并发症，可伴有一过性器官功能衰竭（48 小时内可自行恢复），病情介于轻症与重症之间。

3. 重症急性胰腺炎（severe acute pancreatitis，SAP） 具备急性胰腺炎的临床表现和生物化学改变，并伴有持续的器官功能衰竭（持续 48 小时以上、不能自行恢复的器官功能衰竭，可累及一个或多个脏器）。重症急性胰腺炎病死率较高，如后期合并感染则病死率更高。

【病程分期】

1. 早期（急性期） 发病至 2 周，此期主要表现为 SIRS 和器官功能衰竭。治疗的重点是加强重症监护、稳定内环境及器官功能保护。

2. 中期（演进期） 发病 2 ~ 4 周，主要表现为胰周液体积聚或坏死性液体积聚，坏死灶多为无菌性，也可能合并感染。此期治疗的重点是综合防治感染。

3. 后期（感染期） 发病 4 周以后，可发生胰腺及胰周坏死组织合并感染、全身感染等，继而可引起感染性出血、消化道瘘等并发症。治疗的重点是感染的控制及并发症的外科处理。

【病因】

1. 胆管疾病 胆石症、胆管炎症、胆管蛔虫。

2. 代谢性因素 酒精性、高脂血症性。

3. 血管因素 缺血、血栓、血管炎。

4. 感染因素 流行性腮腺炎、病毒性肝炎。

5. 药物因素 药物过敏、中毒。

6. 机械因素 创伤、手术、ERCP 后。

7. Oddi 括约肌功能障碍

【诊断要点】

1. 临床特点 ①腹痛、腹胀，呈急性、突发、持续、剧烈的上腹部疼痛，常向背部放射；②发热，早期发热由于坏死物吸收或胆管感染引起，晚期发热由于坏

14

死胰腺组织继发细菌或真菌感染；③恶心、呕吐；④黄疸；⑤Cullen 征，Grey-Tuner 征，上腹部压痛，可有反跳痛及肌紧张；⑥局部并发症：急性液体积聚、胰腺坏死、胰腺假性囊肿、包裹性坏死、胰腺脓肿；⑦可并发一个或多个脏器功能障碍，也可伴有严重的代谢功能紊乱。全身并发症包括低血压及休克、消化道出血、胰性脑病、器官功能衰竭、全身感染、腹腔内高压或腹腔间隔室综合征；⑧血和尿淀粉酶升高；⑨B 超、CT 及 MRI 可见急性胰腺炎的征象。

2. 辅助检查

（1）胰酶测定：血淀粉酶在起病 6～12 小时开始升高，48 小时达高峰，而后逐渐下降，持续 3～5 天或更长时间，但要注意鉴别其他急腹症引起的血清淀粉酶水平增高。血清脂肪酶活性测定具有重要临床意义，在其他原因引起血清淀粉酶活性增高时，血清脂肪酶活性测定有互补作用。血淀粉酶和（或）脂肪酶超过正常值上限 3 倍以上有诊断价值。检测血淀粉酶准确性高，尿淀粉酶仅作参考。血清淀粉酶及脂肪酶活性高低与病情无相关性，极重症急性胰腺炎时淀粉酶可不升高。

（2）血常规：血细胞比容增大提示血液浓缩，胆源性胰腺炎及急性胰腺炎中后期白细胞升高提示感染。

（3）血生化

1）低钙血症：血清钙下降的程度与病情严重程度平行。

2）高血糖：可出现血糖升高。

3）甘油三酯：高甘油三酯可能是胰腺炎的病因，也可继发于胰腺炎。

4）肝、肾功能：肝功能检测可明确急性胰腺炎是否由胆源性胰腺炎引起，存在肾功能损伤时血肌酐水平升高；SAP 早期即可出现肝、肾功能异常，表现为胆红素、血清转氨酶、乳酸脱氢酶和碱性磷酸酶增高，低蛋白血症，肌酐和尿素氮增高。

5）炎症指标：C 反应蛋白（CRP）、白细胞介素 6

14

（IL-6）等可以反映全身炎症反应；血清降钙素原（PCT）可反映急性胰腺炎是否合并全身感染；血清乳酸水平可提示组织灌注的情况。

（4）动脉血气分析：可判断急性胰腺炎是否存在缺氧、急性呼吸窘迫综合征或肺水肿，有助于判断急性胰腺炎的严重程度。

（5）心电图：ST-T 改变，可类似心肌缺血。

（6）影像学

1）胸腹部 X 线平片：胸部 X 线平片可见肺不张、胸腔积液等，腹部 X 线平片在 SAP 诊断中作用有限，主要用于排除胃肠穿孔、肠梗阻等急腹症，同时提供支持急性胰腺炎的间接证据。①哨兵襻征：空肠或其他肠段节段性扩张；②结肠切割征：结肠近段肠腔扩张，含有大量气体，远端肠腔无气体；③麻痹性肠梗阻征象；④胰腺区见液气平面提示脓肿。

2）腹部超声：腹部超声无创、可重复、方便。可发现胰腺肿大、弥漫性胰腺低回声、胰腺钙化、胰管扩张、胆囊结石、胆管扩张、腹腔积液、假性囊肿等表现。B 超检查受肠胀气影响大，可影响检查结果。

3）腹部 CT：是诊断及评估急性胰腺炎病情的重要检查，急诊患者应就诊后 12 小时内完成 CT 平扫，评估胰腺炎症的渗出范围，同时可鉴别其他急腹症。发病 72 小时后完成增强 CT 检查，可有效区分胰腺液体积聚和胰腺坏死范围。CT 下可见胰腺增大、边缘不规则、胰腺内低密度区、胰周炎症改变、胰腺内及胰周液体积聚、甚至有气体出现，坏死灶在造影剂增强动脉期无增强显影，与周围无坏死胰腺形成鲜明对比，并可发现胰腺脓肿、假性囊肿，还可在 CT 引导下穿刺抽液。

14

4）MRI：显示胰腺及胰周情况，对胰管显示较好。

［鉴别要点］

1. 消化性溃疡急性穿孔　有溃疡病史，突然腹痛加剧，腹肌紧张，肝浊音界消失，X 线透视见膈下有游离气体等，血尿淀粉酶水平正常或轻度升高。

2. 急性肠梗阻　肠梗阻时出现阵发性腹痛、腹胀、呕吐，不排气，查体可见肠型、气过水声、肠鸣音亢进。腹部 X 线可见液气平面，血清淀粉酶水平正常或轻度升高。

3. 急性心肌梗死　有冠心病史，突然发病，疼痛限于上腹部。心电图显示心肌梗死，血清心肌酶水平升高，血、尿淀粉酶水平正常。

4. 急性胃肠炎　常有不洁饮食史，主要症状为呕吐、腹痛及腹泻等，可伴有肠鸣音亢进，血、尿淀粉酶水平正常。

各种原因引起的急腹症早期会出现血尿淀粉酶水平升高，但升高的幅度一般不超过正常值的 3 倍。

【并发症】

1. 全身并发症　急性胰腺炎可引起全身并发症，重症患者严重的全身并发症若不及时处理可危及生命。包括 SIRS、脓毒症低血压及休克、消化道出血、胰性脑病、MDOS 及 IAH 和 ACS 等。

2. 局部并发症　可出现无菌性及感染性并发症，表现为积液、坏死物积聚。

（1）胰周积液：急性胰腺炎病程早期，可出现胰周或胰腺远隔间隙液体积聚，无完整包膜，可以单发或多发。

（2）急性坏死物积聚：病程早期，含有液体和胰腺实质或胰周组织的坏死组织的积聚。

（3）包裹性坏死：包含胰腺和（或）胰周坏死组织且具有界限清晰炎性包膜的囊性结构，多发生于急性胰腺炎起病 4 周后。

（4）胰腺假性囊肿：起病 4 周后持续存在被完整包膜包裹的胰周液体。

【诊断和分类管理】

对急性胰腺炎病情严重程度判断非常重要，特别是要早期识别 SAP。要尽快完善实验室和胰腺 CT 平扫，多学科协调、会诊，MSAP 与 SAP 应转入 ICU 进行监护及治疗。中国医师协会胰腺病学专业委员会 2015 年制定的《中国急性胰腺炎多学科诊治（MDT）共识意见（草案）》中推荐的急性胰腺炎的诊断和分类管理流程（图 14-4-1）。

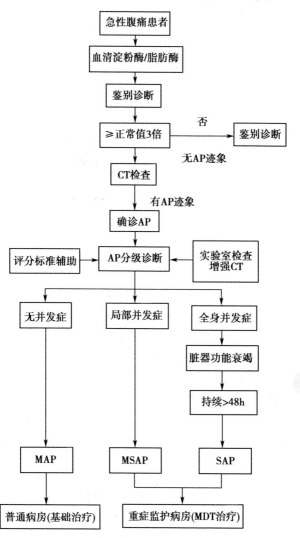

图 14-4-1　急性胰腺炎诊断和分类管理流程

14

【严重程度评估】

1. 全身评分系统

（1）Ranson 评分：20 世纪 70 年代初由 Ranson 提出的评分系统，用来评估急性胰腺炎严重程度，该评分系统包括入院时的 5 项临床指标和 48 小时的 6 项指标，各项 1 分，合计 11 分，评分在 3 分以上时即为重症胰腺炎。Ranson 评分系统在重症胰腺炎的诊疗过程中发挥了很大的作用，但评分反映的是患者入院至 48 小时内病情的变化，不能动态观察并评估病情严重度，且评分未纳入患者既往健康状况因素，并且对比 CT 等影像学检查发现其特异性、敏感性均较差，目前在临床广泛应用急性生理与慢性健康评分（APACHEII评分）系统进行评估。

表 14-4-1　Ranson 评分表

	急性非胆源性胰腺炎	急性胆源性胰腺炎
入院时		
年龄（岁）	>55	>70
白细胞（×10^9/L）	>16	>18
血糖（mmol/L）	>11.1	>12.2
LDH（IU/L）	>350	>400
AST（U/L）	>250	>440
入院 48 小时		
BUN 增加（mmol/L）	>1.79	>0.71
HCT 下降	>10%	>10%
血钙（mmol/L）	<2.0	<2.0
$PaO_2 <$（mmHg）	<60	<60
BE（mmol/L）	>4	>5
体液潴留（L）	>6	>4

注：满足表中的一项条件记 1 分，否则记 0 分，各项的总分和为 Ranson 评分。

体液潴留 =48 小时入量 -（48 小时胃肠减压引流量 +48 小时尿量 +其他引流量）

（2）急性生理与慢性健康评分（APACHE Ⅱ评分）：以入院后 24 小时内各项数据最差值为评分依据，APACHE Ⅱ评分 = A + B + C。APACHE Ⅱ评分系统不但有急性指标和年龄参数，还有慢性健康评分，不受患者入院后的时间限制，可反复用于评估病情严重程度。APACHE 评分降低表示病情好转，评分增加表示病情恶化，评分越高，病情越重。APACHE 评分≥8 分为中度重症以上急性胰腺炎。

（3）急性胰腺炎严重程度床边指数（BISAP 评分）：急性胰腺炎严重程度床边指数（Bedside Index For Severity in Acute Pancreatitis，BISAP）评分系统简单易行，各项指标均容易获得，能在 24 小时内更为准确地预测急性胰腺炎患者的严重程度和病死率，有利于临床监护和及早制定相应治疗措施，从而改善患者的预后，BISAP 评分≥3 分为中度重症以上急性胰腺炎（表 14-4-2）。

表 14-4-2 急性胰腺炎严重程度
床边指数（BISAP 评分）

参数	结果	评分
血尿素氮	≤25mg/dl	0
	>25mg/dl	1
意识障碍 [Glasgow 昏迷量表评分]	15 分	0
	<15 分	1
SIRS	无	0
	有	1
年龄	≤60 岁	0
	>60 岁	1
胸膜渗出	无	0
	有	1

14

注：以上 5 项，24 小时内出现 1 项记 1 分，BISAP 总分为 5 项参数得分之和

2. 局部严重程度评估 增强 CT 是诊断急性胰腺炎有效检查方法，Balthazar CT 评级（表14-4-3）、改良的 CT 严重指数评分（modified CT severity index，MCTSI）（表14-4-4），常用于炎症反应及坏死程度的判断，MCTSI 评分≥4 分为中度重症以上急性胰腺炎。

表 14-4-3 Balthazar CT 评级

Balthazar CT 分级	CT 表现
A 级	胰腺正常
B 级	胰腺局部或弥漫性肿大但胰周正常
C 级	胰腺局部或弥漫性肿大但胰周脂肪结缔组织炎症性改变
D 级	胰腺局部或弥漫性肿大但胰周脂肪结缔组织炎症性改变，胰腺实质内或胰周单发性积液
E 级	广泛的胰腺内外积液，包括胰腺和脂肪坏死，胰腺脓肿

注：MRI 分级等同于 CT 分级

表 14-4-4 改良的 CT 严重指数评分

胰腺炎症反应	评分
正常胰腺	0
胰腺和/或胰周炎性改变	2
单发或多个积液区或胰腺脂肪坏死	4
胰腺坏死	
无胰腺坏死	0
坏死范围≤30%	2
坏死范围>30%	4
胰腺外并发症，包括胸腔积液，腹水，血管或胃肠道受累	2

注：MCTSI 评分为炎症反应和坏死程度评分之和

14

【治疗要点】

1. 监测

（1）一般监测：床旁监测体温、心率、血压、呼吸、血氧饱和度等生命体征，记录每小时静脉、胃肠道入量、排便量、尿量、胃肠减压及各引流管引流量。

（2）血流动力学监测：SAP患者血流动力学不稳定（特别是老年人及心、肾功能不全的患者），常需要有创血流动力学监测，可根据病情选用中心静脉压、有创动脉血压及PiCCO等监测措施。

（3）实验室监测：包括淀粉酶、脂肪酶、血气分析、血乳酸、降钙素原、C反应蛋白、血糖、血常规、凝血、肝肾功能、电解质监测，胰腺炎中后期容易并发感染，需行分泌物、引流物病原微生物的涂片及培养，G实验、GM实验等监测。

（4）影像学监测：B超动态监测可了解梗阻及引流情况，尤其是对胆源性胰腺炎更有意义，另外可了解胸腹腔及盆腔积液情况，实时无创评估容量及心功能状态。X线胸片监测肺部及胸腔情况。适时CT检查，CT意义较大，起病时平扫有助于确诊。72小时后增强CT有利于评估病情进展及并发症，了解急性坏死物积聚、急性胰周积液、胰腺假性囊肿、包裹性坏死、胰腺脓肿等并发症。

（5）腹内压监测：测腹围及腹腔内压监测。腹内压 >20mmHg 时常伴有新发器官功能衰竭，是MSAP或SAP死亡的重要原因之一。常用测定IAP方法是经导尿管膀胱测压法（具体方法见本章第三节）。

2. 一般治疗　禁食及胃肠减压减少胰液的分泌，有条件可内镜下置入空肠营养管，一旦肠功能恢复尽早行肠内营养支持。卧床，床头抬高超过30°，适当补液，防治酸碱失衡及电解质紊乱。镇痛治疗建议应用哌替啶，避免应用吗啡、阿托品、山莨菪碱等收缩Oddi括约肌或诱发/加重肠麻痹的药物。

14

3. 针对病因治疗

（1）胆源性急性胰腺炎：胆石症是国内急性胰腺炎的主要致病因素，胆源性急性胰腺炎时解除胆管梗阻是有效的治疗方法，可采用内镜治疗。在发病的 24 ~ 48 小时行逆行胰胆管造影（ERCP）、内镜下行 Oddi 括约肌切开或放置鼻胆管引流，条件允许时行胆管结石清除，使胆管通畅减少胆汁胰管反流，使 SAP 的症状迅速改善。有胆囊结石的轻症急性胰腺炎患者，应在病情控制后尽早行胆囊切除术；而坏死性胰腺炎患者可在后期行坏死组织清除术时一并处理或病情控制后择期处理。

（2）高脂血症性急性胰腺炎：急性胰腺炎合并静脉乳糜血或血甘油三酯 >11.3mmol/L 可明确诊断，应在短时间降低甘油三酯水平，尽量降至 5.65mmol/L 以下。避免应用脂肪乳剂等可能升高血脂的药物。治疗上可给予抗凝、血浆置换等措施快速降低血脂。

（3）其他病因导致的急性胰腺炎：酒精性胰腺炎、ERCP 术后胰腺炎、高血钙性胰腺炎、胰腺解剖和生理异常、药物、胰腺肿瘤等原因引起者予以对应处理。

4. 药物治疗

（1）生长抑素：生长抑素 6mg + 生理盐水 50ml，2.1ml/h 泵入，持续 7 ~ 14 天。

（2）胰蛋白酶抑制剂：乌司他丁 10 万 U + 生理盐水 10ml，每日 3 次静脉推注，应用 7 ~ 14 天。

5. 器官功能支持

（1）循环支持：由于 SIRS 引起毛细血管渗漏综合征（capillary leak syndrome，CLS），导致血液成分大量渗出，造成血容量不足与血液浓缩，液体复苏是早期治疗的重点。SAP 诊断后应立即开始进行液体复苏，液体复苏的目标为患者平均动脉压 65 ~ 85mmHg，心率 <120 次/分，血乳酸显著下降，尿量 >1ml/（kg·h），HCT 下降到 30% ~ 35%。复苏液首选晶体溶液，对于需要快速扩容并且合并低蛋白血症的患者可同时辅助应用白蛋白，人工胶体的应用还存在争议。扩容治疗需避免液体复苏

14

不足或过度，可通过动态监测心率、血压、尿量、血细胞比容、中心静脉压及混合静脉血氧饱和度等作为指导。大量液体输入容易引起肺水肿及腹内压升高，应密切监护，同时应防治电解质紊乱。

（2）呼吸支持：SAP 患者均需要氧疗，可通过鼻导管或面罩吸氧，维持血氧饱和度在 95% 以上，动态监测血气分析结果，部分重症患者合并急性呼吸窘迫综合征（ARDS），需要应用机械通气。无创通气时患者配合不当会吞气增加腹内压，出现呕吐及误吸，应谨慎使用。尽可能行气管插管进行有创机械通气，胰腺炎有腹痛症状，机械通气过程需镇痛及镇静治疗。镇痛可选芬太尼静脉泵入，吗啡可导致 Oddi 括约肌痉挛并抑制胆汁排泌，不宜应用。镇静可选丙泊酚或咪达唑仑，不推荐常规应用肌松剂，若镇痛镇静后仍氧合未能改善可短期应用肌松剂。

（3）消化系统：SAP 时由于器官灌注下降容易出现应激性胃黏膜病变，可给予 H_2 受体拮抗剂或质子泵抑制剂防治应激性胃黏膜病变。

（4）营养支持：SAP 患者存在消化吸收障碍，同时有处于高代谢、高分解状态，故均存在不同程度的营养障碍。几乎所有 SAP 患者都存在不同程度肠动力和屏障功能障碍（肠麻痹、胃蠕动迟缓及十二指肠淤滞），部分患者存在肠管损伤，胃肠功能需经过较长时间才能逐渐恢复，故营养支持贯穿 SAP 治疗的全过程。早期肠内营养有助改善肠黏膜屏障，减少内毒素和细菌易位，减轻炎症反应，降低 SAP 患者后期感染和 MODS 的发生。

1）营养支持的原则是安全利用有功能的肠道，合理的营养支持途径及能量供给，既能满足营养需求，又能保护肠黏膜屏障功能。

2）营养支持开始的时机：SAP 患者急性期全身炎症反应过度，常常伴有休克、ARDS、胰性脑病，甚至 MODS 等并发症，机体存在不同程度的脏器功能不全并

14

且对外源性营养物质耐受不良。本阶段往往存在高血糖、高血脂和急性低蛋白血症等严重的代谢紊乱。由于代谢激素紊乱和炎症介质的作用,治疗开始阶段应进行液体复苏,抑制胰液分泌,维护器官功能,防治休克、急性肾功能障碍及腹腔间隔室综合征等严重并发症,待生命体征平稳、血流动力学和内环境稳定的前提下再进行营养支持。

3)营养支持的途径:在急性期胃肠功能恢复前以及感染期合并消化道瘘等并发症无法实施肠内营养(EN)时考虑完全胃肠外营养(TPN),一旦肠功能恢复,就要尽早进行肠内营养。开始采取肠外营养 + 肠内营养的过渡,随着肠功能的好转采取完全胃肠内营养支持(TEN)。胰腺的外分泌刺激分为眼相、口相、胃相及肠相,肠相刺激胰腺外分泌的作用轻微,所以胰腺炎患者应早期放置鼻空肠营养管,只要血流动力学稳定、肠道部分功能存在、无禁忌证,即应尝试肠内营养。初期可用葡萄糖水让肠道"适应"营养,逐步过渡到含氨基酸或短肽的制剂,病情进一步好转给予整蛋白制剂,同时注意营养制剂的配方、温度、浓度和输注速度,并依据耐受情况进行调整。注意维护肠黏膜屏障功能,防止细菌易位。动态观察腹部体征、肠鸣音改变及排便情况。可给予促胃肠道动力药物,包括生大黄、硫酸镁、乳果糖等,应用谷氨酰胺制剂保护肠道黏膜屏障。对于出现肠功能障碍、肠道菌群失调(如粪便球杆菌比例失调)的患者可酌情给予益生菌类药物。

(5)凝血系统:SAP 时存在严重的 SIRS、脓毒症,导致凝血机制紊乱,加之毛细血管渗漏综合征导致血容量下降,血液浓缩,容易形成血栓,可应用改善微循环药物,若无出血征象可适当抗凝治疗。

(6)肾脏系统:SAP 时由于炎症介质及毒素的损害、肾前性灌注不足、腹内压增高导致的肾灌注不足常出现急性肾功能不全。保证肾脏灌注、降低腹内压、避免应用肾脏损害的药物及积极行连续肾脏替代疗法

（CRRT）是防治的关键。CRRT 治疗 SAP 目的：①清除炎症介质、血浆内毒素；②纠正水、电解质、酸碱平衡紊乱，维持内环境稳定；③清除代谢废物；④降温。目前认为只要确诊 SAP 不论是否存在急性肾功能不全均可行 CRRT。

6. 腹腔间室综合征的处理　应及时采用效的措施缓解腹内压，防止器官功能衰竭。采用的方法有胃肠道减压及导泻、镇痛镇静、使用肌肉松弛剂及床边 CRRT 减轻组织水肿，B 超或 CT 引导下腹腔内与腹膜后引流减轻腹腔压力。不建议早期开腹手术降低腹内压，当存在持续性腹腔内高压（＞25mmHg）伴有新发器官功能衰竭，且非手术减压措施无效，可谨慎行剖腹减压手术，术后宜用补片等人工材料临时覆盖切口。

7. 抗感染治疗　对非胆源性胰腺炎不主张预防性应用抗生素治疗，对胆源性胰腺炎及免疫力低下有发生肠源性细菌易位可能的患者可应用抗生素。使用抗生素的原则是抗菌谱涵盖革兰阴性杆菌和厌氧菌、脂溶性强、有效通过血胰屏障，如喹诺酮类、三/四代头孢菌素、碳青霉烯类、甲硝唑/奥硝唑等。当出现无法用细菌感染来解释的发热等表现，有真菌感染的可能性时，可经验性应用抗真菌药，同时进行血液或体液真菌培养。伴有难以控制的腹泻怀疑难辨梭菌感染时，可给予万古霉素或甲硝唑口服或鼻饲。

8. 免疫治疗　可给予胸腺肽等免疫调节剂治疗。

9. 预防下肢深静脉血栓。

10. 中医治疗　理气攻下的中药内服或灌肠，如大承气汤，生大黄经鼻胃管或鼻空肠管注入。也可以中药汤剂灌肠，增加结肠及直肠内容物容积，加速肠内容物排泄。其他中药制剂如清胰汤、大柴胡汤等和芒硝外敷被临床实践证明有效。

11. 手术治疗　在 SAP 早期主要以维护器官功能为目的的非手术治疗，出现病情变化随时评估手术利弊，待 3～4 周后再评估手术指征。对存在胰腺炎继发感染或

14

产生压迫症状,如消化道梗阻、胆管梗阻等,以及胰瘘、消化道瘘、假性动脉瘤破裂出血等并发症时可考虑手术治疗,胰腺及胰周无菌性坏死积液无症状者不需要手术治疗。

(张永利)

14

第十五章

重症神经

第一节　脑功能检测

近年临床上监测大脑的技术和设备发展很快，目前临床上能够直接监测脑功能状态变化的仍是神经电生理，包括自发脑电和诱发脑电，如脑电图（electroencephalogram，EEG）、数量化脑电图（qEEG），以及诱发电位（EP）等。其他与脑功能生理变化密切相关的脑监测方法有近红外光谱（NIRS）、脑氧饱和度（$rScO_2$）、经颅多普勒（TCD）、有创伤和无创伤颅内压监测（ICP）以及活体脑微透析技术等。更先进和强有力的脑功能研究工具如正电子发射断层扫描（PET）和功能型磁共振成像（MRI）提供了研究各种刺激条件下和认知过程中局部脑功能的变化。但是这些复杂的研究工具尚不适用于危重患者脑监测。

一、颅内压监测

颅内压监测（ICP）是急性脑损伤治疗学上的重大进展。1960 年，Lundberg 发明了颅骨钻孔侧脑室内置管监测颅内压（ICP）的方法。1973 年应用蛛网膜下隙螺栓法监测颅内压。此后，创造了一系列新的方法，包括硬膜下、硬膜外导管测压等。而导管尖端压力传感器的发明，使得脑实质内置管监测颅内压的方法得到应用。此外，无创性颅内压监测新技术的出现为临床监测颅内压开辟了广泛的应用前景。

（一）颅内压的形成

正常人颅内大约 1400g 脑组织，100～150ml 血液和 75～150ml 脑脊液构成颅内压，5.3～15mmHg。在密闭的颅内系统中，上述任何一种内容物的容量改变都能导致颅内压的变化。由于脑脊液介于颅腔壁的脑组织之间，且脑室和脑、脊髓的蛛网膜下隙互通、通常以脑脊液压代表颅内压。正常情况下，颅内压反映脑脊液形成与重吸收之间的平衡。脑脊液的生成速度是基本不变的（大约 0.4ml/min），而重吸收却依赖脑脊液-静脉压力梯度。重吸收最小压力梯度需要 5.3mmHg，在这一压力梯度上，重吸收的速度与压力梯度呈线性关系。脑血容量（CBV）也是形成颅内压的重要因素。而脑血容量与脑血流量的改变并非总是一致。脑脊液压正常时，脑血流增加对颅内压的影响并不重要；当脑脊液压已升高时，增加脑血流对颅内压的影响就十分明显。

颅内压增高时机体有一定的代偿机制减轻这一改变：①通过对脑静脉施压以减少颅内血容量；②脑脊液转移进入脊髓蛛网膜下隙；③增加脑脊液重吸收。而轻度高颅压对脑脊液的生成并无影响。颅内压升高的程度取决于颅内容物变化的幅度和速度。颅内容物增加一旦越过了颅腔代偿能力，颅内容物的少许增加会引起颅内压大幅度上升，而且颅内压越高，这种上升的幅度就越大。

（二）影响颅内压的生理因素

1. 动脉二氧化碳分压（$PaCO_2$） 二氧化碳对颅内压的影响源自脑血流量的改变。当 $PaCO_2$ 在 20～60mmHg 急骤变化时，脑血流量的改变十分敏感，与之呈线性关系，约 2ml/mmHg。$PaCO_2$ 超过 60mmHg，脑血管不再扩张，因为已达到最大限度；低于 20mmHg，脑组织缺血和代谢产物蓄积也将限制这一反应。

脑血管对 CO_2 敏感主要是受细胞外液 pH 影响。

15

$PaCO_2$ 下降，细胞外 pH 值升高，脑血流量减少，进而颅内压降低。反之，$PaCO_2$ 升高，pH 下降，脑血流量增加，颅内压提高。

急性降低 $PaCO_2$ 使颅内压下降是一个短暂的影响。即使持续低 $PaCO_2$，颅内压仍逐渐返回正常。这是由于低颅压减少了脑脊液的重吸收，呼吸性碱血症抑制脑脊液的生成速度，导致脑脊液容量增加直至颅内压恢复正常。长时间过度通气，颅内压正常化的另一个因素是脑血流量恢复正常。高原缺氧产生的过度通气，3～5 天后脑血流量恢复正常。高 $PaCO_2$ 与脑血量、脑血容量和颅内压的增加是成正比的。但脑血流量在高碳酸血症后8～11 小时逐步恢复原水平。

2. 动脉氧分压（PaO_2）　PaO_2 在 60～135mmHg 范围内变动时，脑血流量和颅内压不变。PaO_2 低于 50mmHg，颅内压的升高与脑血流量的增加相平行。如果低氧时间较长，由于脑水肿，在恢复正常氧合后颅内压也不能恢复原水平。此外，缺氧后脑血管自动调节也可能受损，从而导致动脉血压与颅内压之间呈被动关系。高 PaO_2 时轻度减少脑血流量，对颅内压影响很小。

3. 动脉血压　正常人平均动脉压在 60～150mmHg 范围，脑血流量依靠其自身的自动调节机制而保持不变，对颅内压的影响很小。超出这一限度，颅内压将随血压的升高或降低而呈平行改变。任何原因如长时间低血压、脑病理性损害，特别是高血压将会对颅内压产生重大影响。

4. 中心静脉压　中心静脉压或胸膜腔内压的变化通过两个途径能影响颅内压。

（1）增加的压力可能在颈静脉和椎静脉中逆行传递，提高脑静脉压，从而升高颅内压。

（2）胸、腹内压增加，如呛咳导致椎管内的静脉扩张，从而升高脑脊液压力。

（三）颅内压监测方法

颅内压监测方法可分为有创监测和无创监测，动态

15

监测对于判断病情和指导治疗显得尤为重要。

1. 有创颅内压监测技术

（1）侧脑室内置管测压：无菌钻孔，硅管插入侧脑室，通过与脑外压力换能器连接持续测压，被认为是最标准的方法。此法简便、可靠，可以间断释放脑脊液以降低颅压和经导管取脑脊液样品及注药，具有诊断和治疗价值。缺点是属有创性监测，有感染的危险；置管时间一般不超过1周；在脑室移位或压迫时，置管比较困难。气泡、血液、组织可能堵塞导管。为保证读数的准确，当患者头的位置改变时，需重新调整传感器的位置。

（2）硬脑膜下测压：硬脑膜下放置特制的中空螺栓（subdural bolt）可测定脑表面液压。颅骨钻孔，打开硬脑膜，拧入中空螺栓至蛛网膜表面，螺栓内注入液体，然后外接压力传感器。此法测压准确，但硬脑膜开放，增加了感染的机会，现已很少应用。目前应用的是一些新的导管技术。

（3）硬脑膜外测压：目前比较常用的方法是将压力传感器直接置于硬膜与颅骨之间，在硬脑膜外连接测定颅内压。压力传感器只有纽扣大小，经颅骨钻孔后，水平置入约2cm即可。硬膜外传感器法保留了硬脑膜的完整性，颅内感染的危险性较颅骨钻孔侧脑室内置管测压和蛛网膜下隙置管测压小。但是基线易漂移，硬脑膜外法显示出的颅内压较脑脊液压力略高，相差2~3mmHg。近年传感器已发展为纤维光束传感器（fiberoptic transducer），其置入部分为含探测镜的微型气囊，根据颅内压力变化造成镜面反光强度的改变来测定颅压。尽管技术进步，硬膜外监测颅内压的准确性和可靠性受质疑。

（4）脑实质置管测压：目前，尖端应变计传感器和纤维光束传感器被应用于脑实质置管测压。作为脑室置管困难时一种替代方法。但当脑肿胀时，脑脊液流动受限甚至停止，颅内压不是均衡分布。这时脑实质置管所测压力可能是区域压力而不是真正的颅内压。长期测压，基线易漂移。

（5）腰部脑脊液压测定：方法简单，校正及采集 CSF 容易，但有增加感染的可能，对已有脑疝的患者风险更大，也有损伤脊髓的报道。

2. 无创监测法

（1）囟门面积传感器（fontanelle planimetric trans-ducer）：对一岁以内的婴儿可通过囟门这一特定条件来进行无创伤性颅内压评估。囟门面积传感器的优点是简便，可以准确反映呼吸和循环的变化，但绝对值不可靠，囟门的大小也使这一技术受到限制。

（2）视觉诱发电位（VEP）：VEP 与颅内压的关系近年受到重视。现已证实颅内压的改变会影响 VEP。例如，脑积水儿童 VEP 的潜伏期较正常儿童明显延长。从脑室引流 4ml 脑脊液，可使潜伏期缩短。行分流术减压后，VEP 的潜伏期恢复正常。进一步研究表明脑水肿患者 VEP 的 N2 用硬膜外纤维光束传感器测定的颅内压力水平呈线性相关（$\gamma = 0.90$）。VEP 的 N2 波成分起源于原始视皮质，属皮质电位活动，因此，它的潜伏期对可逆的皮质损伤，如缺血或来自蛛网膜下隙压力增高的压迫是十分敏感的。通过测定 VEP 的潜伏期可计算出颅内压的实际水平。美国 AXON Systems Sentine 1～4 神经系统监护仪已配有此种软件，根据 VEP 参数计算显示颅内压。为无创伤监测颅内压提供了重要手段。

（3）经颅多普勒超声技术（TCD）：TCD 并不能定量地反映颅内压数值，但是连续监测可以动态地反映颅内压增高的变化。研究表明，大脑中动脉的血流速度与颅内压呈反比关系。颅内压增高，脑血流量下降，大脑中动脉血流速度减慢。血流速度的波动与颅内压的变化呈平行关系。颅内压增高时，TCD 频谱的收缩峰血流速度（Vsys）、舒张末期血流速度（Vdia）和平均血流速度（Vmean）均降低，以 Vdia 降低最明显；搏动指数（PI）和阻力指数（RI）明显升高。频谱形态也有一定特异性。颅内压轻度增高，Vdia 减低，收缩与舒张期间的切迹更加明显，收缩峰尖锐。颅内压接近舒张压时，

15

舒张期开始部分和舒张期末频谱消失。颅内压与舒张期血压基本相同时，舒张期血流消失，仅留一个尖锐的收缩峰。因此，TCD可间接地估价颅内压增高的程度。

（4）经颅超声波技术：将声波探头置于大脑双侧颞叶，向大脑发射超声波。提高颅内压和脑组织弹性的改变将改变声波的速度。研究发现，颅内压变化确实导致声波速度的同步变化。但两者的相关性及准确性还需进一步研究。

（四）颅内压监测临床意义

1. 急性颅脑损伤　急性颅脑损伤最适合进行颅内压监测：一方面因为外伤后3~5天病情变化较大；另一方面根据临床征象推断有无颅内压增高不可靠，从而难以指导治疗。颅内压监测有助于区别原发性与继发性脑干损伤。原发性脑干损伤的患者，临床表现严重而颅内压正常。脑外伤患者在颅内压监测过程中颅内压逐渐上升。>40mmHg时，颅内血肿的可能性大。

2. 蛛网膜下腔出血　采用导管法，在脑室颅内压监测的同时进行脑脊液引流，将颅内压控制在15~20mmHg，也是对蛛网膜下隙出血的重要治疗措施。

3. 急救　各种原因导致颅内压增高患者，如呼吸、心脏骤停、呼吸道梗阻等原因引起严重脑缺氧、脑水肿与颅内压增高，均可考虑行颅内压监测，协助控制颅内压。

不但颅内压数值有临床意义，其压力波形分析也很有价值。ICP波形分A波、B波与C波。A波又称高原波，由一组ICP 60~75mmHg的压力波构成，压力在一般水平，突然上升，持续5~20分钟后，下降到原压力水平。如高原波反复出现，预示ICP代偿能力耗竭，脑血管舒缩的自动调节趋于消失，颅内血容量增加，致ICP骤升。A波出现频繁时，要考虑病情凶险，预后欠佳。B波为压力5~10mmHg的阵发性低幅波，代表ICP顺应性降低。C波，为偶发单一的低或中波幅波形，无特殊意义。

颅内压监测也有局限性，仅仅在脑代谢变化构成脑肿胀时，颅内压才会产生有意义的变化。颅内压在计算脑灌注压上有很大价值，但并不能精确地反映局部脑血流和脑功能。在非心脏停搏的脑缺氧损伤，颅内压往往是正常的。无创伤性颅内压监测，如 VEP、TCD 等使用虽不受限制。但目前对其在测定颅内压绝对值的准确性和反应的敏感性还需进一步研究。

二、脑血流监测

临床上监测脑血流（CBF）目的大致可分为两类。一是预防脑缺血（氧）的发生，这类监测并不能定量测定 CBF，但由于脑缺血是阈值性的，一旦 CBF 减少引起脑氧合、氧代谢、脑功能发生改变，就可以通过一些间接的非定量的 CBF 监测手段反映出来，如 EEG、局部脑氧饱和度（SrO_2）、颈静脉球血氧饱和度（SjO_2）等。另一类是直接测量 CBF 和局部脑血流量 rCBF 的技术。rCBF 定量监测为研究 CBF 的调节、脑功能和脑代谢的关系提供了重要手段，但许多方法，例如核素标记微球法，只能用于动物实验，并不能用于临床。本节仅介绍目前适用于临床监测的定量或半定量 CBF 测定方法。

（一）脑血流生理学基础

1. 脑血流量变化病理生理　正常人脑重量仅占体重的 2%～3%，但 CBF 每分钟为 750～1000ml，占心排血量的 15%～20%。CBF 的分布并不均匀，平均为 54（45～60）ml/（100g·min）。灰质的血流量高于白质。临界 CBF 的概念是以脑丧失电和代谢功能为界。一般认为 CBF 小于 16～17ml/（100g·min）脑电活动衰竭，CBF ＞24ml/（100g·min）时，脑电（EE）不出现缺血表现。体感诱发电位（SEP）在 CBF 20ml/（100g·min）时尚能完全维持，但此后开始迅速改变，在 12ml/（100g·min）时完全消失。离子泵衰竭的 CBF 阈值大约在 10ml/（100g·min）。脑水肿形成的 CBF 阈值在 20ml/（100g·min）。CBF 低于此阈值，水分开始向细胞内转移。

15

2. 脑血流的调节　CBF 主要取决于脑灌注压（CPP）和脑血管阻力（CVR）其关系：CBF = CPP/CVR。脑灌注压增高超过正常 30% ~ 40%，或降低 30% ~ 50%，CBF 可保持不变。也就是说平均动脉压在 60 ~ 150mmHg 范围内，CBF 依靠其自身的自动调节机制而维持稳定。CBF 自动调节机制可能主要是通过调节脑血管阻力来完成。脑血管阻力的主要因素是脑血管直径，次要因素是血液黏滞性。CBF 与脑活动和脑代谢之间密切相关。增加脑活动可使局部脑血流量（rCBF）增加。rCBF 调节与局部组织代谢需要相适应，是通过扩张血管的代谢产物乳酸和 CO_2 浓度的局部变化来调节的。CO_2 是强力的脑血管床扩张剂。当 $PaCO_2$ 在 20 ~ 60mmHg 范围变化时，正常脑的 CBF 变化与其呈线性关系。$PaCO_2$ >60mmHg 或 <20mmHg 时，脑血管不再扩张。PaO_2 未减少至 50mmHg 以前，并不增加 CBF。当低于这一阈值时，脑血扩张，CBF 开始增加。到目前为止，已证实肾上腺素能和胆碱能神经末梢广泛分布于各级脑血管。这些神经末梢释放的介质可作用于血管壁上的特异性受体，对脑血管产生舒缩作用，改变 CBF。

（二）脑血流的测定方法

自从产生测量 CBF 的临床应用技术以来，特别是 Kety 和 Schmidt（1945）利用惰性气体（N_2O）的方法成功测量人 CBF 后，CBF 测定技术和方法已有了很大发展。但是迄今为止，CBF 监测问题仍未完全解决。CBF 监测包含两方面含义，一是直接定量的监测 CBF 和 rCBF。这已被近年采用无损伤性及短半衰期核素技术所解决，用 133Xe 吸入或静脉注射可以在手术中直接定量测量 rCBF。虽然这种测定在术中可以重复数次，但仍不能做到连续监测。二是间接非定量的监测 CBF 或脑缺血。包括已公认的 EEG 对 CBF 的监测和近年发展起来的新技术——近红外光谱技术和经颅多普勒（transcranial doppler，TCD）。尽管脑电活动与脑血流和脑代谢之间密切相关，但 EEG 对脑缺血的监测是非定量性的。近红外光光谱技术通过红外光示踪剂可测定脑循环功能，通过测定局部脑皮质饱和度反映脑缺氧（血）。同样，它们仍不是定量的 CBF 指标。TCD 虽然监测的是离动脉的血流速度，但能够反映 CBF 变化的许多生理特性。最突出的特点是，TCD 是目前唯一无创伤、连续性的适用于围术期临床 CBF 监测的简便技术。

（三）经颅多普勒超声技术

常规的多普勒超声不能对颅内血管进行血流动力学的检测。TCD 是将脉冲多普勒技术与低发射频率相结合，从而使超声波能够穿透颅骨较薄的部位进入颅内，直接获得脑底血管多普勒信号，进行脑底动脉血流速度的测定。TCD 这一新技术的特点是可以无创伤、连续、动态地监测脑血流动力学。TCD 虽可以测定单个脑血管的血流速度（Vmean），能反映 CBF 变化的许多生理特性，如反映 CBF 的局部变化、CBF 的自动调节和 CBF 对 CO_2 的反应性等。但是 TCD 测定的是脑底动脉血流速度，而不是 CBF。通过脑底动脉的血流速度（最常用大脑中动脉），来反映脑皮质的 CBF 的前提是多普勒探头的入射角度不变和脑动脉的直径不变。在此前提下，维持一定的血流速度，可以保证满意的 CBF。然而，由于脑动脉的直径不同和年龄差异，Vmean 正常值也有相当大的变异。如大脑中动脉 Vmean 在 6～10 岁的儿童最高（79cm/s），70 岁以上的老人明显降低（47cm/s）。

尽管 TCD 不能定量地监测 CBF，但可以判断 CBF 急性变化的程度。如 TCD 监测脑血流可定量地提供由于脑灌注压下降所致的脑灌注不足的信息。当颅内压过度增高超过舒张期脑灌注压时，会出现一个特定的波形，此时舒张末血流速度为 0。而且这一参数已不再依赖上述假设的限制。

TCD 对由于颅内压增高所致的颅内循环停止（脑死亡）的监测与诊断有特异性。当颅内压超过动脉舒张压时，TCD 频谱表现为收缩期/舒张期的交替血流，即收缩期的前向血流和舒张期的反向血流。颅内压进一步升

15

高时 TCD 频谱变为非常小而尖锐的收缩峰。当颅内压超过动脉血压时，血流信号消失。值得注意的是未检出颅内动脉的多普勒信号，并不能作为颅内循环停止的结论，可能是技术上的原因。TCD 出现收缩期/舒张期交替血流提示颅内循环停止，此时采取治疗措施已不能逆转颅内高压，对判断预后可提供一定参考。与用临床标准和 EEG 标准诊断脑死亡相比较，敏感性 91.3%，特异性 100%。

三、脑代谢的监测

（一）颈静脉球部静脉氧饱和度（jugular bulb venous oxygen saturation，$SjvO_2$）监测技术

$SjvO_2$ 监测技术是 20 世纪 80 年代中期以后兴起的，通过颈内静脉逆行置管，测量颈静脉球部以上一侧大脑半球混合静脉血氧饱和度，反映部脑氧供及氧需之间的关系，间接提示脑代谢状况。

$SjvO_2$ 监测的方法有两种，一种是间断抽血行血气分析得到氧饱和度，另一种是将光纤探头插入颈内静脉直接测定。$SjvO_2$ 的正常值是 55% ~ 71%，其变化与脑的氧摄取呈负相关。脑氧摄取增加，$SjvO_2$ 下降，$SjvO_2 <$ 50% 提示脑缺血缺氧。在脑严重充血和脑死亡等患者中，$SjvO_2$ 升高，原因可能与脑氧代谢下降及动静脉分流有关。

通过 $SjvO_2$ 的监测，可引申出两个指标，脑动静脉氧含量差（$AVDO_2$）和脑氧摄取（CEO_2）。$AVDO_2$ 是动脉血氧含量与颈内静脉血氧含量的差值，正常值为 8ml/dl；CEO_2 是动脉血氧饱和度与颈内静脉血氧饱和度之差，正常值为 24% ~ 42%。二者均反映脑氧消耗的状况。其中 $AVDO_2$ 受血红蛋白浓度的影响，而 CEO_2 与血红蛋白浓度不相关。$AVDO_2$ 增加提示脑缺血。$AVDO_2$ 减少表示脑充血。大部分颅脑外伤患者的 $AVDO_2$ 减低。CEO_2 直接反映脑氧耗量，由于其不受血红蛋白浓度影响，能够提供较准确的信息。$CMRO_2 = CBF \times (CaO_2 -$

$CjvO_2$），即 $CaO_2 - CjvO_2 = CMRO_2/CBF$。当 CBF 不变时，脑动静脉氧含量差（$CaO_2 - CjvO_2$）可以反映 $CMRO_2$ 的变化规律。

（二）近红外光谱技术

这是 20 世纪 80 年代应用于临床的无创脑功能监测技术。近红外光谱仪（near-infrared spectroscopy，NIRS）的 650~1100nm 的近红外光对人体组织有良好的穿透性，它能够穿透头皮、颅骨到达颅内数厘米的深度。在穿透过程中近红外光只被几种特定分子吸收，其中包括在氧合血红蛋白、还原血红蛋白及细胞色素。因此，通过测定入射光和反射光强度之差，用 Beer-Lamber 定律计算近红外光在此过程中的衰减程度，可以得到反映脑氧供需平衡的指标——脑血氧饱和度（$rScO_2$）。

脑血氧饱和度是局部脑组织混合血氧饱和度，70%~80% 成分来自静脉血，所以它主要反映大脑静脉血氧饱和度。目前认为 $rScO_2$ 的正常值为（64 ± 3.4）%。<55% 提示异常，<35% 时出现严重脑组织缺氧性损害。

影响 $rScO_2$ 的因素主要有缺氧、颅内压（ICP）升高、灌注压（CPP）下降。$rScO_2$ 对于脑缺氧非常敏感，当大脑缺氧或脑血流发生轻度改变时，$rScO_2$ 就可以发生变化。志愿者研究发现 $rScO_2$ 对缺氧的敏感性高于 EEG。这是由于 $rScO_2$ 直接监测脑组织的氧含量，而 EEG 探测到的是脑组织发生缺氧以后出现的结果。$rScO_2$ 与 ICP 的关系研究发现，ICP >25mmHg 的颅脑损伤患者的 $rScO_2$，明显低于 <25mmHg 组的患者，而且在吸入高浓度氧以后结果没有变化，说明 ICP 升高可以导致脑循环障碍，出现脑组织缺氧性改变。

由于 $rScO_2$ 监测对患者没有创伤，对颅脑损伤患者进行监测表明，$rScO_2$ 对病情判断有明显提示作用。在深低温停循环的复杂颅内动脉瘤手术中监测 $rScO_2$，$rScO_2$ <35% 的患者出现缺血缺氧性脑病，表现出意识障碍，而 $rScO_2$ >45% 的患者术后恢复好。

1985 年 Jane 首次应用近红外光谱仪对新生儿脑组织

15

氧合进行监测。随后的研究证实，婴幼儿间歇正压通气（IPPV）和持续胸外负压通气（CNEP）可降低 CBV，前者通过降低 CBF 引起 CBV 降低，后者增加颅内血引流，同时降低 HbO_2 和 Hb。在进行气管内吸引时同样可观察到 HbO_2 和 Hb 的变化。

脑氧饱和度监测的基本原理类似脉搏血氧饱和度仪，但无需动脉搏动，直接测量大脑局部氧饱和度，主要代表静脉成分，用于临床治疗和脑氧供需平衡的监测，在低血压、脉搏搏动减弱、低温，甚至心搏骤停等情况下使用不受限制。

（三）脑组织氧分压（partial pressure of brain tissue oxygen，$PbtO_2$）

这是直接反映脑组织氧合状态的指标，它通过放置在脑局部的探头直接测量脑组织的氧分压，一般认为 $PbrO_2$ 的正常范围是 16 ~ 40mmHg。10 ~ 15mmHg 提示轻度脑缺氧，<10mmHg 则为重度缺氧。

目前监测 $PbtO_2$ 使用的方法有 LICOX 和 Neurotrend ~ 7 监测仪，LICOX 监测仪可以监测 $PbtO_2$ 和脑温（BT）；Neurotrend ~ 7 可以同时监测 $PbtO_2$、pHbt（脑组织 pH）和 BT。$PbtO_2$ 的正常值为 40 ~ 50mmHg。pHbt 正常范围为 7.01 ~ 7.20。当 pH 下降，CO_2 蓄积时，出现明显代谢障碍。目前大多数以监测组织 $PbtO_2$ 的变化为主，pH 和 CO_2 的意义有待进一步研究。

$PbtO_2$ 的监测较多地应用于颅脑损伤严重程度以及治疗效果的判断方面。对颅脑损伤患者持续监测 $PbtO_2$ 及脑氧代谢的变化不但应用于颅脑损伤患者，而且可以用来监测脑动静脉畸形患者手术切除前后监测畸形附近脑组织 $PbtO_2$ 的变化。

目前应用于临床检查 $PbtO_2$ 的 LICOX 和 Neurotrend ~ 7 监测仪都是将一根细探头直接插入脑组织，LICOX 的探头直径 <1mm，Neurotrend ~ 7 的探头直径 <0.5mm，不会对整个脑组织造成严重影响，但对所测定的局部会产生损伤和压迫，造成探头周围缺氧，使得结果出现偏

15

差，因此在进行结果判定时应该注意结合临床。

四、脑电生理监测

脑电生理监测的内容包括 EEG、感觉诱发电位、运动诱发电位、肌电图等。

（一）脑电图（EEG）

是反映脑功能状态的一个电生理指标，是脑皮质神经细胞电活动的总体反应，受丘脑的节律性释放影响。由于脑电活动与新陈代谢活动相关，因此，也受到代谢活动因素的干扰，例如氧摄取、皮质血流量、pH 等。Gibbs 等 1937 年首先将 EEG 用于手术麻醉的监测，证明 EEG 变化比起通常所用的麻醉观察指标如血压、脉搏、体温、中心静脉压或对刺激的反应等，更能直接而敏感地反映麻醉药物的中枢作用，但因 EEG 记录及分析上的困难以及众多的干扰因素，EEG 原始波用于术中患者监测的价值及实用性一直存在着争议。

近 20 多年来，随着现代医学和科学技术的发展，将计算机技术、信号处理技术与传统的常规 EEG 检测技术相结合，产生了数量化脑电图（quantitative electroencephalogram，qEEG）。qEEG 保留原始 EEG 的全部信息，使脑电活动量化，EEG 变化有了客观标准，显示方式变得简明、直观。量化 EEG 用于麻醉和手术中麻醉深度的判断、术后镇痛深度的判断以及低温、控制性降压期间的中枢功能的监测越来越受到重视。

目前国际上流行的 EEG 识别采用的是频域法。该类分析法较为先进而精确，能保留原始脑电波的所有信息。其原理是采用一种复杂的数学模型（Foriers 分析）对原始脑电波进行分析。选取一段原始 EEG 波经微机处理，将其分解成不同频率的标准正弦波，然后计算各频率下的功率强弱，来观察脑电活动的相对强度。

将每单元的功率谱分析所得坐标曲线随时间的推移而排列即为压缩频谱（compressed spectral array，CSA）。此时横坐标仍表示频率，纵坐标表示相对功率，因此可

15

连续记录，便于前后对比并可在此基础上分析出95%边缘频率和50%中心频率等定量指标。

随着功率谱研究的进展，人们发现95%边缘频率和50%中心频率并不很敏感，从而发展了双频谱分析法。双频谱分析是将某波段（脑电一般取δ波段即0.5～3.9Hz）当中相位锁定频率耦合对的能量从该波能量中减去，把剩余波面的能量和总能量相比。另外把双频谱分析的参数与其他一些EEG参数（如暴发抑制、波幅等）结合，并进行数学运算，最后形成以0～100之间数据表示的双频指数（bispectral index，BIS），由小到大相应代表深度意识抑制和清醒状态。大量研究结果表明，BIS与中枢抑制药物（丙泊酚、硫喷妥钠、异氟烷、咪达唑仑等）的用量呈负相关，在一定程度上可反映镇静催眠深度。但BIS不能反映氯胺酮的神志消失程度。

（二）诱发电位（evoked potential，EP）

系指于神经系统（包括感受器）某一特定部位给予适宜刺激，在中枢神经系统（包括周围神经系统）相应部位检出的与刺激有锁定关系的电位变化，即中枢神经系统在感受外在或内在刺激过程中产生的生物电活动。临床给予刺激模式不同，可分为躯体感觉诱发电位（somatosensory evoked potential，SEP）、听觉诱发电位（auditory evoked potential，AEP）、视觉诱发电位（visual evoked potential，VEP）和运动诱发电位（motor evoked potential，MEP）。按潜伏期长短不同，可分为短、中和长潜伏期诱发电位。

短潜伏期诱发电位因其重复性好，受镇静药物和觉醒水平或主观意志的影响少，是目前临床监测中应用最多的一种。中潜伏期诱发电位发生于脑皮质，与皮质特异性感觉区相关较好，受镇静药物和过度换气等因素的影响，可用于镇静水平等的监测。长潜伏期诱发电位与注意力、期望、失落等情绪状态密切相关。

感觉诱发电位短潜伏期成分有脑干听觉诱发电位（BAEP）和短潜伏期体感诱发电位（SLSEP）。BAEP、

SLSEP、MEP 等被广泛地应用于临床监测，主要原因是其神经发生源和传导路径相对明确，不受意识水平的影响，易引出，重复性好，而且受镇静药物影响较小。相反，长潜伏期成分由于神经发生源不够明确，且易受镇静药物和患者意识水平的影响。由于诱发电位能够敏感而客观地反映神经通路的功能状况，同时在头皮和皮肤表面就能采集到这种电位，这为及时了解神经系统功能状况提供了一种简便、快速而且完全无创的检测手段。

脊髓、脑干、幕上不同阶段的感觉通路的传入神经元的突触改变皆可影响 SEP，导致潜伏期延长、波幅降低或 SEP 成分丢失。因此，SEP 不仅可以监测特殊的感觉通路，而且对远处的神经结构的改变也非常敏感。

正常人脑干听觉诱发电位术中监测（intraoperative Emonitoring of BAEP）是一组七个顶端向上的波形。这种潜伏期小于 10ms 的远声电位反映了听觉通路和脑干功能状况，且通常可用来快速地检测听觉和脑干功能。BAEP 之所以能够理想地应用于临床监测，是因为镇静药物和患者意识水平对其影响不大，在没有相应神经损伤的前提下，BAEP 能 100% 地被检测出。BEAP 有 Ⅰ～Ⅶ七个主波成分，其 Ⅰ、Ⅲ、Ⅴ 三个波最容易辨认，辨认几乎高达 100%。BAEP 主波的神经发生源见表 15-1-1。但体温降低可引起 BAEP 波潜伏期和波间期的明显变化，并呈线性相关。

表 15-1-1　BAEP 主波神经发生源

成分	神经发生源	成分	神经发生源
Ⅰ	听神经颅外段	Ⅴ	下丘
Ⅱ	听神经颅内段和耳蜗核	Ⅵ	内侧膝状体
Ⅲ	上橄榄体	Ⅶ	丘脑听放射
Ⅳ	外侧丘系		

15

视觉诱发电位（VEP）是感觉诱发电位中最难判读的一种类型。一方面，因为闪光刺激的强度不稳定；另一方面在镇静和昏迷状态下患者的瞳孔大小和眼球注视方向不容易控制，使视网膜不易获得稳定而均匀的成像刺激；此外，VEP中P100成分属长潜伏期电位，易受镇静药物，昏迷程度，血压水平，低温和缺氧等因素的影响。

第二节 急性意识障碍的诊治

意识障碍（conscious disturbance）是指人对周围环境及自身状态的识别和觉察能力出现障碍。是多种原因引起的一种严重的脑功能紊乱，为临床常见症状之一，包括"觉醒状态"及"意识内容与行为"异常。昏迷（coma）是意识障碍的最严重类型，主要表现为意识持续的中断或完全丧失，对内外环境不能够认识，并对刺激反应异常或反射活动异常的一种病理状态，病因复杂，是病情危重的信号。

【诊断要点】

1. 病史及病因 注意意识障碍发生的急缓、既往史、外伤史、酗酒史、服药史等。突然昏迷多考虑脑出血、脑栓塞和高血压脑病；昏迷时间短应考虑一过性脑供血不足的可能；昏迷前有剧烈头痛、呕吐、可能存在颅内压高，应考虑脑肿瘤、脑脓肿、脑出血、脑膜炎等。

2. 临床表现 意识障碍按觉醒障碍分为嗜睡、昏睡、昏迷；按意识内容障碍分为意识模糊和谵妄。

3. 体格检查

（1）生命体征

1）体温：增高提示有感染性疾患；过高可能为中暑、脑干损伤；过低提示休克、肾上腺皮质功能减退、冻伤或镇静药物过量。

2）脉搏：不齐可能为心脏病；微弱无力提示休克或内出血等；过速可能为感染、心力衰竭、高热或甲亢危象；过缓提示颅内压增高。

3）呼吸：深而快的规律性呼吸常见于糖尿病酸中毒，称为 Kussmual 呼吸；浅而快的规律性呼吸见于休克、心肺疾患或安眠药中毒引起的呼吸衰竭；间脑和中脑上部损害常引起潮式呼吸（Cheyne-Stokes 呼吸）；病变累及延髓可以出现深浅及节律完全不规则的呼吸（共济失调性呼吸）；呼吸不规则多见于中枢神经系统疾病，间歇性呼吸提示患者预后不良。

4）血压：过高提示见于颅内压增高、脑出血、高血压脑病、尿毒症等病；过低可能为休克、糖尿病性昏迷、镇静安眠药和成瘾性药物中毒、肾上腺皮质功能减退、深昏迷状态等。

（2）神经系统检查：包括瞳孔大小（双侧散大，光反射存在，考虑阿托品、氰化物等中毒；双侧缩小见于吗啡中毒及氯丙嗪中毒；针尖样瞳孔考虑脑桥被盖部出血，双侧不等大考虑脑疝形成或视神经损伤）、对光反射、肌力、生理反射及病理反射。眼底检查：有助于颅内高压的诊断。

（3）一般检查：有无水肿、脱水、黄疸、皮疹、出血点、发绀、外伤；有无熊猫眼，耳、鼻漏等。气味：酒味为急性酒精中毒，肝臭味提示肝昏迷，苹果味提示糖尿病酮症酸中毒，大蒜味为有机磷中毒，尿臭味（氨味）提示尿毒症，杏仁味提示氰化物、苦杏仁中毒。

4. 辅助检查　血、尿常规，血生化，血气分析，血氨，脑脊液检查等；根据病情选择相关相关检查，如头部 CT 及 MRI、EEG、心电图、胸片、B 超等。

5. 诊断思路　第一步，判断是否为昏迷（排除其他诊断）；第二步，判断昏迷程度（Glasgow 昏迷评分危险程度的评估）；第三步，判断昏迷的原因（昏迷的发生率、起病的缓急、既往史、伴随症状、有无外伤等意外事件）。

6. 病因诊断　包括颅内疾病和颅外疾病所致的意识障碍（表 15-2-1）。

15

表 15-2-1 意识障碍的病因

颅内疾病	局限性病变	脑血管病：脑出血、脑栓塞
		颅脑外伤：脑挫裂伤、颅内血肿
		颅内占位
	弥漫性病变	颅内感染疾病
		弥漫性颅脑损伤
		蛛网膜下腔出血
		脑水肿
		脑变性及脱髓鞘病变
	癫痫发作	
颅外疾病	急性感染性疾病	感染中毒性脑病
	内分泌与代谢性疾病	肝性脑病、肾性脑病、肺性脑病、糖尿病性昏迷、黏液水肿性昏迷、肾上腺皮质功能减退性昏迷、垂体危象、乳酸酸中毒
	外源性中毒	工业中毒、药物农药植物或动物类中毒
	缺乏正常代谢物质	缺氧、缺血、低血糖
	水、电解质平衡紊乱	高渗性昏迷、低渗性昏迷、酸中毒、碱中毒、高钠血症、低钠血症
	物理性损害	中暑、电击伤、溺水

【鉴别诊断】

1. 晕厥　突然而短暂的意识丧失伴有身体姿势不能保持，并能很快恢复的一类临床综合征。

2. 木僵 见于精神分裂症的紧张性木僵、严重抑郁症的抑郁性木僵、反应性精神障碍的反应性木僵等。表现为不言不动，甚至不吃不喝，面部表情固定，大小便潴留，对外界刺激缺乏反应，可伴有蜡样屈曲、违拗症，或言语刺激触及其痛处时可有流泪、心率增快等情感反应。缓解后多能清楚回忆发病过程。

3. 闭锁综合征 闭锁综合征是脑桥基底部病变所致，表现为双侧面瘫、延髓性麻痹、四肢瘫、不能讲话，但因脑干网状结构未受累，患者意识清楚，能随意睁闭眼，可通过睁闭眼或眼球垂直运动来表达自己的意愿，是一种去传出状态。

4. 精神抑制状态 常见于癔症或受严重精神打击，起病突然，对外刺激无反应，神经系统检查正常。

5. 植物状态 指头部缺氧、外伤、脑卒中等引起的去大脑皮质综合征症状，患者仅保留间脑和脑干功能。保存完整的睡眠觉醒周期，血压、心、肺功能存在，而膀胱和直肠功能失控，有反射性和自发性睁眼，但不能同外界进行任何形式的沟通和交流。

6. 镇静药物使用过量 用镇静药的情况下患者意识障碍加重，停用药物或用阻滞剂可减轻意识程度，必要时辅助检查。

7. 另外 需与休克、癫痫发作等鉴别。

【治疗要点】

1. 重症监测 心电监测：生命体征，如体温、脉搏、心率、血压、呼吸、氧饱和度；脑功能监测：观察意识障碍程度的变化、瞳孔、眼球运动、肢体运动情况等，有条件者可进行颅内压监测和脑电监测；急诊查血尿常规、生化、电解质及血气分析。

2. 护理措施 迅速清理呼吸道、保持气道通畅、防止误吸；尽快开放静脉通道，通过补液或用药保证患者血压在正常以上水平，以保证脑的血液供应和抢救药物的给予；对呼吸、心搏骤停者立即复苏治疗。

15

3. 急救处理

（1）保持呼吸道通畅、吸氧、应用呼吸兴奋剂，必要时气管插管或气管切开行呼吸机辅助呼吸。

（2）维持有效血压循环，给予强心、升压药物，纠正休克。

（3）控制高血压及高体温：降压药物尽量用静脉用药，如乌拉地尔持续泵注；体温明显升高且不易退热者可用静脉快速输注冰盐水诱导降温及用电子降温设备降温。

（4）颅压高者给予脱水、降颅压药物，如甘露醇、甘油果糖、七叶皂苷钠、呋塞米等，必要时行脑室穿刺引流术和去骨瓣减压术。

（5）给予脑代谢促进剂（如胞磷胆碱、脑活素等）及促醒药物（如纳洛酮、醒脑静等）。

（6）控制癫痫（地西泮、苯巴比妥钠、丙戊酸镁等）。

（7）预防或抗感染治疗。

（8）纠正水、电解质、酸碱平衡紊乱，营养支持治疗。

（9）病因治疗：迅速查明病因，对因治疗，如低血糖者补糖、中毒者排毒解毒，必要时行血液净化治疗。镇静过度，停用镇静药物。

4. 并发症的防治　消化道出血（质子泵抑制剂如泮托拉唑、埃索美拉唑）；肺部感染（加强翻身拍背、吸痰、抗感染、化痰）；泌尿道感染（尿道口及外阴部护理）；压疮（加强翻身、身体受压部位按摩）；肾衰竭（注意慎用对肾损伤药物）；下肢深静脉血栓形成（穿弹力抗栓袜、抗栓泵、下肢按摩）。

［注意要点］

1. 病史采集的重要性和注意事项

（1）意识障碍的过程及意识障碍前或同时出现的伴随症状。

（2）既往健康情况。

15

（3）服药史。

（4）环境及现场的特点：冬季 CO 中毒，夏季中暑；晨起发生的意识障碍考虑 CO 中毒、服毒、脑卒中等；公共场所发现的患者多为急骤发病者，如脑血管意外、蛛网膜下腔出血、阿斯综合征等。

（5）注意外伤史及现场；患者周边的药瓶、未服完的药品和呕吐物收集化验。

2. 诊断流程　根据患者发病时有无神经系统症状、脑膜刺激征和脑脊液（CSF）改变，来查找昏迷的原因，可明确病变性质，有利于快速处理。

（1）有神经系统症状，结合病史判断（图 15-2-1）。

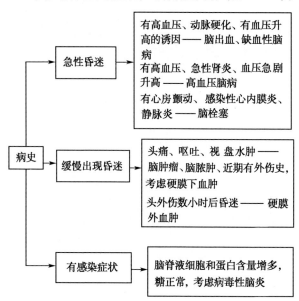

图 15-2-1　有神经系统症状，结合病史判断

15

（2）有脑膜刺激症状，颅压升高，结合脑脊液判断（图 15-2-2）。

（3）无神经系统症状及体征，结合血糖及生化判断（图 15-2-3）。

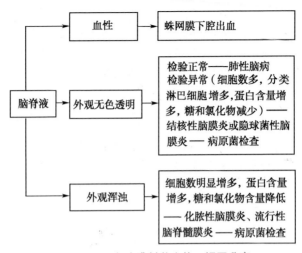

图 15-2-2 有脑膜刺激症状，颅压升高，
结合脑脊液判断

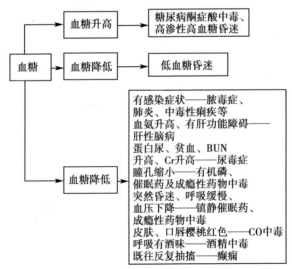

图 15-2-3 无神经系统症状及体征，结合
血糖及生化判断

3. 意识障碍的观察 意识状态和意识改变是判断病

情的重要指标之一。按程度可分为觉醒障碍、意识内容障碍和特殊类型的意识障碍。

（1）觉醒障碍

1）嗜睡：是程度最浅的一种意识障碍，患者经常处于睡眠状态，给予较轻微的刺激即可被唤醒，醒后意识活动接近正常，但对周围环境的鉴别能力较差，反应迟钝，刺激停止又复入睡。

2）昏睡：较嗜睡更深的意识障碍，表现为意识范围明显缩小，精神活动极迟钝，对较强刺激有反应。不易唤醒，醒时睁眼，但缺乏表情，对反复问话仅作简单回答，回答时含混不清，常答非所问，各种反射活动存在。

3）昏迷：意识活动丧失，对外界各种刺激或自身内部的需要不能感知。可有无意识活动，任何刺激均不能被唤醒。按刺激反应及反射活动等可分：①浅昏迷：随意活动消失，对疼痛刺激有反应，各种生理反射（吞咽、咳嗽、角膜反射、瞳孔对光反应等）存在，体温、脉搏、呼吸多无明显改变，可伴谵妄或躁动。②深昏迷：随意活动完全消失，对各种刺激皆无反应，各种生理反射消失，可有呼吸不规则、血压下降、大小便失禁、全身肌肉松弛、去大脑强直等。

（2）意识内容障碍

1）意识模糊。

2）谵妄：对客观环境和自身认知能力及反应能力下降，注意力涣散，定向障碍，言语增多，思维不连贯，多伴有觉醒-睡眠周期紊乱。常有错觉和幻觉，表现紧张、恐惧和兴奋不安，大喊大叫，甚至攻击行为。病情波动，白天轻，夜间加重。起病急，可持续数小时到数天，间歇期意识可清楚。在 ICU 发病率高。

（3）特殊类型的意识障碍

1）去大脑皮质状态：患者双眼凝视或无目的活动，无意识、无言语、貌似清醒、呼之不应，缺乏随意运动，原始反射存在，病理反射阳性。表现特殊的身体姿势，

15

双前臂屈曲内收，腕及手指屈曲，双下肢伸直，足跖屈。

2）植物状态：患者表现对自身和外界认知功能丧失，呼之不应，可睁眼，对疼痛刺激后回避动作，原始反射存在，大小便失禁。持续植物状态是指颅脑外伤后植物状态持续 12 个月以上，非外伤性病因导致的植物状态持续 3 个月以上。

4. 意识障碍程度判断　常采用格拉斯哥（Glasgow）昏迷量表（GCS）评估法，因其简单，可重复性好，被广泛应用于脑损伤程度的评价。根据对睁眼反应、语言反应及动作反应对意识障碍的程度进行评估（表 15-2-2）。总分最高为 15 分，最低为 3 分。总分越低，表示意识障碍越重，总分在 8 分以下表示昏迷。Glasgow 昏迷量表的局限性为不适合老年人、精神病患者、言语不通者和 3 岁以下儿童。

表 15-2-2　Glasgow 昏迷量表

睁眼反应	计分	语言反应	计分	动作反应	计分
正常睁眼	4	回答正常	5	按吩咐动作	6
呼唤睁眼	3	回答错乱	4	刺痛能定位	5
疼痛睁眼	2	语句不清	3	刺痛时躲避	4
无反应	1	只能发音	2	刺痛时肢体屈曲	3
		无反应	1	刺痛时肢体过伸	2
				无反应	1

15

第三节　颅脑外伤围术期的管理

颅脑损伤是指颅脑在外力作用下所致的损伤，无论在和平或战争时期都是一类极为常见的损伤性疾病。多见于交通，工矿等事故，自然灾害，爆炸，火器伤，坠落，跌倒以及各种锐器、钝器对头部的伤害。在外伤中，颅脑损伤死亡占所有外伤致死的 70% 左右。因此，如何提高其救治水平，仍是目前面临难题。除正确诊断和及早手术外，加强监护和有效的非手术治疗是改善重型颅脑损伤预后的重要环节之一。

【病因与病理】

1. 致病机制　造成颅脑损伤的机制十分复杂，根据暴力作用方式分为直接损伤和间接损伤两种。

（1）直接损伤是指暴力直接作用于颅脑造成的损伤。根据力的作用方向不同，分为加速性损伤、减速性损伤和挤压性损伤。

（2）间接损伤是指暴力作用不在头部，作用在远离头部的身体其他部位而后传递到颅脑造成的颅脑损伤，是特殊而严重的损伤类型，包括头颅与脊柱连接处损伤、挥鞭性损伤、创伤性窒息和爆震伤等。

2. 病理生理　颅脑损伤分为原发性损伤和继发性损伤，包括脑震荡、脑挫裂伤、弥漫性轴索损伤、颅内血肿等。前三者直接导致脑细胞死亡，轴索断裂，功能丧失。颅内血肿有直接占位效应，造成颅内压增高、脑细胞水肿、脑组织压迫。这些原发伤干扰脑代谢，并产生一系列中间产物，破坏血脑屏障，发生脑水肿，引起或恶化颅内高压。颅内高压还可导致脑疝形成，最终造成脑血管运动麻痹及脑死亡。

在脑细胞直接损伤及继发的代谢紊乱中，释放出大量有害物质，对脑的结构功能均有损害。脑损伤后脑与全身脏器间也存在相互影响的复杂关系。因此，认识脑损伤后从宏观机体到微观的亚细胞、分子水平的系列改变及相互影响，对理解脑损伤的病理生理、改进预防及治疗措施都很重要。

【伤情判断】

1. 格拉斯哥昏迷评分（Glasgow coma scale，GCS）　从睁眼，语言和运动三个方面分别订出具体评分标准，以三者的积分表示意识障碍程度。最高分为15分，表示意识清楚；8分以下为昏迷，最低分为3分。

2. 颅脑损伤的分型　根据病情轻重，目前国内公认

15

的颅脑损伤临床分为四型，且与 GCS 十分相关。

（1）轻型：GCS 13～15 分，主要指单纯性脑震荡，有或无颅骨骨折。表现为昏迷时间在 30 分钟内，有轻微头痛、头晕等自觉症状，神经系统和脑脊液检查无明显改变。

（2）中型：GSS 9～12 分，主要指轻度脑挫裂伤，有或无颅骨骨折及蛛网膜下腔出血，无脑受压者。表现为昏迷时间不超过 12 小时，有轻微的神经系统阳性体征，体温、呼吸、脉搏、血压有轻微变化。

（3）重型：GCS 6～8 分，主要指广泛颅骨骨折、广泛脑挫裂伤、脑干损伤或颅内血肿。表现为深昏迷，昏迷时间在 12 小时以上，意识障碍逐渐加重或再次出现昏迷，有明显神经系统阳性体征，体温、呼吸、脉搏、血压有明显变化。

（4）特重型：GCS 3～7 分，颅脑原发损伤严重，或伴其他部位脏器损伤、休克等。表现为伤后即深昏迷，去大脑强直，双侧瞳孔散大，生命体征严重紊乱或呼吸已近停止及已有脑疝晚期。

【临床诊断】

1. 临床表现　脑损伤后患者即出现意识障碍、嗜睡、浅昏迷、深昏迷，面色苍白及四肢松软等一过性表现，或伴有呼吸快、脉搏浅弱、血压下降，数分钟后逐渐恢复正常。若持续性低血压应注意有无复合伤，内出血。若持续长时间呼吸、血压紊乱，无恢复迹象，说明严重脑干损伤。伤后生命体征恢复正常，但之后逐渐出现血压升高、脉压加大、呼吸加快改变时，提示进行性颅内压升高，颅内有继发血肿。头痛多见于蛛网膜下腔出血、颅内血肿、颅内高压或脑血管痉挛，或因受伤着力点头皮拉伤，整个头部持续性剧痛并进行性加重。提示颅内有继发血肿形成，早期呕吐可因自主神经功能紊乱所致，频繁呕吐者应警惕颅内血肿形成。

2. 神经系统检查　脑外伤后有许多因素可影响神经系统检查的结果，如休克、缺氧、醉酒等，分析判断检

15

627

查时应充分考虑。神经系统检查首先用 GCS 来判定意识障碍的程度，并应在尽可能短的时间内有顺序、有侧重地做一些必要的检查：①意识状态；②瞳孔大小、形态及对光反应；③眼球运动包括头眼试验、玩偶及眼前庭试验；④运动功能、肢体活动、肌力、肌张力改变；⑤简明扼要的感觉检查。

中央区前后回脑挫裂伤或脑出血可出现偏身运动或感觉障碍，双侧锥体束征。双下肢肌张力增加，腱反射亢进，病理反射阳性，则为脑干受压或后颅窝血肿形成所致。伤后早期既有锥体束征，继而逐渐出现伴有躁动或意识障碍进行性加重者为颅内继发血肿形成。一侧上肢及面瘫或运动型失语说明大脑半球运动区下部靠近 Broca 区损伤。

脑疝为最严重的表现，小脑幕切迹疝最常见，表现为对侧肢体偏瘫和进行性意识恶化，最终导致脑干功能性衰竭。小脑扁桃体疝则因后颅窝占位性病变或幕上占位性病变导致全颅内压增高所致，出现血压升高，双侧锥体束征，急性者常突发呼吸障碍、昏迷，甚至迅速死亡。

3. 颅内压监测 颅内压增高是颅脑损伤后的显著变化之一，发生率40%～80%。颅内压增高难以控制，为颅脑损伤死亡最常见的原因。因此，颅内压监测对于颅脑损伤的诊断、治疗和判断预后有非常重要的作用。监测指征：①重型颅脑损伤 GCS < 8 分，且 CT 扫描异常；②年龄 40 岁以上，收缩压 < 90mmHg，有一侧或双侧姿势反应为三项不利因素，凡是 CT 检查正常但有两项不利因素也应监测；③伤后昏迷并且瞳孔紊乱；④术中脑组织肿胀；⑤伤后曾出现低血压或低氧血症。⑥入院后未行颅内压监测，但出现迟发性异常者。

颅内压监测方法有硬膜外压监护、硬脑膜下压监护、脑室内压监护。脑室内压监护最为常用，因为方便、简单、准确，并有引流、减压的治疗作用；因易引起颅内感染，监护时间不宜过长，原则则不超过 5 天。

4. 影像学检查 影像学检查可作为辅助诊断。首选

CT，可及时诊断有无颅内血肿，了解损伤部位及范围，动态观察病情发展及转归；头颅 X 线可观察着力部位、颅骨是否骨折、有无异物等。

由于头部外伤的病理改变较复杂，对较严重的颅脑伤或临床上有恶化征象的患者，应尽可能连续多次行影像学检查，并特别注意以下方面：①迟发性血肿；②残留血肿；③复发血肿；④减压后血肿；⑤创伤性或继发性缺血性脑梗死；⑥继发性脑积水；⑦减压后急性脑肿胀、脑挫裂伤；⑧继发性脑脓肿；⑨继发性脑萎缩。

MRI 对急性颅脑损伤则不作为首选。其他辅助检查包括脑血管造影、脑电活动、脑干听觉诱发电位活动等。

【急救与治疗】

1. 急救处理　保持呼吸道通畅，解除呼吸道梗阻，清楚口鼻腔异物，必要时建立人工气道，人工或机械辅助呼吸。头部及其他部位伤口止血。建立输液通道，防治休克。必要的全身检查，以便确定是否存在多发伤，确定优先处理的顺序。伤口再污染的防止和感染的早期预防，预防破伤风的发生。

2. 手术指征　颅内有占位病变，如硬膜外、下或脑内血肿的患者，伴有以下指征单侧瞳孔扩大者，务必及时手术。①有局部脑受压症状；②中线移位 > 5mm；③ICP > 25mmHg；④有脑疝的征象者。开放性伤口，如头皮裂开、颅骨凹陷、硬膜缺损和脑组织外露等，后颅凹血肿，广泛性脑挫裂伤，意识出现进行性恶化，颅高压危象者，可考虑行大骨瓣减压术。危重患者如有双瞳孔散大、去大脑强直及呼吸停止者，手术多无益。弥漫性轴索损伤、弥漫性脑肿胀，应在密切观察下采用非手术治疗，当出现症状恶化时可采取与广泛脑挫裂伤相似处理方式。

3. 非手术治疗　颅脑外伤的非手术治疗主要包括两个部分，即全身状态的维持和降低颅内压。

（1）全身状态的维持：抬高头部 $10° \sim 20°$，避免颈部过度屈曲及包扎过紧。有助于静脉血液回流。昏迷患者

15

因丧失吞咽动作而易导致口腔细菌孳生，故应保持口腔清洁，有助于降低肺部并发症。尽早放置胃管，行胃肠减压、减轻腹胀；通过引流的胃液，尽早发现胃黏膜出血病变；给予胃肠道进食，以保护胃肠黏膜屏障功能。预防应激性溃疡，可常规给予 H_2 受体阻滞剂如西咪替丁（甲氰咪胍），剂量为 1.2~2.4g/d，用药期间要经常检测胃液 pH，维持 4.5~5.0 为宜。纠正低氧血症及高碳酸血症，昏迷患者均应建立人工气道，估计昏迷超过 3~5 天者可考虑行气管切开。纠正低血压和低脑灌注压（CCP），CPP = 平均动脉压（MAP）− 颅内压（ICP）。如果 ICP 高至 25mmHg，欲维持 60mmHg 的灌注压，MAP 则至少要求达至 80mmHg 以上，否则容易导致脑缺血。

（2）脱水治疗：脑水肿是构成颅内压增高的主要因素之一，所以控制脑水肿的发生和发展是降低颅内压关键之一。20% 甘露醇静脉滴注，注药后半小时降到最低水平，每次 0.5~1g/kg，可重复使用。利尿药因有利尿脱水作用，导致血液浓缩，渗透压增高，从而使脑组织脱水与颅内压降低，常用呋塞米，每次 0.5~2.0mg/kg，注射后 5~10 分钟开始利尿，1~2 小时发挥最大作用，可与甘露醇交替使用。10% 甘油溶液静脉注射，成人每日 500ml，共使用 5~6 天。

（3）糖皮质激素的应用：大部分现有资料表明糖皮质激素不能降低重型颅脑损伤患者的颅内压，也不能改善其预后，建议重型颅脑损伤患者不常规使用。

（4）脑功能保护：应用脑代谢功能活化剂，如吡硫醇、甲氯芬酯和胞磷胆碱等，具有复活及增强脑代谢，适度地刺激脑神经功能，改善脑血流作用。应用神经生长因子，具有促神经突起生长和神经元细胞数增多作用。神经节苷脂具有保持膜结构功能，对钙离子具有高度亲和力，减少钙离子内流；调节营养因子，促进神经再生，减少病灶周围细胞死亡和调节神经递质功能。

（5）冬眠亚低温疗法：将体温控制在 32~35℃，对严重脑挫裂伤，脑干或丘脑损伤伴高热和去大脑强直患者，有较好治疗作用。冬眠亚低温疗法除可使脑血流量下降，脑体积缩小，颅内压降低外，还可以降低脑代谢率，增加脑缺氧的耐受性，改善细胞通透性，防止脑水肿发生发展。常用的冬眠合剂有冬眠 Ⅰ 号（氯丙嗪 50mg，异丙嗪 50mg，哌替啶 100mg），冬眠 Ⅱ 号（异丙嗪 50mg，哌替啶 100mg，海得琴 0.6mg）、冬眠 Ⅲ 号（异丙嗪 50mg，哌替啶 100mg）和冬眠 Ⅳ 号（异丙嗪 50mg，哌替啶 100mg，乙酰丙嗪 20mg）。

（6）高压氧治疗：高压氧治疗是指在高压氧舱内 1 个大气压以上的纯氧，通过人体血液循环以携带更多的氧到病损组织和器官，增加血氧弥散和组织内的氧含量，迅速改善和纠正组织缺氧，防止或减轻缺氧性损害的发生和发展，促进病损组织的修复和功能恢复，从而达到治疗或抢救的目的。

颅脑外伤患者在生命体征稳定的前提下，排除颅内活动性出血，早期高压氧治疗是一个重要原则。最佳治疗时间为伤后 3 天内。重型颅脑外伤高压氧治疗压力为 0.2 ~ 0.25MPa，60 分钟，1 次/日，10 ~ 12 次为 1 个疗程。高压氧通过改善病灶区脑组织缺氧，减轻脑水肿、降低颅内压力，纠正缺氧，促进代谢而恢复神经电位活动；促进侧支循环的形成，保持损伤病灶周围的缺血半影区的神经细胞产生脑保护作用。

第四节 脑 病

15

脑病（encephalopathy）指由于不同原因引起的弥漫性大脑功能障碍的一种临床综合征，且需排除直接颅内感染、脑出血、脑梗死、颅脑损伤等疾病。临床上主要表现为不同程度的意识障碍，呈谵妄状态、痴呆状态、遗忘状态、焦虑状态、抑郁状态、幻觉状态、妄想状态、躁狂状态、人格障碍及其他精神障碍等。临床中导致脑病发生的原因较多，其中心肺复苏后缺血缺氧性脑病、代谢性脑病、脓毒症相关性脑病在重症医学科最为常见。

本节就这三大类脑病的临床诊治作一概述。

一、心肺复苏后缺血缺氧性脑病

随着心肺复苏指南不断更新，25%～50%的心搏骤停者可通过心肺复苏获得自主循环，但只有2%～14%可以成功出院，主要原因在于继发的急性缺血缺氧性脑病（hypoxic-ischemic encephalopathy，HIE）。由于大脑对缺血缺氧极其敏感，且耐受性差，心肺复苏后即使自主循环恢复，大部分患者颅脑损伤已经形成，缺血缺氧性脑病及其并发症是导致患者不良预后的主要原因。缺血缺氧性脑病是多机制共同作用所导致的，包括缺氧时血流动力学变化、缺氧时细胞能量代谢衰竭、兴奋性氨基酸的神经毒性、Ca^{2+}内流与再灌注损伤、氧自由基脑损害、炎性介质、凋亡与迟发性神经元死亡等。恢复自主循环者部分昏迷，处于植物状态，部分意识恢复，但多遗留有不同程度的认知功能减退、癫痫发作或肢体活动障碍。

【治疗与预后】

1. 常规治疗 前期常规治疗主要是增加脑血流，控制和消除脑水肿，恢复缺氧缺血区内尚存活但无功能的神经元功能。如临床中维持良好的通气功能，保证脑和全身良好的血流灌注，维持适当的血糖水平等为前期治疗的关键措施。后期治疗主要是康复训练，尽早智能和体能康复训练，有利于脑功能恢复，减少后遗症。

2. 低温治疗 被普遍认为是一种脑保护的有效治疗手段。研究显示，低温治疗每推迟1小时，病死率就上升20%。在2010心肺复苏指南中推荐：心脏停搏复苏成功后低温（目标温度32～34℃）治疗12～24小时。

3. 高压氧治疗 多项研究已证实早期进行高压氧治疗，可改善缺血缺氧性脑病的预后。但是，由于高压氧舱是个密闭的空间，对患者一般情况要求较高，往往由于病情危重难以实施。

4. 药物治疗

（1）神经保护药物：纳洛酮是阿片受体阻滞剂，具

15

有促醒和神经保护功能。《2005 国际心肺复苏与心血管急救指南》明确将该药列入心肺复苏和脑复苏救治药物。神经节苷脂作为一种鞘糖脂，可促进细胞分化、突触形成，参与脑损伤后的功能恢复。依达拉奉作为氧自由基清除剂，早期应用，可以改善急性缺血缺氧性脑病患者的预后。

（2）脱水降颅压治疗：心搏骤停引起的大脑急性缺血缺氧必然会出现脑水肿、颅内压升高，然而，缺血缺氧性脑病所致颅高压的治疗需要慎重，尤其是自主循环恢复后低血压或缺氧所致急性肾损伤的情况下，脱水治疗必须在保证血压和器官灌注的情况下进行，根据患者的具体情况选择脱水剂、脱水程度及持续时间，必要时可在颅内压监测下使用。

（3）癫痫的治疗：癫痫发作在心肺复苏后缺血缺氧性脑病中很常见。心肺复苏后肌阵挛性癫痫持续状态，常提示预后不良。但有时不典型的癫痫发作与低温治疗中出现的寒战、药物或脑病引起的肌张力障碍难以区分，需要结合 EEG 检查来明确是否为癫痫发作及发作类型。抗癫痫的治疗无特殊性，常用药物有苯二氮䓬类、苯巴比妥类、必要时可使用麻醉药和肌松药控制癫痫发作。

二、代谢性脑病（metabolic encephalopathy）

代谢性脑病是由于体内生化代谢改变造成脑组织内环境改变，而导致脑功能紊乱的一组疾病的总称。其临床表现多样，轻者有行为障碍、精神错乱或伴癫痫、偏瘫等脑局部损害表现。重者昏迷、去大脑或去皮质强直。引起代谢性脑病的原因很多：①肝性脑病；②尿毒症相关性脑病；③血液透析性脑病：失衡综合征、韦尼克（Wernicke）脑病（维生素 B_1 缺乏引起的中枢神经系统的代谢性疾病）；④可逆性大脑后部白质脑病（子痫和先兆子痫、应用免疫抑制剂，如环孢素、顺铂、环磷酰胺等、慢性肾功能不全、系统性红斑狼疮等结缔组织病、艾滋病、血栓性血小板减少性紫癜等）；⑤电解质紊乱性脑病（低血钠、低血钙、高血钠、高血钙、低血糖）、高血糖非酮症性昏迷、酮症酸中毒。发病机制也很广，可能与多种因素有关，主要是造成局部或全脑水肿、神经递质传递障碍、代谢毒物的蓄积等。目前尚无明确的诊断标准，因此，在实际工作中对该疾病还认识不够，易出现漏诊、误诊，以致影响预后。

【诊断要点】

1. 临床特点　代谢性脑病绝大部分以急性和亚急性起病。慢性起病者少见。大多为急起的头痛、恶心、呕吐、精神症状或错乱、意识障碍；也可伴有痉挛、抽搐、肌张力增高、锥体束或锥体外系损害的临床表现。所以，代谢性脑病必须与脑部各种感染性疾病（细菌、病毒、弓形虫、其他寄生虫病、脑部血管炎等）鉴别，也应与皮质纹状体脊髓变性或某些中枢神经系统免疫性疾病相鉴别。

2. 辅助检查　血生化（肝、肾功能、电解质等）、脑脊液常规及生化检查、头部影像学检查（CT 或 MRI）、EEG 等。

【治疗与预后】

代谢性脑病需早期诊断和早期治疗。其通常造成的神经功能损伤是可逆的，如果不及时治疗原发病，可能继续损害大脑，一旦继续发展，病情往往不可逆。代谢性脑病的治疗无特异性，主要为针对原发病因的治疗和对症支持治疗，如纠正电解质紊乱、调节血糖、钙和磷酸盐的失衡、酸中毒，控制癫痫，防止颅内压力增高等。因此早诊断、早治疗，代谢性脑病预后较好。

15

三、脓毒症相关性脑病（sepsis associated encephalopathy，SAE）

脓毒症相关性脑病是脓毒症的一大并发症，是指缺乏中枢感染的临床或者实验室证据，由全身炎症反应

（SIRS）引起的弥漫性脑功能障碍，主要表现为谵妄、认知功能损伤、学习记忆能力减弱等。脓毒症通常是引起重症患者发生脑病的常见原因，发病机制尚不完全清楚，可能与大脑信号传递紊乱、微循环改变和血脑屏障损伤、神经递质的改变与氨基酸的改变、氧化应激、线粒体功能障碍和细胞凋亡等有关。

【诊断要点】

脓毒症相关性脑病是 ICU 患者中发生脑病的最主要形式。临床上主要表现为精神状态的急剧恶化，如认知障碍、意识混乱、定向障碍、激动、木僵或昏迷。脓毒症发生时，同时会伴有肝肾衰竭、ARDS、电解质紊乱、酸碱失衡、血糖异常、低血压、低氧血症、低温、发热或内分泌异常等，且应用镇静药、机械通气或神经肌肉阻滞药等治疗措施比较普遍，这些均使神经系统本身病变的症状和体征容易被掩盖，而目前临床判断脓毒症相关性脑病大多还是根据症状和体征，并没有客观辅助检查的诊断标准，因此，脓毒症相关性脑病实际发生率可能高于目前的确诊率。

【治疗与预后】

脓毒症相关性脑病是脓毒症复杂的并发症，常常导致死亡率增加，但目前仍缺乏行之有效的治疗方法。在临床上主要是针对原发疾病的治疗和脏器功能的支持，效果都不佳。近年来神经保护剂在颅脑疾病中的应用越来越多，但关于其在脓毒症相关性脑病中的应用仍需进一步实验证实。

15

第五节 重症癫痫与癫痫持续状态

癫痫（epileptic）是脑细胞异常放电导致的发作性神经功能异常。癫痫持续状态（status epilepticus，SE）是指两次或两次以上发作之间神志未恢复或发作持续 30 分钟以上的癫痫全身性发作持续状态和部分发作持续状态。无论何种癫痫均可以出现癫痫持续状态。重症癫痫及癫痫持续状态是一种急危重症，是威胁患者生命的神经系统疾病，一旦发作持续就应该紧急处理。

【诊断要点】

1. 病史和诱因　既往发作史，有无全身感染、突然戒酒或停用抗癫痫药物、外伤、脑炎等病史。

2. 临床表现　癫痫持续状态可见于各类癫痫，最常见也是最严重的一类是全身发作性癫痫的强直-阵挛性癫痫持续状态，多由继发性原因引起。在强直-阵挛性发作持续期间或两次以上发作之间意识不能恢复，发作时患者躯干四肢呈伸张性强直或角弓反张，若干秒后全身肌肉呈阵挛状。喉部肌肉痉挛，分泌物不能排出，导致缺氧而面色青紫。体温升高，心率加快，血压升高，瞳孔散大，光发射消失、病理征阳性。尿失禁，有时便失禁。由于持续不缓解，患者可出现呼吸衰竭、血压下降或心搏骤停而死亡。一般全身性发作，60～90秒后意识可逐渐恢复，但可伴后期意识障碍，可持续数小时。

3. 辅助检查

（1）血尿粪常规、生化、血气分析等检查，有助于继发性癫痫的发病原因，如电解质紊乱、慢性肝肾疾病，癫痫本身无实验室检查的特异性改变。

（2）EEG检查：是诊断癫痫的必须检查手段。癫痫样波（棘波、尖波、棘慢复合波）可以作为癫痫的诊断依据，但必须结合临床。常规EEG仅可在30%～40%的患者中发现癫痫样波，必要时应作24小时EEG监测或录像EEG监测，尤其是后者对癫痫的鉴别诊断及分型有重要价值。

15

（3）神经影像学检查：CT、MRI、MRA可有助于发现癫痫的病因，但对癫痫本身的诊断无任何意义。

【鉴别诊断】

1. 癔症　有明确情绪因素，不会自伤如咬舌，少有尿失禁，对刺激做出有目的、有意义的反应，瞳孔无改变，EEG检查多无异常。

2. 猝倒 根据临床表现和发作特点鉴别不难，必要时应行 EEG 鉴别。

【治疗要点】

重症癫痫治疗的目的是尽快制止发作，防止窒息、死亡，防治并发症。

1. 急救处理

（1）让患者头转向一侧，以利于口腔分泌物流出，防止误吸，保持呼吸道通畅，吸氧。有牙关紧闭者应放置牙套，防舌头被咬伤。

（2）着重于维持通气、呼吸和循环稳定，必要时气管插管行机械通气；严密监测生命体征，出现低血压时升压治疗。

2. 迅速控制抽搐，立即终止发作。

（1）地西泮（首选）：10～20mg 静脉注射，每分钟不超过 2mg，可连续用药 3 次。也可将地西泮 200mg 溶于 500ml 5% 葡萄糖生理盐水中缓慢静脉滴注，或 50mg 加入 40ml 等渗葡萄糖生理盐水中微量泵泵入，速度不超过 3.5mg/min。儿童首次剂量为 0.25～0.5mg/kg，一般不超过 10mg。该药偶尔会抑制呼吸，需停止注射，必要时加用呼吸兴奋剂或用呼吸机辅助呼吸。

（2）苯妥英钠：0.3～0.6g 加入生理盐水 500ml 中静脉滴注，速度不超过 50mg/min。用药中如出现血压降低或心律不齐时需减缓静滴速度或停用。

（3）水合氯醛：20～30ml 保留灌肠，每 12 小时一次，适合肝功能不全或不宜使用苯巴比妥钠药物者。

（4）苯巴比妥钠：经上述处理稳定后可考虑使用 0.1～0.2mg 肌注，8～12 小时一次。

3. 难治性癫痫持续状态的治疗 难治性癫痫持续状态持续存在，经上述药物无效、连续发作、持续不断可成为难治性癫痫持续状态，可选择以下药物治疗。

（1）异戊巴比妥：是标准疗法，几乎都有效。成人每次 0.25～0.5g，1～4 岁的儿童每次 0.1g，大于 4 岁的儿童每次 0.2g，用注射用水稀释后缓慢静注，每分钟不超过 100mg。低血压、呼吸抑制、复苏延迟是其主要的不良反应，因而在使用中往往行气管插管，机械通气来保证生命体征的稳定。

（2）咪达唑仑：常用剂量为首剂静注 0.15~0.2mg/kg，然后按 0.06~0.6mg/(kg·h) 静滴维持。新生儿可按 0.1~0.4mg/(kg·h) 维持静脉滴注。对血压和呼吸抑制的作用较异戊巴比妥小，起效快，优势明显，已经取代异戊巴比妥。静脉注射过快可发生呼吸抑制和血压下降，禁用于重症肌无力患者、精神分裂症患者和严重抑郁状态的患者。

（3）丙泊酚：建议剂量 1~2mg/kg 静注，续之以 2~10mg/(kg·h) 持续静滴维持。注意丙泊酚单次注射时可出现呼吸抑制和血压下降、心动过缓等作用，对血压影响与剂量有关。老年人应减少剂量。长期大量应用可能导致高三酰甘油血症。

（4）利多卡因：首次负荷剂量为 1~3mg/kg，对苯巴比妥治疗无效的新生儿癫痫状态有效，大多数患者发作停止后仍需静脉维持给药。

4. 积极防止并发症 脑水肿可用 20% 甘露醇 125~250ml 快速静滴；高热可给予物理降温。

5. 预防性应用抗生素 控制感染。

6. 纠正代谢紊乱 如低血糖、低血钠、低血钙、高渗状态及肝性脑病等，纠正酸中毒，并给予营养支持治疗。

【注意要点】

1. 选用合适的抗癫痫药原则 ①静脉用药；②可以快速通过血脑屏障进入大脑；③在脑内维持时间长。应一次用足够剂量达到完全控制发作的目的，切忌少量多次重复用药。

2. 应注意将地西泮快速加于生理盐水中可成为浑浊液。应先用 10ml 注射用水稀释地西泮，而后边摇荡输液瓶边缓慢加入稀释后的地西泮注射液。

3. 苯妥英钠 输注速度不应过快，应低于 50mg/min，可在 10~30 分钟内使 41%~90% 的患者控制发作。应同

15

时监测血压及心电图。值得注意的是葡萄糖溶液能使药沉淀。

4. 利多卡因　虽在控制癫痫发作的范围内很少有不良反应发生，但在应用利多卡因的过程中仍应注意其常见的不良反应，如烦躁、谵妄、精神异常、心律失常及变态反应等。心脏传导阻滞及心动过缓者慎用。

5. 以上可单一用药，可 2～3 种联合，必须严密观察血压、心率等生命体征，发作减少，可逐渐下调药物用量。

第六节　重症肌无力危象

重症肌无力（myasthenia gravis，MG）是一种乙酰胆碱受体抗体介导的、细胞免疫依赖及补体参与的神经-肌肉接头处传递功能障碍所引起的获得性自身免疫性疾病。目前认为可能与感染及遗传等因素有关。临床主要表现为部分或全身骨骼肌无力和易疲劳，活动后症状加重，经休息后症状减轻。重症肌无力患者在病程中由于某种原因突然发生的病情急剧恶化，延髓肌和呼吸肌严重无力，呼吸困难以致不能维持正常通气功能，危及生命的危重现象称为肌无力危象。

【诊断要点】

1. 临床特点　重症肌无力危象通常分 3 种类型，其中以肌无力危象最常见，其次为反拗性危象，胆碱能危象甚为罕见。

（1）肌无力危象：为最常见的危象，大多是由于疾病本身的发展及抗胆碱酯酶药物用量不足所致，可因感染、过度疲劳、精神刺激、月经、分娩、手术、外伤而诱发。临床表现为患者肌无力症状突然加重，出现吞咽和咳痰无力，呼吸困难，常伴烦躁不安，大汗淋漓等症状。静脉注射依酚氯铵（腾喜龙）或肌内注射新斯的明后可使症状明显缓解。

（2）胆碱能危象：见于长期服用抗胆碱酯酶药物或

一时服用过多，导致乙酰胆碱（ACh）在突触间隙处积聚过多，突触后膜持续去极化，复极化过程受阻，不能形成有效的动作电位，最终导致全身肌力减弱。胆碱能危象除有呼吸衰竭等肌无力危象的表现之外，常可见明显的抗胆碱酯酶药物（ChEI）不良反应，如恶心、呕吐、腹痛、腹泻、多汗、流泪、皮肤湿冷、口腔分泌物增多、肌束震颤以及情绪激动、焦虑等精神症状。此种危象应用抗胆碱酯酶药物无效，甚至使症状更为严重，但注射阿托品后可使症状改善。停止使用抗胆碱酯酶药物 24~72 小时后临床症状好转。

（3）反拗危象：又称无反应性危象，由于突触后膜大量乙酰胆碱受体（acetycholine receptor，AChR）受损，对抗胆碱酯酶药物失去反应，导致突触后膜难以达到充分的去极化所致。临床表现与胆碱能危象相似，但该危象使用或停用 ChEI 等均无疗效。

2. 辅助检查及试验

（1）新斯的明试验：成年人一般用新斯的明 1~1.5mg 肌注，若注射后 10~15 分钟症状改善，30~60 分钟达到高峰，持续 2~3 小时，即为新斯的明试验阳性。

（2）胸腺 CT 和 MRI：可以发现胸腺增生或胸腺瘤，必要时应行强化扫描进一步明确。

（3）重复电刺激：重复神经电刺激为常用的具有确诊价值的检查方法。利用低频（2~3Hz）和高频（10Hz 以上）重复频率电极刺激运动神经（尺神经、面神经、腋神经），记录肌肉的动作电位振幅。若患者肌肉电位逐渐衰退，降低 10% 以上者为阳性，提示神经肌肉接头处病变的可能。

（4）单纤维肌电图：单纤维肌电图是较重复神经电刺激更为敏感的神经肌肉接头传导异常的检测手段，测量同一神经支配的肌纤维电位间的间隔时间变化。可以在重复神经电刺激和临床症状均正常时根据"颤抖"的增加而发现神经肌肉传导的异常，在所有肌无力检查中，灵敏度最高。

15

（5）乙酰胆碱受体抗体滴度的检测：乙酰胆碱受体抗体滴度的检测对重症肌无力的诊断具有特征性意义。80%～90%的全身型和60%的眼肌型重症肌无力可以检测到血清乙酰胆碱受体抗体。抗体滴度的高低与临床症状的严重程度并不完全一致。

【鉴别要点】

1. 肌无力危象、胆碱能危象、反拗性危象之间的鉴别　除外病史、体征外，三种危象可用以下方法鉴别：①腾喜龙试验；②阿托品试验；③肌电图检查。

2. 急性感染性多发性神经根神经病　起病急，四肢呈对称性下运动神经元瘫痪，腱反射迟钝或消失，脑神经损害以双侧周围性面瘫多见，常伴有手套-袜套样感觉障碍及神经根痛症状，病程2～3周时脑脊液检查可有蛋白-细胞分离现象，但疲劳试验和新斯的明或腾喜龙试验阴性。

3. 肉毒杆菌中毒　可表现为骨骼肌无力，但多有肉毒杆菌中毒的流行病学依据。早期可用5%碳酸氢钠或14000高锰酸钾溶液洗胃及灌肠，分次给予盐酸胍治疗，同时肉毒素抗毒素治疗有效。

4. 脑干病变　除外脑神经受累症状，患者常有锥体束征阳性及相应的感觉障碍，无重症肌无力患者病态疲劳和症状晨轻暮重等特点，疲劳试验和新斯的明或腾喜龙试验阴性。

5. 多发性肌炎　骨骼肌无力，伴有明显肌肉压痛，症状逐渐加重而无波动，肌酶明显升高，肌电图呈典型的肌源性改变。

6. 周期性麻痹　起病急，血钾低，心电图可见低钾表现，补充钾盐后症状迅速改善。无晨轻暮重等症状波动，疲劳试验和新斯的明或腾喜龙试验阴性。

【治疗要点】

1. 急症治疗　发生重症肌无力危象时，首先救治措施为保证呼吸道通畅，应及时建立有效的人工气道，改善通气量，可行气管插管或气管切开，立即行人工辅助呼吸，监测血氧饱和度，对有吞咽困难者，尽早鼻饲饮食，保证正常营养的摄入，同时可减少吸入性肺炎和窒息等并发症的发生。使用适当的抗感染药物控制感染，但需注意避免使用可影响神经兴奋传递的抗生素，如链霉素、卡那霉素、新霉素、万古霉素等。

2. 药物治疗

（1）胆碱酯酶抑制剂：①溴吡斯的明，60mg/片，剂量为 180～540mg/d，分 3～4 次服用；不良反应明显者可加服阿托品 0.3～0.6mg/d，以减少不良反应，但不宜持续应用，以免掩盖胆碱能危象的先兆症状。②新斯的明注射液，1mg/支。肌无力明显且伴吞咽困难者，可肌注 1mg，每天可注射 4～6 次。

（2）免疫抑制：常用的免疫抑制剂为：①大剂量肾上腺皮质类固醇激素，如地塞米松 10～20mg/d，或甲泼尼龙 500～1000mg/d 静脉注射，连续 7～10 天后改用泼尼松 1～1.5mg/（kg·d）口服，以后逐步减量，每月减 10mg，至 30mg/隔日后改为每 3 个月减 5mg，至 10mg/隔日后维持应用。若在减量过程中病情加重可恢复先前用量，使用激素需严密预防和监控激素的不良反应。部分患者对激素无效。②硫唑嘌呤：常与皮质类固醇类激素合用，常用剂量为 50mg，2 次/日，服药期间需复查白细胞和肝功能。③环孢素 A：50～100mg，2 次/日，可与硫唑嘌呤轮换使用。④环磷酰胺：在皮质激素治疗效果不满意时，可用环磷酰胺 200mg 静脉滴注，每 2～3 天 1 次，连续数周，或静脉 0.5～1.0g/m²（体表面积），每月 1 次，总量以 3～6g 为一疗程；⑤他克莫司（FK-506）：初始剂量为 3mg/d，以后可逐渐增加至 5mg/d，分 2 次服用。

（3）静脉注射免疫球蛋白：人类免疫球蛋白中含有多种抗体，可以中和自身抗体、调节免疫功能，其效果与血浆置换相当。剂量为 400mg/kg，隔日或每日一次，5 次为一疗程。长期疗效需配合使用激素或与免疫抑制

15

剂联合使用。不良反应有头痛、无菌性脑膜炎、流感样症状，但常可于 1~2 天内缓解。

（4）辅助药物：螺内酯、辅酶 Q10 和氯化钾等均可作为辅助药物适量使用。

（5）中医药治疗：重症肌无力的中医治疗越来越受到重视。重症肌无力属"痿症"范畴。根据中医理论，在治疗上加用中医中药，可以减少免疫抑制剂带来的不良反应，在重症肌无力的治疗上起着保驾护航的作用，而且能重建自身免疫功能之功效。

3. 血浆置换　通过将患者血液中乙酰胆碱受体抗体或其他免疫复合物去除的方式，暂时缓解重症肌无力患者的症状，适用于对抗胆碱酯酶药物、胸腺切除、激素疗效不佳或胸腺切除术前患者，但疗效维持时间短，价格昂贵。不良反应为继发感染、低蛋白血症、低血压、荨麻疹等。

4. 胸腺切除手术　90% 以上患者有胸腺异常，胸腺切除是重症肌无力有效治疗手段之一。合并胸腺瘤的患者占 10%~15%，是胸腺切除术的绝对适应证。16~60 岁发病的全身型、无手术禁忌证的重症肌无力患者，大多数患者在胸腺切除术后可获显著改善。

【注意要点】

1. 三种类型危象在病程中并非固定不变，肌无力危象患者在病程中可能转变为胆碱能危象或反拗危象。有部分病例同时具有胆碱能危象及反拗危象的特点，故而有时难以明确辨识究竟属于何种类型危象。

2. 临床一旦确诊重症肌无力，应立即给予抗胆碱酯酶药物治疗，如单一抗胆碱酯酶药物治疗效果不明显，可考虑联合使用皮质激素或免疫抑制剂、血浆置换、胸腺切除等方法综合治疗。

3. 治疗上除重视病因及对症处理外，同时需尽量避免本病的各种诱发因素，防治感染，禁用或慎用可加重本病的各类药物。

15

第七节　脑死亡与器官捐献

一、脑死亡

（一）脑死亡（brain death）的概念

脑死亡是指包括大脑、小脑、脑干，直到第一延髓的全脑功能的不可逆转的丧失。1959 年，法国学者 P. Mollaret 和 M. Goulon 首次提出"昏迷过度"的概念，并开始使用"脑死亡"一词。

脑死亡概念的提出至今已有近 50 多年历史。1968 年，在第 22 届世界医学大会上，美国哈佛医学院脑死亡定义审查委员特别委员会提出了"脑功能不可逆性丧失"作为新的死亡标准，并制定了世界上第一个脑死亡诊断标准——哈佛标准：①不可逆的深度昏迷；②自发呼吸停止；③脑干反射消失；④脑电波消失（平坦）。

符合标准，并在 24 小时或 72 小时内反复测试，多次检查，结果无变化，即可宣告死亡。但需排除以下两种情况：体温过低（<32.2℃）或刚服用过巴比妥类及其他中枢神经系统抑制剂。

随后，国际医学科学组织委员会、美国、英国皇家学会均先后提出了脑死亡标准，其中我国学者李德祥于 1980 年提出脑死亡应是全脑死亡，这一观点已获我国学者共识。

（二）具体判定标准

脑死亡概念的基本前提是脑死亡就是人的死亡，就是生物学死亡。在 20 世纪 70 年代获得认识统一后，先后不同国家以医学会宣示或是直接以国家立法的形式确立了脑死亡的法律地位。目前，世界上很多国家采用"哈佛标准"或与其相近的标准；有近 30 个国家立法通过了脑死亡标准。

2004 年 6 月 8 日我国原卫生部下发《脑死亡判定标准》和《脑死亡判定技术规范》的征求意见稿（图 15-7-1）。

15

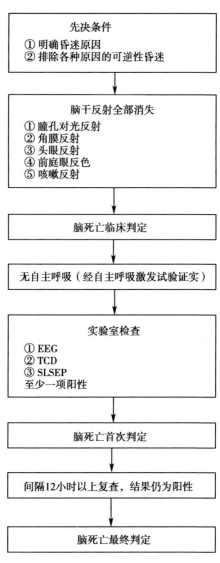

图 15-7-1 脑死亡判定标准及流程

EEG：脑电图；TCD：经颅多普勒超声；
SLSEP：正中神经短潜伏期体感诱发电位

关于脑死亡定义争论很多，有学者认为"是否应该将脑死亡的定义扩展至包括永久性的无意识状态"；同时美国有学者认为"意识、思维能力的丧失，就标志着人的死亡"，即植物人属于脑死亡。但是，多数学者还是认为两者是有区别的，不可以把脑死亡与持续性植物状态相混淆。

二、器官捐献

（一）器官移植（organ transplantation）

是摘除人体的某一器官并把它置于同一个（自体移植）或同种另一个体（同种异体移植）、或不同种个体（异体移植）的相同部位（常位）或不同部位（异位）。器官移植是医学高科技发展的成果之一。

（二）与死亡标准相关的文化观念

2011 年 4 月原卫生部办公厅印发了《关于启动心脏死亡捐献器官移植试点工作的通知》。附件公布了中国心脏死亡器官捐献分类标准，一类是指国际标准化脑死亡器官捐献，二类是心脏死亡，三类是混合的。在脑死亡案例中，判定脑死亡并用于器官移植有三个条件。

1. 要经过严格的医学检查后，各项指标符合脑死亡国际现行标准和国内最新脑死亡标准，由认证专家明确判断为脑死亡。

2. 家属完全理解并且选择按脑死亡标准停止治疗、捐献器官，有一个双方认可。

3. 同时获得案例所在医院和相关领导、部门的同意和支持。

符合这三个方面的标准，就可以判定脑死亡，并且用于器官捐献。

（三）器官移植的伦理学问题

随着手术治疗更广和更深的发展以及免疫抑制剂的改进，近 50 年来各种器官移植手术陆续实施，并成为医学领域最引人注目的进展之一，这使许多难以治愈的患者得以生存或康复或获得美好与幸福。但是，器官移植

15

也带来了许多伦理问题，给医务人员提出了新的道德要求。器官移植由于供体器官来源短缺，器官难以长期保存、各种并发症难以预防、抑制免疫问题复杂、手术难度大等障碍，使得约有 1/3 心脏病患者，1/4 肺病患者因供体器官短缺而死亡。因此，解决供体器官来源问题已成为发展器官移植技术的首要社会和伦理问题。从医学的角度来说人体活器官是最佳的供体器官，而人体官供体来源主要是以尸体为主，还有胎儿器官和活体器官。器官有成对的和单一的两种，如肾脏、肺叶是成对的；心脏、肝脏都是单一的。成对器官可以来自活体，也可来自尸体。但从活体上摘取单个器官无疑等于杀死或杀伤一个人去救另一个人，这必将被视为违法的行为，也是伦理原则所不容的。就我国的器官供体形势来看，至今仍以尸体器官为主。但由于传统的"身体发肤，受之父母，不敢伤毁，孝之始也"等传统观念的影响，捐献遗体器官的观念在很多公民中还相当淡薄，捐献遗体器官的社会风气尚未形成；同时由于捐献遗体器官尚未列入政府有关部门的议事日程，从而缺乏全社会的理解与支持。再加上我国未认定"脑死亡"概念，法律不允许从心还跳着的"尸体"上摘取器官，使器官供体来源更加奇缺，质量也不高。器官移植为 20 世纪世界医学史和人类文明史开创了新的一页。由于器官移植的成功与发展，使许多患者得以继续生存。目前全世界做了器官移植术的患者已超过 50 万，其中以肾脏移植较多。尽管器官移植已被公众了解和接受，但仍存在着许多的伦理难题，如供体与受体的选择，风险与受益，医务人员的道德与责任等问题，这些都需要进一步研究和探讨。

我国许多学者提出呼吁，要正确对待遗体捐献，尽快制定一部关于捐献人体器官的法律，把推动、促进官移植的发展，作为政府部门的一项工作来做。

（董晨明）

第十六章

重症血液

第一节　凝血功能监测

正常人具有复杂而完整的止血和凝血机制，血管损伤后的正常止血反应包括：初期止血，即血小板立即黏附于暴露的内皮下纤维组织的反应，可有效愈合一些破损的小血管；二期止血，即血浆凝血因子活化并形成纤维蛋白，加固初期止血，有助于防止大血管破损引起的出血。当止血或凝血机制异常时会导致出血性疾病或血栓性疾病，出血性疾病包括紫癜性疾病，如过敏性紫癜、特发性血小板减少性紫癜及血栓性血小板减少性紫癜等，其中前者属于血管性紫癜，后两者则是血小板性紫癜；凝血障碍性疾病，如血友病及血管性血友病等；弥散性血管内凝血等。血栓性疾病常表现为易栓症或不同类型的血栓形成，其中以静脉血栓最为多见。

一、止血及凝血机制中的主要因素

1. **血管因素**　当血管受损时，局部血管发生收缩，导致管腔变窄、破损伤口缩小或闭合。其中受损的血管内皮细胞在止血过程中有以下作用：①表达并释放血管性血友病因子 vWF，导致血小板在损伤部位黏附并聚集；②表达并释放组织因子（TF），启动外源性凝血途径；③暴露基胶原，激活因子Ⅻ，启动内源性凝血途径；
④表达并释放凝血酶调节蛋白，调节抗凝系统。

2. 血小板因素　血小板的主要功能是参与正常的止血功能，血小板的黏附、聚集及释放反应以及凝血功能是完成正常止血功能的基本过程。血小板的黏附反应是初期止血的第一步，当血管受到损伤时，其管壁发生收缩，使局部血液流动变慢及减少，此时血管内皮的完整性被破坏，暴露出内皮下成分（胶原或微纤维），血小板膜糖蛋白Ⅰb（GPⅠb）作为受体，通过 vWF 的桥梁作用，在数秒内就开始黏附于破损的血管壁上，形成血小板血栓，机械性修复受损血管。当血小板黏附于血管破损处或受到激活剂作用后活化，在钙离子作用下，激活血小板与纤维蛋白原结合而聚集成团。血小板一相聚集后，血小板释放反应中释放的物质或形成的物质会导致血小板的二相聚集。血小板表面会吸附各种凝血因子，包括血浆纤维蛋白原、凝血酶原等。

3. 凝血因素　血管内皮损伤后，启动外源及内源性凝血途径，在磷脂等的作用下，经过一系列酶解反应形成纤维蛋白血栓。血栓填塞于血管损伤部位，导致出血停止。同时，凝血过程中形成的凝血酶等还具有多种促进血液凝固及止血的重要作用（图 16-1-1）。

二、出血性疾病的检测

出血性疾病的实验室检查首先采用对血管异常、血小板异常和凝血功能异常的过筛试验，然后根据需要进一步选择有诊断意义的特殊检查项目。

（一）过筛试验

过筛试验简单易行，可大体估计止血障碍的部位和机制。

1. 血管壁异常　①先天性或遗传性：如遗传性出血性毛细血管扩张症、家族性单纯性紫癜、先天性结缔组织病（血管及其支持组织异常）等。②获得性：感染，如败血症；过敏，如过敏性紫癜；营养不良，如维生素

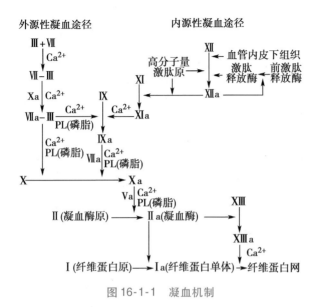

图 16-1-1　凝血机制

C 缺乏症等；化学物质及药物，如药物性紫癜；代谢及内分泌障碍，如糖尿病、库欣病；其他，如结缔组织病、机械性紫癜、体位性紫癜等。

2. 血小板异常　①血小板数量异常：血小板生成减少，如再生障碍性贫血、白血病、骨髓抑制等；血小板破坏过多，如特发性免疫性血小板减少性紫癜；血小板消耗过多，如弥散性血管内凝血（DIC）；②血小板分布异常，如脾功能亢进等。

血管壁或血小板异常筛选试验时可进行以下检测：

（1）全血细胞分析：是评价出血患者的第一步，全血细胞分析能指导医生确定出血的性质和紧急程度，还能显示血小板减少情况。当无血小板抗体存在的情况下，血小板 $\geq 50 \times 10^9/L$，仅仅由于血小板降低不会导致手术出血，而且血小板 $\geq 20 \times 10^9/L$，则不常发生自发性出血。外周血涂片检查能得到血细胞形态的相关信息，如血栓性血小板减少性紫癜患者的血象中可见不同程度的贫血、网织红细胞升高、破碎红细胞 >2% 及血小板 $<50 \times 10^9/L$。

16

（2）出血时间（BT）测定：是指在一定条件下，人为刺破皮肤毛细血管后，从血液自然流出到自然停止所需的时间。BT测定受毛细血管结构和功能、血小板的数量和质量以及毛细血管及血小板之间的相互作用的影响。当其中任何一个出现异常都会导致出血时间延长，而凝血因子含量及活性对其影响作用较小，如过敏性紫癜仅有出血时间延长，其余均可正常。

（3）毛细血管脆性试验：又称束臂试验，即在前臂屈侧面肘弯下4cm处，划一直径5cm的圆圈，用血压计袖带束于该侧上臂，先测定血压，然后使血压保持在收缩压和舒张压之间，持续8分钟，然后解除压力，待皮肤颜色恢复正常后，计数圆圈内皮肤新出血点。正常新出血点在10个以下，超过10个以上，称束臂试验阳性。该试验是观察血管壁、血管内皮细胞、血小板等因素的综合止血作用。正常血管壁对血液的压力有一定的耐受力，如果血管脆性增加或血管内膜受损，及血小板的量或质异常时，则在正常压力下即可出现多数出血点，而正常人无此现象，过敏性紫癜患者该试验多为阳性。

（4）血块退缩试验：血液凝固后，由于血小板释放出血块收缩素，使纤维蛋白网收缩而析出血清，至血块缩小。血块退缩主要取决于血小板的数量和活动状态。该试验结果可分为三种情况：①血块收缩良好：血块完全收缩，形成硬块，析出大量血清，其体积为原采血量的 $1/3 \sim 2/3$；②血块部分收缩：血块有收缩，但不完全，血块凝结不硬；③血块收缩不良：血块稍有收缩，析出极少量的血清，或血块全部附于血管壁上，不收缩，无血清析出。

3. 凝血异常筛选试验

（1）活化部分凝血活酶时间（APTT）：该试验是目前常用的筛查内源性凝血系统是否正常的较敏感的试验。原理是在37℃条件下，以白陶土为激活剂激活因子Ⅻ和Ⅺ，以脑磷脂（部分凝血活酶）代替血小板，提供凝血的催化表面，在 Ca^{2+} 参与下，观察血小板和血浆凝固所需要的时间。

（2）凝血酶原时间（PT）：是外源性凝血系统较为理想和常用的筛选试验，其原理是待测血浆加入过量的含钙组织凝血活酶，使凝血酶原转变为凝血酶，后者使纤维蛋白原转变为纤维蛋白，测定血浆凝固所需的时间。

APTT 和 PT 同时检查是目前二期止血缺陷的主要筛选试验组合：①APTT 延长而 PT 正常者，提示内源性凝血途径中一个或几个凝血因子缺乏，如血友病 A、血友病 B 和因子Ⅺ缺乏等；②APTT 正常而 PT 延长者，提示外源性凝血途径中的因子Ⅶ异常，常见于遗传性因子Ⅶ缺乏；③APTT 与 PT 皆延长者，提示共同凝血途径中一个或几个凝血因子缺乏，常见于遗传性或获得性因子Ⅹ、Ⅴ、Ⅱ、Ⅰ缺乏等；④APTT 及 PT 皆正常者，见于遗传性或获得性因子ⅩⅢ缺乏。

（3）凝血酶时间（TT）：该测定方法是将纯化的牛或人的凝血酶加到血清中并测定纤维蛋白凝块形成的时间。这项检查用于测定凝血级联反应中最后的共同步骤。在多种凝血功能紊乱时 TT 都会延长，包括低纤维蛋白原血症和异常纤维蛋白原血症、高水平纤维蛋白原降解产物、巨球蛋白血症、直接凝血酶抑制剂、凝血酶抗体和暴露于肝素或肝素样抑制剂等。

4. 纤溶筛选试验 包括纤维蛋白（原）降解产物（FDP）和 D-二聚体测定。常见结果分析：①FDP 和 D-二聚体皆正常，提示无纤溶过度现象；②FDP 升高而 D-二聚体正常者，提示 FDP 假阳性或原发性纤溶亢进；③FDP 正常而 D-二聚体升高者，提示 FDP 假阴性或继发性纤溶亢进；④FDP 和 D-二聚体皆升高者，提示多为继发性纤溶亢进，常见于 DIC。

根据上述实验室的过筛试验结果，大致可将出血性疾病分为两大类：①出血时间延长、毛细血管脆性试验阳性、血小板计数正常或减少及凝血象检查正常，结合临床可初步诊断为血管或血小板异常性出血，如血管性紫癜或血小板性紫癜。前者有血管壁结构或功能异常所

16

致，多见于内皮细胞或内皮下基底膜及胶原纤维等内皮下组织的病变，如遗传性出血性毛细血管扩张症、获得性过敏性紫癜、单纯性紫癜、老年性紫癜、感染性紫癜及维生素 C 缺乏病等。而血小板性紫癜由血小板疾病所致，如血小板减少，包括白血病、再生障碍性贫血、脾功能亢进、免疫性血小板减少性紫癜和血栓性血小板减少性紫癜等；血小板功能异常，包括血小板病、血小板无力症、原发性血小板增多症以及尿毒症、异常球蛋白血症、阿司匹林和双嘧达莫等引起的继发性血小板功能异常。因此，为了确诊，需要进行进一步的确诊试验。②APTT 延长、PT 延长或 TT 延长，而其他检查结果正常者，多为凝血功能障碍性出血性疾病，如血友病 A、血友病 B 等。

（二）血管或血小板异常性出血进一步检查

1. 血管异常　血浆 vWF 抗原（vWF：Ag）测定、内皮素-1（ET-1）及凝血酶调节蛋白（TM）测定等。其中血浆 vWF 抗原测定常作为诊断血管性血友病的实验室检查。

血管性血友病是临床上常见的一种常染色体遗传性出血性疾病，多表现为显性遗传，其特点是自幼发生的出血倾向、出血时间延长、血小板黏附性降低、瑞斯托霉素诱导的血小板聚集缺陷，以及血浆 vWF 抗原缺乏或结构异常，其诊断实验还包括血浆 vWF 瑞斯托霉素辅因子活性（vWF：RCo）。它是一种体外定量检测 vWF 活性的方法，它以不同稀释度的正常血浆和患者血浆对固定后血小板的凝集作用来定量评价 vWF 的活性，瑞斯托霉素可诱导 vWF 与血小板表面 GP I b 结合，从而引起血小板聚集。在 1 型血管性血友病（vWD）（最常见的 vWD 类型）中，vWF：Co 减低与 vWF：Ag 的降低明显相关，在其他变异型的 vWD（如 2 型和 2M 型）中，vWF：Co 减低比 vWF：Ag 的降低更为明显；以及血浆 FⅧ凝血活性（FⅧ：C）测定：因为 vWF 功能之一是作为血浆中因子Ⅷ的载体蛋白，因此许多 vWD 患者血浆中的因子Ⅷ

水平会降低。通常因子Ⅷ的水平要稍高于 vWF∶Ag 的水平，在中度 vWD 患者中，即使 vWF∶Ag 已经测不出来，Ⅷ∶C 的血浆水平仍保持在 3%～5%。轻度 vWD 患者或某些变异型患者的血浆因子Ⅷ水平可正常。

当受检者以上诊断实验有一项或一项以上结果异常者，需进行分型诊断实验。血管性血友病的分型诊断实验包括①血浆 vWF 多聚体分析：通过凝胶电泳等方法检测不同大小的多聚体的比例和含量；②瑞斯托霉素诱导的血小板聚集（RIPA）：2B 型 vWD 患者的 vWF 与血小板 GPⅠb 受体的亲和力增加，因此在通常不诱导血小板聚集的低浓度的瑞斯托霉素（0.2～0.6mg/ml）作用下也可诱发聚集反应。因此，低剂量瑞斯托霉素诱导血小板聚集试验可用于 2B 型 vWD 的诊断，但该试验对诊断轻型 vWD 的敏感性较差；③血浆 vWF 胶原结合试验；④血浆 vWF 因子Ⅷ结合活性。1 型和 3 型血管性血友病是 vWF 量的缺陷，2 型则是 vWF 质的缺陷。

2. 血小板异常

（1）血小板形态异常：外周血涂片可观察血小板形态及分散成簇情况，其大致反映了血小板的黏附及聚集功能。如巨大血小板综合征，外周血涂片中血小板体积增大，30% 以上的血小板直径≥3.5μm，有的可达 20～30μm，达到或超过淋巴细胞的大小，血小板膜变形能力异常增高；血小板无力症，血片上可见血小板散在而不聚集。

（2）血小板黏附试验：反映血小板在异物表面的黏附能力，血小板黏附能力降低见于巨大血小板综合征和血管性血友病。

（3）血小板聚集试验：多种生理诱聚剂包括二磷酸腺苷（ADP）、肾上腺素、胶原花生四烯酸和凝血酶皆能诱导血小板聚集。在这些诱导作用下血小板聚集反应严重减低甚至消失，可见于血小板无力症。此外，瑞斯托霉素诱导的血小板聚集异常，有助于假性血管性血友病和巨大血小板综合征的诊断，前者对瑞斯托霉素诱导

16

的聚集反应增高，特别是低剂量瑞斯托霉素即能使患者血小板聚集，正常冷沉淀或 vWF 能引起血小板聚集，部分患者有自发性血小板聚集；后者对瑞斯托霉素诱导的血小板聚集反应消失，且加入正常 vWF 或正常血浆也无法纠正，而对凝血酶诱导的聚集反应呈剂量依赖性，即高浓度凝血酶诱导的聚集反应正常，而低浓度诱导的聚集反应减低并且延迟相延长。

（4）其他：血小板表面 P-选择素（CD62）、直接血小板抗原（GPⅡb/Ⅲa 和Ⅰb/Ⅸ）单克隆抗体固相检测等。

（三）凝血功能障碍的进一步检查

1. 部分凝血活酶时间纠正试验 正常钡吸附血浆含因子Ⅷ、Ⅺ和Ⅴ，正常血清含因子Ⅶ、Ⅸ、Ⅹ和Ⅺ，作为部分凝血活酶时间纠正试验，有助于血友病类型的鉴别诊断。正常人钡吸附血浆能纠正血友病 A 患者延长的 APTT，但不能纠正血友病 B 患者的 APTT，也不能纠正血浆中存在因子Ⅷ抗体的血友病 A 患者的 APTT。正常人血清能纠正血友病 B 患者的 APTT，但不能纠正血友病 A 患者的 APTT。该组检查可区分血友病 A 和 B 型，但是不敏感，易漏诊及误诊。诊断血友病并分型的最可靠依据是测定因子Ⅷ和因子Ⅸ的抗原及活性。正常人血浆因子Ⅷ或因子Ⅸ的活性范围在 50%～150%，血友病患者的因子活性低于 50%，抗原含量测定可区分为 CRM$^+$ 或 CRM$^-$，前者表示因子活性降低，但抗原正常，后者表示活性及抗原皆降低。

2. 凝血酶原时间纠正试验 PT 延长仅提示凝血酶、Ⅴ因子和Ⅹ因子的缺陷；纤维蛋白原减少或循环中有抗凝物质存在，通过凝血酶原纠正试验可以确定某一凝血因子的缺陷。

3. 凝血酶时间纠正试验 当血浆纤维蛋白原减少或血浆中有抗凝血酶物质存在时，则凝血酶时间延长；可进一步测定纤维蛋白原的含量和甲苯胺蓝纠正试验，甲苯胺蓝纠正试验的原理是甲苯胺蓝和鱼精蛋白能中和肝素和肝素样物质，使其失去作用，在 TT 延长的情况下，将一定量的鱼精蛋白硫酸盐加入患者血浆中并重新测定 TT，如果 TT 时间恢复正常，表示受检者血浆中肝素或类肝素样抗凝酶物质增多。如果没有纠正，原因可能是凝血系统的其他步骤出现异常。

4. 测定凝血因子含量及活性　测定 F Ⅻ、Ⅺ、Ⅹ、Ⅸ、Ⅷ、Ⅶ、Ⅴ、Ⅱ 及组织因子（TF）、纤维蛋白原、异常纤维蛋白原等抗原及活性。

正常血浆纤维蛋白原浓度为 2 ~ 4g/L，无纤维蛋白原血症为 0 ~ 0.4g/L。无纤维蛋白原血症患者血小板计数通常正常，血小板黏附异常及聚集率降低，约 1/3 患者出血时间延长，患者 APTT、PT、TT 均延长，但可被正常血浆或纤维蛋白纠正。低纤维蛋白原血症为 0.5 ~ 0.8g/L，常规的凝血检查皆可以正常或异常。异常纤维蛋白原血症患者的常规凝血检查均示异常，其中最敏感的是 TT 延长，其次是 PT 延长，最后是 APTT 延长，部分患者甚至不能形成纤维蛋白凝块，部分有血栓形成倾向的患者可以表现为 TT 缩短，血浆纤维蛋白原含量可以正常或降低，FDP 可以升高，特异性诊断依靠免疫学、化学分析及分子生物等方法证实纤维蛋白原分子的结构、功能或其定位的染色体异常。

凝血酶原即因子 Ⅱ，是一种依赖维生素 K 的糖蛋白，于肝脏中合成，其减少可见于遗传性凝血酶原缺陷症患者，该病患者的出血倾向与其凝血酶原活性高低有关，凝血酶原活性在 1% 以下时常出现自发性出血，活性在 2% ~5% 的患者临床表现多样，可表现为轻微创伤后出血或无出血表现，活性在 5% ~50% 以上的患者通常仅在大的创伤或术后有出血，亦可无出血倾向。

因子 Ⅴ 抗原及活性降低可见于遗传性凝血因子 Ⅴ 缺乏症，此病约 1/3 的患者出血时间延长，TT 正常，APTT 及 PT 延长，但能被正常血浆纠正。因子 Ⅶ 抗原及活性降低可见于遗传性因子 Ⅶ 缺乏症。该病患者的 APTT、TT 及出血时间均正常，PT 延长，能被正常血清纠正，

16

但不能被钡吸附血浆纠正，且此病应用维生素 K 治疗无效。

5. 抗凝异常 抗凝血酶（AT）抗原及活性或凝血酶-抗凝血酶复合物（TAT）测定；蛋白 C、蛋白 S 及血栓调节蛋白测定；FⅧ：C 抗体测定；狼疮抗凝物或心磷脂类抗体测定。

6. 纤溶异常 ①鱼精蛋白副凝（3P）试验：其原理是硫酸鱼精蛋白可使纤维蛋白单体和纤维蛋白降解产物的可溶性复合物中的纤维蛋白单体再解离，纤维蛋白降解产物又自行聚合呈肉眼可见的纤维状、絮状或胶冻状物，即提示了纤维蛋白降解产物的存在。②纤维蛋白（原）降解产物（FDP）、D-二聚体测定：D-二聚体是交联纤维蛋白在纤溶酶作用下产生的一种特异性降解产物，在正常人血浆中含量很低，其增高表明体内有纤维蛋白血栓形成和纤溶发生，含量变化可作为体内高凝状态和纤溶亢进的分子标志物之一，上述试验可辅助诊断弥散性血管内凝血。③纤溶酶原测定：纤溶酶原增高提示纤溶活性减低，如高凝状态、血栓病等；纤溶酶原降低则提示纤溶活性增强，如原发性和继发性纤溶症、弥散性血管内凝血、重症肝炎、肝硬化、胰腺炎以及先天性纤溶酶原缺乏症等。④组织型纤溶酶原激活剂（t-PA）、纤溶酶原激活物抑制物（PAI）及纤溶酶-抗纤溶酶复合物（PIC）测定等。

（四）不常见的凝血障碍疾病的检测

因子ⅩⅢ又称纤维蛋白稳定因子，以酶原的形式存在于血浆、血小板及巨核细胞中，由凝血酶激活后催化可溶性纤维蛋白单体，使其通过共价键交联形成不可溶的纤维蛋白多聚体。因此因子ⅩⅢ缺乏导致纤维蛋白单体无法转化成不可溶性纤维蛋白多聚体，且易被纤溶酶降解，因此具有出血倾向。因子ⅩⅢ缺乏的患者 PT、APTT 等常规凝血检查均正常，FDP 常升高，TT 正常或延长，筛选试验即将患者的纤维蛋白凝块放于 5mol/L 尿素溶液或 2% 乙酸溶液或 1% 单氯乙酸溶液中，24 小时内血凝块溶解提示因子 X Ⅲ 严重缺乏或 α_2-抗纤溶酶缺乏。其确诊依据是因子 X Ⅲ 的抗原及活性明显下降。

三、血栓性疾病的检测

血栓形成是指在一定条件下，血液有形成分在血管内（多数为小血管）形成栓子，造成血管部分或完全堵塞、相应部位血供障碍的病理过程。近年来其机制围绕以下三方面进行阐述：

（一）血管壁损伤

当血管内皮机械（如动脉粥样硬化）、化学（如药物）、生物（如内毒素）、免疫及血管自身病变等因素而受损伤时，去内膜血管丧失正常抗栓功能，暴露出内皮下组织，与血小板相互反应增强，使其抗栓和促栓机制失衡，如血小板活化因子释放增多促进血小板的黏附、聚集和活化；亚急性或慢性疾病使内皮丧失抗栓功能，如动脉粥样硬化时前列环素 I_2（PGI_2）生成减少导致血管壁痉挛；组织因子表达增高使促凝活性增强；抗凝活性下降；纤溶机制异常，进而促进血栓的形成。

（二）血液成分的改变

1. 血小板数量增加，活性增强　血小板功能亢进、活性增强可由血管内皮损伤、血流切变力改变、某些药物和各种疾病（如系统性红斑狼疮）引起，从而导致血栓形成；临床上认为，血小板增多，特别是 $> 800 \times 10^9/L$ 时存在血栓倾向。

2. 凝血因子异常　手术、创伤可使凝血因子 Ⅷ、Ⅸ、Ⅹ升高，疾病引起纤维蛋白原增加，不良生活习惯等原因可引起因子 Ⅶ 活性增高等皆可促进血栓形成。

3. 抗凝系统减弱　包括遗传性或获得性的抗凝蛋白含量及活性异常：抗凝血酶减少或缺乏、蛋白 C 及蛋白 S 缺乏症、F V 等结构异常引起的活化蛋白 C 抵抗现象。

4. 纤溶活力降低　临床常见纤溶酶原结构或功能异常，如异常纤溶酶原血症等；纤溶酶原激活剂释放障碍；纤溶酶活化剂抑制物过多，这些都会导致人体对纤维蛋

16

白的清除能力下降，有利于血栓的形成及扩大。

（三）血液流变学异常

各种原因引起的血黏滞度增高，均可导致全身或局部血流减慢及切应力增加，为血栓形成创造条件。引起血黏滞度增高可见于血细胞量增多（原发性或继发性红细胞增多症）、红细胞变形性减低（如镰状细胞贫血）、血浆蛋白量增加（如纤维蛋白原或免疫球蛋白增多）等。

此外，临床中使用的多种药物也与血栓形成有密切关系，如肝素、抗纤溶药物、避孕药、天冬酰胺酶等。

（四）常用筛查试验

包括 PT、APTT、抗凝血酶（AT）活性、PC 活性、PS 活性、半胱氨酸含量（空腹）、抗磷脂抗体（狼疮抗凝物、抗心磷脂抗体、β2GP1）、因子 V 抗原及活性、D-二聚体等，其中抗磷脂抗体是最常见的与血栓发病相关联的获得性异常因素。

抗磷脂抗体阳性患者血栓形成的发生率 30% ~ 40%，以静脉血栓为主。在一些抗磷脂抗体阳性的患者血清中发现了针对蛋白 C、蛋白 S 或凝血酶调节蛋白等抗凝蛋白的抗体。抗磷脂抗体还可能通过影响血小板活性、凝血或抗凝血机制和血管内皮功能而诱发血栓的形成。抗磷脂抗体主要包括狼疮抗凝物、抗心磷脂抗体、β2GP1，但仍有许多尚未识别或无法常规检测的抗磷脂抗体，故狼疮抗凝物、抗心磷脂抗体、β2GP1 阴性时不能完全排除体内存在抗磷脂抗体。受检者血浆标本中如果存在血小板碎片，可导致抗磷脂抗体假阴性，建议血浆标本在测定前最好先高速离心或过滤，仅凭一次抗磷脂抗体阳性不能确诊抗磷脂抗体综合征，必须至少间隔 8 周重复检测一次，若为阳性即可确诊，一过性抗磷脂抗体阳性可见于健康人（检出率约为 5%）和使用了某些药物（如普鲁卡因、奎尼丁、青霉素等），无临床意义。

16

第二节　弥散性血管内凝血

弥散性血管内凝血（disseminated intravascular coagulation，DIC）是在某些严重疾病基础上，在某些致病因素的作用下引发的复杂的病理过程。以弥散性毛细血管微血栓形成及继发性纤维蛋白溶解亢进为主要病理变化，临床表现以广泛出血、微循环衰竭、多发性栓塞及微血管病性溶血为特征。

DIC 不是一种独立的疾病，而是由多种病因引起的动态病理过程，是疾病发展演进中的重要中间机制，是某些疾病伴有的中间发病环节和并发症。DIC 常呈时相性变化，早期血液处于高凝状态，血小板和凝血因子大量消耗，血液转入低凝状态，后期表现继发性纤溶异常亢进。DIC 确切发病机制还未被充分阐明。若不及时治疗可能导致严重的后果。治疗要个体化，去除原发病因及消除诱因是治疗的关键。

【病因和发病机制】

1. 病因　易发生 DIC 的基础疾病很多，包括感染、肿瘤、病理产科、手术及创伤等。其中以感染性疾病最为常见，其次为恶性肿瘤、严重创伤和病理产科，约占 DIC 发病总数的 80% 以上。

（1）感染性疾病：各种感染是 DIC 的主要原因之一，占 30% 左右，包括大肠埃希菌、铜绿假单胞菌、脑膜炎球菌等革兰阴性菌，金黄色葡萄球菌等革兰阳性菌感染，其中以革兰阴性杆菌所致的严重感染最为多见。重症肝炎、麻疹、流行性出血热等病毒，以及疟原虫、钩端螺旋体等感染也是诱发 DIC 的重要原因。

（2）恶性肿瘤：占 DIC 病例数的 20% ~ 30%，大多数癌肿晚期可出现 DIC，如前列腺癌、肝癌、胰腺癌、恶性淋巴瘤、肾癌、肺癌、脑肿瘤、神经母细胞瘤等。各类型的白血病均可发生 DIC，尤其急性早幼粒细胞白血病最多见。

16

（3）病理产科：以羊水栓塞最为常见，还可见于胎盘早剥、前置胎盘、感染性流产、宫内死胎、重症妊娠高血压综合征、子宫破裂等。

（4）手术及创伤：富含组织因子的器官，如脑、前列腺、胰腺、子宫等，大面积烧伤、挤压伤、毒蛇咬伤、长骨骨折等可因手术及创伤释放组织因子，诱发 DIC。

（5）各系统疾病：涉及外科、内科、儿科，如休克（尤其感染性休克）、严重输血、输液反应、呼吸窘迫综合征、肝功能衰竭、主动脉瘤、急性胰腺炎、溶血性贫血、移植物抗宿主病、酮症酸中毒、系统性红斑狼疮、缺氧、中暑、巨大血管瘤、肝硬化等都可能引起 DIC。

2. 发病机制　机体的生理性凝血与纤溶状态是血浆中各种蛋白溶解酶、酶辅因子与抑制剂相互作用与精细平衡的结果。如果凝血因子与纤溶成分迅速大量地被激活，超过了正常的水平，即可导致 DIC 的发生。由于 DIC 发病机制的复杂性与多变性，不同疾病、不同患者或同一患者的不同病期的生化异常与功能改变都不相同，大体上可归纳为：①外源性凝血系统被激活：外伤或手术、产科意外、肿瘤以及感染时受刺激的白细胞等，都可使大量组织因子进入血液循环，从而活化了外源性凝血系统。②内源性凝血系统被激活：内毒素、病毒、抗原抗体复合物、体外循环、手术、创伤、缺氧与酸中毒等可直接激活因子Ⅻ，或使血管内皮损伤，暴露的内皮下成分激活因子Ⅻ，从而启动了内源性凝血系统。

近年来随着止血技术、临床与药理研究的发展，人们认识到以下机制在 DIC 的发生与发展中起着重要的作用。

（1）外源性凝血途径激活：组织因子（TF）在 DIC 发病中起主导作用。人体许多组织、细胞，如血管内皮细胞、单核细胞等富含 TF，当其受损时，组织因子释入血液，通过激活外源凝血途径触发凝血反应，导致微血栓形成，在 DIC 发病过程中具有极其重要的作用。此外，病理条件下，人体多种组织、细胞可异常表达 TF（如肿

16

瘤细胞），以及一些进入血流的外源性物质，具有与组织因子相同的活性和作用，也可成为 DIC 的始动因素。

（2）血管内皮细胞在 DIC 发生中的作用：血管内皮细胞产生多种调节凝血和纤溶的物质。内皮细胞的损伤在由败血症、内毒素或大面积创伤引起的 DIC 具有特别的意义。目前的研究集中在以下几个方面：①释放大量的组织因子启动凝血过程。②内皮细胞表面表达有凝血酶调节蛋白（TM）。凝血酶与 TM 结合后失去促凝活性但能活化蛋白 C，从而表现了抗凝的作用。在感染和炎症时内毒素、IL-1 和肿瘤坏死因子（TNF-α）使血管内皮细胞生成 TM 减少。③内皮细胞合成 t-PA 和 PAI-1，细菌、内毒素和细胞因子可直接刺激内皮细胞释放 t-PA，增加纤溶活性。

（3）细胞因子在 DIC 发生中的作用：在败血症和内毒素血症时，白细胞释放出各种细胞因子，其中 IL-1、IL-6 和 TNF-α 可促进 DIC 的发生。IL-1 增加组织因子的释放，下调内皮细胞 TM 的表达，并影响 PAI-1 的分泌。IL-1 受体阻滞剂能阻断败血性 DIC 患者的凝血过程和纤溶过程。IL-6 也促进凝血过程。TNF-α 可引起与 DIC 相同的凝血与纤溶系统激活，但抗 TNF-α 单抗只阻断纤溶的改变而不影响凝血过程的活化。这提示不同的细胞因子在 DIC 发生中的作用并非相同。最近有研究发现，具有抗炎作用的 IL-10 能抑制凝血与纤溶过程。

（4）血小板活化加速凝血反应：多种 DIC 致病因素可导致血小板损伤，使之在血管内皮处黏附、聚集并释放一系列内容物和代谢产物，加速、加重 DIC。上述病理变化将导致体内凝血酶形成。凝血酶为 DIC 发病机制中的关键因素。它一方面直接使纤维蛋白原转化为纤维蛋白形成血栓，同时通过对凝血因子和血小板等强大的正性反馈作用进一步加速凝血过程；另一方面可直接激活纤溶系统，加重凝血紊乱。

（5）纤溶激活加重凝血紊乱：在 DIC 发病机制中纤溶亢进十分重要。近年来学者已将凝血酶和纤溶酶并列

16

为 DIC 发病机制的关键因素。纤溶激活的始动因素既可以是凝血激活的病理因素，而凝血启动后的连锁反应也可以是纤溶激活的重要原因。

【病理生理】

DIC 的发展是一个动态过程，根据 DIC 的病理生理变化过程可分为以下 3 个时期：高凝期、消耗性低凝期、继发性纤溶亢进期。但这几个分期并不是完全分开的，临床应根据病情变化与实验室检查及时做出综合判断。

1. 高凝期 引起 DIC 的大多数原发病通常开始使凝血因子和血小板处于动员状态，往往纤溶系统受到抑制，故血液易凝。这一时期为 DIC 前期，在这一阶段凝血因子相继被激活，血液凝固性增高，形成大量凝血酶。在该酶的作用下纤维蛋白原形成纤维蛋白，在微血管沉积形成微血栓，临床出现微循环障碍表现。

2. 消耗性低凝期 本期临床表现出血倾向明显，血小板及各种凝血因子水平低下，常构成 DIC 主要临床特点及实验室检查异常。广泛性出血可致血容量降低，微循环障碍进一步加重。

3. 继发性纤溶亢进期 DIC 是凝血机制被过度激活，微血栓大量沉积在小血管，纤溶系统被激活，大量纤溶酶出现在血液循环中。纤溶酶除降解纤维蛋白，还能水解凝血酶原等多种凝血因子，使其进一步减少，出血症状进一步恶化。

【临床表现】

DIC 按发病缓急可分为三型：①急性型：数小时至 1~2 天内发病，病程急剧而凶险，出血症状明显或严重，伴有短暂或持久性血压下降，甚或休克，常见于病理产科、败血症等。②亚急性型：症状多在数天至数周内出现，病情进展较缓慢，常见于恶性疾病、肿瘤转移等。③慢性型：起病缓慢，病程可达数月甚至数年，长期呈高凝状态，出血不严重。

不同原因的 DIC，其临床表现基本相同。

1. 出血 是 DIC 最常见的症状，几乎发生在所有的

16

急性期 DIC 患者。出血往往为多发性，最常见于皮肤，也可见于胃肠道、肺或泌尿生殖系统。可表现为急性广泛内脏出血，也可表现为紫癜、瘀斑或血肿，偶见暴发性紫癜，皮肤呈大片瘀斑。在注射或手术部位易发生持续渗血，分娩时大出血或渗血不止。严重的出血，特别是颅内出血是患者死亡的一个主要原因。

2. 休克或低血压　有 1/3 ~ 1/2 的 DIC 患者发生休克或低血压。临床表现轻重不等，可短时间出现或呈不可逆性发展，多见于由血管内皮损伤所引起的 DIC，组织损伤（例如肿瘤、白血病）引起的 DIC 很少并发有低血压。DIC 时内脏血管和小血管阻塞，回心血量减少，心排血量降低引起动脉压下降。DIC 的休克具有以下特点：往往发生较突然，并且不能用常见的休克原因（如失血、中毒、过敏或剧烈疼痛）解释。休克常与出血同时发生，但与出血程度不一定呈比例。在休克早期即有脑、肾脏和肺等重要脏器的功能不全，而一般的休克在晚期才出现脏器功能不全或衰竭。休克一旦发生，又会加重 DIC，形成恶性循环，使休克成为不可逆，预后很差。

3. 栓塞　DIC 的栓塞往往为全身性，广泛的微血管栓塞引起组织代谢与功能的紊乱甚或组织坏死。症状以栓塞的部位、程度及持续时间而定。内脏栓塞常见于肺、脑、肝、肾和胃肠道等，引起相关症状和体征。皮肤栓塞可出现指、趾、鼻、颊及耳部发绀，甚至干性坏死。或同时有多种器官的栓塞，表现为少尿、呼吸困难、意识紊乱、昏迷、惊厥、腹痛、腹泻与腰背痛等症状。

4. 溶血　血管内溶血可产生 DIC，而 DIC 时微血栓及纤维蛋白沉积物的形成也可使红细胞变形与碎裂，导致溶血。DIC 溶血的主要表现为贫血与乏力，而急性溶血的发热、黄疸、血红蛋白尿与腰背痛等症状与体征相对不明显。由于 DIC 溶血与微血管病变有关，外周血涂片中易见红细胞碎片或异形红细胞等红细胞破坏的证据。

5. 实验室检查　同时有下列其中 3 项以上异常者要

16

高度怀疑 DIC 的可能：①血小板计数 $<100 \times 10^9/L$ 或进行性下降；②血浆纤维蛋白原含量 $<1.5g/L$，或进行性下降，或 $>4g/L$；③3P 试验阳性或 FDP $>20mg/L$，或 D-二聚体水平升高；④凝血酶原时间缩短或延长 3 秒以上或呈动态变化；⑤纤溶酶原含量及活性降低；⑥AT-Ⅲ 含量及活性降低；⑦血浆因子Ⅷ：C 活性 $<50\%$。

【诊断】

1. 存在易致 DIC 的基础疾病，如感染、恶性肿瘤、病理产科、大型手术及创伤等。

2. 有下列两项以上临床表现

（1）严重和多发性出血倾向。

（2）不能用原发病解释的微循环障碍及休克。

（3）广泛性皮肤、黏膜栓塞、灶性出血性坏死、脱落及溃疡形成，或不明原因的肺、肾、脑等脏器功能衰竭。

（4）抗凝治疗有效。

3. 实验室检查 同时有下列 3 项以上实验异常：①血小板计数 $<100 \times 10^9/L$（肝病、白血病 $<50 \times 10^9/L$）或呈进行性下降，或有下列两项以上血小板活化分子标志物血浆水平升高：β-血小板球蛋白（β-TG）；血小板因子（PF4）、血栓烷 B2（TXB2）、血小板颗粒膜蛋白 140（P 选择素-140）。②血浆纤维蛋白原含量 $<1.5g/L$（肝病 $<1.0g/L$，白血病 $<1.8g/L$）或 $>4g/L$ 或进行性下降。③3P 试验阳性或血浆 FDP $>20mg/L$（肝病 $>60mg/L$）或 D-二聚体水平较正常增高（阳性）。④PT 延长或缩短 3 秒以上（肝病 >5 秒以上）；APTT 延长或缩短 10 秒以上。AT-Ⅲ 活性 $<60\%$（不适用于肝病）或蛋白 C 活性降低。⑤血浆纤溶酶原抗原 $<300mg/L$。⑥因子Ⅷ：C $<50\%$（肝病必备）。⑦血浆内皮素 1 水平 $>80mg/L$ 或凝血酶调节蛋白（TM）较正常增高 2 倍以上。

【鉴别诊断】

DIC 需与原发性纤溶亢进、不伴有 DIC 的肝病出血、血栓性血小板减少性紫癜等相鉴别（表 16-2-1、表 16-2-2）。

表 16-2-1 DIC 与原发性纤溶亢进、不伴有 DIC 的肝病出血的鉴别

鉴别点	DIC	原发纤溶	不伴有 DIC 的肝病出血
病因	有病因可查	常无，偶见于肝病	重症肝病
血栓形成	常见	少见	无
休克	常见	少见	较少见
血小板计数	减少	正常	正常或减少
出血时间	延长	正常	正常或延长
红细胞形态	碎片、棘形、盔形	正常	正常
乙醇胶试验	(+)	(-)	(-)
3P 试验	(+)	(-)	(-)

16

续表

鉴别点	DIC	原发纤溶	不伴有 DIC 的肝病出血
FDP	定量增加	明显增加	无
D-二聚体	增加	无	无
优球蛋白溶解时间	正常或缩短	明显缩短	一般正常
纤维蛋白原定量	正常或减低	减低	正常或增加
因子Ⅴ	减少	减少	正常或减少
因子Ⅷ	降低	正常或稍降低	正常或增加
治疗	肝素早期有效	纤溶抑制剂有效	补充凝血因子有效

16

表 16-2-2　DIC 与血栓性血小板减少性紫癜鉴别要点

鉴别点	DIC	血栓性血小板减少性紫癜
起病与病程	多数急骤	病程短可急可缓、病程长
微循环衰竭	多见	少见
黄疸	轻、少见	极常见、较重
凝血因子	减少	正常
蛋白 C 含量及活性	减少	正常
纤维蛋白肽 A（FPA）	增加	正常
D-二聚体	增加	正常
血栓性质	纤维蛋白血栓为主	血小板血栓为主

16

【治疗】

积极控制原发病，消除 DIC 诱因是治愈 DIC 的前提。尽管在某些情况下，短期内去除病因难以成功，但减弱诱发因素的治疗常可使 DIC 的病理过程中止，有助于提高抗 DIC 的疗效。细菌感染或败血症引起的 DIC 应及时给予有效的抗生素或感染灶的清除与引流。免疫或过敏性疾病应给予激素和抗过敏治疗。对病理产科如胎盘早期剥离和死胎滞留要及时清除子宫内容物。恶性肿瘤患者发生 DIC，应尽可能减少体内肿瘤细胞数量。此外，及时补充血容量、改善缺氧状态、纠正酸中毒及水电解质紊乱也是能否控制 DIC 病情发展的重要环节。针对 DIC 的病理生理过程，不失时机地进行抗凝、补充血小板、凝血因子及抗纤溶治疗，则是 DIC 治疗成功的关键所在。

（一）常用治疗药物

治疗 DIC 的药物大致可分为 4 类：

1. 抗凝药物　如肝素、抗凝血酶Ⅲ（AT-Ⅲ）。

2. 抗血小板功能药物　如低分子右旋糖酐、双嘧达莫、阿司匹林等。

3. 抗纤溶剂　如氨基己酸（EACA）、氨甲苯酸（对羧基苄胺，PAMBA）及氨甲环酸等。

4. 溶栓剂　如尿激酶（UK）、组织纤溶酶原激活剂（t-PA）。

（二）常用治疗方法

以上 4 类药物应根据患者的临床症状、实验室检查结果，在对疾病分期做出正确判断的前提下选用，否则，不但达不到治疗目的，甚至适得其反。如抗凝药物主要适用于 DIC 高凝血期和消耗性低凝血期；抗血小板功能药物一般用于临床症状较轻的 DIC 或诊断尚未能肯定的病例；纤溶抑制剂则仅适用于继发性纤溶亢进阶段。

1. 抗凝治疗　抗凝治疗是阻断 DIC 病理过程最重要的措施之一。其目的在于抑制广泛性毛细血管内微血栓形成的病理过程，防止血小板和各种凝血因子进一步消

16

耗，为恢复其正常血浆水平、重建正常凝血与抗凝平衡创造条件。

（1）肝素：是最主要的抗凝治疗药物，目前，临床上使用的肝素分为标准肝素亦称"普通肝素"和低分子量肝素。

1）普通肝素：作用机制为可延长凝血时间、凝血酶原时间和凝血酶时间，主要激活 AT-Ⅲ 发挥抗凝作用。AT-Ⅲ 是一种血浆 α_2 球蛋白，它作为肝素的辅助因子，可与许多凝血因子结合，并抑制这些因子的活性，因此影响凝血过程的许多环节。肝素在治疗 DIC 中不仅抗凝，而且与促纤溶和抑制炎症反应有关，而低分子肝素抗 FXa 作用强于抗 FⅡa，较少致血小板降低，生物利用度大，半衰期长，出血倾向较肝素少，故临床已渐取代肝素。

禁忌证：①有活动性出血者，如结核及消化性溃疡及脑出血，原有严重出血性疾病；②手术或损伤创面未经良好止血者；③DIC 晚期有多种凝血因子缺乏及明显纤溶亢进表现。

用法：推荐剂量为 5～10U/（kg·h）。

监测：肝素治疗过程中，若凝血时间（CT）>30 分钟或部分凝血活酶时间（APTT）>100 秒示肝素过量，立即停用，且用鱼精蛋白对抗，剂量之比为 1:1。

治疗有效指标：①出血症状停止或减少；②休克纠正或改善；③尿量增加或多尿；④血小板（PLT）和纤维蛋白原（FIB）含量未继续降低；⑤DIC 实验室检查指标趋于正常。

治疗无效与下列因素有关：①DIC 病因持续存在；②PLT 大量破坏，即血小板第四因子（PF4）大量释放于血液中，有拮抗肝素作用；③DIC 过程中消耗大量 AT-Ⅲ，使肝素抗凝作用下降；④严重酸中毒，肝素不能发挥作用；⑤DIC 晚期及继发纤溶亢进为主。

2）低分子量肝素（lowmolecular weight heparin, LM-WH）：为一组由标准肝素裂解或分离出的低分子碎片。

由于其具有某些药物学优势，近年已广泛应用于临床，并有取代标准肝素之势。药理学特点与标准肝素相比，LMW 有以下药理学特点：①抗因子 Xa 作用更强，一般认为抗因子 Xa 活性，与其抗血栓形成之能力密切相关；而抗凝血酶活性则与用药后的出血并发症有关。②LMWH 去除了部分与血小板结合的部位，因此用药后诱发血小板减少及功能障碍者相对少见。③用量较小，对 AT 的依赖性较低，且不诱发 AT 水平下降，此点在 DIC 治疗中特别具有重要意义。④皮下注射吸收率高达 90%（标准肝素≤50%），抗因子 Xa 作用可持续 24 小时（标准肝素 0.68 小时），用药方便，每日皮下注射一次即可满足抗凝治疗需要。⑤促内皮细胞释放 t-PA 作用强，促纤溶活性高于标准肝素，此对早、中期 DIC 治疗有利。⑥与内皮细胞的亲和力较弱，诱发 HIT 者较标准肝素少见。⑦与鱼精蛋白结合速度较快，且结合后仍保持其抗因子 Xa 之活性。⑧引起骨质疏松之报道迄今尚为少见。

适应证及禁忌证：基本同标准肝素，但尺度可适当放宽。

用法：①预防：每日 50 ~ 100U/kg，一次或分 2 次皮下注射，疗程 5 ~ 10 天或更长。由于用药方便，在 DIC 预防中更为常用；②治疗：（75 ~ 150）IAXa（抗活化因子 X 国际单位）/（kg·d），分 2 次皮下注射，用药间隔时间 8 ~ 12 小时，疗程 3 ~ 5 天；③血液学监护：常规剂量下，一般无须严格血流学监护，如用量过大或疑有用药相关性出血，可抗 Xa 活性试验进行监测，使其维持在 0.4 ~ 0.7U/ml 为最佳治疗剂量。

（2）抗凝血酶-Ⅲ（AT-Ⅲ）：AT-Ⅲ是人体内十分重要的生理性抗凝因子。临床应用的制剂是从正常人血浆中浓缩制备而成。AT-Ⅲ的抗凝机制是抑制在凝血过程中形成的凝血酶和因子Xa。研究表明，80% 左右的急性 DIC 患者可见 AT-Ⅲ水平下降，既可减弱体内的抗凝活性，加重 DIC 的病理过程，又可导致肝素治疗效果不

16

佳及出血并发症加重。有报道，DIC 患者 AT-Ⅲ水平 >
80% 应用肝素有效，<30% 肝素失效。因此，在用肝素
治疗 DIC 过程中应每天测定抗凝血酶活性（AT-Ⅲ：A）。
若 AT-Ⅲ：A <80%，应及时补充 AT-Ⅲ制剂，如无 AT-Ⅲ
制剂，可用全血或新鲜血浆替代。一般第一天应用 1000 ~
1200U（1U 相当于 1ml 新鲜血浆中 AT-Ⅲ的含量），第
2 ~ 3 天各用 500 ~ 600U，尽可能保持 AT-Ⅲ活性在 80%
以上。应用 AT-Ⅲ的另一有利之处是可适当减少肝素用
量，减轻肝素停药后的反跳性血栓形成倾向。

2. 抗血小板治疗

（1）复方丹参注射液：丹参具有抗血小板聚集、扩
张血管和改善微循环的作用。在 DIC 治疗中，复方丹参
注射液具有疗效肯定、不良反应少见及无需严密血液学
监测等优点。既可与肝素合用以减少后者的剂量，亦可
在慢性 DIC、疑似病例及缺乏血液学监测条件下作为主
要抗凝剂单独应用。用法为 20 ~ 40ml 加入葡萄糖溶液中
静脉滴注，每天 2 ~ 3 次，连用 5 天。

（2）右旋糖酐：可降低红细胞与血小板的黏性，防
止血小板聚集，并有抗凝血酶作用。低分子右旋糖酐有
利于改善微循环，中分子右旋糖酐抗血小板聚集作用较
强。用法为 500ml，静脉滴注，每天 1 ~ 2 次。

（3）双嘧达莫：通过抑制血小板内 cAMP 的代谢而
影响其聚集功能。用法为 200 ~ 500mg 加入 100 ~ 200ml
液体中静脉滴注，每天 2 ~ 3 次。

（4）阿司匹林：抑制前列腺素环氧化酶，抑制血小
板的聚集和释放反应。用法为 1.2 ~ 1.5g/d。

3. 抗纤溶治疗

（1）氨基己酸：能竞争性抑制纤溶酶原活化物的作
用，使纤溶酶原不能转变为纤溶酶，从而抑制纤维蛋白
及纤维蛋白原的水解达到止血效果。氨基己酸也有抑制
链激酶、尿激酶等激活纤溶酶原的作用。用法为 4 ~
10g/d，静脉滴注或分次静脉注射，静脉注射过快可使血
压下降，休克患者慎用。

16

（2）氨甲苯酸：作用机制与氨基己酸相同，但作用较之强 4~5 倍，且不良反应较少见。氨甲苯酸，600~800mg/d，分次静脉滴注；②氨甲环酸，500~700mg/静脉滴注或分次静脉注射

DIC 应用抗溶药的原则：①DIC 早期高凝状态，即使已用抗凝治疗，也不宜使用抗纤溶药物；②DIC 消耗性低凝期，仍有血栓形成或伴轻度继发性纤溶亢进，可在抗凝治疗基础上使用小剂量抗纤溶药物，但不宜单独使用；③DIC 后期以继发性纤溶亢进为主，微血栓不再形成，可以单独使用抗纤溶药物。

4. 溶栓治疗

（1）组织型纤溶酶原激活剂（t-PA）：t-PA 是人体血管内皮和组织天然存在的血栓选择性纤维蛋白溶酶原激活剂，目前已能通过基因工程批量生产。t-PA 能选择性地和血栓表面的纤维蛋白结合，两者结合所形成的复合物则对纤溶酶原有很高的亲和力。在局部能有效地使与纤维蛋白结合的纤溶酶原转变为纤溶酶，从而使血栓溶解。t-PA 注入血流后，几乎不影响血液中的纤维蛋白溶解系统，不产生全身纤维蛋白溶解状态。常用剂量为90~150 万 U，于 30~60 分钟内静脉注射，或 5000U/kg 持续静脉滴注。

（2）尿激酶（UK）：UK 能进入血栓内部，激活血栓中的纤溶酶原，起到局部溶栓作用；另一部分药物则激活循环中的纤溶酶原产生过量的纤溶酶，从而导致循环中的纤维蛋白原、凝血因子 V、Ⅷ等降解引起全身纤溶亢进而导致出血。近年采用基因工程生产的单链尿激酶（Scu-PA）有选择性溶栓作用，而对全身纤溶系统的激活作用较小。常用剂量为首剂 4000U/kg，静脉注射，以后以 4000U/h 持续滴注。

因 DIC 中、晚期多有继发性纤溶亢进，故溶栓治疗较少应用。但在下列情况下可酌情使用：①脏器功能不全表现突出，经前述治疗未能见效；②DIC 末期，凝血及纤溶过程已终止，而脏器功能恢复缓慢或欠佳；③有

明显血栓栓塞的临床和实验室检查证据。

（三）补充凝血因子与血小板

DIC 中消耗大量凝血因子与血小板，这是急性 DIC 患者出血的主要原因之一。及时补充凝血因子与血小板也是急性 DIC 治疗的一项重要措施。常用的血制品有：

1. 新鲜全血、新鲜血浆　新鲜血浆含有全部凝血因子，每次 10～15ml/kg。

2. 纤维蛋白原　适用于急性 DIC 有明显低纤维蛋白原血症或出血极为严重者。首剂 2～4g，静脉滴注，以后根据血浆纤维蛋白原含量而补充，以使血浆纤维蛋白原含量达到 1.0g/L 以上为度。由于纤维蛋白原半衰期较长，一般每 3 天用药 1 次。

3. 血小板悬液　血小板计数 $< 20 \times 10^9/L$，疑有颅内出血或临床有广泛而严重的脏器出血的 DIC 患者，需紧急输入血小板悬液。

4. 其他凝血因子制剂　DIC 的中、晚期，可出现多种凝血因子的缺乏，故在病情需要和条件许可的情况下，可酌用下列凝血因子制剂：①凝血酶原复合物：20～40U/kg，每次以 5% 葡萄糖液 50ml 稀释，要求在 30 分钟内静脉滴注完毕。每日 1～2 次；②因子Ⅷ C 浓缩剂：剂量为每次 20～40U/kg，使用时以缓冲液稀释，20 分钟内静脉输注完毕，1 次/日；③维生素 K：在急性 DIC 时的应用价值有限，但是在亚急性和慢性 DIC 患者，作为一种辅助性凝血因子补充剂仍有一定价值。

需特别指出的是，在 DIC 病因并未去除之前，输注以上血液制品，可能会加剧病情的恶化。因此，需合并使用小剂量肝素抗凝，一般在 200ml 全血或血浆内加入肝素 10～20mg。

16

【病程观察及处理】

1. 病情观察要点

（1）注意观察皮肤瘀斑、黏膜、消化道、泌尿生殖器等部位出血有无缓解。

（2）观察微循环衰竭或休克有无改善。

（3）微血管栓塞症状有无进展。皮肤、黏膜栓塞，灶性缺血性坏死、脱落或溃疡形成，或不明原因的肺、肾、脑等脏器功能障碍或衰竭的变化。

（4）微血管病性溶血有无控制。

（5）注意出、凝血有关指标有无好转。

2. 疗效判断与处理

（1）疗效标准

1）痊愈：①基础疾病与诱因消除或控制；②DIC症状与体征消失；③实验室指标恢复正常。

2）好转：上述3项指标中1项未达标或2项未完全达标者。

3）无效：上述指标均不能达到标准或死亡。

（2）处理

1）有效者，继续目前治疗方案，监测出、凝血有关指标，并根据结果，作出治疗调整。

2）无效或病情反复者，应判断是否病因未去除，加强病因治疗；或是抗凝、补充血小板、凝血因子治疗不准确。

第三节　合理输血

输血（blood transfusion）指给患者输注供者的血液成分或全血，是一种替代治疗。用以补充血容量维持有效血液循环，恢复 O_2、CO_2、营养、代谢产物的运输能力，保持血液免疫、抗感染、止凝血和抗凝功能。

一、全血输注

全血是由静脉采集的与一定量抗凝保存液混合的血液。存放在原始容器内 2~6℃ 储存，主要是红细胞（占40%~50%）和血浆（占50%~60%），可以改善携氧能力和维持渗透压，但血小板、粒细胞很少，凝血因子浓度也低。新鲜采集的血液在一定期限内可以保持其所有的性质。当全血储存时间超过24小时后，其中的Ⅷ因子、白细胞和血小板迅速凋亡。全血输注主要用于补充红细胞携氧，补充血浆，维持渗透压，增加循环血量，如急性大量失血。现在，全血输注主要用于急性大量失血者，或无条件做血液分离和单采地区使用。

自体输血法是另一种全血输注，指输入预先储存血液或经收集、处理后的术中失血，主要用于择期手术和出血量大的患者。可先以促红细胞生成素使患者的血细胞比容增加，再输入晶体和胶体液稀释血液，随后采自体血储存。术中出血回收多用于大出血和持续出血者，回收血中游离血红蛋白对肾脏有损害，故红细胞应充分洗涤。自体输血安全、节约血源、输血反应少，但关于自体输血的一些标准和参考指标尚无统一规范。

二、成分输血及临床应用

成分输血是临床输血的主要形式，指将供者血液的不同成分应用科学方法分开，依据患者病情的实际需要，给患者输注需要的高浓度、高纯度、低容量血液成分。成分输血不仅可以充分利用全血，而且可以减少各种输血反应。

（一）红细胞输注

适应证：①补足血容量恢复有效的血液循环。如外伤、手术、消化道出血、宫外孕等急性失血时，须使用平衡液、羟乙基淀粉和血浆等，补液量为出血量的 $2.5 \sim 3$ 倍，同时输红细胞。②纠正贫血时的缺氧状态。通常无缺血危险因素，血红蛋白水平在 $60 \sim 80g/L$，无需预防性输注红细胞；手术患者需要输注红细胞的阈值为 $80g/L$；老人、儿童及有心肌缺血、心肌梗死、心力衰竭、慢性肺部疾患和慢性肾病等，输血阈值为 $100 \sim 110g/L$。常用红细胞制品如下。

1. 悬浮红细胞　从全血中尽量移除血浆并添加保存液悬浮后制成，含有全血中全部红细胞、大部分白细胞和血小板，以及少量血浆。具有与全血相同的携氧能力而容量较小，用于心、肾和肝功能不全时较安全。

16

2. **洗涤红细胞**　是全血去除血浆后，用生理盐水反复洗涤过的红细胞。适用于：①自身免疫性溶血性贫血和阵发性睡眠性血红蛋白尿患者；②输入全血或血浆后发生过敏反应的患者；③高钾血症及肝肾功能障碍需要输血者；④IgA 缺乏有抗 IgA 抗体者。

3. **少白细胞红细胞**　在血液采集后即用滤器去除白细胞而制备的红细胞制剂，能预防 HLA 同种免疫、亲白细胞病毒（CMV、HTLV 等）感染和因白细胞抗体引起的非溶血性发热反应。

4. **辐照红细胞**　红细胞以 $25 \sim 30Gy$ 的 γ 射线照射，以破坏有免疫活性的淋巴细胞，预防输血相关移植物抗宿主病，供免疫缺陷、骨髓或器官移植后患者输血用。

（二）血小板输注

血小板输注是针对血小板数量减少或功能异常实施的临时替代措施，以达到止血或预防出血的目的。

1. **适应证**　①血小板生成障碍引起的血小板减少，如再生障碍性贫血、白血病、淋巴瘤及经大剂量化疗或放疗引起的骨髓抑制等；②急性血小板减少，如大量输注库存血、体外循环、严重感染性疾病、DIC 等导致的血小板破坏和异常消耗。

2. **输注指征**　血小板计数 $< 20 \times 10^9/L$ 时一般主张输注，血小板计数在 $(20 \sim 50) \times 10^9/L$ 时可能会发生皮下瘀斑、创面出血不止等，可按病情需要酌情输注。一般认为化疗时预防性血小板输注的指征是血小板计数 $< 20 \times 10^9/L$；老年、感染或有影响血小板功能的药物存在时，是 $30 \times 10^9/L$；施行特殊的侵袭性操作，如腰椎穿刺、脏器活组织检查、拔牙和中央静脉导管置入术，血小板计数应维持在 $(20 \sim 50) \times 10^9/L$；中枢神经系统和眼科手术，血小板计数应 $> 100 \times 10^9/L$；再生障碍性贫血、骨髓增生异常综合征等慢性血小板减少不伴发热，无出血倾向，血小板计数 $< 10 \times 10^9/L$ 时也不一定需要预防性输注。但血小板计数 $< 5 \times 10^9/L$ 时，无论有无出血都应及时输注血小板，以防颅内出血。血小板输

16

注的禁忌证为血栓性血小板减少性紫癜、溶血尿毒综合征、输血后紫癜、肝素诱导性血小板减少症。

3. 血小板制品 ①浓缩血小板，1U 为 200ml 全血沉降后血浆和血细胞交界处的富含血小板血浆，所含血小板数≥2.0×10^{10}个；②单采血小板，用血细胞分离机采集的单个供者血小板，1 个单位即为 1 个治疗量，所含血小板数≥2.5×10^{11}个；③少白细胞血小板和辐照血小板（参阅红细胞的相关内容）。

（三）粒细胞输注

各种原因所致的粒细胞缺乏症常会发生严重的细菌与真菌感染，粒细胞输注辅助抗生素治疗可取得较好的疗效。但由于粒细胞半衰期短（6～8 小时），需连续输注，一般为 5～7 天。反复多次输注 HLA 抗原不合的粒细胞会诱导 HLA 抗体产生，影响粒细胞功能，并导致输血反应。而寻找 HLA 相合的供者在临床上尚有难度，且目前粒细胞还不能储存。因此，目前粒细胞缺乏患者多应用 rhG-CSF 或 rhGM-CSF 来刺激粒细胞的生成。

（四）血浆及凝血因子制品输注

1. 新鲜冰冻血浆（FFP） 采血后 6 小时内分离血浆，在 -50℃ 以下冰冻，含全部凝血因子，在 -20℃ 以下可保存 1 年。用于①保持胶体渗透压和有效血容量；②血浆置换；③治疗各种凝血因子缺乏、大量输血引起的凝血功能障碍、口服抗凝剂过量、抗凝血酶Ⅲ缺乏和血栓性血小板减少性紫癜。输注 10～15ml/kg 的 FFP 能使凝血因子水平提高 30%，重复输注应根据临床情况和凝血功能检查的结果。本品溶解后不能再次冷冻保存。

2. 普通冰冻血浆（FP） 是从保存超过 6～8 小时的全血中分离的血浆，或保存期满 1 年的 FFP。在 -20℃ 以下可保存 5 年，与 FFP 比缺少不稳定的凝血因子 V 和Ⅷ，用于因子 V 和Ⅷ以外凝血因子缺乏患者的替代治疗。

3. 冷沉淀 是 FFP 在 4℃ 解冻除去上清液后沉淀的白色絮状物，在 -18℃ 以下可保存 1 年，含有凝血因子

16

Ⅷ、vWF、纤维蛋白原和纤维结合蛋白等，适用于血友病 A、血管性血友病、纤维蛋白原缺乏症、手术后出血、重症创伤、DIC 等患者。

4. 各种凝血因子制品

（1）凝血因子Ⅷ浓缩剂：1U 相当于 1ml 新鲜血浆的Ⅷ因子含量，主要适用于Ⅷ因子缺乏症（血友病 A）的替代治疗，在体内的半衰期为 8～12 小时。此外，基因重组Ⅷ因子制剂已进入临床使用。

（2）凝血因子Ⅸ浓缩剂：适用于有出血表现或需要进行创伤性手术的血友病 B、肝功能不全Ⅸ因子合成障碍等患者。

（3）凝血酶原复合物：是Ⅱ、Ⅶ、Ⅸ、Ⅹ的混合制品，适用于上述有关因子缺乏所致的出血性疾病。

（4）纤维蛋白原制品：适用于①先天性无或低纤维蛋白原血症；②继发性纤维蛋白原缺乏；③DIC；④原发性纤维蛋白溶解症等。

（5）其他血浆蛋白制品：抗凝血酶（AT）、α_2-巨球蛋白（α_2-M）、蛋白 C 制剂等已在临床应用，治疗有血栓形成或有高度血栓形成风险的患者。

5. 血浆替代品　常用低分子右旋糖酐 40 及中分子右旋糖酐 70，前者改善微循环、但维持血容量的时间较短，后者有扩充血容量作用。其他如羟乙基淀粉、明胶类代血浆等。

三、各类血液病的输血

（一）红细胞疾病患者的输血

1. 贫血患者的输血　多数贫血发生缓慢，在没有红细胞破坏增多的贫血患者，每 2U 红细胞可使血红蛋白升高约 10g/L。一个正常体表面积的成人患者，若骨髓红细胞不能生成，则每周约需红细胞 200ml。贫血患者的输血要遵循下列原则：

（1）贫血患者主要是红细胞数的减少，即使有的患者白细胞和（或）血小板数减少，都应该输浓缩红细

16

胞，而不是输全血。对小儿及老年患者输浓缩红细胞可减少输注的容量，避免循环系统负荷过重。

（2）输注红细胞是为了消除或减轻症状，并非为了纠正血红蛋白和红细胞数，一定要考虑改善症状与输血而造成的不良反应及输血传播性疾病发生率的利弊。

（3）输注不应单凭血红蛋白及红细胞数，更要观察是否有临床适应证，以血红蛋白及红细胞数下降速率和生理代偿功能来确定。若在短期内红细胞数与血红蛋白迅速下降，有明显症状，可输血。而在慢性贫血患者，虽血红蛋白较低，但由于生理性代偿机制，患者常可适应，包括心排血量增加等，无显著症状，可以维持一般生活状态，则可不必输血。老年人或心肺功能异常者，虽贫血不重，但常不能耐受；可输注浓缩红细胞，重度贫血者（血红蛋白 30～40g/L），应输注浓缩红细胞，以免影响重要脏器功能。

总之，应以贫血发生的速度、代偿功能、疾病类型及有无合并症等，来确定是否输血。除急性大量失血引起的贫血输全血外，其他各种类型的贫血均可输注浓缩红细胞。应尽量少输血，可输可不输者尽量不输，以减少输血导致的各种不良反应或传播性疾病，且反复输血也可抑制红细胞生成。

2. 再生障碍性贫血　急性或重型再生障碍性贫血（AA）发病急、进展快、病情重，红细胞、粒细胞与血小板均显著减少，故应积极输血支持治疗；慢性或轻型AA发病缓，多以慢性贫血为主要表现，若无明显症状，可尽量少输或不输血。

（1）重型 AA

1）贫血：血红蛋白多为 70g/L 以下，伴有贫血症状，应输注浓缩红细胞 400ml，以后随病情而定。

2）出血：血小板数多在 20×10^9/L 左右，因血小板半衰期为 3.7～4.0 天，输注后上升，血小板数几天后又降至原有水平。反复多次输注可产生同种免疫，导致血小板无效输注及发热反应等。血小板数 $<10 \times 10^9$/L，伴

16

有严重的口腔或眼底出血，或感染、高热，可能发展为大出血，应输注浓缩血小板。如已发生胃肠道出血、严重血尿，或伴有头痛、呕吐等颅内压增高的症状及颅内出血时应立即输注浓缩血小板。

可按每 10kg 体重输血小板 2U（指 200ml 全血的血小板），1 小时后可使血小板数上升至 $50 \times 10^9/L$，达到止血效果。应每 2 ~ 3 天输一次，直至出血停止。患者如反复大出血，反复多次输注血小板效果将逐渐减退，甚至无效。最好能选择 HLA 匹配的浓缩血小板输注。

3）感染：中性粒细胞绝对值多 $<0.5 \times 10^9/L$，故易合并感染。患者应住隔离病房或层流病房，以预防感染。已感染者目前多不主张输注粒细胞，因为反复输注粒细胞可产生同种抗体，致日后常出现输血反应。可合用静脉输注免疫球蛋白 0.2 ~ 0.4g/kg 体重，每日或隔日 1 次，至感染控制。也可使用粒系集落刺激因子，目前疗效较肯定。

（2）慢性 AA：全血细胞减少主要是红细胞减少，而粒细胞与血小板减少并不明显，故感染与出血多轻微，且易控制，不必输血小板。由于长期贫血，有时血红蛋白虽低至严重减少水平，却无显著症状，可以不输红细胞。若头晕、心慌及食欲减退等贫血症状明显时，定期予以浓缩红细胞输注。应尽量减少输血，延长输血间期，避免发生输血性血色病。

3. 溶血性贫血患者的输血

（1）自身免疫溶血性贫血：由于免疫功能紊乱，使体内产生了抗红细胞自身抗体，破坏红细胞，若造血功能代偿不足，则发生贫血。由于存在自身抗体，增加了交叉配血难度，增大了同种抗体致溶血性输血反应的危险。所以治疗时注意：①尽量避免或减少输血，输注洗涤红细胞；②输血时机的确定同前述；③检测自身抗体抗 ABO、Rh 血型特异性，对供者进行选择及交叉配血试验，交叉配血不完全相合时，以多份标本交叉配血，选用反应最弱者输注，缓慢滴注，密切观察有无反应；

④抢救时不强调应用洗涤红细胞；⑤常规治疗效果欠佳可行血浆置换术或静脉输注大剂量免疫球蛋白；⑥输血前加用地塞米松 5mg 可减少和减轻输血反应的发生。

（2）阵发性睡眠性血红蛋白尿症：是由于患者红细胞对补体敏感性增高而引起血管内溶血。治疗时应注意：①输血原则同前述；②全血含补体成分，且血浆中有 ABO 凝集素，能破坏对补体敏感的红细胞；全血中的白细胞或血小板，使患者产生抗白细胞或抗血小板抗体，可激活补体而诱发溶血，故不宜输全血，应输洗涤红细胞。

（二）出血性疾病患者的输血

出血性疾病由于血小板数量减少、功能障碍及出血、凝血机制障碍所致，通过输血补充血小板数和凝血因子浓度等能达到治疗目的。

1. 免疫性血小板减少性紫癜（ITP）ITP 患者体内有抗血小板抗体，能破坏自身和输入的血小板，输注血小板不是治疗本病的方法，故不应在无明显出血时为提高血小板数而输注，且反复输注会增加同种抗体产生，致无效输注。因此，ITP 患者血小板输注只为紧急救治用，一般在血小板数 $< 20 \times 10^9/L$，并伴有严重出血，如皮肤与黏膜出血、鼻出血严重、胃肠道出血、尿血、颅内出血及阴道大量出血时；脾切除术前或术中出血严重者输注量要增加，总量至 2U/10kg（每 200ml 全血含 1U 血小板），可达到控制出血的目的。输注前予以静脉注射免疫球蛋白 0.4g/kg，可提高止血效果。

2. 血小板功能障碍性疾病 包括巨血小板综合征、血小板无力症与储存池缺陷等，有严重出血时按 2U/10kg 输注血小板。若拟进行手术或分娩时，为防止出血也可输注血小板，一般仅有轻度出血时不必输注血小板。

3. 血栓性血小板减少性紫癜 不宜输注血小板，否则会促进血栓形成，加重病情发展。治疗性血浆置换术疗效比较确切。

4. 血友病 通过输注相应的凝血因子进行替代治疗

或预防出血。

四、输血反应及处理

输血反应（transfusion reaction）是指在输血过程或输血后，因输注血液或其制品或所用输注用具而产生的不良反应。最常见的是变态反应和不同原因引起的发热反应，最危重的是溶血反应。输血不良反应按发生的时间可分为速发反应和迟发反应。速发反应是指输血当时或输血后 24 小时内发生的反应，迟发反应可在输血后几天到数年才出现。此外，按输血反应发生的原因可分为免疫反应与非免疫反应（表 16-3-1）。

表 16-3-1　输血反应分类

	速发反应	迟发反应
免疫反应	急性溶血反应	迟发性溶血反应
	发热反应	移植物抗宿主病
	过敏反应	血小板输注无效
	输血相关急性肺损伤	输血后紫癜
非免疫反应	循环负荷过重	输血致免疫抑制作用
	细菌感染	含铁血黄素沉着症
	低体温	输血相关感染性疾病（如各种肝炎、HIV、CMV 等病毒、细菌、梅毒和寄生虫等感染）
	出血倾向	
	枸橼酸中毒	
	电解质紊乱	

16

（一）速发输血反应

1. 急性溶血性输血反应 常见原因是 ABO 血型不合，偶尔也可见于 Rh 血型不合或供者血浆中的抗体引起受者红细胞破坏。轻者仅有一过性的发热、血红蛋白尿、轻度黄疸或显示输血疗效不佳。重者输血后数分钟至数小时出现烦躁、发热、呼吸困难，以致血压降低等休克表现和急性肾衰竭。严重溶血反应时，因大量红细胞破坏激活凝血系统，导致 DIC，甚至死亡。

对可能有急性溶血性输血反应的患者的处理是立即停止输血，治疗的重点是①抗休克；②防治急性肾衰竭；③防治 DIC；④清除血液循环内不相合的红细胞和红细胞破坏后的有害物质。速尿静脉注射可以改善肾血流及利尿，小剂量多巴胺［＜5μg/(g·min)］可以扩张肾血管并增加心排出量。对严重急性肾衰竭，应限制液体、施行腹膜透析或血液透析。

2. 非溶血性发热性输血反应 常见于多次输血的患者和多次妊娠的妇女，发生率 0.5%～1.0%，指输血过程中或输血后 2 小时内体温升高 1℃ 以上。常伴畏寒或寒战，持续 1～2 小时后缓解，个别有高热。非溶血性的发热反应通常轻微，但对有心肺疾病患者或已有严重疾病的患者是致命的。常见原因是抗原抗体反应，这些抗体是在输血时被动输入患者体内的，与输血次数有关。胎儿血通过胎盘进入母体，可使致敏母亲产生白细胞抗体，故经产妇的血内常含有白细胞凝集素和（或）HLA 抗体。由于发热也可以是致命的输血反应的早期表现（例如急性溶血性反应、细菌污染血液的反应），只有排除了上述危险反应之后才能初步诊断为非溶血性发热反应。治疗非溶血性发热反应的方法有口服阿司匹林、对乙酰氨基酚和（或）皮质类固醇。预防方法是使用去除白细胞的红细胞，或使用能滤除超过 90% 白细胞的特制滤血器。

3. 过敏性输血反应 过敏性输血反应发生率约 1%。是由于输入血浆蛋白所致。此类反应最常见于 IgA 缺乏

16

的患者。输血后的变态反应临床表现可分为3类：①荨麻疹：斑丘疹或风疹块、瘙痒，较重的发生全身荨麻疹。②严重过敏性输血反应：输血只几秒钟或几毫升即发生皮肤红、胸骨下疼痛或压迫感、呼吸困难、发绀、恐惧不安、恶心、头晕、腹痛、喉头水肿、低血压、虚脱或休克、神志不清，严重的可很快死亡。③中间型过敏性输血反应：症状介于轻重两者之间。会出现典型的过敏症状，如皮疹、荨麻疹、瘙痒、咳痰、血管平滑肌痉挛以及较少见的变态反应。多数变态反应一般不严重，不必停止输血。但出现明显的过敏性输血反应时，必须终止输注，可以用苯海拉明治疗。如果患者症状改善，输血可重新开始。

治疗：①输血中发生荨麻疹时暂停输血，可静注苯海拉明25mg或氯苯那敏（扑尔敏）50mg，如症状无改善，就应停止输血。②严重变态反应，必须立刻停止输血，同时保持静脉开放，肌注或静脉缓慢注射肾上腺素。注意药物不能直接加入血内注射，可从另一静脉注射。③对喉头水肿并有窒息危险者，立即施行气管插管或切开术。

4. 输血相关性急性肺损伤 指输血中或输血后6小时内新出现的急性肺损伤，是目前输血相关疾病发病和死亡的首要原因。通常认为由抗体介导。输血相关肺损伤的临床表现类似ARDS，表现为输血后突然发生呼吸困难、泡沫痰、严重肺水肿，心慌，可伴发热。体征包括发绀、心动过速、呼吸急促、低血压（偶见高血压）、肺部听诊可闻及弥漫性啰音。但患者没有颈静脉扩张或奔马律的循环负荷过重表现，胸部X线检查示双肺弥漫性水肿征象，严重低氧血症（PaO_2 常降至 $4.0 \sim 6.7kPa$），中心静脉压和肺动脉楔压正常。输血相关肺损伤应与严重过敏反应、循环负荷过重、细菌污染反应等相鉴别。治疗以支持为主，立即停止输血、给氧，必要时行气管插管、机械通气，如果低血压持续性存在，可给予升压药物，肾上腺皮质激素可能有效，不必利尿。如能及时诊断与有效治疗，24~96小时内临床症状和病理生理学改变都将明显改善，肺功能完全恢复。

5. 高容量血症 输注红细胞或血浆可导致血管内血容量的快速扩张。心肺功能储备不足的患者不能耐受，特别是老人和婴儿，表现为充血性心力衰竭的症状和体征。治疗包括减缓输液速度并利尿。成人输液速度一般在2~4ml/（kg·h），对有循环超载或心功能不全危险的患者可降至1ml/（kg·h）。或把一单位血分成几个小份，先输一份，其余的暂放4℃保存，根据需要分次于24小时内缓慢输入。对贫血严重者须多次输血治疗时，切勿一次大量输血。贫血并有充血性心力衰竭者，可用换血法，即单采出患者的血浆，输入等量的红细胞。

6. 细菌感染 在血制品制备过程中，可能被细菌污染，或供者体内有细菌感染，这种情况很少见。当患者输注血制品时或不久之后出现发热，病情迅速变化，患者出现恐惧、严重不安、剧烈寒战、高热、头胀、全身性肌痛、呼吸困难、发绀、腹绞痛、腹泻、呕吐、低血压和顽固性休克，应该考虑细菌污染性输血反应的可能。主要是由于冷藏血液中生长的革兰阴性杆菌的内毒素所致的休克和DIC，患者的白细胞和中性粒细胞猛增。可以出现血红蛋白尿和急性肾衰竭，死亡率很高。

疑为溶血性或细菌污染性输血反应，应立即停止输血，用静脉注射生理盐水维护静脉通路，同时使用广谱抗生素，并积极预防休克和DIC。细菌污染性输血反应最简捷的诊断方法是立刻取容器内剩余血的血浆，直接或离心作涂片染色检查。如见细菌即是污染证明，无细菌并不能排除其可能性。同时须取容器内剩余血、患采集者血和所用静脉液作细菌培养。

7. 低体温 快速输入大量（≥3U）库存血时，患者可能出现低体温。在输血前可以将血加热，但温度升高不能高于40℃，否则就会发生溶血。最简易的方法是与加温（39~43℃）的生理盐水同时输注，这样可加温并稀释血液。

16

8. **出血倾向** 长期反复输血或超过患者原血液总量的大量输血，由于库存血中的血小板破坏较多，使凝血因子减少而引起出血。表现为皮肤、黏膜瘀斑，穿刺部位大块淤血，或手术后伤口渗血。处理：短时间内输入大量库存血时，应密切观察患者意识、血压、脉搏等变化，注意皮肤、黏膜或手术伤口有无出血。可根据医嘱间隔输入新鲜血或血小板悬液，以补充足够的血小板和凝血因子。

9. **电解质失衡** 枸橼酸是用于储存血液的防腐剂成分之一，通过螯合钙而作为抗凝剂。正常功能的肝脏可很快将枸橼酸代谢成重碳酸盐，但是如有肝功能不全，枸橼酸钠尚未氧化即和血中游离钙结合而使血钙下降，可以出现凝血功能障碍、毛细血管张力减低、血管收缩不良和心肌收缩无力等。表现为手足抽搐、出血倾向、血压下降、心率缓慢，心室颤动，甚至发生心脏骤停。处理：严密观察患者的反应。输入库存血 1000ml 以上时，须按医嘱静脉注射 10% 葡萄糖酸钙或氯化钙 10ml，以补充钙离子。

(二) 迟发输血反应

1. **输血相关感染** 输血有传播病毒的风险，如HIV、乙型肝炎、丙型肝炎和梅毒尤为主要。目前我国的血制品主要采自志愿捐血者，比有偿捐血者能更可靠，并常规进行病原体的筛查，血制品的安全性也大为提高。一些血液成分制品，特别是凝血因子替代产品，要经过进一步试验以确保病毒灭活。虽然经过严格的筛查和控制，仍然不能完全杜绝病原传播的可能，这是因为在非传染性的窗口期无法检测出病原体。

2. **迟发溶血反应** 由于输血后出现的抗原抗体反应所致。这种迟发的溶血反应可在输血 7～10 天后发生。实验室检查发现血红蛋白缓慢降低和原来阴性的 Coombs 试验转阳性。患者通常无症状，需要血库进一步的工作来检测病因抗体。患者大多有输血史，女性占多数，且多为经产妇女。个别患者可发生急性溶血性输血反应、

16

DIC、肾衰竭和死亡。大多数患者为自限性，不需特别治疗，保守疗法常见效，找出原因后可再输血以纠正贫血。

3. 输血相关的移植物抗宿主病 当有免疫活性的淋巴细胞输注给不能破坏供者淋巴细胞的一个免疫低下宿主时，会发生移植物抗宿主病。供者的淋巴细胞将宿主作为外源物来识别，然后攻击宿主的组织。常常导致骨髓再生障碍。常表现为低球蛋白血症，淋巴细胞减少（绝对计数 <500/μl）、发热、皮疹、肝炎、腹泻、骨髓抑制和严重感染，病程 19～35 天，死亡率高达 90%。通常发生在免疫低下的患者接受未经照射的血液成分时。

治疗上可选用肾上腺皮质激素、抗淋巴细胞球蛋白或其他免疫抑制剂。在骨髓移植、化疗或放疗的患者输血或新生儿换血等，应对血液或成分血进行照射。

4. 含铁血黄素沉着症 这是长期红细胞输血的一种迟缓的并发症。定期输血数年的患者，由于不能有效排出多余的铁，就会发生体内铁量超过正常。表现为皮肤色素沉着，肝功能不良及肝硬化也常见。最严重的后果是心肌损害，表现为心律失常或心力衰竭。再生障碍性贫血、骨髓增生异常综合征和重型珠蛋白生成障碍性贫血等疾病患者需要长期输血，应在输血同时使用铁螯合剂祛铁铵排出体内超负荷的铁。

5. 免疫抑制作用 一些临床研究表明，输入同种异体白细胞和恶性肿瘤缓解所需的时间延长以及复发率、感染并发症发生率的升高有一定关系。可能机制与免疫耐受有关。输注去除白细胞的血制品可能减轻或消除此不良反应。

（周 晋）

16

第十七章

重症内分泌

第一节　甲状腺危象

甲状腺危象（thyroid crisis）又称甲亢危象，是甲状腺毒症急性加重的临床综合征。发生原因与循环中的甲状腺激素水平增高有关，严重者可危及患者生命，多发生于较重甲亢未予治疗或治疗不充分的患者。常见诱因有感染、手术、精神刺激等，临床表现为高热、大汗、心动过速、烦躁、焦虑不安、谵妄、恶心、呕吐、腹泻，严重患者可有心力衰竭、休克和昏迷等。本病虽然不常见，但病死率可达20%～30%，因此早期诊断和治疗非常重要。

【发病诱因】

诱因可以是单一的，也可由几种原因合并引起。常见的诱因有：

1. 感染　最为常见，主要是上呼吸道感染、咽炎、支气管肺炎，其次是胃肠和泌尿道感染。

2. 应激　精神极度紧张、过度劳累、高温、饥饿、药物反应（如过敏、洋地黄中毒等）、心绞痛、心力衰竭、糖尿病酸中毒、低血糖、高钙血症、肺栓塞、脑血管意外，分娩等，均可导致甲状腺突然释放大量甲状腺素进入血中，引起甲状腺危象。

3. **不适当停用碘剂药物**　突然停用碘剂，原有的甲亢表现可迅速加重。

4. **外科手术**　甲亢未被控制而行手术、甲亢患者在手术后 4～16 小时内发生危象者，要考虑危象与手术有关，危象在 16 小时以后出现者尚需寻找其他原因、甲状腺本身外伤、手术或身体其他部位的急症手术也能诱发危象。

【临床特点】

典型甲状腺危象临床表现为高热、大汗淋漓、心动过速、频繁呕吐及腹泻、谵妄，甚至昏迷，最后多因休克、呼吸及循环衰竭以及电解质失衡而死亡。

1. **体温升高**　本症均有体温急骤升高，高热，常在 39℃ 以上，大汗淋漓、皮肤潮红，继而可汗闭，皮肤苍白和脱水。

2. **中枢神经系统**　烦躁不安、焦虑很常见，也可有震颤、极度烦躁不安、谵妄、嗜睡，最后陷入昏迷。

3. **循环系统**　窦性或异源性心动过速，常达 140 次/分以上，与体温升高程度不成比例，可出现心律失常，也可以发生肺水肿或充血性心力衰竭。最终血压下降，陷入休克。一般来说，伴有甲亢性心脏病的患者，容易发生甲状腺危象；当发生危象以后，促使心脏功能进一步恶化。

4. **消化系统**　食欲极差，恶心、呕吐频繁，腹痛、腹泻明显。恶心、呕吐及腹痛可发生在病的早期。病后体重锐减。肝脏可肿大，肝功能不正常，随病情的进展，肝功能衰竭，常出现黄疸。黄疸的出现则预示病情预后不良。

5. **电解质紊乱**　由于进食差，吐、泻以及大量出汗，最终出现电解质紊乱，约半数患者有低钾血症，1/5 的患者血钠减低。

6. **少见临床表现**　部分患者的临床症状和体征很不典型，突出的特点是表情淡漠、木僵、嗜睡、反射降低、低热、明显乏力、心率慢、脉压小及恶病质，甲状腺常

17

仅轻度肿大，最后陷入昏迷，甚而死亡。这种类型临床上称为"淡漠型"甲状腺危象。

【实验室检查】

1. 甲状腺功能检查　血清 T3、T4、rT3 升高，FT3 和 FT4 增高更明显些，但与无危象甲亢没有划分界限。

2. 血常规　无特异改变。如血白细胞总数及中性粒细胞占比明显升高，提示存在感染。

3. 其他检查　电解质由于甲状腺危象患者处于明显高代谢状态，高热、呕吐甚至腹泻等因素使多数患者均有脱水及电解质紊乱。其中低钠血症最常见，也可有代谢性酸中毒及低血钾等。心电图可显示各种快速心律失常。

【治疗】

1. 一般治疗

(1) 全身支持：保证水、电解质和酸碱平衡，给予足够的热量和维生素。心力衰竭时需注意补液速度及补钠量。

(2) 控制诱因：有感染时，应用足量有效抗生素，并应预防二重感染。

(3) 退热：患者处于凉爽通风环境中，积极物理降温，如冰袋、酒精擦浴等。对于神志清醒的患者必要时可采用人工冬眠。不宜用水杨酸类退热剂降温。

(4) 镇静：对于兴奋躁动的患者可以使用镇静剂，每 2~4 小时交替使用，如地西泮（安定）、巴比妥及异丙嗪（非那根）等。

2. 抑制甲状腺激素的产生和分泌

(1) 抑制甲状腺激素生物合成：硫脲类抗甲状腺药可以抑制甲状腺激素的合成。丙硫氧嘧啶（PTU）不仅可以抑制甲状腺激素的合成，还可阻断 T4 向生物活性更强的 T3 转换。PTU 经口服或胃管鼻饲治疗给予负荷剂量 600~1200mg，以后给予维持剂量 200~250mg 每 6~8 小时 1 次。也可以选择甲硫氧嘧啶，负荷剂量 60~100mg，以后给予维持剂量 60~100mg 每 6~8 小时 1 次。当甲状

17

腺毒性得到改善，逐渐减量丙硫氧嘧啶至 100~600mg/d、甲硫氧嘧啶 5~20mg/d。

（2）抑制甲状腺中甲状腺激素向血中释放：无机碘可抑制甲状腺球蛋白水解及减少甲状腺激素释放，口服或静脉滴注后能迅速控制患者严重的甲亢状态，积极使用复方碘溶液为紧急处理甲状腺危象最有效的措施。每毫升复方碘溶液中含碘 126.5mg 每滴含碘 6mg，口服可每次 10~20 滴，1 次/6 小时。

3. β 肾上腺素能阻断药　常用的是普萘洛尔，有抑制甲状腺激素对交感神经的作用。用药剂量必须据具体情况决定，危象时一般每 6 小时口服 40~80mg 或静脉缓解注入 2mg，能持续作用 12 小时，可重复使用。对心脏储备不全、心脏传导阻滞、心房扑动、支气管哮喘等患者应慎用或禁用。

4. 肾上腺皮质激素的应用　甲状腺危象时肾上腺皮质功能相对不足，而且肾上腺皮质激素尚能抑制周围组织对甲状腺激素的反应及抑制周围组织将 T4 转化为 T3。一般采用氢化可的松 100~300mg 或地塞米松 15~30mg，溶于 5% 葡萄糖盐水或 10% 葡萄糖液 1000ml 中静脉滴注。

5. 经过上述各项处理效果不明显，且血中 T3、T4 水平升高较显著，病情危重者可应用血浆置换及腹膜透析以清除血中过量的甲状腺激素。

6. 积极防止并发症及监护重要脏器功能　在抢救中应密切观察患者是否发生心力衰竭、呼吸衰竭、休克及肝肾功能健康搜索不全等并发症，并予相应处理。

第二节　甲状腺功能减退危象

17

甲状腺功能减退危象是甲状腺功能减退引起明显黏液性水肿又未能得到合理治疗昏迷者，又称黏液性水肿昏迷。它是甲状腺功能减退症（甲减）的严重情况，为内分泌急症。

【临床特点】

畏寒、乏力、嗜睡、记忆力减退便秘、体重增加、低体温（＜35℃）、呼吸徐缓、心动过缓、血压下降、四肢肌肉松弛、反射减弱或消失、累及心脏可出现心包积液和心力衰竭，严重时昏迷、休克，可因心、肾衰竭导致死亡。

【诊断】

1. 仔细询问病史、既往史，特别是有甲减史、甲状腺手术或放射性核素治疗史者。

2. 体格检查时注意患者的神志、有无低体温现象。

3. 下列患者需警惕甲减危象发生　老年低体温患者用通常方法不能使体温升高；长期心动过缓患者对阿托品无反应；甲状腺激素替代治疗的患者发生心梗处于休克状态，对血管升压药无反应者。

【治疗】

1. 立即补充甲状腺激素　首选 T3 静脉注射，每 4 小时 10μg，至患者清醒改为口服。或首次静脉注射左甲状腺素（LT4）300μg，以后 50μg/d，待患者清醒改为口服。若无注射剂型，可以用 T3 片剂（每次 20～30μg，每 4～6 小时一次，以后每 6 小时 5～15μg）；或 LT4 首次 100～200μg，以后每日 50μg，待患者清醒改为口服。

2. 吸氧、保温、保持气道通畅，必要时气管插管或气管切开、机械通气治疗。

3. 激素治疗　氢化可的松 200～300mg/d 静脉滴注，待患者清醒后逐渐减量。

4. 根据需要补液，入液量不宜过多。

5. 控制感染，治疗原发病。

第三节　肾上腺危象

肾上腺危象又名急性肾上腺皮质功能减退，临床表现为高热、胃肠功能紊乱、循环衰竭、神志淡漠、精神萎靡或躁动不安、谵妄，甚至昏迷等。病情危重，若不及时抢救，常危及生命。

【病因】

1. 原发和继发慢性肾上腺皮质功能减退症　因感染、创伤和手术等应激或治疗不当，诱发肾上腺皮质功能急性减弱。

（1）长期接受皮质激素治疗的患者突然停药，遇到应激时，如不及时补充或增加激素剂量，也将发生急性肾上腺皮质功能减退。

（2）肾上腺手术后，如不补充激素或在应激状况下不相应增加激素剂量，也可引起急性肾上腺皮质功能减退。

2. 肾上腺急性损伤引起肾上腺皮质激素分泌急性减少。

（1）急性肾上腺出血：见于全身出血性疾病、严重的败血症等。

（2）双侧肾上腺外伤或肾上腺双侧静脉血栓：见于严重烧伤、创伤、产后等。

3. 其他原因：自身免疫性肾上腺炎、遗传性类固醇合成缺陷等。

【临床特点】

肾上腺危象的临床表现包括肾上腺皮质激素缺乏所致的症状，以及造成急性肾上腺皮质功能减退的原发疾病表现。肾上腺皮质激素缺乏大多为混合性的，即糖皮质激素和潴钠激素两者皆缺乏。

1. 发热　多见，可有高热达40℃以上，有时体温可低于正常。

2. 消化系统　厌食、恶心、呕吐等常为早期症状，如能及时识别，加以治疗，常很快好转。也可有腹痛、腹泻等症状。

3. 神经系统　软弱、萎靡、无欲、淡漠、嗜睡、极度衰弱状，也可表现为烦躁不安、谵妄、神志模糊，甚至昏迷。

4. 循环系统　心率加快，可达160次/分，四肢厥

17

冷，循环衰竭、血压下降，陷入休克。

5. 电解质紊乱　可出现低钠、高钾血症，进而出现呼吸麻痹和心律失常。

【诊断】

肾上腺皮质功能不全患者如果出现严重循环虚脱、脱水、休克、衰竭，不明原因低血糖、难以解释的呕吐，体检时发现色素沉着、白斑病、体毛稀少、生殖期发育差，应考虑肾上腺危象的发生。

【治疗】

1. 迅速补充有效循环血量　第1、2天内应迅速补充生理盐水 2000～3000ml。对于以糖皮质激素缺乏为主、脱水不严重者补充盐水量适当减少。补充葡萄糖液以避免低血糖。以后根据患者血压和血容量的恢复情况而定。

2. 糖皮质激素　如有意识障碍和休克，应立即将氢化可的松 100～200mg 溶于 5% 葡萄糖盐水 500ml 中，在 3～4 小时内滴完，以后每 6～8 小时滴入 100mg，第2、3 天可减至每日 300mg，分次静滴。病情好转可继续减至每日 200mg，继而 100mg。呕吐停止，可进食者改为口服。

3. 预防和治疗低血糖　应注意低血糖的发生，治疗期间需供给足量葡萄糖。如果患者在家中或基层医疗单位已处于终末期，缺少上述特效药物，可立即静脉注入 50% 葡萄糖 60～100ml，有助于延长生命，争取时间，使有可能采取特效的治疗措施。

4. 其他治疗　合并感染时应选用有效、适量的抗生素，切口感染需扩创引流，在抢救期间应同时积极处理其他诱因。病情危险期应设特护，加强护理。肾上腺皮质功能减退者对吗啡、巴比妥类药物特别敏感，在危象特效治疗开始前，应禁用这类药物。

第四节　嗜铬细胞瘤危象

嗜铬细胞瘤是由肾上腺髓质或肾上腺外其他部位的

嗜铬组织阵发或持续性分泌过量的儿茶酚胺，引起持续或阵发性高血压和多个器官功能及代谢紊乱症候群。某些患者可因长期高血压致严重的心、脑、肾损害或因突发严重高血压而导致危象，危及生命。

【诊断要点】

1. 心血管系统表现

（1）高血压：为本症的主要特征性表现，可呈间歇性或持续性发作。典型的阵发性发作常表现为血压突然升高，可达 200 ~ 300/130 ~ 180mmHg，伴剧烈头痛、全身大汗淋漓、心悸、心动过速、心律失常，心前区和上腹部紧迫感、疼痛感、焦虑、恐惧或有濒死感、皮肤苍白、恶心、呕吐、腹痛或胸痛、视物模糊、复视，严重者可致急性左心力衰竭或心脑血管意外。发作终止后，可出现面部及全身皮肤潮红、发热、流涎、瞳孔缩小等迷走神经兴奋症状和尿量增多。发作可由情绪激动、体位改变、创伤、排便、腹部触诊、麻醉等诱发。发作持续时间不一，短至数秒或长至数小时以上。发作频率不一，多者一天数次，少者数月一次。部分患者可发展为持续性高血压阵发性加剧。

（2）低血压、休克：本病也可发生低血压或直立性低血压，甚至休克或高血压和低血压交替出现。这些患者还可发生急性腹痛、心绞痛、高热等被误诊为急腹症、急性心肌梗死或感染性休克。

（3）心脏表现：大量儿茶酚胺可致儿茶酚胺性心肌病，可出现心律失常如期前收缩、阵发性心动过速，甚至心室颤动。部分病例可致心肌退行性变、坏死、炎性改变等心肌损害，而发生心力衰竭。长期、持续的高血压可致左心室肥厚、心脏扩大和心力衰竭。

2. 代谢紊乱 高浓度肾上腺素作用于中枢神经系统，尤其是交感神经系统而使耗氧量增加，基础代谢率增高可致发热、消瘦，血糖升高、糖耐量减低、血脂异常。大量儿茶酚胺也可促使血钾进入细胞内，肾素和醛固酮分泌增加，排钾过多，少数可出现低钾血症。

17

3. 其他表现　过多的儿茶酚胺使肠蠕动及张力减弱，故可致便秘、肠扩张、胃肠壁内血管发生增殖性或闭塞性动脉内膜炎，致肠坏死、出血或穿孔；胆囊收缩减弱，Oddi 括约肌张力增强，可致胆汁潴留、胆结石。病情严重而病程长者可致肾衰竭。

【实验室检查】

1. 血、尿儿茶酚胺（CA）及其代谢物测定

（1）尿中 CA、香草基杏仁酸、3- 甲氧基肾上腺素（MN）和甲氧基去甲肾上腺素（NMN）及其总和（TMN）均可升高，常在正常高限的两倍以上。阵发性者仅在发作后才高于正常。同时测定去甲肾上腺素及其代谢物二羟苯丙醇（DHPG），可提高其诊断的特异性。因许多药物和食品如四环素、红霉素、阿司匹林、咖啡因、左旋多巴、胍乙啶、可乐定、利舍平、茶、咖啡、可乐、香蕉等均可影响上述指标的测定，需先停用这些药物和食品。

（2）血浆 CA 和 DHPG 测定：血浆 CA 在本病持续或阵发性发作时明显高于正常。仅反映取血样即时血 CA 水平，故其诊断价值不比发作期 24 小时尿 CA 水平测定更有意义。

2. 药理试验　对于持续性高血压患者，尿儿茶酚胺及代谢产物明显增高，不必做药理试验。对于阵发性者，如一直等不到发作，可考虑做胰高血糖素激发试验。给患者注射胰高糖素 1mg 后 1～3 分钟内，如血浆儿茶酚胺水平升高 3 倍以上或升至 2000pg/ml，血压上升。

【辅助检查】

1. 肾上腺 CT 扫描　为首选。做 CT 检查时，由于体位改变或注射静脉造影剂可诱发高血压发作，应先用 α 肾上腺素能受体阻断剂控制高血压，并在扫描过程中随时准备酚妥拉明以备急需。

2. 磁共振显像（MRI）　可显示肿瘤与周围组织的解剖关系及结构特征，有较高的诊断价值。

3. B 超　方便、易行、价低，但灵敏度不如 CT 和

MRI，不易发现较小的肿瘤。可用作初步筛查、定位的手段。

4. ^{131}I-间碘苄胺（MIBG）闪烁扫描 对肾上腺外、多发或恶性转移性嗜铬细胞瘤病灶的定位有较高诊断价值，同时具有定性和定位意义。

【治疗】

嗜铬细胞瘤大多为良性，约 10% 嗜铬细胞瘤为恶性，手术切除效果较好。术前或恶性病变已有多处转移无法手术者，选择 α 和 β 受体阻滞剂联合降压治疗。

当患者骤发高血压危象时，应立即抢救：静脉缓注酚妥拉明 1~5mg，同时密切观察血压，当血压降至 160/100mmHg 左右即停止推注，继之以 10~15mg 溶于 5% 葡萄糖生理盐水 500ml 缓慢静脉滴注。也可舌下含服硝苯地平 10mg 以降低血压。

第五节 糖尿病相关的危重症

糖尿病是由于胰岛素相对或绝对缺乏以及胰岛素抵抗引起的以慢性高血糖为特征的代谢性疾病，可引起全身多系统损害。糖尿病的危重并发症包括糖尿病酮症酸中毒（diabetic ketoacidosis，DKA）、高渗高血糖综合征（hyperosmolar hyperglycemic syndrome，HHS）和低血糖（hypoglycemia），也称为糖尿病急诊，在 ICU 十分常见。

一、糖尿病酮症酸中毒

糖尿病酮症酸中毒（DKA）是最常见的糖尿病急症，由于感染、手术、外伤、药物等多种因素的应激刺激下诱发的胰岛素的不足或胰岛素抵抗所致的严重代谢紊乱综合征。主要表现为高血糖、酮症和酸中毒。DKA多见于 1 型糖尿病患者，2 型糖尿病患者在应激状态下也可发生。虽然 DKA 诊治取得长足进步，但病情危重，因延误诊断或缺乏合理处理而造成死亡的情况仍较常见，尤其应引起基层医生的重视。

17

【诊断要点】

临床上对于出现以下临床特点，尤其昏迷患者，不论是否有糖尿病病史均应想到 DKA 可能。

1. 临床特点　①早期：多饮、多食、多尿及体重减轻的典型糖尿病症状加重，患者常感乏力，随着酸中毒加重，患者可出现食欲减退、恶心、呕吐、口渴等症状，伴有呼吸深快，呼气中有烂苹果味（丙酮）是 DKA 的特有气味。②中期：患者脱水严重，出现尿少、眼球凹陷、皮肤弹性差，甚至心率增快、血压下降、四肢厥冷等休克表现。③晚期：患者出现不同程度的意识障碍，严重者出现昏迷。

实际临床表现并不一定按顺序进行，很多患者症状重合，甚至以昏迷就诊。少数患者可有剧烈腹痛，酷似急腹症，淀粉酶可升高，但并非胰腺炎所致，与糖代谢紊乱及严重脱水有关。

2. 辅助检查

（1）血糖升高：一般在 16.7～33.3mmol/L，有时可达 55.5mmol/L 以上。血酮体定量检查 >1.0mmol/L 为高血酮，>3.0mmol/L 提示酸中毒。

（2）尿糖强阳性、尿酮体阳性，可有蛋白尿和管型尿，但当肾功能受损严重而肾糖阈值增高时，尿糖、尿酮体阳性程度与血糖、血酮体升高程度不平行。

（3）电解质：治疗前血钾常正常，但由于酸中毒导致细胞内钾移向细胞外以及机体脱水状态，此时机体处于缺钾状态，治疗后若补钾不足可导致严重低钾血症。血钠、血氯常降低。

（4）肾功能：严重者可有血尿素氮和肌酐升高（多为肾前性），CO_2 结合力降低，血浆渗透压上升。

（5）淀粉酶：部分患者可出现血清淀粉酶和脂肪酶升高，一般治疗数天后降至正常。

（6）血常规：由于酸中毒、应激、脱水等情况存在，不论有无感染存在，患者白细胞数和中性粒细胞占比均会升高。

〔鉴别要点〕

1. 高渗高血糖综合征　血糖升高，尿酮体阴性或弱阳性，一般无明显酸中毒。

2. 低血糖昏迷　血糖 < 2.8mmol/L，有低血糖症状，供糖后低血糖症状迅速缓解。

3. 乳酸酸中毒　乳酸 > 5mmol/L，pH < 7.35mmol/L或阴离子间隙 > 18mmol/L，乳酸/丙酮酸 > 3.0，常发生在服用大量二甲双胍、休克、缺氧、饮酒和感染等应激情况下，有慢性肾病、肝病、心力衰竭史者更易发生。

4. 酒精性酮症酸中毒　有饮酒史，血糖不高，尿糖阴性。

5. 脑血管病昏迷　脑出血、脑梗可出现意识改变甚至昏迷，头颅 CT 可鉴别。

〔治疗要点〕

1. 补液　DKA 患者常存在重度脱水，因此根据患者脱水程度积极进行液体复苏，补液原则"先快后慢、先盐后糖"，开始 1 ~ 2 小时内输入 0.9% 氯化钠 1000 ~ 2000ml，前 4 小时输入所计算失水量 1/3 的液体，以尽快补充血容量、改善肾小球滤过（保证肾脏对糖和酮体的清除）和帮助逆转胰岛素抵抗（在有效组织灌注下胰岛素的生物学效应才能充分发挥）。如治疗前已有低血压或休克，经快速补液仍不能纠正血压者，可适当输入胶体液，必要时加用血管活性药物提升血压。以后根据血压、心率、尿量、末梢循环情况及有无发热、吐泻等决定液体量和速度。老年患者以及心功能不全患者应补液过程中要密切监测心率、血压等生命体征，必要时根据中心静脉压指导治疗。第一个 24 小时总入量可达 6000 ~ 8000ml，甚至更多。当血糖下降到 13.9mmol/L 时，改用 5% 葡萄糖溶液（或葡萄糖生理盐水），并按糖:胰岛素 =（2 ~ 4）g:1U 的比例加入速效胰岛素。胃肠道具备功能者，鼓励患者积极经口饮水。

2. 胰岛素治疗　首先给予速效胰岛素负荷剂量 10 ~ 20U，或速效胰岛素 0.15U/kg 静脉注射，然后以速效胰

17

岛素 0.1U/kg 的速度将胰岛素加入生理盐水持续静脉滴注或间歇静脉注射，达到血糖控制目标为每小时下降 3.9 ~ 6.1mmol/L，每 1 ~ 2 小时测血糖一次。若血糖下降不理想，可适当调整胰岛素量以达到既定目标。当血糖下降至 13.9mmol/L 时，改用 5% 葡萄糖溶液（或葡萄糖生理盐水），并按糖∶胰岛素 =（2 ~ 4g）∶1U 的比例加入速效胰岛素，每 4 ~ 6 小时测定血糖一次，调节液体中胰岛素的比例适时将胰岛素静脉注射改为皮下注射短效胰岛素，使血糖水平维持在较安全范围内。

3. 纠正酸碱平衡及电解质紊乱　DKA 经积极补液扩容后酮体水平下降，酸中毒可自行纠正，一般不需补碱。当 pH < 7.1、HCO_3^- < 5mmol/L（相当于 CO_2 结合力 4.5 ~ 6.7mmol/L）时，应将 5% 碳酸氢钠 84ml 加注射用水至 300ml 配成 1.4% 等渗溶液，缓慢静脉滴注，一般仅给 1 ~ 2 次。

DKA 患者体内有不同程度缺钾，治疗前血钾低于正常者，在开始补液和胰岛素治疗同时即应开始补钾。第 2 ~ 4 小时补钾 1 ~ 1.5g；如治疗前血钾正常，则遵循见尿补钾原则，当尿量 > 40ml/h 时也应开始补钾，若尿量 < 30ml/h 则应暂缓补钾；如治疗前血钾水平高于正常，暂缓补钾，但治疗过程中应监测血钾水平，结合尿量，适时补钾。补液过程中血钠 > 155mmol/L 时，不用或停用等渗盐溶液，患者无休克可改用 0.45% 氯化钠溶液，输注速度应放慢。

4. 处理诱发病、防治并发症

（1）休克：如休克经积极液体复苏后仍难以纠正，应分析原因，是否同时存在分布性休克（感染）、心源性休克（心肌梗死）、梗阻性休克等，积极寻找病因并予以相应措施。

（2）严重感染：感染与 DKA 互为诱因，DKA 合并感染亦较难控制。因 DKA 可有白细胞升高和中心粒细胞比例增加，以及因休克导致的低体温，在一定程度上干扰了对感染的判断，故此时不能以发热或血象改变来判断，特别是昏迷者，不论有无感染的证据均应采用适当的抗生素治疗以预防和治疗感染。

（3）心力衰竭、心律失常：补液过快易引起心力衰竭，尤其对于老年以及合并心脏基础疾病者，应注意观察心率、血压、尿量，必要时结合中心静脉压情况调整补液量及速度，必要时加用正性肌力药物和利尿剂。高血钾和低血钾均可导致心律失常的发生，故应适时复查血钾浓度以及时调整补钾量。

（4）脑水肿：死亡率高，应早预防、早发现、早治疗。脑水肿发生常与休克脑灌注不足引起脑缺氧、补液不当、补碱过快、血糖下降过快等有关。如经治疗后，血糖有所下降，酸中毒改善，但昏迷反而加重，或 DKA 患者意识状态呈昏迷-清醒-昏迷的变化，或表现为烦躁、心率慢而血压偏高，肌张力增高，应警惕脑水肿的可能，可给予呋塞米、地塞米松等减轻脑水肿。慎用甘露醇。

（5）肾衰竭：病情严重程度与有无基础肾病、休克程度有关及持续时间有关。因此对 DKA 患者积极的液体复苏恢复肾灌注是改善肾功能的关键。避免延误治疗，治疗过程中密切观察尿量变化，必要时血液净化治疗。

（6）胃肠道反应：因酸中毒引起呕吐或伴有急性胃扩张者，可用 1.25% 碳酸氢钠溶液细微，清楚残余食物，预防吸入性肺炎，并可减轻病情改善休克。

【注意要点】

1. 液体复苏既要快，但又要兼顾心功能，避免心力衰竭的发生。

2. 胰岛素用量要灵活把握，以达到既定血糖控制目标为原则，对于胰岛素用量较大的患者要密切观察，以防低血糖导致的更严重后果；对于脆性糖尿病患者，应小心增减胰岛素量，每次 0.5U。

3. 密切关注血钾变化，及时补钾，以免因血钾异常导致的恶性心律失常带来的严重后果。

4. 密切观察患者意识状态，预防并及时发现脑水肿的发生，早发现早治疗，降低死亡率。

17

5. 把握补碱原则，不宜过早过快，避免补钾过早过快引起的脑细胞酸中毒，加重昏迷。

6. 病情严重者，无论感染证据是否充足，建议采用适当的抗生素治疗以预防和治疗感染。

二、高渗高血糖综合征

高渗高血糖综合征（HHS）是由引起血糖增高和脱水的因素导致的糖尿病急性代谢紊乱的另一临床类型，以严重高血糖、高血浆渗透压、脱水为特点，无明显酮症，患者有不同程度的意识障碍及昏迷，部分可伴有酮症。主要见于老年 2 型糖尿病患者，超过 2/3 的患者原来无糖尿病病史。

【诊断要点】

1. 临床特点　早期：表现为多饮、多尿，但多食不明显或反而食欲减退，常被忽视。进展期：患者出现严重脱水和神经精神症状，表现为反应迟钝、淡漠或烦躁、嗜睡、严重时可昏迷、抽搐。晚期：尿少甚至无尿。

2. 辅助检查

（1）血糖：血糖 > 33.3mmol/L，一般为 33.3 ~ 66.6mmol/L。

（2）尿糖：强阳性，但无酮症或较轻。

（3）血渗透压：有效血浆渗透压常超过 320mOsm/L，一般在 320 ~ 430mOsm/L。

（4）血钠：正常或增高。

【鉴别要点】

1. 糖尿病酮症酸中毒　血糖升高但一般为 16.7 ~ 33.3mmol/L，尿酮体强阳性，酸中毒明显，血浆渗透压 ≤320mOsm/L。亦可 DKA 与 HHS 同时存在。

2. 低血糖昏迷　血糖 <2.8mmol/L，有低血糖症状，供糖后低血糖症状迅速缓解。

3. 乳酸酸中毒　乳酸 >5mmol/L，pH <7.35mmol/L 或阴离子间隙 >18mmol/L，乳酸/丙酮酸 >3.0，常发生在服用大量二甲双胍、休克、缺氧、饮酒和感染等应激情况下，有慢性肾病、肝病、心力衰竭史者更易发生。

4. 脑血管病昏迷　脑出血、脑梗死可有神经系统定位体征，出现意识改变甚至昏迷，头颅 CT、MRI 可鉴别。

【治疗要点】

因本症病情危重，并发症多，病死率高于 DKA，故早期诊断和治疗很重要。治疗原则与 DKA 基本相同。

1. 补液　与 DKA 相同，开始以等渗液 0.9% 氯化钠溶液补充血容量，纠正休克，保证脏器灌注，尤其肾灌注。休克难以纠正者可适当输注胶体液和血管活性药物，尽快纠正休克。如无休克或休克已纠正，且血浆渗透压 >350mOsm/L，血压 > 155mmol/L，可输入适量低渗溶液 0.45% ~0.60% 氯化钠溶液。肠道具备功能，要积极予以胃肠道补液。当血糖下降至 16.7mmol/L 是开始输入 5% 葡萄糖液并按糖:胰岛素 = (3 ~4) g:1U 比例加入速效胰岛素。因本症脱水较 DKA 更严重，因此补液量更大，第一个 24 小时补液量可达 6000 ~10 000ml，甚至更多。补液过程中要注意患者心功能，以免诱发心力衰竭、肺水肿等并发症。

2. 胰岛素　通常给予速效胰岛素负荷剂量 10 ~20U（或 0.15U/kg）静脉注射，然后以速效胰岛素 0.1U/kg 的速度将胰岛素加入生理盐水持续静脉滴注或间歇静脉注射。一般本症患者对胰岛素敏感性较 DKA 好，故胰岛素用量较小，且高血糖是维持血容量的重要因素，如血糖降低过快而液体补充不足，将导致休克加重。所以开始当血糖下降至 16.7mmol/L 时，开始输入 5% 葡萄糖溶液（或葡萄糖生理盐水），并按糖:胰岛素 = (3 ~4) g:1U 的比例加入速效胰岛素，避免低血糖的发生。

3. 补钾　补钾要更及时，具体同 DKA 补钾原则。

4. 肝素　HHS 由于脱水、高渗透压、血液浓缩以及糖尿病微血管病变等因素，极易并发血栓性疾病，如无禁忌，应给予预防性治疗。如果已发生血栓性疾病应扩容的基础上予以积极低分子肝素或普通肝素抗凝治疗。

17

5. 处理诱发病、防治并发症　同 DKA 治疗原则。

【注意要点】

1. 液体需要量更大，因此更应监测心功能，避免心力衰竭的发生。

2. 本症对胰岛素敏感性较 DKA 好，故更应密切观察血糖变化，调整胰岛素要更慎重，以免低血糖的发生。

3. 密切关注血钾变化，及时补钾，以免因血钾异常导致的恶性心律失常带来的严重后果。

4. 密切观察患者从脑细胞脱水转为脑水肿的可能，患者可一直处于昏迷状体，或稍有好转后有陷入昏迷，早发现早治疗，降低死亡率。

三、低血糖症

低血糖症（hypoglycemia）是一组由多种原因引起的以血糖浓度低于 2.8mmol/L 时出现的以交感神经兴奋性增高（心悸、出汗、面色苍白、心动过速、震颤等）和脑细胞缺糖（头晕、视物模糊、躁动、惊厥、昏迷等）为主要特点的急症之一。最常见的原因为糖尿病治疗不当。典型临床表现为 Whipple 三联征：低血糖症状，发作时血糖 < 2.8mmol/L，供糖后低血糖症状迅速缓解。

【诊断要点】

根据低血糖典型表现（Whipple 三联征）可确定：①低血糖症状；②发作时血糖 < 2.8mmol/L；③供糖后低血糖症状迅速缓解。具体临床表现见以下详述：

1. 临床表现

（1）交感神经过度兴奋：饥饿、心悸、出冷汗、软弱无力、面色苍白、四肢冰凉、感觉异常、手颤动。

（2）脑功能障碍：初期精神不集中、反应迟钝、嗜睡，可有幻觉、躁动、易怒、行为怪异等精神症状。皮层下受抑制可出现骚动不安，甚至强制性惊厥、锥体束征阳性。累及延髓时进入昏迷状态，各种反射消失。如果低血糖持续得不到纠正，常不宜逆转甚至死亡。

17

2. 实验室检查

（1）血浆胰岛素测定：血糖 < 2.8mmol/L 时对应胰岛素浓度 ≥6mU/L（放射免疫法）或胰岛素水平 ≥3mU/L（ICMA 法），提示低血糖为胰岛素分泌过多所致。

（2）胰岛素释放指数：低血糖患者当血浆胰岛素值（mU/L）与同一血标本测定的血糖值（mg/dl）比值 > 0.4，甚至 1.0 以上时考虑胰岛素瘤。正常人该比值 < 0.3，对血糖不低时虽比值 >0.3 也没有意义。

（3）血浆胰岛素原和 C 肽测定：参考 Marks 和 Teale 诊断标准：血糖 < 3.0mmol/L，C 肽 >300pmol/L，胰岛素原 >20pmol/L，应考虑胰岛素瘤。正常血浆胰岛素原占总胰岛素比值 <15%，胰岛素瘤患者次比值常 >20%，甚至可高达 90%。

（4）饥饿试验：正常人饥饿 72 小时血糖 ≥3.1mmol/L，胰岛素水平不高于 10mU/L，而胰岛素瘤患者饥饿 24 小时即可出现低血糖（< 2.8mmol/L），但胰岛素水平正常。

（5）激发试验：静注胰高糖素 1mg 后，每 3 ~ 5 分钟抽血测胰岛素水平，连续 3 次，若均 >195mU/L 则为阳性，应考虑胰岛素瘤。因为胰岛素瘤细胞在胰高糖素等药物刺激下可分泌大量胰岛素，诱发低血糖。

（6）5 小时口服葡萄糖耐量试验：将 75g（儿童服糖量按 1.75g/kg 计算，总量小于 75g）无水葡萄糖溶于 250 ~ 300ml 水中，5 ~ 10 分钟内饮完，分别测定服糖前，服糖后 30 分钟、1 小时、2 小时、3 小时、4 小时和 5 小时的血糖、胰岛素和 C 肽水平。该实验可主要用于鉴别 2 型糖尿病早期出现的餐后迟发性低血糖症。

【鉴别要点】

1. 糖尿病酮症酸中毒昏迷　血糖升高但一般为 16.7 ~ 33.3mmol/L，尿酮体强阳性，酸中毒明显，血浆渗透压 ≤320mOsm/L。

2. 脑血管病昏迷　脑出血、脑梗死可有神经系统定位体征，出现意识改变，甚至昏迷，头颅 CT、MRI 可

17

鉴别。

3. 短暂性脑缺血发作　是由于某种原因造成的脑动脉一过性或短暂性供血障碍，症状突然出现，发作时表现为神经功能缺损，可快速缓解，血糖不低。

4. 药物、酒精中毒性昏迷　患者有服药或大量饮酒史，一般血糖正常或偏低，予以高糖治疗无效，予以特效解毒药或促进药物代谢后可清醒。

【治疗要点】

1. 解除神经缺糖症状　对于血糖低且出现神经缺糖症状的患者，立即口服糖水以及含糖食物以提升血糖；对于低血糖昏迷患者，及时测定毛细血管血糖，甚至无需血糖结果，及时给予50%葡萄糖液60～100ml静脉注射，使血糖快速升至4.0mmol/L以上，继以5%～10%葡萄糖液静脉滴注维持血糖，必要时可加用氢化可的松100mg和（或）胰高血糖素0.5～1mg肌肉或静脉注射，对血糖恢复正常30分钟后仍意识模糊者，称为低血糖后昏迷，可能存在脑水肿，应加用降颅压药物，并动态观察血糖变化及病情进展情况。

2. 去除诱因及病因治疗　对于药物性低血糖应立即停用相关药物；如胰岛素瘤或增生症，应手术治疗。

【注意要点】

1. 及时抢救低血糖比等待血糖结果更重要，如无快速血糖监测设备，若考虑低血糖昏迷可能，应立即予以高糖治疗。

2. 意识模糊者，切忌经口喂食，以免误吸导致吸入性肺炎，甚至引起窒息。

3. 静脉持续予以葡萄糖输注要监测血糖，使血糖控制在正常范围，避免血糖波动过大带来的不良后果。

17

第六节　原发性甲状旁腺
功能亢进症

原发性甲状旁腺功能亢进症是指甲状旁腺本身病变

(肿瘤或增生) 引起甲状旁腺激素（PTH）合成与分泌过多，通过其对骨和肾的作用，导致血钙增高和血磷降低引起的一系列病变。主要临床表现为反复发作的肾结石、消化性溃疡、精神改变和广泛的骨损害，严重者可发生骨折。不仅影响患者的生活质量，还可导致不可逆转的脏器损害，甚至死亡。

【临床特点】

1. 高钙血症　中枢神经系统可出现记忆力减退、注意力不集中、情绪不稳、轻度个性改变、抑郁和嗜睡。神经肌肉系统可出现倦怠、四肢无力、肌萎缩，当血清钙 >3mmol/L，可出现精神症状，如幻觉、狂躁，甚至木僵和昏迷。消化系统可出现胃肠蠕动减弱、食欲减退、腹胀、便秘、恶心、呕吐，还可以出现消化性溃疡、急性胰腺炎。软组织钙化影响肌腱、软骨等处，引起非特异性关节痛。皮肤钙盐沉积可引起皮肤瘙痒。

2. 骨骼系统表现　早期出现骨痛，主要位于腰背部、髋部、胸肋部和四肢。以后表现为纤维囊性骨炎，出现骨骼畸形和病理性骨折。部分患者出现骨囊肿，表现为局部骨隆起，膨大变形。

3. 泌尿系统　多尿、夜尿、口渴，还可以出现肾结石和肾实质钙化，反复发作肾绞痛和血尿。若治疗不及时，可诱发慢性肾盂肾炎，严重者可发展至肾功能不全。

4. 重症患者可出现高钙血症，伴明显脱水，威胁生命。

【实验室检查】

1. 血液检查　血清钙正常范围 2.2 ~ 2.6mmol/L，若多次 >2.75mmol/L 或血清游离钙大于 1.28mmol/L 应高度怀疑本病。如果伴有维生素 D 缺乏、肾功能不全或低蛋白血症，血清总钙可以不高。血磷降低，但在肾功能不全时血清磷可以不低。血氯常升高，可出现代谢性酸中毒。

2. 尿液检查　尿钙增加，尿磷增加。尿磷排泄受饮食中磷含量的影响，其诊断意义不如尿钙。

17

3. 血清 PIH 测定 血清 PIH 水平明显增高。血 PIH 水平增高结合血清钙值一起分析有利于鉴别原发性和继发性甲状旁腺功能亢进症。

4. X 线检查 典型表现为骨质疏松、弥漫性脱钙。头颅显示毛玻璃样或颗粒状；指（趾）有骨膜下吸收，皮质外缘呈花边样改变；牙周膜下牙槽骨硬板消失；纤维囊性骨炎在骨的局部形成大小不等的透亮区，长骨骨干多见。腹部平片可见肾或输尿管结石。

〔治疗〕

1. 手术治疗 手术切除肿瘤是该病最佳治疗方法。术后低钙血症者给予高钙饮食和口服钙剂，若血清钙 < 2mmol/L，可静脉注射葡萄糖酸钙 10 ~ 20ml，必要时可重复 2 ~ 3 次，或置于 5% 葡萄糖溶液中静脉滴注。如 2 ~ 3 天内不能控制症状，可加用维生素 D 制剂。可用骨化三醇 0.25 ~ 1.0μg/d。

2. 西咪替丁 可阻止 PTH 的合成和分泌，血钙可降至正常，可适用于有手术禁忌、术前准备和甲状旁腺危象的患者。西咪替丁 200mg 口服，每 6 小时一次。

3. 高钙危象治疗 甲状旁腺功能亢进症患者血清钙 > 3.75mmol/L 时，称高钙危象。严重威胁生命，应紧急处理。大量滴注生理盐水，既可纠正失水又能促进钙从尿中排出，每天 4 ~ 6L；帕米二膦酸盐 60mg 静脉滴注，用 1 次，或 30mg 每天滴注 1 次，连用 2 天（应用时以 10ml 注射用水稀释，加入 1000ml 生理盐水或 5% 葡萄糖液中静脉滴注。也可用唑来膦酸钠 4mg 静脉滴注 15 ~ 30 分钟，用 1 次；呋塞米 40 ~ 60mg 静脉注射，避免使用噻嗪类利尿剂；降钙素 2 ~ 8U/（kg·d）皮下或肌内注射；糖皮质激素（氢化可的松或地塞米松）静滴或静注；还可以使用血液透析或腹膜透析。

第七节 垂体危象

垂体危象（pituitary crisis）是指在原有腺前叶功能

减退基础上，因腺垂体部分或多种激素分泌不足，在遭遇应激后或因严重功能减退自发地发生休克、昏迷和代谢紊乱等危急征象，又称"垂体前叶功能减退危象"或"腺垂体功能减退症"。临床表现差异较大，常因难以诊断而延误诊断，但补充所缺乏的激素治疗后症状可迅速缓解。

【诊断要点】

1. 临床特点　腺垂体功能减退主要变现为各腺（性腺、甲状腺、肾上腺）功能减退，在各种应激刺激如创伤、感染、手术、寒冷、麻醉、镇静药、安眠药、降糖药、呕吐、腹泻、饥饿等情况下均可诱发垂体危象。临床表现：①高热型（体温 > 40℃）；②低温型（体温 < 30℃）；③低血糖型；④低血压、循环虚脱型；⑤水中毒型；⑥混合型。

2. 辅助检查

（1）性腺功能测定：女性见血雌二醇水平降低，没有排卵；男性见血睾酮水平降低，精液检查精子数量减少，形态改变，活动度差，精液量少。

（2）肾上腺皮质功能：24 小时尿 17- 羟皮质类固醇及游离皮质醇排量减少，血浆皮质醇浓度降低，但节律正常，葡萄糖耐量试验示血糖地平曲线。

（3）甲状腺功能测定：血清总 T_4、游离 T_4 均降低，总 T_3、游离 T_3 可正常或降低。

（4）腺垂体分泌激素：FSH、LH、TSH、ACTH、GH、PRL 均减少（抽血时需间隔 15 ~ 20 分钟连续抽取等量抗凝血液 3 次，混合后送检）。

（5）颅脑 X 线平片：可发现蝶鞍扩大，前床突消失，鞍底变薄或破坏。

（6）脑 CT 平扫：可见低密度（水肿或坏死）或高密度区（出血），造影比较可显示肿瘤的周边强化影，对垂体腺出血的病程和时间可作出诊断。

（7）MRI 检查：垂体卒中发生时，在 T1 和 T2 加权图像上，可显示病灶内高信号区。

17

【鉴别要点】

1. 多内分泌腺功能减退症，如 Schmidt 综合征。

2. 神经性厌食　有精神症状和恶病质、闭经，但无阴毛、腋毛脱落，可伴有神经性贪食交替出现。

3. 失母爱综合征　与心理、社会因素有关，生长障碍与营养不良、情绪紊乱有关，改变环境、得到关怀和改善营养后可显著恢复生长。有认为其垂体功能改变为暂时性，与中枢神经递质作用异常有关。

【治疗要点】

1. 抢救低血糖　立即静脉推注 50% 葡萄糖液 40～100ml，随后以 10% 葡萄糖 500～1000ml 静脉滴注维持血糖在正常范围。

2. 激素替代治疗　应综合判断病情轻重缓急确定给药剂量，常规每 6 小时静脉滴注氢化可的松 100mg，情况危急者可用氢化可的松 100mg 加入 50% 葡糖糖 60ml 中缓慢静推。随后据实际病情逐渐减量，约一周使病情缓解，可改为口服氢化可的松 40mg 或泼尼松 10mg，分两次给药维持。

3. 抗休克　有循环衰竭者按抗休克原则治疗。

4. 抗感染　有感染败血症者应积极抗感染治疗。

5. 水中毒处理　有水中毒者主要应加强利尿。

6. 低温与甲状腺功能减退处理　予以保暖并加用小剂量甲状腺激素。

7. 禁用或慎用麻醉剂、镇静药、催眠药或降糖药等。

8. 缓解期处理　危象期过后，应予以适量靶腺激素（肾上腺皮质激素、甲状腺激素、性腺激素）长期替代治疗。若需要生育者，女性可先用雌激素促进子宫生长，然后周期性雌激素和黄体酮 3～4 个月诱导月经，然后可用促性腺激素（HMG）75～150IU/d，持续 2 周，刺激卵泡生长，并肌注绒毛膜促性腺激素（HCG）2000IU 诱导排卵；男性可用 HCG 2000IU 肌注，一周 3 次，持续 4 个月，然后肌注 HMG 75IU，一周 3 次，以期精子

17

形成。

【注意要点】

1. 临床表现多样，要提高诊断敏感性，特别要注意危象前的临床症状如精神萎靡、极度乏力、淡漠、嗜睡、厌食、恶性、呕吐，收缩压偏低，脉压变小等。

2. 治疗过程中尽量避免诱因再次刺激，尤其药物源性诱因，如常用的降糖药物、镇静、催眠、麻醉药物等。

第八节　低钾性周期性瘫痪

低钾性周期性瘫痪（hypokalemic periodic paralysis）是以发作性肌无力、伴血清钾降低、补钾后能迅速缓解为特征的周围性瘫痪的一种。是一种常染色显性遗传病，包括家族性和散发性，我国以散发性居多，合并甲状腺功能亢进症的周期性瘫痪是我国也是亚洲人群的特点之一。约 10% 患者死于麻痹发作。

【诊断要点】

诊断此病主要依靠临床症状和发作时血清钾低于正常，心电图示窦性心动过缓和低钾改变。

1. 临床表现

（1）整体发病率男性多于女性，但散发性病例女性多于男性，任何年龄均可发病，男性发作频率和严重程度均大于女性，发作次数和程度一般随年龄增长逐渐降低，多数第一次发病在 10~20 岁，家族性患者多在儿童期发病。过量进食碳水化合物、剧烈运动、感染、创伤、情绪激动、月经、受凉等均是常见诱因。

（2）一般在夜间或早晨发病，表现为双侧对称性软瘫，先累及肢体近端肌肉，后累及远端肌、颈肌和躯干肌，而面肌和膈肌不受累及。严重者可出现呼吸容积减少，腱反射消失，可合并少尿、多汗和便秘，但发病期间神志清楚、呼吸、吞咽、咀嚼、发声和眼球活动正常，先受累肌肉最先恢复，多数患者在发作间歇期完全正常。

（3）发作频率每天到数年一次不等，甚至终身仅发

17

作一次；每次发作程度轻重不同，发作持续时间也从几小时到几天不等，肌力恢复正常亦需要几小时到几天不等。

（4）少数严重病例可发生呼吸肌麻痹、心动过速或过缓、室性心律失常、血压增高而危及生命。

2. 辅助检查

（1）血钾：发作期血清钾常低于 3.5mmol/L，间歇期正常。

（2）心电图：心电图呈低钾性改变：PR 间期和 PT 间期延长，QRS 波增宽，T 波低平或倒置，ST 段下移以及 U 波的出现。

（3）肌电图：运动电位时间短、波幅低，在完全瘫痪期间肌肉无动作电位反应。少数患者出现肌源性损害。有诊断价值的肌电图检查是运动诱发试验，阳性率超过 80%。

（4）基因检查：1 型最常见，在低钾周期性瘫痪应当先检查 L 型钙通道蛋白 α_1 亚单位基因，其次是其他类型的基因。

【鉴别要点】

1. 高钾性周期性瘫痪　本病年龄一般在 5 岁前，发作常出现在早餐前，剧烈活动、禁食、紧张、寒冷或过量补钾后可诱发和加重病情，轻度运动后可以抑制发作，肌无力症状持续时间短，血钾增高。

2. 重症肌无力　是一种获得性自身免疫性神经肌肉接头疾病，主要特点为肌无力和活动后的肌疲劳现象，多数患者表现为骨骼肌病理性易疲劳现象或持续性肌无力在活动后加重。疲劳试验及新斯的明试验阳性，血清钾正常，神经电生理检查及血清抗 AchR 抗体阳性可资鉴别。

3. 吉兰-巴雷综合征　是世界范围内引起急性弛缓性瘫痪常见的疾病之一，表现为四肢对称性、弛缓性瘫痪，伴有周期性感觉障碍（四肢远端感觉障碍，如手套袜套样分布的感觉减减退，或感觉异常，如刺痛、麻木、灼烧感）和脑神经损害（双侧周围性面瘫、咽喉部肌肉瘫痪等）。脑脊液蛋白细胞分离现象，肌电图神经源性损害。

【治疗要点】

1. 发作时尽快给予 2~10g 氯化钾溶于不含糖的液体中（10%~25%）口服，并嘱患者充分休息，2~4 小时后据肌力恢复情况、血清钾水平和肌电图改变再重复一次。也可静脉滴注氯化钾溶液纠正低血钾。

2. 乙酰唑胺 250~1000mg/d 或螺内酯每次 100~200mg 每日 2 次口服，可预防发作，个别患者可以应用二氯苯磺胺每次 250mg 每日 3 次，也可达到满意疗效，服药期间经常测量血清钾浓度，血钾正常时应减少药量。氯化钾口服不能防止发作。

3. 呼吸机麻痹者应予以呼吸机辅助呼吸，严重心律失常者应积极纠正，纠正甲状腺功能亢进后发作会明显减少或终止发作。

4. 避免导致发作的诱因，少食多餐，防止高糖类和高盐饮食，避免剧烈活动和精神刺激，注意保暖。

（周丽华）

17

第十八章

重症患者的转运

重症患者的转运分为院内转运及院际转运。院内转运指在同一医疗单位不同医疗区域之间的转运，包括由门诊转运至病房或由病房转运至院内的检查科室、手术室及各专科，转运由医院内的医务人员来完成。院际转运指在不同医疗单位之间的转运，由医院内医务人员及院外专业医务人员来完成。重症患者转运的目的是为了寻求或完成更好的诊疗措施、改善预后，但危重患者的转运途中存在病情加重、出现并发症及死亡的风险。为降低转运风险、安全转运、改善患者的预后，各医疗机构医务人员应熟悉重症患者转运的基本原则，根据自身现有资源制定重症患者转运计划并规范实施。中华医学会重症医学分会颁布了《中国重症患者转运指南（2010）（草案）》，本章内容参照指南编写。

第一节　重症患者转运前的评估

重症患者转运途中的搬动易致病情变化，可出现呼吸系统、循环系统及神经系统等不稳定而危及生命，转运途中的监护及抢救措施受到限制而影响抢救成功率。因此，转运前进行转运风险评估是安全转运的基础。转运评估的目的是为了更安全地转运。若患者病情不稳定或突然变化应该遵循"先救治后转运"的原则，待患者的病情相对平稳后再转运。

一、转运条件评估

（一）转运方式

1. 院内转运由转运床完成。

2. 院际转运方式包括陆路转运及飞行转运，需要根据患者病情、转运距离、转运环境及患者的经济条件等因素综合考虑后再选择转运方式。陆路转运由救护车完成，如果条件许可，大规模灾难期间可经铁路运输成批转运重症伤员。当转运距离长、陆路通行困难或要求更快时间内转运时可以考虑飞机转运，陆路难以到达的特殊情况可选择直升机转运，长途转运多采用固定翼飞机。国际间长距离转运可通过国际救援组织等完成。

（二）转运人员

转运应该由接受过专业训练的医生、护士共同完成，转运人员应具有很强的应急能力，熟练掌握各种急救技术，能熟练操作转运设备。转运人员应对患者病情熟悉，最好由主管患者治疗的医生及护士负责转运。必须指定1名转运人员作为紧急情况的联系人及转运过程的负责人，转运过程中的所有决策均应由该负责人员做出。患者到达接收科室/医院后，应与接收人员进行详细、全面地交接。如患者外出检查，转运人员需要一直陪护患者直至返回病房。

（三）转运设备

转运时使用符合要求的重症转运床，转运床应与救护车上的担架系统匹配。应确保转运床可通过转运途中的电梯、门廊等通道，保证转运通畅。另外应配备气道管理及通气设备、循环管理设备、胃肠道管理设备、体温监测、通讯设备等（表18-1-1）。不推荐使用简易呼吸器作为长时间转运的通气支持手段。另外，转运婴儿与儿童时配套急救设备应随婴儿与儿童转运一起携带。

18

表 18-1-1　重症患者转运设备

推荐设备	选配设备
气道管理及通气设备	
鼻导管	环甲膜切开包
鼻咽通气道/口咽通气道	各种型号的储氧面罩
便携式吸引器及各种型号吸引管	多功能转运呼吸机
各种型号的加压面罩	呼气末二氧化碳分压（$P_{ET}CO_2$）监测器
简易呼吸器	球囊外接可调呼气末正压（PEEP）阀
喉镜（弯镜片 2、3、4号，备用电池、灯泡）	呼吸机螺旋接头
各种型号的气管插管	呼吸过滤器
开口器	湿热交换器
管芯	胸腔闭式引流设备
牙垫	便携式血气分析仪
舌钳、插管钳（Magil 钳）	
环甲膜穿刺针	
氧气瓶及匹配的减压阀、流量表、扳手	
便携式呼吸机	
听诊器	
润滑剂	
专用固定气管导管的胶带	
脉搏血氧饱和度监测仪	
气胸穿刺针/胸穿包	

18

续表

推荐设备	选配设备
循环管理设备	
心电监护仪及电极	动脉穿刺针
袖带式血压计及各种型号的袖带	中心静脉导管包
呼吸机除颤仪、除颤电极板或耦合剂	压力延长管
各种型号的注射器/针	压力传感器
各种型号的静脉留置针	有创压力监测仪
静脉穿刺用止血带	加压输液器
静脉输液器	输液加热器装置
输血器	经皮起搏器
输液泵及微量泵	
三通开关	
皮肤消毒液	
无菌敷料	
其他	
体温计	止血钳/止血带
血糖仪及试纸	创伤手术剪
鼻饲管及胃肠减压装置	外科敷料（海绵、绷带）
约束带	脊柱稳定装置
电筒和电池	通讯联络设备

（四）转运备用药品

包括抢救复苏时用药、维持生命体征平稳的用药，病情特殊者携带相应的药物（表18-1-2）。

18

表 18-1-2　重症患者转运配置药物

推荐药物	选配药物
静脉输注液体：生理盐水、乳酸林格液、胶体	异丙肾上腺素
肾上腺素	腺苷
阿托品	维拉帕米
多巴胺	美托洛尔
去甲肾上腺素	沙丁胺醇喷雾剂
胺碘酮	肝素
利多卡因	甘露醇
毛花苷丙（西地兰）	苯巴比妥
呋塞米（速尿）	苯妥英钠
硝酸甘油	纳洛酮
硝普钠	神经肌肉阻滞剂（如琥珀胆碱、罗库溴铵、维库溴铵）
氨茶碱	麻醉性镇痛剂（如芬太尼）
地塞米松	镇静剂（如咪达唑仑、丙泊酚、依托咪酯、氯胺酮）
氯化钾	
葡萄糖酸钙	
硫酸镁	
碳酸氢钠	
50% 葡萄糖注射液	
无菌注射用水	
吗啡	
地西泮注射液	

18

二、患者病情评估

1. **循环系统的评估**　转运途中突然的病情恶化常由循环系统不稳定所致，转运前监测患者血压、心率及心律，观察皮温、皮色等变化。患者存在心律失常、循环系统不稳定时会增加转运风险，若积极处理后血流动力学仍不稳定的患者不适合转运，但需立即外科手术干预的急症（如胸、腹主动脉瘤破裂等），根据病情与转运条件仍可积极转运。

2. **呼吸系统的评估**　密切观察呼吸频率、节律、双肺呼吸音是否对称；痰液量及性状、患者能否自主有效咳痰、有无舌后坠导致气道阻塞；监测脉搏血氧饱和度、动脉血气分析的情况，所应用镇静、肌肉松弛药物是否有引起呼吸抑制的可能。评估患者气道的安全性，对于高风险的患者，为确保气道通畅，应积极建立人工气道，转运途中不推荐使用喉罩。不能维持有效气道开放、通气及氧合的患者不宜转运。

3. **神经系统的评估**　观察意识状态、瞳孔大小、对光反射、是否存在颈强直、肢体活动障碍等。对颅脑损伤、颈椎手术者应评估搬动时能否加重颅脑及颈椎的损伤。

4. **内环境的评估**　患者是否存在内环境紊乱，如严重的电解质紊乱、酸中毒容易诱发心律失常，严重的高渗状态及低渗状态容易诱发昏迷。

5. **其他情况的评估**　是否需要胃肠减压以免胃内容物反流导致误吸，引起呼吸困难及窒息的可能，重要的置管及引流装置是否有脱落的可能，躁动患者是否有坠床的可能，搬运患者时能否加重病情或出现意外损伤等。

三、获益与风险评估

1. **患者方面**　重症患者转运的目的是为了能使患者得到必要的诊治，更有利于抢救及病情恢复。转运决策应充分权衡获益与风险，转运存在一定的风险但应利大

18

于弊。危重患者的检查、治疗要尽量在床旁完成，不能出于其他目的而转运患者。

2. 医务人员方面　参与院际转运的相关人员在转运过程中均存在人身安全风险，因此转运前要做好周密安排，需为所有参与院际转运的相关人员购买相应的保险。

第二节　重症患者转运的流程

为了确保安全转运，参与重症患者转运的医疗单位应结合本单位的具体情况做出详细的转运流程、制定转运的质控标准，以保证重症患者的转运质量。应建立不良事件报告制度，定期评估并进行更新及完善。

一、转运前的准备

（一）决策与知情同意

院内转运时转运决策由主管医师决定，院际转运则需由转出医院主管医师和接收医院共同商议，并且最终应由接收医院主管医师决定。医务人员要强化法律意识，转运前应将转运的必要性和潜在风险告知，获取具有责任能力患者的知情同意并签字。患者不具备完全民事行为能力时，应当由其法定代理人签字；患者因病无法签字时，应当由其授权的人员签字，获得签字知情同意后再转运。紧急情况下，为抢救患者的生命，在法定代理人或被授权人无法及时签字的情况下（例如挽救生命的紧急转运），可由医疗机构负责人或者授权的负责人签字，并将转运指征和没有获取知情同意的原因记录在病志中。

（二）沟通

院际转运前做好详细的病情介绍，便于接收医院迅速了解病情；院内转运前要整理好患者的病历资料，随患者送至转运到达的科室，但不能为准备资料而延误转运，如需紧急转运，部分资料可于转运后送到接收科室或医院。转运前转出科室或医院需要与相关人员联系确

18

保运输工具到位、所有转运设备功能良好，与接收科室或医院的医师全面沟通患者病情，告知出发时间及预计到达时间。通知接收方要做好床位、人员、设备、药品的准备，对需要机械通气的患者，接收方要能提供通气支持条件，确保患者到达后能及时接受监测治疗或检查。负责转运的医务人员应熟悉转运线路，转运前联系好电梯、门卫等保证转运路途畅通，尽量减少转运途中的时间以保证转运安全。

（三）人员、设备、药品的准备

见转运前评估部分。

（四）转运前患者的处理

1. 循环系统　对心律失常、循环不稳定的患者给予相应处置，待病情相对平稳后再转运，必要时需延缓转运。转运前应保持两路通畅的外周静脉通道以备用药或补液，对循环不稳定的患者可留置中心静脉导管监测中心静脉压、补液治疗、输注血管活性药物。低血容量患者在转运前必须控制活动性出血等导致低血容量的病因，进行有效的液体复苏，必要时可使用血管活性药物维持循环功能稳定，待血流动力学基本平稳［收缩压（SBP）≥90mmHg，平均动脉压（MAP）≥65mmHg］后方可转运。

2. 呼吸系统　转运前协助患者翻身、拍背、咳痰，检查吸氧管是否通畅。对已建立人工气道的患者给予充分吸痰、吸净口鼻腔分泌物。检查人工气道位置是否正常，人工气道要妥善固定，标定气管插管深度、气囊适度充盈。需要转运呼吸机辅助通气的患者时，应提前给便携式呼吸机充电，并估计呼吸机充电后可以使用时间，检查氧气瓶压力，正确安装呼吸机管路，检查便携式呼吸机的性能，与便携式呼吸机连接后调整参数，观察患者能否耐受并维持稳定，呼吸不平稳者暂缓转运。

3. 神经系统　转运前必须控制癫痫发作并预防复发；严重躁动、抽搐者可适当镇静；严重脑水肿、颅内压增高者在转运前应给予脱水治疗，防止脑疝发生。

18

4. 转运前对原发疾病进行处理 创伤患者在转运过程中应使用颈托等保持脊柱稳定；长骨骨折应行夹板固定；肠梗阻患者需要置入鼻胃管进行胃肠减压；转运时间较长或使用利尿剂患者转运前需要留置尿管；需要行胸腔闭式引流患者，在转运前应完成胸腔闭式引流术，在转运全程中引流瓶（或袋）必须保持在患者身体平面下方。各种管道应妥善固定，防止牵拉。

二、转运中的监测和生命支持

转运期间的监测治疗水平应等同于 ICU 监护水平，以确保患者的生命安全，应尽可能降低转运过程对患者原有监测治疗的影响。至少要有持续心电监测、持续血氧饱和度监测、外周血压与呼吸监测。更高级的监护包括有创血压监护、肺动脉压监护、颅内压监测。机械通气患者要记录气管插管深度，防止气管插管的移位或脱出，监测呼吸频率、潮气量、气道压力、吸入氧浓度等，有条件可监测呼气末二氧化碳分压。频繁躁动者，可适当应用镇痛、镇静剂，但应尽可能保留患者的自主呼吸。对循环不稳定的患者监测中心静脉压、液体输入种类及量、血管活性药物的剂量，应防止静脉置管的堵塞和滑脱。转运人员随时记录转运途中患者的生命体征、监测指标、给予的治疗、突发事件及处理措施等，力争做到转运前后监测治疗的无缝衔接。

三、转运后的交接

当患者到达接收科室或医院后，转运人员应与接收科室或医院负责接收的医务人员进行正式交接，交接的内容包括患者病史、重要体征、实验室检查、治疗经过、转运中有意义的临床事件以及到达接收科室或医院的生命体征，交接后应书面签字确认。

四、重症传染性疾病患者的转运

重症传染性疾病患者的转运除遵守上述一般原则外，

18

还必须遵守传染性疾病的相关法规及原则。

五、院际转运流程图（图 18-2-1）

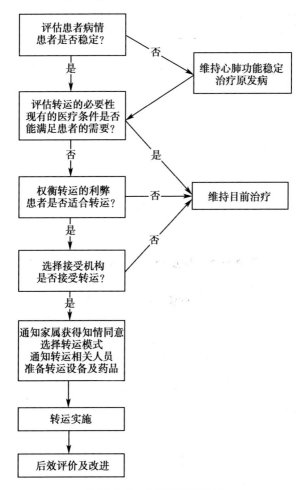

图 18-2-1 院际转运流程图

（张永利）

18

第十九章

常用操作技术

第一节　中心静脉置管术

一、适应证

1. 需要开放静脉通路，但又不能经外周静脉置管者。

2. 需要同时多腔输注几种不相容药物患者。

3. 需要输注有刺激性、腐蚀性或高渗性药液患者。

4. 需要为快速容量复苏提供充分保障的患者。

5. 需要血流动力学监测的重症患者。

6. 经中心静脉导管植入心脏临时起搏器的患者。

7. 需要血液管路治疗，如血液净化、ECMO 等治疗的患者。

二、禁忌证

1. 穿刺点附近局部感染或血栓形成。

2. 凝血功能障碍为相对禁忌证。

三、操作方法及程序

目前 ICU 多采用导引钢丝外置管法（Seldinger 法）。常规穿刺血管有锁骨下静脉、颈内静脉和股静脉。

（一）锁骨下静脉穿刺术

为 ICU 常用穿刺置管术，可用于测量中心静脉压，但颈前区、上胸部及纵隔肿瘤患者不宜采用此路，严重肺气肿及胸部解剖定位欠清的肥胖患者不适合此路。穿刺方法分为锁骨下穿刺术和锁骨上穿刺术 2 种。

1. 锁骨下穿刺术

（1）体位：仰卧去枕位，头低 15°，肩下垫枕，双肩下垂，双上臂放置身体两侧，面部转向穿刺者对侧。

（2）穿刺点选择：常规选择右锁骨下静脉穿刺，穿刺点为锁骨与第一肋骨相交处，即右锁骨中外 1/3 交界处，锁骨下缘 1 ~ 2cm 处，也可由锁骨中点附近进行穿刺（图 19-1-1）。

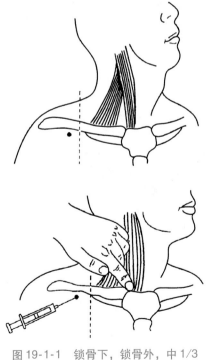

图 19-1-1　锁骨下，锁骨外，中 1/3
进路锁骨下静脉穿刺示意图

19

（3）操作步骤

1）术前准备包括器械及局麻药物等。

2）常规消毒、铺巾。

3）利多卡因于穿刺点局部麻醉，5ml 注射器试穿（针头与皮肤呈 30°~45°角，沿胸骨柄上切迹方向进针，探至锁骨下缘，紧靠锁骨内下缘缓慢推进，边进针边回吸针筒，进针 4cm 左右可见回血，深度与患者体形有关。如进针已达 4~5cm 时仍不见回血，不要再向前推进，以免误伤锁骨下动脉，可根据患者体形、锁骨倾斜度及长度等，调整穿刺点及穿刺方向试穿）。

4）穿刺针置管，穿刺针方向与试穿相同（保持穿刺针头斜面向下），边进针边回吸针筒，穿至锁骨下静脉后即可回抽见血，单手固定穿刺针，将导丝自穿刺针尾部插孔缓缓送入（导丝头端弯曲方向向下，与穿刺针头斜面一致，防止送入颈内静脉），使导丝达上腔静脉，退出穿刺针留置导丝，将中心静脉导管沿导丝送入上腔静脉，置入导管后退出导丝。夹闭导管防止空气栓塞，连接注射器，打开导管，回吸注射器，回血通畅，说明管端位于静脉内，连接静点液体或封管。插管深度：左侧一般不宜超过 15cm，右侧一般 10~14cm，以能进入上腔静脉为宜。

5）固定导管，无菌敷贴覆盖穿刺部位。

2. 锁骨上穿刺术

（1）体位：同锁骨下穿刺术。

（2）穿刺点选择：在胸锁乳突肌的锁骨头外侧缘，锁骨上缘约 1.0cm 处进针。一般选择右侧穿刺为宜，左侧穿刺易损伤胸导管（图 19-1-2）。

（3）进针方法：穿刺针与身体正中线呈 45°角，与冠状面保持水平或稍向前呈 15°角。针尖指向胸锁关节，缓慢向前推进，且边进针边轻轻回吸，一般进针 2~3cm即可进入锁骨下静脉，直到有暗红色回血为止。然后穿刺针由原来的方向变为水平，以使穿刺针与静脉的走向一致。

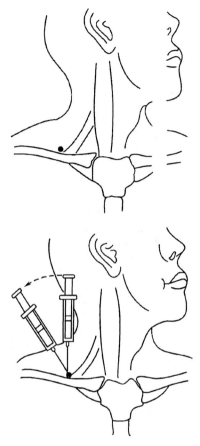

图 19-1-2　锁骨上穿刺点示意图

（4）操作步骤：同锁骨下穿刺术，插管深度为 12 ~ 15cm。

（二）颈内静脉穿刺术

为 ICU 常用穿刺置管方法，可用于测量中心静脉压，但颈部肿物、肥胖颈短、颈部手术、解剖位置欠清患者不宜采用此路。根据颈内静脉穿刺点和方向可分为颈前路、颈中路、颈后路 3 种。术者在患者头侧观察，三种入路进针点。（图 19-1-3）

19

627

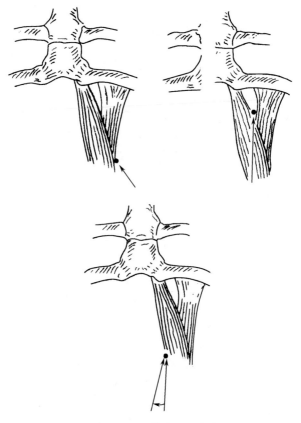

图 19-1-3 颈前路、颈中路、
颈后路颈内静脉穿刺示意图

1. 颈前路

（1）体位：患者仰卧位，头低 20°～30° 角，或肩枕过伸位，头后仰使颈部充分伸展，头部转向对侧（一般取右侧穿刺）。

（2）穿刺点及进针：操作者以左手示指和中指在中线旁开 3cm，于胸锁乳突肌中点前缘，相当于甲状软骨上缘水平触及颈总动脉搏动，并向内侧推开颈总动脉，在颈总动脉外缘约 0.5cm 处进针，针干与皮肤呈 30°～

40°角，针尖指向同侧乳头或锁骨的中、内 1/3 交界处。前路进针造成气胸的机会不多，但易误入颈总动脉。

2. 颈中路

（1）体位：同颈前路。

（2）穿刺点与进针：穿刺点取锁骨与胸锁乳突肌的锁骨头和胸骨头所形成三角区的顶点，颈内静脉正好位于此三角形的中心位置，该点距锁骨上缘 3～5cm，进针时针干与皮肤呈 30°角，与中线平行直接指向足端。如果穿刺未成功，将针尖退至皮下，再向外倾斜 10°角左右，指向胸锁乳突肌锁骨头的内侧后缘，常能成功。临床上一般选用颈中路穿刺。因为此点误伤动脉的机会较少，穿刺成功率高。

3. 颈后路

（1）体位：同前路，穿刺时头部尽量转向对侧。

（2）穿刺点与进针：在胸锁乳突肌的后外缘中、下 1/3 的交点或在锁骨上缘 3～5cm 处作为进针点。此处颈内静脉位于胸锁乳突肌下面略偏外侧，针干一般保持水平，在胸锁乳突肌的深部指向锁骨上窝方向。针尖不宜过分向内侧深入，以免损伤颈总动脉。

（三）股静脉穿刺术

股静脉穿刺较锁骨下穿刺风险小，操作简单，但不能测中心静脉压，感染风险较前两种方法略高。

1. 体位　患者取平卧位，穿刺侧股外展外旋 30°～45°角，膝关节微屈，常规备皮。

2. 穿刺点选择　穿刺点选在腹股沟韧带下方 3～4cm，股动脉搏动处内侧 0.5～1.0cm 处；当股动脉搏动触及不清时可选髂前上棘与耻骨结节连线的中、内 1/3 段交界点下方 2～3cm 处（图 19-1-4）。

3. 常规消毒、铺巾、局部麻醉。穿刺前可用 5ml 注射器试穿。

4. 进针方法　用左手示、中、环指触及股动脉搏动，并指明股动脉的行走方向，右手持穿刺针，沿穿刺点进针，针尖指向脐，斜面向上，针体与皮肤呈 30°～

19

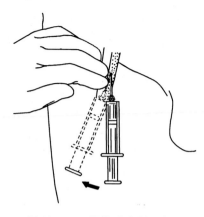

图 19-1-4 股静脉穿刺示意图

45°角，进针深度为 2 ~ 4cm，持续负压，见到回血后下压针柄 10° ~ 20°角，使导丝易于进入。

5. 基本操作同锁骨下静脉穿刺或颈内静脉穿刺。

6. 注意事项

（1）检查操作器械是否完好、在有效期。

（2）穿刺时，抽得回血通畅但导丝推进会有困难时，不能用暴力强行推进，可适当调整穿刺针深度、角度及稍旋转（穿刺针尖的落点不一定正巧在血管中央，有时可偏一侧；或者穿刺针进入过深，顶在血管的对侧壁），直至回血畅通，再重新置入导丝，经几次进退仍无法顺利插入，则需重新穿刺。

（3）掌握多种进路，不要片面强调某一进路的成功率而进行反复多次的穿刺。

（4）预防和及时发现中心静脉置管的并发症。

1）感染：在操作过程中严格遵守无菌技术，加强护理，每日评估，尽早拔管。股静脉穿刺时常规备皮。无菌操作技术欠妥，多次穿刺，导管在体内留置时间过久，局部组织损伤、血肿，经中心静脉导管进行静脉营养治疗等均可增加导管相关感染的机会。另外，导管留置期间无菌护理对预防感染很重要，当临床上出现不能解释的寒战、发热、白细胞数升高、局部压痛和炎症等，应考虑拔除导管并做细菌培养。

2）心律失常：操作过程中应持续进行 ECT 检测，避免导丝及导管置入过深，发生心律失常时可将导管推出 1～2cm。

3）气胸、血胸：为了能及时发现气胸、血胸，穿刺后除严密观察外，必要时做胸片。当穿刺时难度较大，以及穿刺后出现呼吸困难、同侧呼吸音减低，就要考虑到有此并发症的可能，应及早做胸腔减压。

4）血肿：由于动静脉紧邻，操作中误伤动脉的机会必然存在。尤其在抗凝治疗的患者，血肿形成的机会就比较多见，穿刺插管应慎重。

5）血栓形成：置管时间较长，导管过粗或质量差，穿刺技术不熟练或血肿形成，严重休克和低心排综合征易出现。发现血块应及时抽出，严禁注入。定时用肝素盐水冲洗，发现血栓形成应立即拔除导管，

6）空气栓塞：空气经穿刺针或导管进入血管多发生在经针孔或套管内插入导引钢丝或导管时，常在取下注射器而准备插管前 1～2s 内有大量的空气经针孔进入血管。患者取头低位穿刺，多可避免此种意外，若头低位有困难时，操作应特别小心。

7）心脏压塞：极少发生，一旦发生后果严重。患者突然出现发绀、面颈部静脉怒张、恶心、胸骨后和上腹部痛、不安和呼吸困难，继而低血压、脉压变窄、奇脉、心动过速、心音遥远，都提示有心脏压塞的可能。遇有上述紧急情况应：①立即中断静脉输注。②降低输液容器的高度，使之低于患者心脏水平，利用重力尽量吸出心包腔或纵隔内积血或液体，然后慢慢地拔出导管。③如经由导管吸出的液体很少，病情未得到改善，应考虑做心包穿刺减。

（四）超声引导下的深静脉穿刺术

超声在引导各种血管穿刺和监测置管状况与并发症防治中有其特殊优势，操作简易，定位准确。特别对困

19

难深静脉置管，可以降低血管及周围组织损伤，增加操作的成功率和有创操作安全性。

1. 适应证

（1）预计穿刺困难，需要导向的血管置管术。

（2）血管内留置导管的监测。

（3）四肢急性动脉血管疾病的诊断、监测与介入治疗。

2. 禁忌证

（1）严重出凝血功能障碍者。

（2）穿刺部位有特殊禁忌证者，如感染、畸形等。

（3）严重高血压者。

3. 操作方法及程序

（1）体位

1）颈部血管超声体位：平卧，头朝穿刺对侧扭转。

2）锁骨下血管超声体位：平卧，头朝穿刺对侧扭转，穿刺肩部略垫高，或适当头低足高位。

3）上肢超声体位：仰卧，上肢外展，掌心朝上。腋窝血管探测上肢外展约90°。

4）下肢超声体位：仰卧，下肢外展 30°～60°。

5）腘窝血管超声体位：俯卧位。

（2）超声探头与频率选择：一般情况下根据血管部位和深浅不同来决定探头频率与形状，浅表血管探测选用高频探头，较深血管选择低频探头。上肢浅表静脉宜采用（7.5～10）MHz 高频探头，锁骨下静脉采用（3.5～5）MHz；下肢深静脉（5～7）MHz；下肢髂静脉（3～5）MHz；下肢表浅细小静脉可使用 10MHz 以上探头。普通人首选线阵探头，肥胖者宜采用凸阵、扇形或扇形相控阵低频探头。在探头上附加穿刺导向器更有利于穿刺导向的准确性。

（3）导向穿刺步骤

1）超声设备进行调试、校正，包括预置功能选取、功能键（深度、增益、压缩、速度、聚焦与清晰度等）调整。

19

2）普通探头先获得超声显示的理想二维图像，然后启动彩色多普勒血流程序显示真实彩色血流图像，探测血管并辨认动静脉，必要时测定血流动力学参数。

3）穿刺部位消毒、铺巾。探头严格消毒，（也可用无菌手套包裹探头）。生理盐水替代耦合剂。必要时装配穿刺导向器。

4）确定穿刺点，利多卡因局部麻醉。用穿刺针抽吸肝素盐水（12 500U 肝素加生理盐水 100ml）3ml，按超声导向器或超声指示方向与角度进针，当超声导向显示针尖到达靶血管腔内时，轻轻回抽针芯，查看回血情况，如果回血良好，采用 Seldinger 法将导管置入 15 ~ 20cm。超声再次确认导管位置后，抽出导丝，用适量肝素生理盐水查看管路的通畅性。肝素生理盐水封管，用肝素帽锁紧备用或接治疗液体。

5）穿刺点皮肤消毒，用敷料或护理薄膜粘贴固定导管，保持局部皮肤干燥，定时查看，发现渗出或有污染时应及时更换敷料与护膜。

（4）常用穿刺部位超声导向要点

1）颈内静脉：探头置于颈根部与锁骨上缘，沿胸锁乳突肌前缘向气管旁探察血管长轴切面，再从颈静脉近心段向头侧移动做横切面检查。

2）颈外静脉：同颈内静脉。

3）锁骨下静脉：探头置于锁骨上窝扫查可显示锁骨下动脉近段，与之伴行的则是锁骨下静脉。

4）腋、股静脉：取纵置切面可获得图像，必要时采用多普勒信号确认静脉与相伴行的动脉。沿腋静脉可到达肱静脉，两者之间没有明显界限，肱静脉通常为两支。

5）股静脉：先纵置显示股静脉的图像，可见股静脉与大隐静脉相连接，或横置腹股沟水平查扫，获得段切面股静脉图像后，转为纵置探查。

4. 注意事项

（1）穿刺者与超声导向操作人员均应经过培训，并

19

熟练掌握相应的操作技术，通力协作。应注意使用超声仪器性能，如灵敏度、分辨率和伪像的大小对探测的影响。

（2）了解操作部位解剖结构、常见动脉变异和主要侧支通路。注意一些解剖特征：①上肢静脉变异较常见。深静脉常常与同名动脉伴行，未显示动脉伴行血管，一般为浅静脉。②腘静脉下端与胫腓静脉干连接。

（3）静脉探测时，注意使用探头压力不宜过大，否则影响静脉的显示。

（4）穿刺过程应严格按无菌操作要求进行。

（5）通过定期对留置深静脉导管的监控，可了解导管位置是否保持准确及有无血栓形成等并发症，以便及时处理。

第二节　动脉穿刺术

ICU 内动脉穿刺术主要用于有创动脉压监测和血气分析的监测。有创动脉压能够反映每个心动周期的血压变化情况，可根据动脉压波形初步判断心脏功能。

一、适应证

1. 各类休克和脏器功能衰竭。
2. 需用血管活性药物进行调控的患者。
3. 心脏、大血管手术及抢救。
4. 复杂大手术的术中和术后监护。
5. 需低温或控制性降压时。
6. 高血压和危重患者。
7. 需反复监测血气分析者。
8. 呼吸、心脏骤停后复苏的患者。

二、穿刺途径

1. 桡动脉　首选部位为桡动脉，桡动脉位置表浅并相对固定，穿刺易于成功且便于管理。一般在桡动脉穿

19

刺前需行 Allen 试验，以判断尺动脉循环是否良好，是否会因桡动脉插管后阻塞或栓塞而影响手部血流灌注。Allen 试验的方法：将穿刺侧的前臂抬高，用双手拇指分别摸到桡、尺动脉后，让患者做 3 次握拳和松拳动作，接着拇指压迫阻断桡、尺动脉的血流，待手部变白后将前臂放平，解除对尺动脉的压迫，观察手部的转红时间，正常 <5 ~ 7 秒，平均 3 秒，8 ~ 15 秒为可疑，>15 秒系血供不足。一般 >7 秒为 Allen 试验阳性，不宜选桡动脉穿刺。

2. 肱动脉　肱动脉穿刺部位于肱二头肌肌腱内侧，正中神经的外侧。

3. 股动脉　股动脉穿刺部位于腹股沟韧带中点的下方，外侧是股神经，内侧是股静脉。血管搏动清楚，穿刺成功率高。缺点是护理不方便，潜在感染机会较大，不适宜较长时间保留导管。

4. 足背动脉　下肢胫前动脉的延伸，并发症少，但该动脉较细，有时难以触及。

5. 腋动脉　可作长期动脉压监测的部位。优点是舒适、不影响活动、接近中心动脉压力波形。腋动脉穿刺并发症不多见，与桡动脉、股动脉穿刺的并发症发生率相似。

6. 尺动脉　手部供血以桡动脉为主者，经 Allen 试验证实，可选用尺动脉穿刺可提高安全性，缺点是位置较深，穿刺成功率低。

三、穿刺方法

一般选用左桡动脉穿刺插管，腕关节略过伸位，背曲或抬高 60°，妥善固定，摸清桡动脉搏动。常规消毒，清醒患者可局麻。成人选 18G 或 20G 套管针，套管针与皮肤呈 30° ~ 40°角，于桡骨茎突旁桡动脉搏动最明显处向心方向进针，刺入动脉时见有鲜红血液回流到套管针蒂时，适当降低穿刺针和皮肤的角度，再进针约 2mm，如果有持续鲜红的动脉回血，表示外套管已进入动脉内；

19

此时可略退或固定针芯，仍见持续鲜红回血，则轻柔地置入外套管，拔除内芯后有搏动性血流自套管射出，表明穿刺成功，如无血流出，将套管压低30°角，并将套管徐徐后退，直至尾端有血畅流为止然后将套管沿动脉平行方向推进，穿刺成功。

四、常见情况及处理

1. 穿刺后有时不见动脉回血时（已穿透血管），可缓慢退出针芯，至见有鲜红的动脉回血后，按照正常步骤进行。

2. 桡动脉、足背动脉穿刺失败后可按照由血管远端向近端血管顺序分别进行。

五、并发症

主要的并发症是由于血栓形成或栓塞引起的血管阻塞，严重的有肢体缺血和坏死。其他并发症包括出血、动脉瘤、感染和动静脉瘘等。

预防动脉栓塞措施：

1. 注意无菌操作。

2. 减少动脉损伤。

3. 连续或经常用肝素稀释液冲洗。

4. 套管针不宜太粗。

5. 末梢循环欠佳时，应立即拔出动脉套管，恢复血供，必要时可手术取血栓，以挽救肢体。另外，套管留置时间过长会增加感染的机会，一般不宜超过4日，必要时可更换部位。

第三节 气管插管术

气管插管术是指将一特制的气管内导管经声门置入气管的技术，这一技术能为气道通畅、通气供氧、呼吸道吸引和防止误吸等提供最佳条件。

紧急气管插管技术是心肺复苏及伴有呼吸功能障碍

的急危重症患者抢救过程中的重要措施。气管插管术是 ICU 工作中常用的重要抢救技术，是呼吸道管理中应用最广泛、最有效、最快捷的手段之一，是重症医生必须熟练掌握的基本技能，对抢救患者生命、降低病死率起到至关重要的作用。

一、适应证

1. 需要保证手术中呼吸道通畅的全麻患者。

2. 需要紧急气管插管的患者

（1）自主呼吸突然停止。

（2）能满足机体的通气和氧供的需要而需机械通气。

（3）不能自主清除上呼吸道分泌物、胃内容物反流或出血随时有误吸可能。

（4）存在上呼吸道损伤、狭窄、阻塞，气管食管瘘等影响正常通气。

（5）急性呼吸衰竭。

（6）中枢性或周围性呼吸衰竭等。

二、禁忌证

无绝对禁忌证，但以下情况应慎重气管内插管。

1. 某些情况下会造成插管困难或损伤，如口腔颌面外伤、颈椎损伤、严重气管畸形或移位，反复插管可造成喉头和气管损伤。

2. 凝血功能障碍并有出血倾向者，可诱发出血或血肿，造成误吸或急性气道梗阻而危及生命。

3. 胸主动脉瘤压迫气管者，可能引起动脉瘤破裂。

4. 插管技术未掌握又无有经验的上级医师在场或设备不完善。

三、解剖基础

气道解剖结构有鼻腔或口腔、咽部、喉部、气管、支气管。喉为气管入口，位于 C4~6 椎体水平，由 9 块

19

软骨及其附近的韧带和 9 条肌肉组成。软骨包括环状软骨、会厌软骨和甲状软骨、杓状软骨、小角状软骨和楔状软骨。

双侧声带之间的裂隙为声门裂，是气管内插管的必经之处，在成人是整个呼吸道最狭窄的部位（图 19-3-1）。

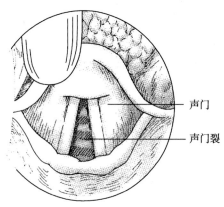

声门

声门裂

图 19-3-1　喉镜下声带声门裂示意图

四、常用器具

1. 面罩　用于短时间人工通气或预充氧。

2. 喉镜　用于显露声门并进行照明。

（1）一般喉镜由喉镜柄和不同型号（大、中、小号）及不同形状（直形和弯形）的镜片组成。用于大多数患者。

（2）特殊喉镜：杠杆喉镜（头端可上翘）、可视喉镜，能改善声门的暴露效果。用于声门暴露困难的患者。

3. 气管导管

（1）导管的种类：有普通导管、异形导管和带金属螺旋丝导管以及用于特殊手术的导管。

（2）导管的型号及选择：气管内导管型号的选择应根据患者具体情况来定。成年男性常用内径（ID）为 7.5～8.5mm，插入深度为 22～24cm；女性成人应选用

19

ID 7.0~8.0mm，插入深度为 20~22cm；儿童的气管导管内径需根据年龄和发育大小来选择或根据以下公式进行推算：导管内径（mm）=年龄（岁）/4+4，导管插入长度（cm）=年龄（岁）/2+12。

（3）导管套囊：是气管内导管的防漏装置，既可防呕吐物、血液或口咽分泌物流入气管，也可防控制呼吸时漏气。

4. 其他辅助器具　常用的有导管芯、插管钳、牙垫、局麻喷雾器、面罩、口/鼻咽通气道、吸痰管和吸引器等。

五、气管插管方法

（一）经口腔插管法

程序如图（图 19-3-2）是借助喉镜在直视下显露声门后，将气管导管经口腔插入气管内的方法，是最确切、迅速且普遍应用的方法（图 19-3-2）。

1. 面罩通气（预氧合）　患者在镇静或麻醉下应给予纯氧通气 2~3 分钟，增加患者对缺氧的耐受程度。

2. 体位　患者平卧，肩背部垫高，口、咽、喉置于一条轴线上，用右手推患者前额，使头部在寰枕关节处极度后伸，同时张口稍许。如未张口，应用右手推下颌并用示指拨开下唇，防止喉镜置入时下唇卷入造成损伤。

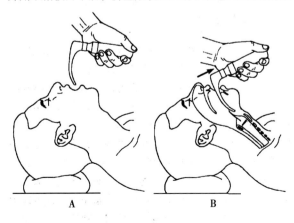

A　　　　　　　　B

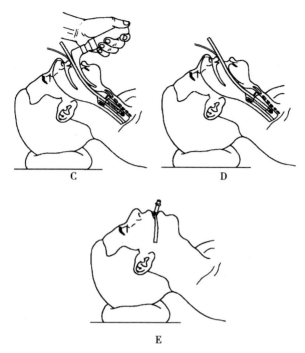

图 19-3-2　经口气管插管过程图

A. 插入喉镜；B. 喉镜镜片沿镜柄的长轴提起；C. 导管过声门，插入气道；D. 调整导管深度；E. 插入牙垫、固定气管导管

3. 置入喉镜　操作者站在患者头端，左手持喉镜，右手开放患者口腔，喉镜片避开门齿，轻柔地从患者口腔右侧进入，用镜片的凸缘将舌推向左侧，避免碰到嘴唇、牙齿和牙龈，对于有松动牙齿的患者应当使用一些保护牙齿的措施。看到会厌后，将喉镜片置入会厌谷（舌根与会厌之间的空间），并将喉镜向前上方提起，即可看声门裂。切忌以上切牙为支点，有用"撬"的力量去显露声门，造成了牙齿脱落损伤。头位不当、喉镜片进入过深或过浅，或者上提喉镜的力量不够，都可能导致声门暴露困难。使用中指轻柔地向下或侧方压迫甲状

软骨可能会使咽暴露更明显。

4. 插入气管导管　准备好合适型号的气管导管，右手握毛笔的手势持气导管，从口腔右侧进入，导管斜口端对准声门裂，直视下将导管插入声门裂。如果患者自主呼吸尚未消失或有所恢复，应在患者吸气末（声带外展使声门裂达最大时）顺势将导管送入声门；如果使用导管芯，在导管斜口进入声门 1cm 时，要及时抽出导管芯。

5. 导管插入深度　以导管顶端至切牙的长度计算，成年男性为 22～24cm，成年女性为 20～22cm。小儿插管深度可根据年龄用公式计算（经门插管深度：12 + 年龄/2）。

6. 套囊充气并固定导管

（二）纤维支气管镜引导插管

纤维支气管引导气管内插管技术是指在可弯曲的纤维支气管镜或纤维气管镜引导下进行的气管插管。纤维支气管适用于普通喉镜无法完成的气管插管，能满足某些解剖异常或有特殊病理改变患者的插管要求。先将气管导管套入纤维支气管的镜体并滑至其近端，在牙垫的保护下插入纤维支气管。在目镜的窥视下调节方向控制杆找到会厌、声门、气管环，甚至隆凸，将光镜送至气管中段并把持镜体。将气管导管沿光镜向前徐徐推进，接近声门前逆时针旋转气管导管 90°。再缓慢推入声门和气管内，以防气管导管的斜面在通过声门时导致损伤或脱位。一旦导管就位，一手稳住导管同时另一手拔除光镜并固定导管。

六、并发症

（一）插管即时并发症

是指在气管内插管操作期间或完成插管后立刻发生的并发症。

1. 气管插管的应激反应　气管导管插入声门和气道时，首先可出现呛咳，引起短暂的出现心血管反应，血压升高和心动过速，严重者可诱发心律失常。剧烈的呛

19

咳可能引起胸壁肌肉强直和支气管痉挛而导致气量不足。

2. 牙齿、组织损伤　由于气管内插管操作时，喉镜片或导管对牙齿、组织的挤压、摩擦、造成的损伤，多为操作粗暴所引起。

3. 颅内压升高　气管内插管对已有颅内高压者可诱发脑疝。

4. 误吸　指气管导管刺激后因腹内压、胃内压增高，胃内容物逆流有误吸风险。

5. 气管导管误入食管

6. 喉痉挛和支气管痉挛

（二）留置气管内导管期间的并发症

1. 气管导管梗阻

2. 导管脱出

3. 气管黏膜缺血损伤

4. 导管误入单侧支气管

患者不能耐受而产生的呛咳；气管导管的刺激或者高敏感气道引起的支气管痉挛；导管气囊压迫引起的神经损伤等。

（三）拔管和拔管后的并发症

1. 喉痉挛　拔管时偶尔并发喉痉挛而"挟住"导管，使拔管困难，也有在拔管后出现喉痉挛窒息，应立即用双手托起下颌，用密闭面罩加压给氧，多能自行缓解。

2. 误吸和呼吸道梗阻　饱食或肠梗阻患者，拔管时易发生呕吐导致误吸，应待患者完全清醒后拔管较妥。如拔管前有呕吐，应待患者吐尽呕吐物及清除口咽呕吐物后，再放开套囊拔管，必要时可在侧卧位或俯卧位下拔管。

3. 状软骨脱位　为喉镜片置入过深直达环状软骨后上提喉镜所致，拔管后声嘶或不能出声，持久不愈。

4. 喉水肿或声门下水肿。

5. 舌后坠　体重超重者或短脖体型及小儿拔管后舌下坠可阻塞咽喉通气道，造成呼吸道部分或完全梗阻。

19

6. 低氧血症

7. 气管炎症　导管摩擦可导致气道黏膜充血水肿，引起术后咽喉炎、气管炎，表现为咽喉不适感、咳痰等；一般能够自愈，必要时可使用抗感染治疗。

8. 声音嘶哑

9. 上颌窦炎

第四节　气管切开术

气管切开术是人工气道的建立方法之一，是将颈段气管的前壁切开，放置气切套管，以解除上呼吸道梗阻，减少上呼吸道阻力和死腔，同时解除二氧化碳淤积，改善肺泡气体交换，引流呼吸道分泌物等。

一、适应证

1. 上呼吸道梗阻。

2. 气道保护性机制受损。

3. 昏迷、胸部外伤、胸廓活动或呼吸活动受限、胸腹部手术后等各种原因导致气管分泌物滞留。

4. 其他手术的前置手术。

5. 已经行气管插管，但需较长时间保留人工管或机械通气治疗的患者。

二、禁忌证

无绝对禁忌证，明显出血倾向时慎用，COPD 反复合并呼吸衰竭者应权衡具体病情及必要性，避免过早气管切开。

三、操作方法及程序

(一) 术前准备

1. 患者术前备皮、剃须。

2. 准备器械与设备。

(1) 必备照明灯、吸引器、氧气、必要时备呼

19

吸机。

（2）手术器械：针、线、剪刀、手术刀（圆、尖刀片各1把）、血管钳（直、弯）、艾利斯钳、蚊式钳、吸引管等手术常规器械，必须有甲状腺拉钩。

（3）气切套管（常备有套囊硅胶套管，根据不同年龄选用不同直径及长度的型号）。

（4）药品：局麻药物1%利多卡因或普鲁卡因；镇静止痛药物（如咪达唑仑、丙泊酚、吗啡、芬太尼）。

（5）患者体位：仰卧位，肩下垫枕，头充分后仰，双臂置于身体两侧。

（二）手术步骤

1. 切口选择（图19-4-1）

（1）纵切口：颈前正中切口根据患者情况可取自环状软骨下缘（或其下方一横指）至颈静脉切迹（或其上方一横指）的纵行皮肤切口；纵切口所需手术的时间稍短，但遗留瘢痕明显。常规气管切开术中，纵切口已逐渐被横切口取代。

（2）横切口：在颈前环状软骨下方2cm处沿皮纹水平皮肤切口长4~5cm。

（3）切口应注意保持正中位置，以免伤及颈部大血管。对病情严重、颈部粗短或肿胀的患者，宜采用纵切口并使切口加长，以便操作及缩短手术时间。

2. 切开皮肤、皮下组织及颈浅筋膜　以拉钩将皮肤及皮下组织向两侧稍行分离，于正中可见两侧带状肌相接的白线，切开白线，钝性上下分离，两侧带状肌向外拉起，暴露甲状腺峡部。

3. 处理甲状腺峡部（图19-4-2）　通常可用拉钩将峡部向上拉起，暴露气管前壁。切忌对甲状腺峡粗暴钳夹，甲状腺峡出血可缝合止血。若甲状腺峡肥大，影响气管的暴露，可自峡部上缘向下分离，使其与气管前筋膜分开，然后以血管钳两侧垂直平行夹住峡部，钳夹后切断并将断端"8"字形缝合止血。

19

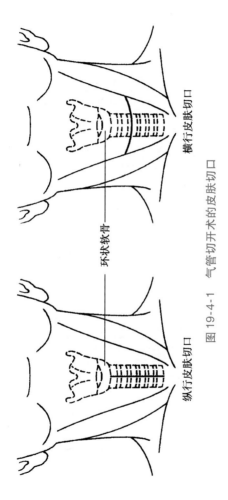

环状软骨

横行皮肤切口

纵行皮肤切口

图 19-4-1 气管切开术的皮肤切口

19

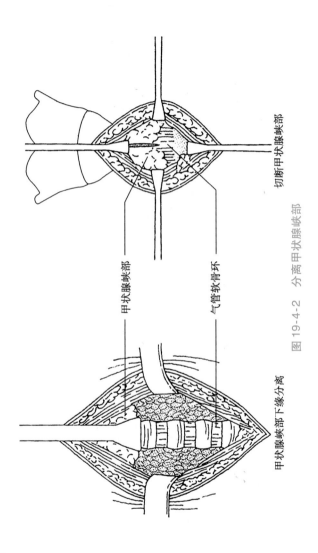

甲状腺峡部下缘分离

甲状腺峡部

气管软骨环

切断甲状腺峡部

分离甲状腺峡部

图 19-4-2 分离甲状腺峡部

19

4. 暴露并确认气管 甲状腺峡部处理后，即见气管前筋膜，其下方隐约可见气管软骨环。暴露不清时，术者可以示指触诊，以感觉气管的位置。以血管钳将气管前筋膜略做分离，暴露气管环。

5. 切开气管（图19-4-3） 气管前壁暴露后，用注射器长针头于两气管环间刺气管，成年患者回抽空气确认气管后，迅速注入1%丁卡因做气管内表面麻醉，使切开气管时咳嗽反射消失。小儿则不宜使用丁卡因，试穿有助于确定并与颈总动脉鉴别。

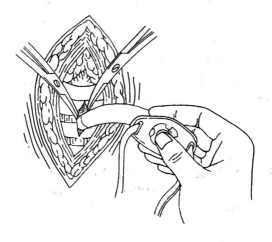

图19-4-3 切开气管插入气管套管

气管切开部位应在2~4环间，以3~4环为宜，第1气管环必须保持完整，过高易损伤环状软骨导致喉狭窄，过低有损伤血管并导致大出血和损伤胸膜顶而出现气胸的危险。以尖刀从软骨环间切开，常选纵形或舌形瓣切开气管。切开后做气管前壁造瘘切除软骨及环间组织，使前壁呈一圆形瘘口。小儿只在气管前壁正中纵行切开，不切除软骨环，因小儿气管软骨软弱，支架作用差，切除软骨易致前壁塌陷，气管狭窄。切开气管前须妥善止血、备好吸引器，以免血液被吸入

19

气管。气管一旦切开后，立即有分泌物咳出，应及时吸引干净。

6. 插入气切套管与切口缝合　气切套管必须在直视下插入气管，须证实有气流冲出，警惕误插入组织间隙，确定位置无误后将管芯取出。

切口间断缝合，缝线不宜太过紧密，防止皮下气肿。若组织分离时气管旁腔隙过大，可用凡士林纱条填塞于切口四周，防皮下气肿和出血，24 小时后将纱条取出。缝合后无菌纱布覆盖伤口。

7. 气切套管插入后予以妥善固定，防止脱出　术后早期脱出因窦道未形成难以再次置入，易造成危险。固定套管线带松紧以可容纳一手指为宜。

8. 术后体位为仰卧位去枕或低枕

9. 拔除气切套管　当患者咳嗽反射良好，可自主排痰时，自主呼吸平稳，可考虑拔除套管。

（三）注意事项

1. 误切颈总动脉已有多例报道，尤其小儿颈总动脉不易与气管鉴别。颈总动脉一般均较气管细，但有弹性，触之较软并有搏动感，试穿刺有助于鉴别。

2. 气管前筋膜不应过度分离，前筋膜的切口亦不宜小于气管的切口。为避免气体沿气管前间隙扩散而形成纵隔气肿，可将气管前筋膜与气管一同切开。

3. 患者咳嗽时胸膜可凸出于锁骨上方，若手术分离较深，则可能损伤胸膜而造成气胸。

4. 气管壁切口不应过大，以避免瘢痕性狭窄。气管应尽量在无咳嗽时切开，切开时刀尖不宜用力过猛，以免刺伤气管后壁及食管前壁，尤其是咳嗽及用力吸气时，气管后壁前突，更易造成损伤。

5. 手术结束时，若观察到套管有与脉搏一致的搏动，提示套管贴近或压迫大血管，应尽快更换合适套管，直至无搏动为止。

6. 注意套管系带的松紧。

7. 脱管的紧急处理。患者重新出现呼吸困难，或小儿突然发出哭声，棉丝放在套管口不见有气息出入，吸痰管插入受阻及无气管分泌物吸出应考虑导管脱出。一旦确定脱管时，可先试行两手执套管底托，将套管顺其窦道自然插入。若有阻力时，应将套管取下，将血管钳沿伤口送入气管内，撑开血管钳缓解呼吸困难，并准备好气管切开手术包，将新的气切套管置入，重新建立人工气道，若窦道未形成，套管放不进去时，须打开切口，找到气管切口再放气管套管。同时位于患者头端的助手可行气管插管术。

第五节　经皮穿刺气管切开术

经皮穿刺气管切开术是一新型微创手术，目前应用较多的是导丝—扩张钳经皮扩张气管切开技术，具有操作方法简便、创伤性小，床边即可开展等特点。

一、适应证

1. 上呼吸道梗阻。
2. 气管保护性机制受损。
3. 昏迷、胸部外伤、胸廓活动或呼吸活动受限、胸腹部手术后等各种原因导致气管分泌物滞留。
4. 已经行气管插管，但需较长时间保留人工气管或机械通气治疗的患者。
5. 其他手术的前置手术。

二、禁忌证

1. 颈部粗短肥胖、颈部肿块或解剖畸形。
2. 颈部创伤或手术史。
3. 甲状腺弥漫性肿大。
4. 局部软组织感染。
5. 凝血障碍。

三、操作方法及程序（图 19-5-1）

1. 术前准备　常规器械及药品准备：呼吸机、氧气、吸引器、面罩、喉镜、气管插管、气管切开包、抢救药品。检查气管切开导管气囊有无漏气。将患者适当镇静镇痛。

2. 调节患者气管插管，将气管插管退至声门下。无气管插管患者最好先开放气道（防止术中窒息和其他意外发生，经临床验证较为安全），给予行气管插管术。

3. 体位为正中仰卧位，肩部垫高，头后伸，下颌、喉结、颈静脉切迹三点一线。

4. 穿刺点选第 1、2 或第 2、3 气管软骨间隙，常规消毒铺巾，利多卡因局麻，5ml 注射器试穿，回吸可见气体，证明此穿刺点位于气管，后在穿刺点做一长约 1.5cm 的横行切口至皮下。

5. 将针芯放入穿刺套管，后接注射器，在选定穿刺点垂直进针，有明显突破感后回抽注射器，若顺畅抽得气体，证明穿刺针在气管内。

6. 取出针芯，留置套管，经套管放入导丝，确切至少有 10cm 以上的导丝进入气管内。

7. 拔除穿刺套管，沿导丝放入扩张器（导丝与扩张器略做相对运动，防止导丝打折弯曲），扩张皮下组织，避免过深，损伤气管后壁。固定好导丝的位置，避免滑出。

8. 沿导丝头端推下扩张钳，分 2~3 次，依次扩张皮下组织和气管前壁，注意扩张钳尖端的角度和方向。此过程应注意固定好导丝的位置，避免导丝异位和打折。

9. 沿导丝置入气切套管，拔除导丝，及时吸尽穿刺处的痰液和血液。

10. 气囊充气，固定带固定气切套管。气管切开护理常规，定时消毒，更换敷料。

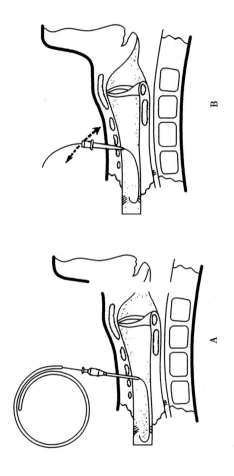

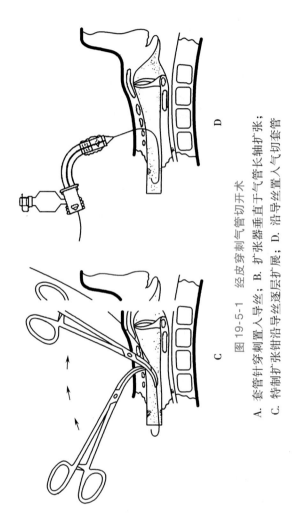

图 19-5-1 经皮穿刺气管切开术

A. 套管针穿刺置入导丝；B. 扩张器垂直于气管长轴扩张；
C. 特制扩张钳沿导丝逐层扩展；D. 沿导丝置入气切套管

四、注意事项

（一）防治早期并发症

指气管切开 24 小时内出现的并发症。

1. 出血　是最常见的早期并发症。出、凝血机制障碍的患者，术后出血发生率更高。出血部位可能来自切口、气管壁。气管切开部位过低，如损伤无名动脉则可引起致命性大出血。切口的动脉性出血需打开切口，手术止血。非动脉性出血可通过油纱条等压迫止血，24 小时内可改善。

2. 气胸　是胸腔顶部胸膜受损的表现，胸膜腔顶部胸膜位置较高者易出现，多见于儿童、肺气肿等慢性阻塞性肺病患者等。

3. 空气栓塞　较为少见，与气管切开时损伤胸膜静脉有关。由于胸膜静脉血管压力低于大气压，损伤时，空气可被吸入血管，导致空气栓塞。采用平卧位实施气管切开，有助于防止空气栓塞。

4. 皮下气肿和纵隔气肿　是气管切开后较常见的并发症。颈部皮下气肿与气体进入颈部筋膜下疏松结缔组织有关。由于颈部筋膜向纵隔延伸，气体也可进入纵隔，导致纵隔气肿。皮下气肿和纵隔气肿本身并不会危及生命，但有可能伴发张力性气胸，需密切观察。

5. 导管误入假道：严格遵守操作程序，切勿暴力操作。一旦误入假道，立即拔除导管，保证患者氧供的前提下，按操作步骤重新进行，如插入导管有困难应行气管切开术。

（二）后期并发症

指气管切开 24 ~ 48 小时后出现的并发症。

1. 切口感染　感染切口的细菌可能是肺部感染的来源，加强局部护理很重要。

2. 气管切开后期出血　主要与感染组织腐蚀切口周围血管有关。当切口偏低或无名动脉位置较高时，感染组织腐蚀及管道摩擦易导致无名动脉破裂出血，为致死

19

性并发症。

3. 气道梗阻　是可能危及生命的严重并发症。气管切开管被黏稠分泌物附着或形成结痂、气囊偏心疝入管道远端、气管切开管远端开口顶住气管壁等原因均可导致气管梗阻。

4. 吞咽困难　与气囊压迫食管或管道对软组织牵拉影响吞咽反射有关。气囊放气后或拔除气管切开管后可缓解。

5. 气管-食管瘘　偶见，主要与气囊压迫及低血压引起局部灌注有关。

（三）积极预防意外拔管

1. 正确、牢靠固定气管切开管每日检查，及时更换固定胶布或固定带，气管切开管固定带应系方结，固定带应系紧，与颈部的间隙不宜超过两指。

2. 检查气切套管深度，切开气管远端应距隆凸 3 ~ 4cm，过浅易脱出。

3. 对于烦躁或意识不清的患者，用约束带将患者手臂固定，防止患者拔管。

4. 呼吸机管道不宜固定过牢，应有一定的活动范围，以防患者翻身或头部活动时导管被牵拉而脱出。

一旦发生意外拔管，应立即重建人工气道。气管切开 3 ~ 5 天内者，气管切开窦道尚未形成，气管切开管难以重新插入，可先行经口气管插管。对于气管插管困难者，可用面罩加压给氧或口对口人工呼吸，保证氧供，为进一步处理赢得时间。

第六节　支气管肺泡灌洗术

支气管肺泡灌洗术是一项比较新的肺部检查方法，利用纤支镜向支气管肺泡内注入灌洗液并随即抽吸，收集肺泡表面衬液，检查其细胞成分和可溶性物质，研究有关疾病肺泡衬液的免疫与炎症细胞及可溶成分，揭示其发病机制、诊断指标等，也可用于清除气道内的黏栓、积血等治疗。

一、适应证

1. 重症呼吸道及肺部感染，特别是免疫缺陷者肺部感染的病原学诊断。

2. 肺部肿瘤，特别是周围型肺癌细胞学诊断。

3. 肺间质性疾病，如外源变应性肺泡炎、结节病、特发性肺间质纤维化诊断，疗效及预后估计。

4. 气道分泌物病原学检查。

5. 对某些重症患者，如重症支气管哮喘持续状态疑有气管内黏液栓形成和肺泡蛋白沉积症患者进行支气管肺泡灌洗（BAL）治疗。

二、相对禁忌证

1. 心律失常、不稳定型心绞痛、近期有心肌梗死的患者。

2. 有严重的低氧血症和高碳酸血症的患者。

3. 严重出凝血功能障碍的患者。

4. 新近大咯血患者。

5. 活动性肺结核未经治疗的患者。

6. 疑有主动脉瘤者。

三、操作方法及程序

1. 术前准备

（1）家属同意后签字，纤支镜纤维及相关设备检查。

（2）无人工气道的患者，选择无病变的一侧鼻孔，进行清洁准备，局部分别喷雾 1%～2% 利多卡因、复方麻黄碱合剂，使局部表面麻醉和血管收缩 2～3 次，纤维支气管镜入声门裂后，经纤维支气管镜吸引孔喷滴式（药物与气体混合）注入 2% 利多卡因 2ml 做气管黏膜内麻醉。做好气管插管准备，呼吸机备用。

（3）对于存在人工气道的患者，可经人工气道向气管内注入 2% 利多卡因表面麻醉。

（4）患者如之前应用呼吸机，将吸氧浓度调至

19

100%，如使用鼻导管则提高氧浓度。

（5）插管或切开患者应连接"三通"到呼吸机或氧气系统。

（6）检查者及辅助人员严格无菌操作。

（7）根据患者情况给予适当镇痛、镇静。

2. 灌洗及吸引术　在充分局麻下，纤维支气管镜经鼻腔或人工气道缓缓进入气管和支气管，逐级吸引，如分泌物黏稠不易吸出，用无菌生理盐水（37℃）冲洗，每次 10~15ml，反复吸引，直至全部吸净。如因咯血所致肺不张，当吸净血块后若有活动性出血，可直接注入冷生理盐水或 1∶10000 肾上腺素液 2~3ml 止血。如需进行深部取样行病原学检查，可将 PSB 经纤维支气管镜插入到病灶引流支气管，并超越 1~2cm，用内套管顶去聚二醇塞，越过外套管约 2cm，随后将毛刷伸出内套管 2~3cm，在直视下将毛刷伸出刷取分泌物，将毛刷、内套管依次退回外套管内，而后拔出保护性毛刷（PSB），以无菌技术取下毛刷做细菌定量培养。

3. 如怀疑卡氏肺孢子虫、肺炎支原体、军团菌、结核菌等感染时，可采用 BAL 在感染部位收集到较大范围的分泌物进行病原学检查。将导管经纤维支气管镜插入支气管，利用顶端处气囊楔入段支气管，随后充气使气囊膨胀填塞气道，然后进行 BAL，每次注入灭菌生理盐水 20ml，将回收液以无菌技术送检病原培养。

四、注意事项

1. 在操作过程中，患者可发生低氧血症，必须充分吸氧，并严密监测呼吸、脉搏、血压、心电图和血氧饱和度；严重低氧血症（经皮血氧饱和度 <85% 时），应暂停操作，待缓解后再行检查。

2. 若无禁忌，抬高床头至少 30°。

3. 术后继续氧疗，并观察 2~4 小时。

4. 操作动作轻柔，纤维支气管镜外喷涂润滑剂，减少损伤出血。

5. 术后根据病情酌情应用抗生素治疗。

第七节　肺动脉漂浮导管

肺动脉漂浮导管监测是研究血液在心血管系统中流动过程中的流量、阻力、压力之间关的方法，适用于对血流动力学指标和机体组织氧合功能的监测，也被称为Swan-Ganz 导管。成人标准型 7Fr 的 Swan-Ganz 导管为四腔漂浮导管，长度为 110cm，为不透 X 线的导管。由导管顶端开始，每隔 10cm 标有明确的标记。导管顶端有一个可充入 1.5ml 气体的气囊。充气后的气囊基本与导管的顶端平齐，但不阻挡导管顶端的开口。气囊的后方有一快速反应热敏电极，可以快速测量局部温度的变化。导管共有 4 个腔，包括顶端开口腔、近端开口腔、气囊腔和热敏电极导线腔。其中近端开口腔的开口位于距顶端 30cm 的导管侧壁上。近年来，出现了一些改良型的Swan-Ganz 导管，这些导管在原有的基础上增加了进行心脏起搏、计算心室容积、持续心排血量测量、上腔静脉氧饱和度测量或记录心内电图等功能。

一、主要适应证

一般来说，对任何原因引起的血流动力学不稳定及氧合功能改变，或存有可能引起这些改变的危险因素的情况，都有应用 Swan-Ganz 导管的指征。概括起来主要有两方面应用指征（表 19-7-1）。

表 19-7-1　　血流动力学监测的临床应用

诊断应用	指导治疗
肺水肿的鉴别诊断	指导液体管理
休克的鉴别诊断	调节肺水肿时体液平衡
肺动脉高压	降低充血性心力衰竭患者的前负荷

19

续表

诊断应用	指导治疗
心脏压塞	维持少尿型肾衰竭患者的体液平衡
急性二尖瓣关闭不全	指导休克的治疗
右心室梗死	指导血容量的调整和体液复苏
	调整正性肌力药和血管扩张药的应用
	增加组织的氧运输
	机械通气时调整容量和正性肌力药

二、禁忌证

1. 穿刺部位疑有感染或已有感染。

2. 细菌性心内膜炎或动脉内膜炎。

3. 心脏束支传导阻滞，尤其是完全性左束支传导阻滞。

4. 近期频发心律失常，尤其是室性心律失常。

5. 严重的肺动脉高压。

6. 肝素过敏。

7. 严重出血倾向，或溶栓治疗和应用大剂量肝素抗凝。

8. 心脏及大血管内有附壁血栓。

9. 疑有室壁瘤且不具备手术条件者。

三、操作方法

（一）插管前准备

1. 患者及家属知情签字同意。

2. 患者应适当镇痛镇静。

3. 准备急救设备及药品，如除颤器、利多卡因、多巴胺、肾上腺素等。

4. 检查插管所需的器械是否齐全、配套。

5. 预先用5mg/dl的肝素生理盐水冲洗导管并排除导管内空气，检查气囊无漏气，并分别封闭导管的各个接口。

6. 如果插管将在压力波形引导下进行，则应当将压力传感器与导管的远端接口相连接，并检查压力监测仪上的压力曲线是否显示良好。

（二）插管途径的选择

插入 Swan-Ganz 导管途径的选择应注意到达右心房的距离、导管是否容易通过、是否容易调整导管位置、操作者的熟练程度、患者的耐受程度、体表固定是否容易以及局部受污染的可能性。常用的插管部位有以下几种：

1. 颈内静脉。

2. 锁骨下静脉。

3. 颈外静脉。

4. 贵要静脉。

5. 股静脉。

（三）导管的插入步骤

1. 需要接受血流动力学监测的患者往往都是危重患者，不宜被搬动。插入 Swan-Ganz 导管的操作多是在床旁进行。所以，根据压力波形插入 Swan-Ganz 导管是最常用的方法。

（1）应用 Seldinger 方法将外套管插入静脉内，然后把 Swan-Ganz 导管经外套管小心送至中心静脉内。

（2）确认监测仪上显示导管远端开口处的压力变化波形，根据压力波形的变化判断导管顶端的位置。

（3）逐渐送入导管，当导管顶端进入右心房后，压力显示则出现典型的心房压力波形，表现为 a、c、v 波，压力波动的幅度为 0~8mmHg。

（4）将气囊充气 1ml，继续向前送入导管。在一部

19

分患者，由于三尖瓣病理性或生理性因素，可能会导致充气气囊通过困难。这种情况下，可在导管顶端通过三尖瓣后再立即将气囊充气。

（5）如出现压力波形突然出现明显改变：收缩压明显升高，可达 25mmHg 左右，舒张压不变或略有下降，可达 0～5mmHg，脉压明显增大，压力曲线的上升支带有顿挫。这种波形提示导管的顶端已经进入心室。

（6）这时应在确保气囊充气的条件下，迅速而轻柔地送入导管，让导管在气囊的引导下随血流返折向上经过右心室流出道，到达肺动脉。

（7）进入肺动脉后，压力波形的收缩压基本保持不变，舒张压明显升高。平均压升高，压力曲线的下降支出现顿挫。压力波动范围大约在 25/12mmHg。

（8）继续向前缓慢送入导管，则可以发现压力波形再次发生改变，出现收缩压下降，舒张压下降，脉压明显减小。压力波动范围为 6～8mmHg，平均压力低于肺动脉平均压。如果无干扰波形，可分辨出 a、c、v 波形。这种波形为典型的肺动脉楔压力波形。

（9）停止继续移动导管，立即放开气囊。放开气囊后压力波形会马上变为肺动脉压力波形。再次将气囊充气 1ml 之后排空气囊，压力波形重复出现由肺动脉嵌顿压力波形到肺动脉压力波形的转换，提示导管位置良好。

（10）如果放开气囊后肺动脉嵌顿压力波形不能立即转变为肺动脉压力波形，或气囊充气不到 0.6ml 即出现肺动脉嵌顿压力波形，则提示导管位置过深。如气囊充气 1.2ml 以上才出现肺动脉嵌顿压力波形，则提示导管位置过浅。可据此对导管的位置做适当调整。

（11）固定导管，进行胸部 X 线检查。

2. 在为一些插管困难的患者置管或条件允许的情况下，也可以选择在 X 线透视引导下置入 Swan- Ganz 导管。

（1）患者仰卧在 X 线诊台上，应用 Seldinger 方法将外套管置入深静脉。

（2）用肝素生理盐水封闭 Swan- Ganz 导管的接口

后，将 Swan-Ganz 导管由外套管送入中心静脉。

（3）根据 X 线监视屏幕指导送入将导管顶端送至右心房的入口处。

（4）将气囊充气 1ml，继续将导管送入右心房并通过三尖瓣。

（5）借助血流对气囊的漂浮作用，将导管顶端送入右心室流出道，并继续向前移动导管，跨过肺动脉瓣，进入肺动脉。在此过程中应尽可能减少导管对心室壁的碰撞。

（6）继续送入导管，可见导管的顶端被突然推向肺动脉的远端，并固定不动，提示导管已经被嵌顿。

（7）立即放开气囊，导管的顶端应马上回到肺动脉主干。监视屏幕上可显示导管的顶端在纵隔右缘随心脏的搏动而前后运动。

（8）固定导管。

四、常见并发症

肺动脉漂浮导管相关的并发症可分为静脉穿刺并发症、置入导管时并发症和保留导管期间并发症。

1. 静脉穿刺并发症　空气栓塞、动脉损伤、颈交感神经麻痹综合征、局部血肿、神经损伤、膈神经麻痹、气胸。

2. 置入导管时并发症　心律失常、导管打结、导管与心内结构打结、扩张套管脱节、肺动脉痉挛。

3. 保留导管时并发症　气囊破裂导致异常波形、用热稀释方法测量心排血量时发生心动过缓、心脏瓣膜损伤、导管折断、深静脉血栓形成、心内膜炎、肺部影像学检查出现假阳性、超声心动图出现假阳性、血尿、手术操作损坏导管或使导管移位、导管移位、肺动脉穿孔、肺栓塞、全身性感染、导管与心脏嵌顿、收缩期杂音、血小板减少、导管行程上发生血栓、动静脉瘘形成。

19

五、参数的测量

通过肺动脉漂浮导管可获得的血流动力学参数主要包括三个方面：压力参数（包括右房压、肺动脉楔压、肺动脉压）、流量参数（主要为心排血量）和氧代谢方面的参数（混合静脉血标本）。以这些参数为基础，结合临床常规检查，通过计算可以获得更多的相关参数。常用的血流动力学参数及参考正常范围见表 9-7-2。

1. 压力参数

（1）右房压（RAP）：导管置于正确的位置时，近端开口正好位于右心房内，经此开口测得的压力即为右心房压力。

（2）肺动脉压（PAP）：当导管顶端位于肺动脉内（气囊未充气）时，经远端开口测得的压力。肺动脉压可分别以收缩压、舒张压和平均压来表示。

（3）肺动脉楔压（PAWP）：将气囊充气后，导管远端嵌顿在肺动脉的分支时测量的气囊远端的压力。

2. 流量参数　心排血量（CO）：Swan-Ganz 导管通过热稀释方法快速测量心排血量，并且可在短时间内重复或持续监测心排血量。

3. 混合静脉血标本（氧代谢方面参数）　混合静脉血是指从全身各部分组织回流并经过均匀混合后的静脉血。从肺动脉内取得的静脉血是最为理想的混合静脉血标本，在抽取标本时一定要做好空气隔绝。

六、注意事项

1. 导管顶端在右心室的这段时间是插管过程中最容易引起致命并发症的阶段，应确保气囊已充气，操作要轻柔、迅速，尽可能减少导管的顶端在心室内停留的时间。

2. 导管的顶端进入右侧肺动脉是较好的选择。进入左肺动脉同样可以进行正常的血流动力学指标的测量。但由于在导管的行程中出现再次反方向转折，导管位置不易固定。尤其是在患者活动时，导管顶端极易脱出。

表 19-7-2 常用血流动力学参数

参数	缩写	单位	计算方法	参考正常值
平均动脉压	MAP	mmHg	直接测量	82 ~ 102
中心静脉压	CVP	mmHg	直接测量	6 ~ 12
肺动脉楔压	PAWP	mmHg	直接测量	6 ~ 12
平均肺动脉压	MPAP	mmHg	直接测量	11 ~ 16
心率	HR	BPM	直接测量	60 ~ 100
血红蛋白含量	Hb	g/dl	直接测量	12 ~ 16
心排血量	CO	L/min	直接测量	5 ~ 6
每搏量	SV	ml/beat	CO/HR	60 ~ 90
心指数	CI	L/(min·m^2)	CO/BSA	2.8 ~ 3.6

19

续表

参数	缩写	单位	计算方法	参考正常值
每搏量指数	SVI	mL/(beat·m²)	SV/BSA	30~50
体循环阻力指数	SVRI	(Dyn·s)/(cm⁵·m²)	79.92 (MAP-CVP)/CI	1760~2600
左心室做功指数	LVSWI	(g·m)/m²	SVI (MAP-PAWP) · 0.014 3	44~68
右心室做功指数	RVSWI	(g·m)/m²	SVI (MPAP-CVP) · 0.014 3	4~8
氧输送指数	DO₂I	mL/(min·m²)	CI · CaO₂ · 10	520~720
氧耗量指数	VO₂I	mL/(min·m²)	CI (CaO₂-CvO₂) · 10	100~180
氧摄取率	O₂ext	%	(CaO₂-CvO₂)/CaO₂	22~30
肺循环阻力指数	PVRI	(dyn·s)/(cm⁵·m²)	79.92 (MPAP-PAWP)/CI	45~225

3. 应注意校正压力监测系统的零点水平，对整个管路进行常规冲洗，保证压力传导通路通畅。

4. 应用压力指标反映心脏前负荷时，应注意心室顺应性、胸腔内压力改变等相关影响因素。

5. 抽取混合静脉血标本时应首先确定 Swan-Ganz 导管的顶端在肺动脉内，压力波形显示典型的肺动脉压力波形。气囊应予排空，在气囊嵌顿状态下所抽取的血标本不是混合静脉血标本。

第八节　体外膜肺氧合

体外膜肺氧合（ECMO）是通过体外循环代替或部分代替心肺功能，来治疗严重心、肺功能衰竭的危重患者，以挽救生命或为挽救生命赢得宝贵的时间。体外膜肺氧合最初用于新生儿，近年已经广泛用于儿童及成人领域，但在我国基层医院应用很少。

一、适应证

1. 主要用于病情严重（预期病死率 80% 以上），但有逆转可能的患者。年龄 >32 周，体重 >1.5kg 的新生儿，并且没有颅内出血（一级以上）、没有凝血功能障碍性疾病，机械通气的时间 <14 天，吸入 100% 浓度氧气 >4 小时，PaO_2 仍 <40mmHg。常应用于：

（1）胎粪吸入综合征。

（2）顽固性肺动脉高压（超过 2/3 的收缩压）。

（3）先天性膈疝。

（4）重症肺炎。

（5）新生儿呼吸窘迫综合征。

2. 各种原因致成人或儿童因为气体交换不良而导致的顽固性低氧血症，动脉氧分压/吸入氧浓度 <100mmHg；肺静态顺应性 <0.5ml/（$cmH_2O \cdot kg$）；肺内分流分数 >30%；吸入氧浓度 100% 持续 2 小时，脉搏氧饱和度 <90%；对 PEEP 增加时肺顺应性和动脉氧分

19

压均没有改善；机械通气时间 <7 天，常应用于：

（1）重症肺炎。

（2）手术后、创伤或全身重症感染引起的 ARDS。

（3）哮喘持续状态。

（4）创伤、烧伤或吸入性肺损伤。

（5）肺栓塞。

（6）全身重症感染。

3. 各种原因导致成人与儿童因心肺功能障碍引起的顽固性低心排血量综合征。尽管最佳化的药物治疗，仍然无法改善，血乳酸水平持续增高、持续性低血压或术后脱离体外循环机失败。

4. 成人进行心肺移植的过渡手段。

二、禁忌证

绝对禁忌证

（1）急、慢性不可逆性疾病。

（2）恶性肿瘤。

（3）中、重度中枢神经系统损伤。

（4）活动性出血或严重凝血功能障碍。

（5）无法解决的外科问题。

（6）心脏反复停搏，不可逆脑损害。

三、操作方法及程序

1. 评价患者。

（1）胸部 X 线。

（2）动脉血气分析。

（3）凝血功能（凝血酶原时间、部分凝血酶原时间、INR、D-二聚体、纤维蛋白原）。

（4）包括血小板在内的全血细胞计数。

（5）血清电解质。

（6）血尿素氮（BUN）、血肌酐（Cr）。

（7）肝功能。

（8）心脏超声检查。

（9）血乳酸。

2. 物品、药品、人员准备。

（1）物品与药品：离心泵、氧合器、管道支架系统、体外循环管道、动静脉穿刺导管；乳酸林格液、肝素、清蛋白、肾上腺素；单采红细胞、新鲜冷冻血浆、血小板（新鲜冷冻血浆和血小板在血库保存，需要时解冻）。

（2）人员准备：灌注师（协助医师连接和预冲管道，并在床边直到 ECMO 正常运转）、护理人员（处理静脉内输液或给药并监测患者的生命体征变化）、ICU 医师和（或）外科医师（进行穿刺或建立动静脉通路）。

（3）患者准备：保证在全身肝素化之前完成动脉穿刺、中心静脉导管和肺动脉漂浮导管的放置和功能完整，保证患者的血红蛋白不低 80g/L。

3. 选择体外氧合的模式和穿刺部位，建立循环通路。

（1）静-静脉通路：是治疗呼吸衰竭最常用的途径，应用经皮 Seldinger 法穿刺颈内静脉或股静脉，将导管置入上、下腔静脉内作为静脉引流管，另一根导管通过静脉置入右心房内作为回血管（图 19-8-1）。目前多采用双腔导管，减少穿刺部位。静-静脉通路的优点是可以通过经皮穿刺技术来完成，而且脑血管意外的发生率低，对血流动力学影响小，下肢缺血发生率低；缺点是氧合不完全，容易引流不畅，对心脏无辅助作用。

（2）静-动脉通路：是治疗心肺功能衰竭的常用途径，应用经皮 Seldinger 法穿刺颈内静脉或股静脉，将导管置入右心房或下腔静脉内做为静脉引流管，另一根导管通过颈动脉（新生儿、儿童）或股动脉置入主动脉的根部作为回血管（图 19-8-2）。静-动脉通路的优点是对心肺同时进行辅助，保证主要器官的灌注和氧供；缺点是脑血管意外的发生率高，选择股动脉时容易导致肢端缺血。

4. 连接并安装体外循环管道，并用 2000U/L 的肝素生理盐水预冲管道，将空氧混合气体连接到氧合器上，

19

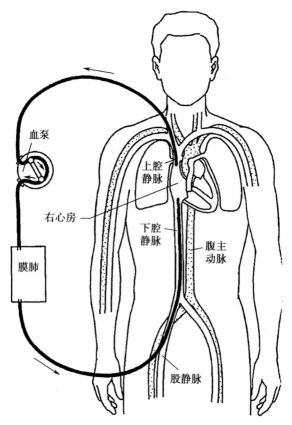

图 19-8-1　ECMO 静脉-静脉通路

固定各连接处，检查渗漏。

5. 患者全身肝素化，调整并维持活化凝血时间（ACT）在 160~220 秒，连接患者，缓慢调整血流速度，渐进性增加流速到 50~60ml/（kg·min），静-动脉模式时维持循环量要求超过心排血量的 50%，并且维持合适的氧合、血压和酸碱状态；静-静脉模式时，因为是并行循环，维持循环量不一定超过 50%，只要维持合适的氧合和酸碱平衡。

6. 患者的氧合和循环改善后，将呼吸机的条件降到

19

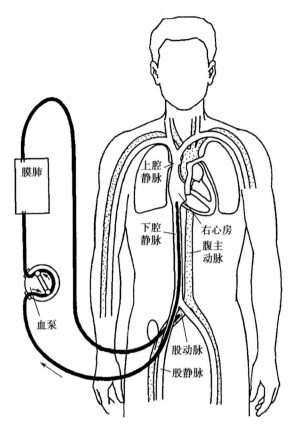

图 19-8-2　ECMO 静脉-动脉通路

对肺损伤最低的状态，即吸气压力 10～30cmH$_2$O，频率 5～10 次/分，吸入氧浓度为 40%。

7. 治疗期间密切观察患者的生命体征变化，另外根据需要进行如下检查：胸部 X 线检查、肝功能、肾功能、血电解质（钾、镁、钙和磷等）；全血细胞计数；凝血功能检查（ACT、活化部分凝血活酶时间、INR、纤维蛋白原、D-二聚体）；血气分析；血糖、乳糖和乳酸等。应每小时检查一次穿刺侧肢端血运情况（动脉搏动、肢体皮肤温度和颜色等）。

19

8. 治疗目标

（1）维持患者的血红蛋白≥80g/L，血细胞比容≥24%。

（2）血小板计数≥50×10^9/L。

（3）正常的肝脏功能检验结果。

（4）注意保温，鼻温 36.0～37.5℃。

（5）活化凝血时间（ACT）在 160～220 秒或 APTT 维持在 50～80 秒。

（6）可以接受的血气分析结果。

（7）平均动脉压≥65mmHg。

（8）中心静脉压维持在 8～12mmHg。

（9）尿量≥1ml/（kg·h）。

9. 整个治疗期间可以适当镇静，但不要求麻醉，以便对神经系统进行评价。

10. 撤离体外膜肺氧合的标准。

（1）肺功能（患者停止氧合 6 小时以上）：①呼吸机吸入氧浓度＜60%。②呼气末正压（PEEP）＜$5cmH_2O$。③动脉血氧饱和度＞90%，$PaCO_2$＜50mmHg。④静态肺顺应性≥0.5ml/（cm·kg）。

（2）心脏功能：①最低剂量的正性肌力药物，肾上腺素≤2μg/min；②心室辅助流量≤1L/min；③心指数＞2.0L/（min/m^2）；④肺毛细血管楔压和（或）中心静脉压＜16mmHg。

11. 将体外循环的血液回输患者体内，并予以鱼精蛋白中和肝素，使 ACT 恢复到治疗前水平，停止血泵，拔出静脉内引流管和静脉（或动脉）内的回血管，穿刺部位加压包扎，防止出血或血肿形成。

12. 密切观察患者的生命体征变化和穿刺侧肢端血运情况。

四、注意事项

1. 体外膜肺氧合最常见的并发症是出血，新生儿最常见的是颅内出血，成人最常见的是胃肠道出血和手术切口出血。因此在治疗期间要密切监测患者的凝血功能，如果出现了出血并发症，调整肝素剂量，维持 ACT 160～180 秒，并将血小板计数校正到 $100 \times 10^9/L$。

2. 治疗期间要密切监测患者的血红蛋白、胆红素和尿的颜色变化情况，如果出现严重的贫血、高胆红素血症和血红蛋白尿，要注意保护肝、肾功能，必要时进行血液净化治疗。

3. 注意无菌操作，全身应用抗生素，防治全身重症感染，如果出现全身炎症反应综合征，立即采集血液、痰和尿的标本，并进行培养。

4. 禁止在体外循环的管道上输注脂肪乳，避免影响氧合器的氧合效果。

第九节　脉搏指示持续心排血量监测

脉搏指示持续心排血量（PiCCO）监测是一种新的脉搏轮廓连续心排血量与经肺温度稀释心排血量联合应用技术，用于监测和计算血流动力学参数。另外，PiCCO 还监测心率、动脉收缩压、舒张压和平均压。分析热稀释曲线的平均传输时间（MTt）和下降时间（DSt）用于计算血管内和血管外的液体容积，PiCCO 可监测胸腔内血容量（ITBV）、血管外肺水含量（EVLW）及每搏量变异度（SVV）等容量指标来反映机体容量状态，指导临床容量管理。大量研究证实，IT-BV、SVV、EVLW 等指标可以更准确地反映心脏前负荷和肺水肿情况，优于传统的中心静脉压和肺动脉楔压。

一、适应证

任何原因引起的血流动力学不稳定，或存在可能引起这些改变的危险因素。并且任何原因引起的血管外肺水增加，或存在可能引起血管外肺水增加的危险因素均为 PiCCO 监测的适应证。临床上常用于各种原因引起的

19

休克、ARDS、心力衰竭、水中毒、严重感染、重症胰腺炎、严重烧伤以及围术期大手术患者等。PiCCO 导管不经过心脏，尤其适用于肺动脉漂浮导管部分禁忌患者。

二、相对禁忌证

PiCCO 血流动力学监测无绝对禁忌证，对下列情况应谨慎使用：

1. 肝素过敏。

2. 穿刺部位疑有感染或已有感染。

3. 严重出血性疾病，或凝血功能异常，如溶栓和正接受大剂量抗凝。

4. 正在受主动脉内球囊反搏治疗（IABP）患者，不能使用本设备的脉搏轮廓分析方式进行监测。

三、操作步骤

1. 应用 Seldinger 法插入上腔静脉导管。

2. 应用 Seldinger 法于大动脉插入 PiCCO 动脉导管。

3. 连接地线和电源线。

4. 温度探头与中心静脉导管连接。

5. 准备好 PULSION 压力传感器套装，并将其与 PiCCO 机器连接（图 19-9-1）。

6. 连接动脉压力电线。

7. 打开机器电源开关。

8. 输入患者参数。

9. 换能器压力"调零"，并将换能器参考点置于腋中线第 4 肋间心房水平。

10. 准备好合适注射溶液，注射速度应快速、均匀，以 5 秒为佳，从中心静脉导管注射，PiCCO 监测仪通过热稀释法测量心排血量（建议测量 3 次），取平均值。

11. 切换到脉搏轮廓测量法的显示页，可连续监测心排血量、每搏量、每搏量变异度（SVV）等参数。

12. 停止监测时关闭电源，拔除相关导管，局部按压并注意出血情况。消毒连接线，收好备用。

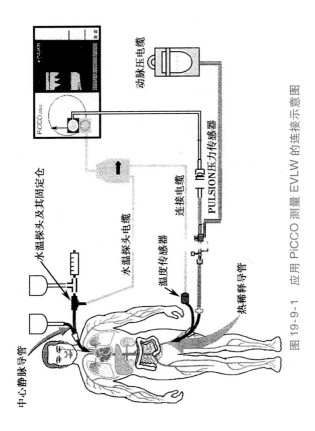

图 19-9-1 应用 PiCCO 测量 EVLW 的连接示意图

四、注意事项

1. PiCCO 导管有 5F、4F、3F 三种型号可供选择，可置于股动脉、肱动脉或腋动脉，一般多选择股动脉，3F 导管用于儿科患者，置于股动脉。

2. 导管尖端不能进入主动脉。

3. 置管和留管过程中注意无菌操作。

4. 保持管路通畅。

5. 换能器压力"调零"，并将换能器参考点置于腋中线第 4 肋间心房水平，一般每 6 ~ 8 小时进行一次"调零"。

6. 每次动脉压修正后，都必须通过热稀释测量法对脉搏指示分析法进行重新校正。

7. 注意选择合适的注射液温度和容积，注射液体容量必须与心排血量仪器预设液体容积一致，注射时间在 5 秒以内。

8. 有主动脉瘤存在时，ITBVI/GEDVI 数值不准确。

9. 动脉导管留置一般不超过 7 ~ 10 天，长时间动脉留管时，除导管相关感染外，还需注意局部缺血和栓塞。

五、参数的测量（表 19-9-1）

表 19-9-1　正常参数值

参数	正常范围	单位
热稀释测量		
心指数（CI）	3.5 ~ 5.0	L/(min · m²)
胸腔内血容积指数（ITBVI）	850 ~ 1000	ml/m²
全心舒张末期容积指数（GEDVI）	680 ~ 800	ml/m²
全心射血分数（GEF）	25 ~ 35	%

续表

参数	正常范围	单位
肺血管通透性指数（PVPI）	1.0～3.0	
血管外肺水指数（EVLWI）	3.0～7.0	ml/kg
脉搏轮廓显示		
脉搏指示心指数（PCCI）	3.5～5.0	L/（min·m²）
心率（HR）	60～90	L/min
每搏量指数（SVI）	40～60	ml/m²
每搏量变异率（SVV）	≤10	%
脉压变异率（PPV）	≤10	%
动脉收缩压（APsys）	90～130	mmHg
动脉舒张压（APdia）	60～90	mmHg
平均动脉压（MAP）	70～90	mmHg
最大压力增加速度（dPmax）	1200～2000	mmHg/s
全身血管阻力指数（SVRI）	1200～2000	（dyn·s）/（cm⁵·m²）

（陈汇喜）

19

52检